Vorwort zur 3. Auflage

Nur vier Jahre nach dem Erscheinen der 1. Auflage gibt der Verlag Handwerk und Technik die „Gesundheitswissenschaften für die berufliche Oberstufe" in der 3. Auflage heraus. Dies zeigt den großen Zuspruch, den das Werk bei seiner Zielgruppe erfuhr, und wirkt gleichermaßen als Ansporn zur Sicherung einer gleichbleibend hohen Qualität. Dazu danken wir allen engagierten Lehrerinnen und Lehrern, die durch qualifizierte Wünsche und Anregungen zur Weiterentwicklung des Buches beitragen.

So wurde das Werk ergänzt um die zunehmend relevanten Themenkomplexe der chronischen Rückenschmerzen und der betrieblichen Gesundheitsförderung. Darüber hinaus nimmt die 3. Auflage selbstverständlich neue Forschungsergebnisse und aktuelle Daten der Gesundheitswissenschaften auf. Diesem Anspruch folgen auch die vertiefenden wie handlungsorientierten Aufgaben für die Schülerinnen und Schüler, die damit gleichzeitig zur Reflexion ihres eigenen Gesundheitsverhaltens wie auch zur verantwortungsvollen Betrachtung des Gesundheitswesens und seiner Beteiligten anregen.

Wir wünschen der 3. Auflage einen ähnlichen Erfolg wie den vorausgegangenen – viel mehr aber noch denjenigen, die mit diesem Buch arbeiten, Freude und Erfolg sowie ein wachsendes Interesse für die vielfältigen, dynamischen Inhalte der Gesundheitswissenschaften!

Auf eine weiterhin gute Zusammenarbeit im Sinne der Kompetenzerweiterung der Schülerinnen und Schüler.

Autorin und Verlag

ISBN 978-3-582-0**4593**-5

Verlag Dr. Felix Büchner – Handwerk und Technik GmbH,
Lademannbogen 135, 22339 Hamburg; Postfach 63 05 00, 22331 Hamburg – 2013
E-Mail: info@handwerk-technik.de – Internet: www.handwerk-technik.de

Umschlagabbildung: Panther Media GmbH, Andres R., München
Layout und Satz: Satz · Bild · Grafik Marohn, Dortmund
Druck und Bindung: Grafisches Centrum Cuno GmbH & Co. KG, 39240 Calbe

Inhalt

1 Gesundheitliche Versorgung in Deutschland

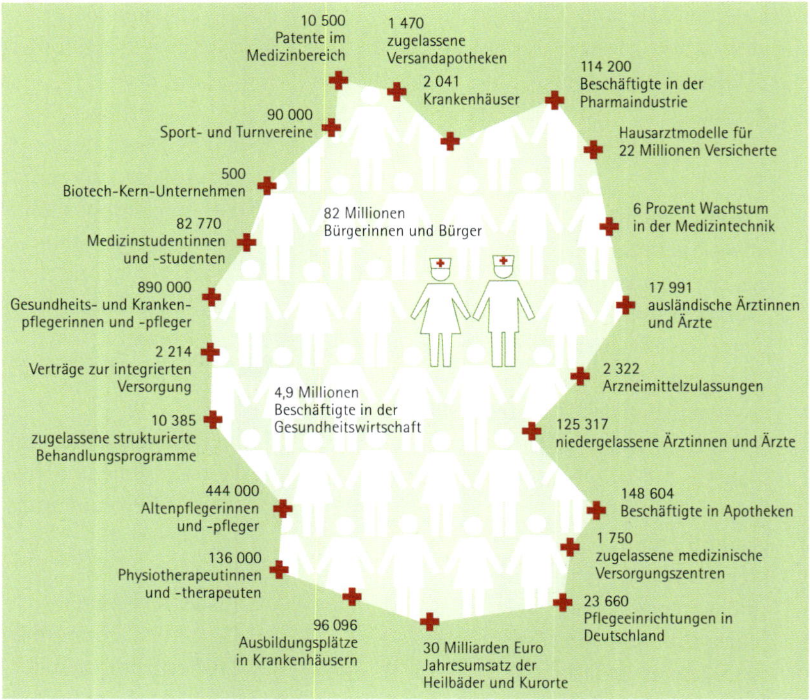

nach: Bundesministerium für Gesundheit unter www.bmg.bund.de

Aufgaben

1. Beschreiben Sie die Anzeige und überlegen Sie, was die dafür Verantwortlichen damit veranschaulichen möchten.
2. Nennen Sie Einrichtungen des Gesundheitswesens, die Sie schon einmal genutzt haben.
3. Bilden Sie Kleingruppen und tauschen Sie sich über Ihre Erfahrungen mit Beschäftigten und Einrichtungen des Gesundheitswesens aus.

1.1 Säulen der gesundheitlichen Versorgung

Die gesundheitliche Versorgung der Menschen in Deutschland ruht auf drei Säulen:

- Kuration
- Rehabilitation
- Palliation

Diese drei Säulen charakterisieren unterschiedliche Strategien im Umgang mit Krankheiten. Allerdings hängt es jeweils von der Art, dem Stadium und dem Verlauf der Krankheit ab, welche Strategie zur Verfügung steht.

Strategie: Vorgehensweise

Kuration

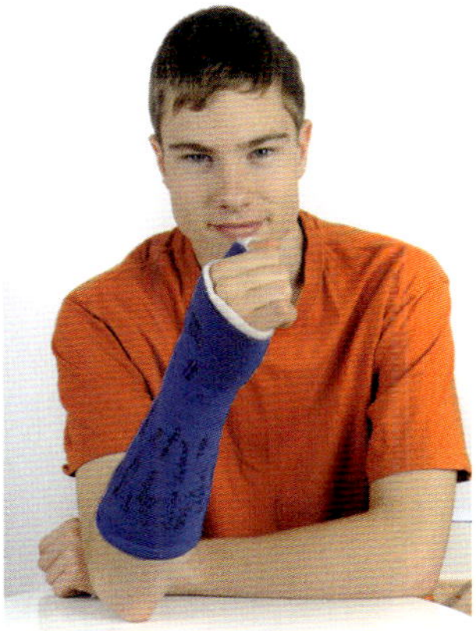

Unter Kuration versteht man die vollständige Heilung einer Krankheit. Das Ziel ist die völlige Wiederherstellung der zeitweilig eingeschränkten Körperfunktionen. Nachdem die Krankheit auskuriert wurde, bestehen keine Beschwerden oder Beeinträchtigungen mehr.

Die kurative Behandlung ist meistens möglich bei grippalem Infekt, Bronchitis, Mandelentzündung, Warzen, Blinddarmentzündung, einfachen Knochenbrüchen usw.

Rehabilitation

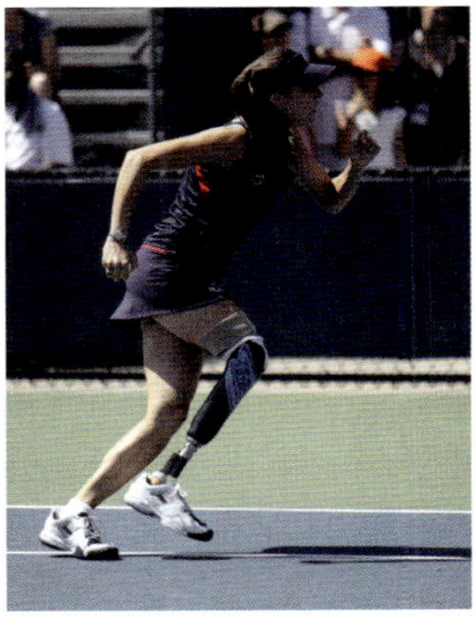

Rehabilitation bedeutet Wiedereingliederung. Rehabilitation als Säule des Gesundheitswesens betrifft diejenigen Menschen, die aufgrund von schweren Unfällen, von schweren bzw. dauerhaften Erkrankungen in ihrem alltäglichen oder beruflichen Leben deutlich beeinträchtigt sind. Im Rahmen der Rehabilitation sollen diese Beeinträchtigungen überwunden und die Selbstständigkeit und die Erwerbsfähigkeit der Menschen wiederhergestellt werden.

Ist dies wegen der Art der Beeinträchtigung nicht möglich, erlernen diese Patienten den seelischen, sozialen und praktischen Umgang mit den Auswirkungen ihrer Einschränkung, um eine größtmögliche Teilhabe am beruflichen und gesellschaftlichen Leben beizubehalten. Dazu zählen auch die Nutzung von Hilfsmitteln und gegebenenfalls eine Umschulung.

Demnach unterscheidet man drei Schwerpunkte der Rehabilitationsleistungen:

- **Leistungen zur medizinischen Rehabilitation** mit dem Ziel, möglicher Behinderung oder Pflegebedürftigkeit vorzubeugen, sie zu beseitigen oder Verschlimmerungen zu verhüten.
- **Leistungen zur beruflichen Rehabilitation,** die eine Eingliederung bzw. Wiedereingliederung der Patienten in das Arbeitsleben vorbereiten und ermöglichen.
- **Leistungen zur sozialen Rehabilitation,** welche die Teilhabe am Leben in der Gemeinschaft fördern. Sie zielen auf die Bewältigung der alltäglichen Anforderungen und der Wiedereingliederung in das soziale Umfeld der Patienten.

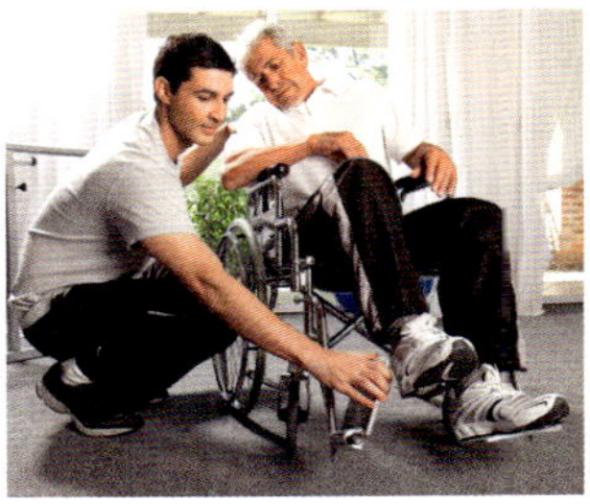

Rehabilitationsmaßnahmen werden eingesetzt bei Menschen mit Schlaganfall, beim Verlust von Gliedmaßen durch Amputation, bei Erblindung, Gelenkersatz und Ähnlichem.

Palliation, Palliative Care

Therapie: Behandlung

Care: Pflege, Versorgung

Symptom: Zeichen, Anzeichen einer Krankheit

Mit palliativer Behandlung ist die größtmögliche Linderung von Beschwerden gemeint – ohne allerdings die Krankheit selbst bekämpfen oder sogar heilen zu können. Für diesen vergleichsweise jungen Therapieansatz hat sich inzwischen der international gebräuchliche Begriff Palliative Care eingebürgert. Zunächst war Palliative Care vor allem für sterbenskranke Menschen entwickelt worden, um ihnen in ihrer letzten Lebensphase ein hohes Maß an Lebensqualität zu erhalten. Mittlerweile profitieren von diesem Ansatz auch ganz allgemein Menschen mit schwerer Krankheit, deren belastende Symptome gelindert werden.

Die palliative Versorgung hat ihren Schwerpunkt bei Menschen mit Krebserkrankungen. Sie kommt zum Einsatz, wenn sich die Krankheit bereits weit im Körper verbreitet hat und nicht mehr aufgehalten, sondern ihr Fortschreiten bestenfalls noch verlangsamt werden kann.

Neben den drei Säulen

- Bekämpfung der Krankheit, Kuration,
- Verminderung der krankheitsbedingten Einschränkungen, Rehabilitation,
- Linderung der krankheitsbedingten Beschwerden, Palliation,

etabliert sich eine weitere Strategie an, die

- Verhinderung von Krankheiten: die Prävention.

Viele Menschen erkennen die eigene Gesundheit als Wert, den es zu erhalten gilt. Darüber hinaus fördern finanzielle und politische Entscheidungen die Diskussion über den Ausbau der Prävention zur vierten Säule der gesundheitlichen Versorgung.

Aufgabe

Sammeln Sie Angebote und Maßnahmen des Gesundheitswesens, die Sie entweder selbst erlebt oder von denen Sie gehört haben. Zeichnen Sie Säulen und ordnen Sie die Maßnahmen der jeweiligen Säule für die gesundheitliche Versorgung zu.

1.2 Aufbau der Gesundheitsversorgung

primär: zuerst

ambulant: nicht an eine Krankenhausaufnahme gebunden

Die gesundheitliche Versorgung der Bevölkerung ist in den meisten Staaten durch flächendeckende Gesundheitssysteme geregelt. In Deutschland gliedert sich das System der gesundheitlichen Versorgung in drei Bereiche:

- Primärversorgung: die gesundheitliche Grundversorgung und Beratung, in der auch über weitere Behandlungsschritte in der ambulanten und stationären medizinischen Behandlung befunden wird. Im deutschen Gesundheitswesen liegt diese Aufgabe direkt bei den Hausärztinnen und -ärzten, während in anderen Gesundheitssystemen, z. B. in Skandinavien und Großbritannien, auch entsprechend qualifizierte Teams von Pflegekräften eigenständig in die Primärversorgung eingebunden sind. Sie übernehmen wichtige Aufgaben in der Gesundheitsberatung und routinemäßigen Betreuung von Patienten;

- Akutversorgung: die stationäre Behandlung im Krankenhaus;
- Rehabilitation: die Nachsorge mit dem Ziel der Wiedereingliederung (s. S. 9 f.).

akut: plötzlich auftretend

Diese drei Bereiche des Gesundheitswesens erbringen zunächst einmal Leistungen im Rahmen der unmittelbaren Patientenversorgung: Patienten werden untersucht und ihre Erkrankungen auf die jeweils angemessene Weise behandelt, z. B. mit Medikamenten, einer Operation, Krankengymnastik.

Darüber hinaus ist jeder Bereich mit den anderen verbunden und kooperiert mit ihnen. So weist ein niedergelassener Arzt einen Patienten ins Krankenhaus ein; im Krankenhaus werden Vorschläge für Maßnahmen im Anschluss an den stationären Aufenthalt entwickelt; die Rehabilitationsklinik empfiehlt die weitere Behandlung. Diese Zusammenarbeit geschieht über die Berufsgrenzen hinweg, sie erfolgt interdisziplinär.

kooperieren: zusammenarbeiten

stationär: mit einem Aufenthalt im Krankenhaus auch während der Nachtstunden verbunden

inter: zwischen

Disziplin: Teilbereich, Wissenschaftszweig

Aufgabe

Tragen Sie die Einrichtungen des Gesundheitswesens in Ihrem Wohnort bzw. in Ihrer Region zusammen. Ordnen Sie sie jeweils einem der Bereiche – Primärversorgung, Akutversorgung, Rehabilitation – zu.

1.3 Einrichtungen des Gesundheitswesens

Das deutsche Gesundheitswesen verfügt über zahlreiche Einrichtungen, die die gesundheitliche Versorgung der Bevölkerung ermöglichen. Je nach Art der Träger unterscheidet man dabei:

- öffentliche Träger, z. B. Städte, Landkreise oder Bundesländer;
- frei-gemeinnützige Träger mit Zugehörigkeit zu einer der sechs Organisationen der freien Wohlfahrtspflege, z. B. kirchliche Einrichtungen mit Anbindung an den Caritas-Verband oder das Diakonische Werk, Deutsches Rotes Kreuz, Arbeiterwohlfahrt, Deutscher Paritätischer Wohlfahrtsverband, Zentralwohlfahrtsstelle der Juden in Deutschland;
- private Träger, z. B. Aktiengesellschaften, Stiftungen, Firmen oder Privatpersonen.

Diese Institutionen lassen sich je nach Nutzung im Verlauf einer Krankheit den Bereichen Primärversorgung, Akutversorgung oder Rehabilitation zuordnen.

1.3.1 Primärversorgung

Als erste Ansprechpartner suchen die meisten Menschen mit gesundheitlichen Beschwerden niedergelassene Ärztinnen und Ärzte in ihrer Praxis auf. Diese Praxen können unterschiedlich organisiert sein:

- In einer **Einzelpraxis** arbeitet der Praxisinhaber, evtl. zusammen mit angestellten Ärztinnen und Ärzten.

- Bei einer **Praxisgemeinschaft** nutzen mehrere Ärztinnen und Ärzte gleicher oder verschiedener Fachrichtungen die Räumlichkeiten, das Material und die Angestellten gemeinsam. Sie rechnen ihre Leistungen aber einzeln mit den Krankenkassen ab.
- Eine **Gemeinschaftspraxis** betreiben mehrere Ärztinnen und Ärzte gleichberechtigt und zusammen. Auch die Abrechnung der erbrachten Leistungen erfolgt gemeinsam.
- **Medizinische Versorgungszentren (MVZ)** sind fachübergreifende, ärztlich geleitete Einrichtungen. Die Leitung eines MVZ kann sowohl Ärztinnen und Ärzte als auch Angehörige anderer Berufsgruppen zur gesundheitlichen Versorgung der Bevölkerung einstellen. MVZ bieten eine fachübergreifende ambulante Versorgung aus einer Hand und unter einem Dach an. Durch die auch organisatorisch enge Zusammenarbeit von Berufsgruppen unterschiedlicher Fachrichtungen können MVZ eine besonders umfassende Versorgung anbieten. Ein MVZ kann von jedem Leistungserbringer gegründet werden, das können neben Ärztinnen und Ärzten auch Apothekerinnen und Apotheker, zugelassene Krankenhäuser oder Rehabilitationseinrichtungen sein.

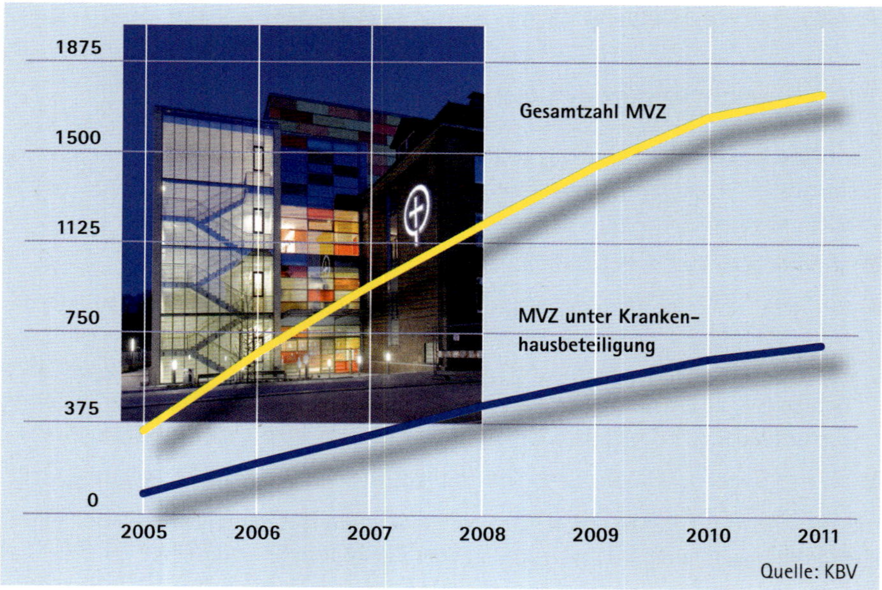

Gründung von medizinischen Versorgungszentren

In der Medizin entwickelten sich nach und nach verschiedene spezielle Schwerpunkte. Diese medizinischen Teilgebiete orientieren sich an den

- Organsystemen,
- Erkrankungsarten,
- Behandlungsschwerpunkten oder
- Personengruppen.

In einer entsprechenden Ausbildung können sich Ärztinnen und Ärzte für bestimmte Fachrichtungen qualifizieren. Innerhalb der einzelnen Fachrichtungen ist wiederum eine Spezialisierung möglich. Die Listen zeigen eine Auswahl verschiedener medizinischer Teilgebiete:

Medizinische Teilgebiete nach Organsystemen	
Fachrichtung/Teilgebiet	**beeinträchtigtes Organsystem**
Dermatologie	Haut, Haare, Nägel
Endokrinologie	Hormonsystem
Gastroenterologie	Verdauungstrakt
Gynäkologie	weibliche Geschlechtsorgane
Kardiologie	Herz
Nephrologie	Nieren
Neurologie	Nervensystem
Ophthalmologie	Augen
Psychiatrie	Seele
Urologie	ableitende Harnwege, oft auch männliches Fortpflanzungssystem

Medizinische Teilgebiete nach Erkrankungsarten	
Fachrichtung/Teilgebiet	**Erkrankungsart**
Diabetologie	Diabetes mellitus
Onkologie	bösartige Erkrankungen, „Krebs"
Rheumatologie	entzündliche Gelenkerkrankungen, „Rheuma"
Unfallchirurgie	unfallbedingte Erkrankungen, vor allem des Bewegungsapparates

Medizinische Teilgebiete nach Behandlungsschwerpunkten	
Fachrichtung/Teilgebiet	**Behandlungsschwerpunkt**
Anästhesiologie	Betäubung des Schmerzempfindens örtlich oder durch Narkose
Chirurgie	operative Verfahren
Radiologie	radioaktive Strahlen zur Erkennung und Behandlung von Krankheiten

Medizinische Teilgebiete nach Personengruppen	
Fachrichtung/Teilgebiet	**Personengruppe**
Andrologie	Männer bzw. Menschen mit Erkrankungen des männlichen Fortpflanzungssystems
Geriatrie	Menschen in hohem Lebensalter
Gynäkologie	Frauen bzw. Menschen mit Erkrankungen des weiblichen Fortpflanzungssystems
Pädiatrie	Kinder und Jugendliche

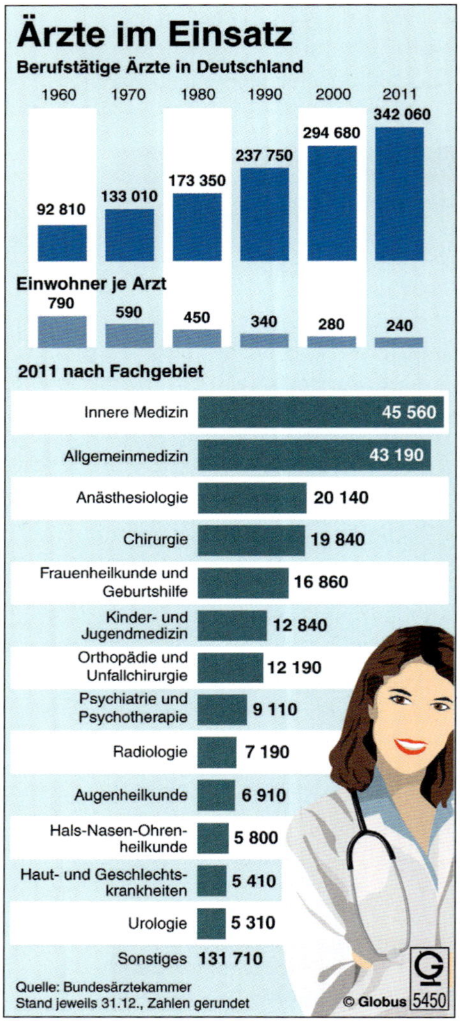

Anzahl der Ärztinnen und Ärzte insgesamt je Einwohner und Fachrichtung

Insgesamt hat sich die Anzahl der niedergelassenen Ärztinnen und Ärzte beständig erhöht. Damit nahm auch die Ärztedichte zu.

In der Versorgung unterscheidet man Fachärzte und Hausärzte. Letztere sind oft Fachärzte für Innere oder Allgemeinmedizin. Sie übernehmen die erste Untersuchung und veranlassen ggf. weitere Maßnahmen, z. B. die Überweisung von Patienten an entsprechend spezialisierte Fachärztinnen und Fachärzte. Die Rolle der Hausärzte als sogenannte Lotsen im Gesundheitswesen wird durch verschiedene gesundheitspolitische Maßnahmen derzeit deutlich aufgewertet.

Aufgabe

Informieren Sie sich, z. B. unter www.bmg.bund.de, über aktuelle gesundheitspolitische Maßnahmen zur Stärkung der hausärztlichen Versorgung, beispielsweise die „Hausarztzentrierte Versorgung" oder den „Hausarzt-Vertrag".

1.3.2 Akutversorgung

Stationäre Behandlung

Unter Akutversorgung versteht man die stationäre Behandlung in Krankenhäusern.

Aus verschiedenen Gründen können Menschen mit bestimmten Krankheiten nicht ambulant, also durch eine Arztpraxis, versorgt werden, beispielsweise wenn

- Lebensgefahr besteht, z. B. nach einem Unfall;
- die Behandlung Material und Personal erfordert, welches in einer Praxis nicht zur Verfügung steht, z. B. für operative Eingriffe;
- die Menschen in ihrem Allgemeinzustand so stark beeinträchtigt sind, dass sie zusätzlich zur Behandlung auch pflegerische Unterstützung benötigen, z. B. bei einem Schlaganfall;

- die Erkrankung sich bedrohlich entwickeln kann und die Patientin/der Patient überwacht werden muss, z. B. bei einem Herzinfarkt;
- die Behandlung die Gefahr von Komplikationen und Nebenwirkungen birgt und die Patientin/der Patient fortlaufend überwacht werden muss, z. B. Zytostatika-Therapie bei Krebserkrankungen.

Zytostatika: Medikamente, die die Zellteilung hemmen, vorwiegend zur Behandlung von Krebs eingesetzt

Aus Kostengründen kann nicht jede Klinik die gesamte Bandbreite medizinischer Dienstleistungen vorhalten. Gleichzeitig aber soll die flächendeckende medizinische Versorgung gerade auch in ländlichen Regionen gewährleistet sein. So richtete man Krankenhäuser unterschiedlicher Versorgungsstufen ein:

- **Versorgungsstufe I: Grundversorgung**
- **Versorgungsstufe II: Regelversorgung (Zentralversorgung)**
- **Versorgungsstufe III: Schwerpunktversorgung**
- **Versorgungsstufe IV: Maximalversorgung**

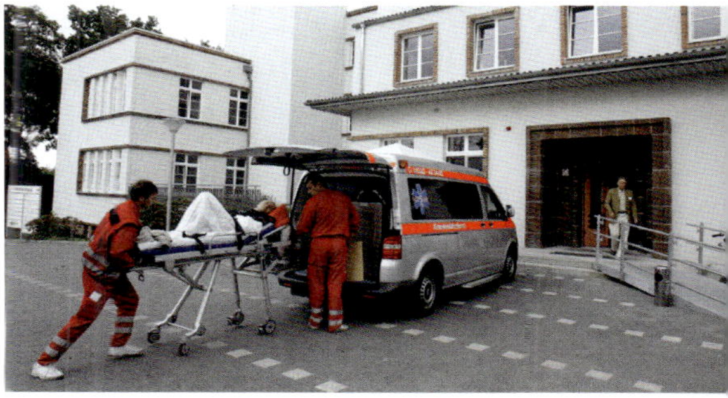

Krankenhäuser der Grundversorgung verfügen entweder über eine Abteilung der Fachrichtung Innere Medizin oder der Chirurgie.

Krankenhäuser der Regelversorgung bieten beide Fachrichtungen an – Innere Medizin und Chirurgie. Diese Krankenhäuser verfügen ggf. auch über die Fachrichtungen Gynäkologie/Geburtshilfe, Hals-Nasen-Ohren- (HNO) und Augenheilkunde sowie in Einzelfällen auch Orthopädie und Urologie.

In Krankenhäusern dieser beiden Stufen sind häufig Belegärzte tätig. Dies sind niedergelassene Ärztinnen und Ärzte, die für bestimmte medizinische Maßnahmen einzelne Betten eines Krankenhauses nutzen. Belegarzt-Abteilungen sind verbreitet im Bereich der HNO- und der Augenheilkunde.

Krankenhäuser der Schwerpunktversorgung erfüllen in Diagnose und Therapie auch überörtliche Aufgaben. Sie haben mindestens eine Abteilung für Innere Medizin, getrennte Abteilungen für Unfallchirurgie und allgemeine Chirurgie sowie Radiologie und Anästhesie. Gegebenenfalls können sie auch Kinderheilkunde, Neurologie und andere Disziplinen vorhalten.

Krankenhäuser der Maximalversorgung übertreffen die Leistungsangebote der Versorgungsstufe III deutlich. Sie halten weitere medizinische Behandlungsangebote bzw. auf einzelne Teilgebiete spezialisierte Abteilungen vor. Sie verfügen über moderne medizinische Großgeräte zur Diagnostik und Therapie, z. B. Computertomographie, Kernspintomographie. Vor allem Universitätskliniken sind dieser Versorgungsstufe zugeordnet.

Diagnostik: Erkennung von Krankheiten

Teilstationäre und ambulante Behandlung im Krankenhaus

Bis vor einiger Zeit war die Behandlung in einem Krankenhaus immer mit einer stationären Aufnahme dort verbunden, die Unterbringung und Versorgung erfolgte auch nachts. Inzwischen stehen einzelne Leistungsangebote von Krankenhäusern auch ambulanten Patienten zur Verfügung, das heißt, Patienten halten sich nur für die Dauer des diagnostischen oder therapeutischen Eingriffs in der Klinik auf.

Eine weitere Variante bildet die teilstationäre Aufnahme, z. B. nach kleineren Operationen. Die Voruntersuchungen werden ambulant durchgeführt, am Operationstag wird der Patient teilstationär aufgenommen und nach der Operation überwacht. Bei einem komplikationslosen Verlauf verlässt der Patient abends die Klinik und stellt sich zur Nachsorge ambulant vor.

Die Zunahme ambulanter und teilstationärer Patientenaufenthalte wirkt sich auch auf die Krankenhauslandschaft in Deutschland aus. Trotz steigender Patientenzahlen, den sogenannten Fallzahlen, sinkt wegen der verringerten Verweildauer die Zahl der Krankenhausbetten.

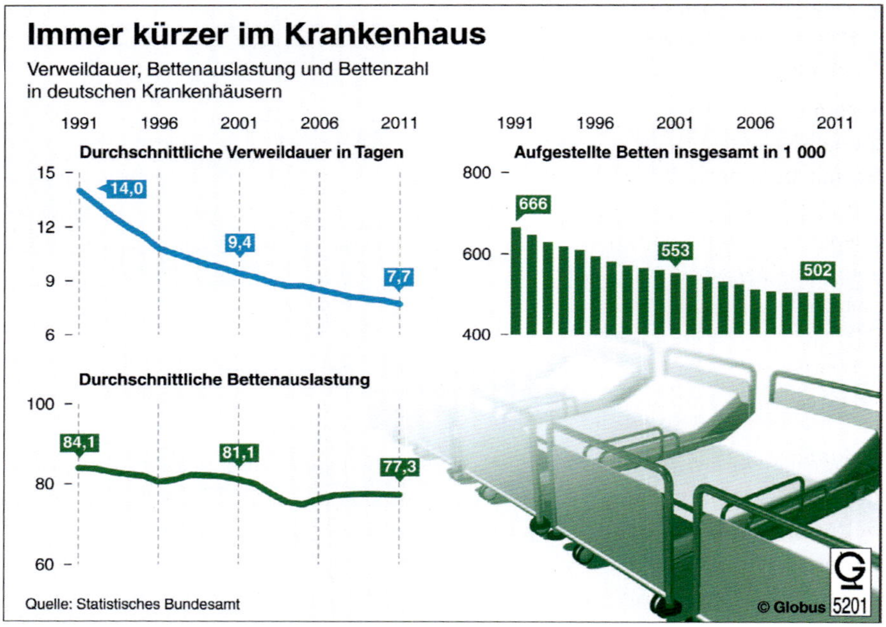

Entwicklung der Krankenhauslandschaft

Wegen des hohen Kosten- und Wettbewerbsdrucks schließen kleine und unspezialisierte Kliniken.

Doch im Notfall ist für die meisten Menschen ein Krankenhaus schnell zu erreichen: für drei Viertel der Bevölkerung in etwa zehn Minuten mit dem Pkw. Die Bevölkerung dünn besiedelter Gebiete, z. B. in Mecklenburg-Vorpommern, Brandenburg oder Sachsen-Anhalt, muss teilweise allerdings weitere Anfahrtswege in Kauf nehmen.

1.3.3 Rehabilitation

Stationäre Rehabilitation

Die Rehabilitation zielt auf

- die langfristige Wiederherstellung beeinträchtigter Organfunktionen,
- die Minimierung der Folgen einer gesundheitlichen Beeinträchtigung oder auf
- den möglichst selbstständigen Umgang mit unwiderruflichen Beeinträchtigungen.

Die Rehabilitation aktiviert die Patienten, um ihnen eine größtmögliche Teilhabe am sozialen, beruflichen und gesellschaftlichen Leben zu ermöglichen.

Mit den Maßnahmen der Rehabilitation verhält es sich ähnlich wie mit der Therapie von Krankheiten. Wurden sie früher vorwiegend stationär in Rehabilitationskliniken durchgeführt, so finden sie heute verstärkt ambulant statt.

Bei der stationären Rehabilitation führte die Entwicklung ebenfalls zu steigenden Patientenzahlen bei sinkender Verweildauer. Der medizinische Fortschritt ermöglicht, dass immer mehr Menschen schwere Unfälle oder Erkrankungen überleben, wenn auch mit gesundheitlichen Beeinträchtigungen. Angesichts der kürzeren Krankenhausaufenthalte wird einer größeren Zahl von Patienten eine stationäre Rehabilitationsmaßnahme angeboten. Sie fällt allerdings aus Kostengründen oftmals kürzer aus als in der Vergangenheit.

Auch die Rehabilitationskliniken decken nicht alle das gesamte Spektrum ab, sondern spezialisieren sich auf bestimmte Schwerpunkte. So betreuen einige Kliniken Patienten mit bzw. nach schweren Herzerkrankungen, andere unterstützen Patienten mit Beeinträchtigungen des Bewegungsapparates, z. B. nach Ersatz des Hüft- oder Kniegelenks oder nach einer Amputation. Wieder andere spezialisieren sich auf die Förderung von Menschen mit neurologischen Einschränkungen, z. B. nach einer Querschnittslähmung oder einem Schlaganfall. Rehabilitationskliniken für von Multipler Sklerose oder anderen fortschreitenden Erkrankungen betroffener Menschen setzen sich dafür ein, dass die verbliebenen Fähigkeiten lange erhalten und weitere Folgen hinausgezögert werden.

neurologisch: das Nervensystem betreffend

Ambulante Rehabilitation

An eine stationäre Rehabilitation schließen sich meistens ambulante Maßnahmen an. Sie werden von niedergelassenen Therapeutinnen und Therapeuten angeboten, die Termine in ihrer Praxis vergeben oder die Menschen zu Hause aufsuchen. Einen großen Anteil der Rehabilitation übernehmen

- **Physiotherapie:** Mit speziellen Übungen unterstützen Physiotherapeutinnen und Physiotherapeuten die Patienten bei der Wiederherstellung ihrer Beweglichkeit. Sie nutzen dazu Hilfsmittel wie Gehhilfen, aber auch die Wirkung von Wasser, Wärme, Kälte und therapeutisch wirksamen Wellen, z. B. Rotlicht.
- **Logopädie:** Logopädinnen und Logopäden behandeln Patienten, deren Sprechfähigkeit z. B. infolge eines Schlaganfalls eingeschränkt ist. Über die Rehabilitation hinaus arbeiten sie mit Kindern, die Sprachstörungen, z. B. durch eine verzögerte Sprechentwicklung, aufweisen.
- **Ergotherapie:** Ergotherapeutinnen und Ergotherapeuten fördern Menschen individuell bei Tätigkeiten in den Bereichen alltäglicher Selbstversorgung und Haushaltsführung, Berufstätigkeit und Freizeit. Mit Beratung, kreativ-künstlerischen Aktivitäten, Haushaltstraining und ggf. einer Anpassung der Umgebung stärkt die Ergotherapie die Handlungsfähigkeit der Patienten im Alltag und verbessert ihre Lebensqualität.

- **Ambulante Pflege:** Pflegefachkräfte, in aller Regel Altenpflegerinnen/-pfleger und Gesundheits- und Krankenpflegerinnen/-pfleger, unterstützen und aktivieren die Patienten in ihrem häuslichen Umfeld bei der Körperpflege, bei der Ernährung und bei der Bewegung. Durch gezielte Beobachtung und Übung ermöglichen sie, die Selbstständigkeit der Patienten innerhalb der eigenen Wohnung zu verbessern, zu erhalten oder einer Verschlechterung der Situation vorzubeugen.

Versorgung mit Hilfsmitteln

Die Versorgung mit Hilfsmitteln und die Betreuung der Patienten beim konkreten Umgang mit ihren Hilfsmitteln gehören zum Angebot der

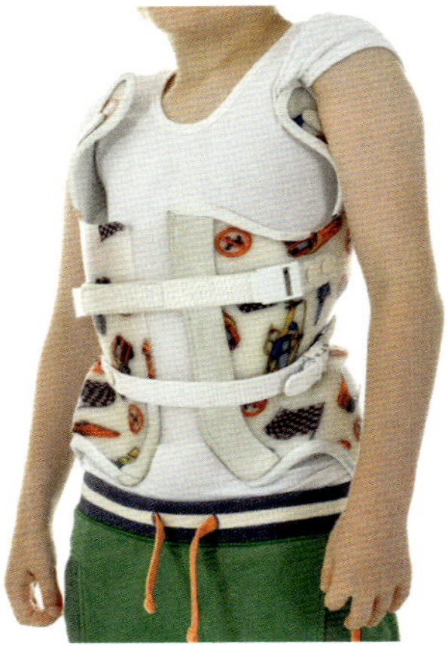

Stützkorsett

- **Augenoptik:** Augenoptikerinnen/Augenoptiker beteiligen sich an der Rehabilitation, indem sie Sehhilfen, meistens Brillen oder Kontaktlinsen, anfertigen, anpassen und für den Umgang damit beraten.
- **Hörgeräteakustik:** In Hörakustik-Fachgeschäften ermitteln Hörgeräteakustikerinnen/Hörgeräteakustiker das Ausmaß einer Schwerhörigkeit. Je nach individuellem Bedarf wählen sie Bestandteile eines Hörgerätes aus und montieren sie.
- **Orthopädiemechanik:** Orthopädiemechanikerinnen/-mechaniker fertigen – oft in Zusammenarbeit mit Sanitätshäusern – Prothesen und Orthesen an. Orthesen sind Hilfsmittel wie spezielle Schuhe, Einlagen, Schienen oder Stützkorsetts; sie dienen zur Stabilisierung von Gelenken, zur Vermeidung von Gelenkfehlstellungen oder zur Entlastung einzelner Körperbereiche.
- **Sanitätshäuser und Apotheken:** Diese versorgen Patienten mit Inkontinenzhilfsmitteln, Verbandmaterial, Gehhilfen, Rollstühlen, speziellem Essbesteck usw.

Inkontinenz: Unvermögen, Urin bzw. Stuhlgang gezielt zurückzuhalten

Unabhängig von der jeweiligen Beeinträchtigung aktivieren Rehabilitationsmaßnahmen die Patienten dazu,

- zeitweilig oder dauerhaft verloren gegangene Fähigkeiten vollständig zurückzugewinnen bzw.
- diese durch andere Fähigkeiten, z. B. durch den Umgang mit Hilfsmitteln, weitestgehend auszugleichen oder
- bei fortschreitenden Erkrankungen die noch vorhandenen Fähigkeiten so lange wie eben möglich zu erhalten.

1.4 Pflegeeinrichtungen

Einrichtungen, die sich zum größeren Teil durch Leistungen der Pflegeversicherung finanzieren, werden nur im weiteren Sinn dem Gesundheitswesen zugeordnet.

Hospize

Ein Hospiz war im Mittelalter eine Herberge, in der Reisenden aus christlicher Überzeugung Gastfreundschaft gewährt wurde.

> Sie sind wichtig, weil Sie eben sind.
> Sie sind bis zum letzten Augenblick Ihres Lebens wichtig,
> und wir werden alles tun,
> damit Sie nicht nur in Frieden sterben,
> sondern auch leben können bis zuletzt.
>
> CICELY SAUNDERS

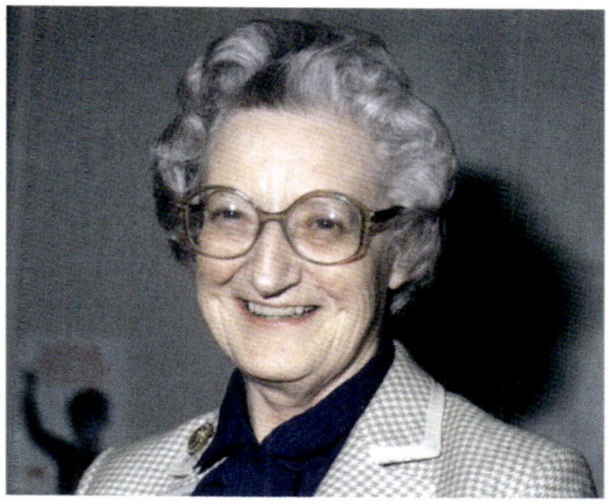

CICELY SAUNDERS (1918–2005): Ärztin, Sozialarbeiterin und Krankenschwester

Heute bezieht sich der Begriff „Hospiz" auf ein umfassendes Konzept für sterbenskranke Menschen. Sie sollen sich auch in ihrer letzten Lebensphase zu Hause und würdig aufgehoben fühlen. Dies geschieht meistens ambulant. Speziell ausgebildete, oft ehrenamtliche Mitarbeiterinnen und Mitarbeiter von Besuchsdiensten unterstützen die Schwerkranken und ihre Angehörigen.

Die englische Ärztin, Sozialarbeiterin und Krankenschwester CICELY SAUNDERS gründete 1967 in London das erste stationäre Hospiz. Diese Idee wurde zum Ende des vergangenen Jahrhunderts zunehmend auch in Deutschland umgesetzt. Inzwischen gibt es hier etwa 160 stationäre Hospize.

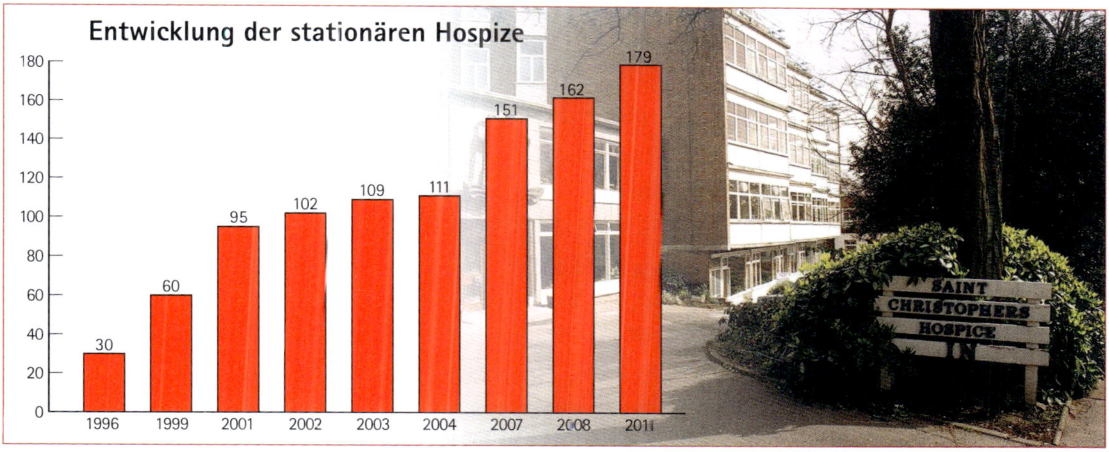

nach: Deutscher Hospiz- und PalliativVerband e. V. unter www.hospiz.net

Christophorus Hospiz, London

Die dem Hospizgedanken verpflichtete ambulante und stationäre Arbeit stützt sich auf vier Schwerpunkte:

- Verschiedene Berufsgruppen, z. B. Pflegekräfte, Ärztinnen/Ärzte, Seelsorgerinnen/Seelsorger, Psychologinnen/Psychologen, arbeiten zusammen und unterstützen Patienten und Angehörige.
- Ehrenamtliche, freiwillige Begleiterinnen/Begleiter werden in die Arbeit einbezogen.
- Palliative Care, das heißt Sorge für Schmerzfreiheit und Lebensqualität, hat Vorrang vor auf Heilung gerichtete Behandlung. Lebensqualität geht vor Lebensquantität.

- Angehörige können das Angebot der Trauerbegleitung nutzen. Sie finden im Hospizdienst qualifizierte Ansprechpartner, wenn sie sich mit dem drohenden oder bereits eingetretenen Verlust eines nahen Menschen, ihren Gefühlen und ihrer neuen Lebenssituation auseinandersetzen.

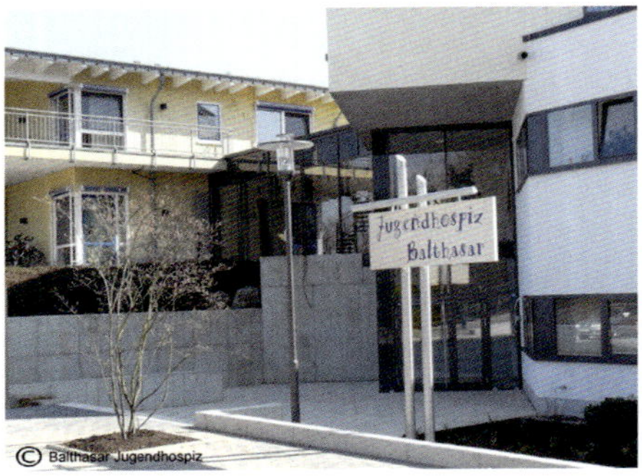

Jugendhospiz Olpe

Trotz des beständigen Ausbaus der Hospizdienste erfahren bundesweit nur etwa 15 % der Menschen eine Begleitung durch einen ambulanten bzw. stationären Hospizdienst.

Auch Kinder und Jugendliche können unheilbar erkranken. Bei der Auseinandersetzung mit dem Lebensende erfahren ihre Angehörigen wie auch sie selbst ganz besondere Belastungen. Um die Familien angemessen zu begleiten, wurden in einigen Orten „Kinderhospize" gegründet. In Olpe/Nordrhein-Westfalen gibt es das bundesweit erste Hospiz für Jugendliche und junge Erwachsene.

Einrichtungen für Seniorinnen/Senioren

Im Alter verschlechtert sich die gesundheitliche Situation vieler Menschen. Dies liegt an vorausgegangenen Erkrankungen, die sich im Laufe der Zeit verschlimmern oder dauerhafte Beeinträchtigungen mit sich bringen, oder einfach an nachlassenden körperlichen Funktionen.

Doch es steigt nicht nur der Bedarf an medizinischen Dienstleistungen. Vor allem durch nachlassende Leistungsfähigkeit der Sinnesorgane oder des Bewegungsapparates gelingt es vielen alten Menschen nur noch mühsam und mit Unterstützung, ihren Alltag weitgehend selbstständig zu gestalten.

Je nach Ausmaß der eintretenden Hilfs- oder Pflegebedürftigkeit stehen verschiedene Einrichtungen zu Verfügung:

- **Seniorenwohnanlagen** gewährleisten bauliche Erleichterungen, z. B. Barrierefreiheit, für die Führung eines eigenen Haushalts.
- **Betreute Wohnprojekte** kooperieren oft mit Pflegediensten. Dem individuellen Unterstützungsbedarf entsprechend können Leistungen der Betreuung, Versorgung oder Pflege vereinbart und genutzt werden.
- **Wohngemeinschaften** sind oftmals von den Bewohnern selbst organisiert. Inzwischen bieten aber auch verschiedene Träger ambulant oder stationär betreute Wohngemeinschaften an. Gerade bei demenzerkrankten Menschen erweisen sie sich wegen der Überschaubarkeit der Versorgung als vorteilhaft (s. S. 134 f.).

Demenz: Abbau der geistigen Leistungsfähigkeit

- **Altenheime** übernehmen hauswirtschaftliche Versorgung, Betreuungsangebote und in geringem Maß auch pflegerische Unterstützung. Die Bewohner führen keinen eigenen Haushalt.

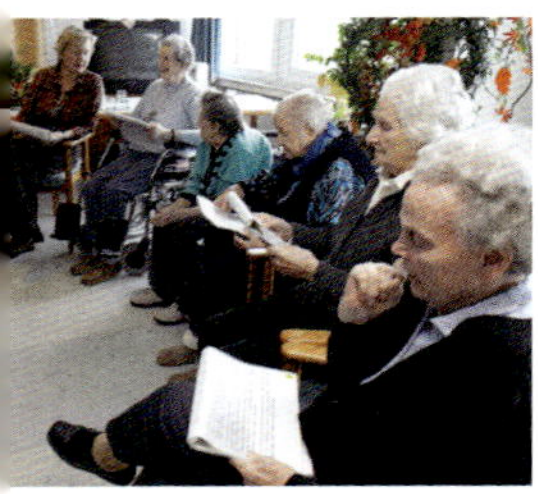

- **Altenpflegeheime** bieten die volle stationäre Unterstützung bei Pflegebedürftigkeit.
- **Tagespflegeeinrichtungen** betreuen, pflegen und versorgen zumeist ältere Menschen tagsüber, z. B. weil Angehörige dies nicht übernehmen können. Die Abend- und Nachtstunden wie auch das Wochenende verbringen die Gäste der Tagespflegeeinrichtung zu Hause.

Welche Berufsgruppen in den verschiedenen Einrichtungen tätig sind, hängt vom jeweiligen Leistungsspektrum der Institution ab. Es arbeiten

- **hauswirtschaftliche Dienste** mit Hauswirtschafterinnen/Hauswirtschaftern, Köchinnen/Köchen, Reinigungskräften;
- **betreuende Dienste** mit Sozialpädagoginnen/-pädagogen, Ergotherapeutinnen/-therapeuten und Pflegekräften sowie
- **der Pflegedienst** mit Familienpflegerinnen/-pflegern, Altenpflegerinnen/-pflegern, Gesundheits- und Krankenpflegerinnen/-pflegern in den Pflegeeinrichtungen.

Auch Angehörige anderer Berufsgruppen, z. B. Physiotherapeutinnen/-therapeuten, werden zuweilen eingesetzt.

Wenngleich vorwiegend Menschen höheren Lebensalters diese Pflegeeinrichtungen nutzen, so werden dort durchaus auch jüngere Menschen versorgt, wenn sie z. B. durch einen Unfall oder einen Schlaganfall pflegebedürftig werden.

Einrichtungen für Menschen mit Behinderungen

Neben Krankheiten und zunehmendem Lebensalter können auch Behinderungen dazu führen, dass Menschen gleich welchen Lebensalters einen Teil ihrer Selbstständigkeit in der alltäglichen Lebensführung verlieren. Diese Einschränkungen reichen von punktuellem Hilfsbedarf bis zu umfassender Pflegebedürftigkeit. Auch für diese Menschen stehen unterstützende Einrichtungen mit spezifischen Angeboten zur Verfügung.

- **Frühförderung:** Sonderpädagogische Beratungsstellen stellen gemeinsam mit den Eltern Förderprogramme für Kinder mit Behinderungen auf und unterstützen die Eltern bei der Durchführung in praktischer, finanzieller und sozialer Hinsicht.
- **Elementarbereich:** Im Rahmen der Kindertagesbetreuung bestehen für Kinder mit Behinderungen verschiedene Angebote: heilpädagogische Tageseinrichtungen für Kinder mit hohem Förderbedarf, integrative Tageseinrichtungen oder die Einzelintegration im Regelkindergarten. Hier leben und lernen Kinder mit und ohne Behinderungen gemeinsam von- und miteinander unter besonderer Berücksichtigung des erhöhten Unterstützungsbedarfs.
- **Schule:** Schulpflichtige Kinder lernen in Förderschulen mit einem auf ihre Beeinträchtigung abgestimmten Förderschwerpunkt. Neben Lehrkräften fördern auch Angehörige pflegerischer und therapeutischer Berufsgruppen die Kinder im unterrichtlichen und außerunterrichtlichen Bereich. Mit dem Konzept der Inklusion beabsichtigen Bildungs- und Politikbereiche, die Förderung und gesellschaftliche Teilhabe von Kindern mit Behinderungen zu verbessern und das Recht aller Kinder auf gemeinsame Bildung und Erziehung einzulösen.
- **Berufstätigkeit:** Spezielle Werkstätten für behinderte Menschen gliedern behinderte Menschen in das Arbeitsleben ein. Sie bieten Menschen einen Arbeitsplatz, die ihrer körperlichen, geistigen oder psychischen Beeinträchtigungen oder Besonderheiten wegen nicht, noch nicht oder noch nicht wieder auf dem allgemeinen Arbeitsmarkt erwerbstätig werden können. Die Anforderungen der Tätigkeit berücksichtigen die besonderen Fähigkeiten und das Leistungsvermögen der dort Beschäftigten.

Integration: Einbeziehung, Eingliederung in ein großes Ganzes, hier die Gesellschaft

Inklusion: Einschließung, Einbeziehung, Dazugehörigkeit; jeder Mensch, jedes Kind wird – unabhängig von einer möglichen Behinderung – in seiner Individualität angenommen

- **Wohnung:** Je nach individueller Selbstständigkeit leben Menschen mit Behinderungen in ihren Familien, in unterschiedlich umfangreich betreuten Wohngemeinschaften oder Wohngruppen oder in speziellen Wohnheimen.

Je nach Art und Umfang des Unterstützungsangebotes unterscheidet man auch die Einrichtungen für Menschen mit Behinderungen in

- **ambulante** Einrichtungen, z. B. Beratungsstellen, Förderzentren, ambulante Pflegedienste;
- **teilstationäre** Einrichtungen, z. B. heilpädagogische Kindergärten, Förderschulen, Werkstätten für Menschen mit Behinderungen;
- **stationäre** Einrichtungen, z. B. Internate, betreute Wohngemeinschaften und Wohnheime.

Pflegestützpunkte

Vor dem Hintergrund einer steigenden Anzahl pflegebedürftiger Menschen beabsichtigt das Pflegeweiterentwicklungsgesetz aus dem Jahr 2008, auch die Pflegeberatung zu verbessern.

In einem ersten Schritt bietet es allen Versicherten einen Anspruch auf umfassende Pflegeberatung. Diese Pflegeberatung umfasst die Informationen über alle pflegerischen, medizinischen und sozialen Unterstützungsleistungen.

Bislang mussten viele pflegende Angehörige zusätzlich zur unmittelbaren pflegerischen Versorgung zahlreiche Stellen zur Organisation der Pflege aufsuchen. An die Stelle dieser zeitaufwändigen Orientierung tritt nun die Bündelung aller Informationen über pflegerisch-medizinische und soziale Unterstützungsmöglichkeiten unter einem Dach. Dazu entscheiden sich einige Bundesländer für die Einrichtung von Pflegestützpunkten, welche dann von den Kranken- und Pflegekassen des Bundeslandes aufgebaut werden. Die Pflegestützpunkte sollen in den Wohnvierteln für die Pflegebedürftigen bzw. ihre Angehörigen gut erreichbar sein. Die in den Pflegestützpunkten tätigen Pflegeberater müssen laut Gesetz unabhängig arbeiten, das heißt, sie sind keiner Pflegeeinrichtung und keinem Träger verpflichtet. Die darüber hinaus angebotene umfassende Beratung beschreibt das Bundesministerium für Gesundheit:

> Wenn Sie selbst pflegebedürftig sind oder pflegebedürftige Angehörige haben, erhalten Sie hier alle wichtigen Antragsformulare, Informationen und konkrete Hilfestellungen. Wenn Sie etwa eine Wohnung altengerecht umbauen möchten, beraten die Pflegeberatungskräfte über mögliche Zuschüsse der Pflegekasse. Wenn Sie ein geeignetes Pflegeheim suchen, hat das Beratungspersonal den Überblick und kann helfen. Und wenn Sie mehr wissen möchten über die ehrenamtlichen Angebote in Ihrer Kommune, kann auch hierzu geholfen werden. Im Pflegestützpunkt soll auf Wunsch des Einzelnen das gesamte Leistungsgeschehen für Pflegebedürftige koordiniert werden. Pflegestützpunkte können pflegenden Angehörigen deshalb auch bei der Vorbereitung und Organisation rund um die Pflege Unterstützung bieten. Sie ermöglichen eine effiziente Vernetzung aller Angebote für Pflegebedürftige vor Ort sowie in der Region und helfen darüber hinaus, Grenzen zwischen den Sozialleistungsträgern zu überwinden.

Bundesministerium für Gesundheit unter www.bmg.bund.de

Pflegestützpunkte in Deutschland

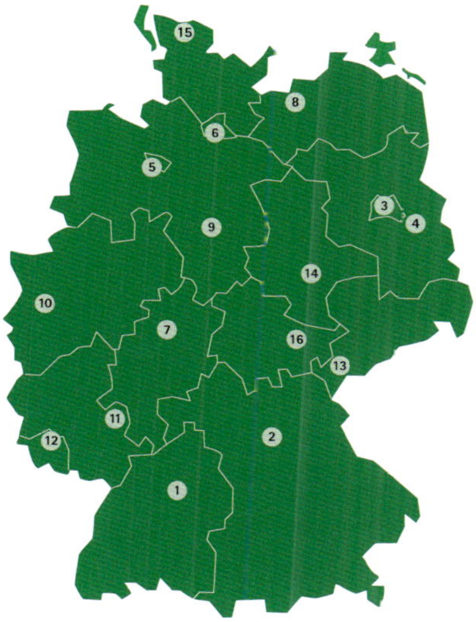

1. Baden-Württemberg: 57
2. Bayern: 18
3. Berlin: 12
4. Brandenburg: 6
5. Bremen: 3
6. Hamburg: 7
7. Hessen: 21
8. Mecklenburg-Vorpommern: 6
9. Niedersachsen: 41
10. Nordrhein-Westfalen: 90
11. Rheinland-Pfalz: 111
12. Saarland: 8
13. Sachsen: 1
14. Sachsen-Anhalt: 0
15. Schleswig-Holstein: 23
16. Thüringen: 5

Quelle: nach: pflegestützpunkte-online, Stand Januar 2013

Pflegestützpunkte in Deutschland

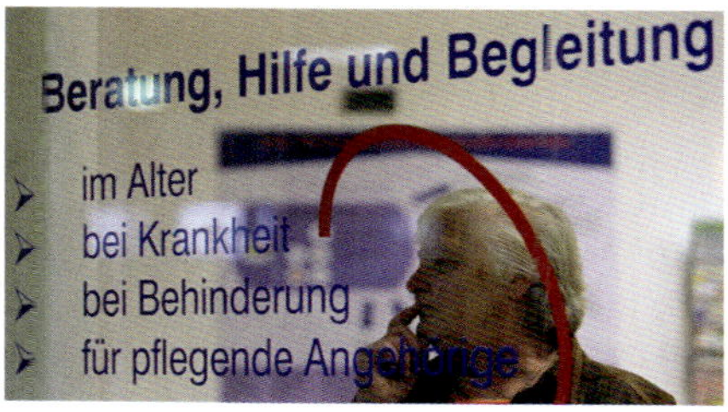
Beratung, Hilfe und Begleitung
im Alter
bei Krankheit
bei Behinderung
für pflegende

Zunächst erprobte jeweils ein Pflegestützpunkt pro Bundesland das Konzept der Pflegestützpunkte und seine Umsetzung im Rahmen eines Modellvorhabens.

Nach der Auswertung der Ergebnisse wurden die Pflegestützpunkte in den jeweiligen Bundesländern flächendeckend eingeführt.

Aufgaben

1. Stellen Sie Ihre Praktikumseinrichtung vor. Erläutern Sie, inwieweit dort Primärversorgung, Akutversorgung oder Rehabilitation angeboten werden.
2. Tragen Sie Informationen über eine Ihnen bislang unbekannte Einrichtung des Gesundheitswesens zusammen und präsentieren Sie sie.
3. Laden Sie eine Expertin, einen Experten aus einer in Ihrer Klasse nicht vertretenen Einrichtung ein und bitten Sie darum, diesen Betrieb vorzustellen. Bilden Sie Kleingruppen, welche für die Vorbereitung des Gesprächs, die Fragen im Gespräch und das Protokoll verantwortlich sind.
4. Bereiten Sie eine Exkursion in eine Einrichtung vor. Bilden Sie Kleingruppen, welche für die Vorbereitung (Terminvereinbarung, Anreise usw.), die Fragen in der Einrichtung und den Bericht über die Exkursion verantwortlich sind.
5. Finden Sie heraus, wo sich der für Sie nächstgelegene Pflegestützpunkt befindet. Informieren Sie sich über seine Arbeit, z. B. Beschäftigte, Kooperationspartner, Lage, Einzugsgebiet, Öffnungszeiten, Nutzungshäufigkeit usw.
6. Recherchieren Sie, z. B. im Internet, verschiedene Pflegestützpunkte und vergleichen Sie sie.

1.5 Öffentlicher Gesundheitsdienst

Unter dem öffentlichen Gesundheitsdienst werden alle Behörden auf Bundes-, Landes-, Kreis- und Gemeindeebene zusammengefasst, die dem Schutz der Gesundheit des Einzelnen und der Gemeinschaft dienen.

1.5.1 Bundesebene

Die oberste Gesundheitsbehörde ist das Bundesministerium für Gesundheit.

Seine Aufgaben beschreibt das Ministerium wie folgt:

Das Bundesministerium für Gesundheit ist für eine Vielzahl von Politikfeldern zuständig. Dabei konzentriert sich die Arbeit auf die Erarbeitung von Gesetzesentwürfen, Rechtsverordnungen und Verwaltungsvorschriften.

Zu den zentralen Aufgaben zählt, die Leistungsfähigkeit der gesetzlichen Krankenversicherung sowie der Pflegeversicherung zu erhalten, zu sichern und fortzuentwickeln.

Die Reform des Gesundheitswesens ist eine der wichtigsten Aufgaben des Ministeriums; Ziel ist es, die Qualität des Gesundheitswesens weiterzuentwickeln, die Interessen der Patientinnen und Patienten zu stärken, die Wirtschaftlichkeit zu gewährleisten und die Beitragssätze zu stabilisieren.

Beitragssätze: Versicherungsbeiträge für die Kranken- und die Pflegeversicherung

Transplantation: Entnahme eines Organs und Einsetzen in einen anderen Organismus

Embryo: Keimling nach der Befruchtung bis zum Ende des 3. Schwangerschaftsmonats

Stammzellen: Zellen des menschlichen Körpers, die sich zu jedem beliebigen Zelltyp, z. B. Nerven-, Knochen- oder Blutzelle, entwickeln können

Ein Schwerpunkt des Ministeriums im Gesundheitsbereich ist die Prävention, der Gesundheitsschutz, die Krankheitsbekämpfung und die Biomedizin. Durch das Infektionsschutzgesetz werden Prävention, Beratung und Eigenverantwortung bei der Infektionsverhütung deutlich betont, und das öffentliche Gesundheitswesen wird gestärkt. Das Transplantationsgesetz, das Embryonenschutzgesetz und das Stammzellgesetz regeln den rechtlichen Rahmen für diese wichtigen medizinischen Gebiete.

Das Bundesministerium für Gesundheit gestaltet auch die Rahmenvorschriften für die Herstellung, klinische Prüfung, Zulassung, die Vertriebswege und Überwachung von Arzneimitteln und Medizinprodukten, um den hohen Anforderungen an Qualität, Wirksamkeit und Unbedenklichkeit gerecht zu werden. Wesentliche Daueraufgabe des Ministeriums und seiner nachgeordneten Behörden ist die Sicherheit biologischer Arzneimittel wie Blutprodukte. Darüber hinaus unterstützt das Ministerium die Forschung und ermöglicht neue Versorgungsstrukturen; dies gilt z. B. für die psychische Gesundheit, die Hilfen für chronisch Kranke, die Kindergesundheit und die Beratung und Betreuung von HIV-Infizierten und an AIDS Erkrankten. Um den Wissensstand in Bezug auf das Gesundheitswesen kontinuierlich zu verbessern, werden dazu notwendige Informationen im Rahmen der Gesundheitsberichterstattung erarbeitet.

Im Rahmen der Krankheitsbekämpfung ist die Prävention der Drogen- und Suchtgefahren ein zentraler Verantwortungsbereich des Ministeriums.

In den Aufgabenbereich des Ministeriums fallen auch die Berufsgesetze für die Zulassung zu den bundesrechtlich geregelten Heil- und Gesundheitsberufen einschließlich entsprechender Ausbildungsregelungen, um die Qualität der entsprechenden Berufsausübung und damit auch der Versorgung zu gewährleisten.

Neben der nationalen Gesundheitspolitik gehört auch die europäische und internationale Gesundheitspolitik zu den Aufgaben des Bundesministeriums. Die Globalisierung, der Reiseverkehr, die Öffnung zu unseren osteuropäischen Nachbarn führen dazu, dass neue Risiken und verfrüht überwunden geglaubte Gefährdungen gemeinsam mit den Partnern am Ort der Entstehung angegangen werden müssen.

Dem Ministerium zugeordnet sind die Drogenbeauftragte der Bundesregierung und der Patientenbeauftragte der Bundesregierung.

Bundesministerium für Gesundheit unter www.bmg.bund.de

1.5.2 Landesebene

Die Bundesländer sind im Rahmen des öffentlichen Gesundheitsdienstes für den Schutz der vorhandenen Gesundheit, die Hilfe bei beeinträchtigter Gesundheit und die Aufsicht über die Berufe und Einrichtungen des Gesundheitswesens zuständig. Diese Aufgaben werden von den Gesundheitsministerien der Bundesländer übernommen bzw. koordiniert.

Für die Gesundheitsberichterstattung und zur Förderung der Prävention haben einige Bundesländer eigene Landesinstitute oder Landeszentralen eingerichtet – z. B. das Landeszentrum für Gesundheit Nordrhein-Westfalen (LZG).

koordinieren: Vorgänge aufeinander abstimmen

Gesundheitsberichterstattung: Sammlung und Veröffentlichung von Daten zur gesundheitlichen Lage in der Bevölkerung

1.5.3 Kommunale Ebene

In den Kreis- bzw. Stadtverwaltungen wurden Gesundheitsämter eingerichtet, die gezielt zum Schutz der Gesundheit arbeiten. Die Aufgaben der Gesundheitsämter umfassen:

kommunal: die unterste Verwaltungseinheit, d. h. Städte und Gemeinden betreffend

Seuchenhygiene und Gesundheitsschutz

- Verhütung, Erkennung, Bekämpfung von übertragbaren Krankheiten
- Überwachung von Hygienestandards in Gemeinschaftseinrichtungen und Krankenhäusern
- Aufklärung zur HIV-Prävention

Umwelthygiene und Toxikologie

Toxikologie: Wissenschaft von den Giften und ihren Wirkungen auf den Organismus

- Verringerung der gesundheitlichen Belastungen der Bevölkerung durch die Umwelt durch Abfall-, Abwasser-, Badewasser-, Lebensmittel- und Trinkwasserüberwachung
- Erkennen von Risikofaktoren

Gesundheitsförderung und Gesundheitsvorsorge

- Informationsangebote und Beratung für eine gesunde Lebensführung
- Überprüfung und Ergänzung des Impfschutzes
- Organisation von Maßnahmen gemeinsam mit verschiedenen Trägern, z. B. Krankenkassen

- Beratung von Einrichtungen und ihren Trägern in Fragen möglichst wirksamer gesundheitsfördernder Gestaltung, z. B. von Arbeitsplätzen

Jugendgesundheitspflege

- Untersuchung vor der Einschulung zur Ermittlung eines besonderen Förderbedarfs
- Jugendzahnpflege, „Kindergarten- und Schulzahnarzt"
- Untersuchung minderjähriger Berufsanfänger

Sozialmedizin: Teilgebiet der Medizin, welches die Wechselwirkungen zwischen Gesundheit/Krankheit und der sozialen Situation von Menschen bzw. gesellschaftlichen Gruppen beschreibt

Sozialmedizinischer Dienst

- gezielte Beratung bzw. Weitervermittlung von Menschen mit nachteiligen gesundheitlichen Lebensbedingungen, z. B. Menschen mit Behinderungen, psychisch Kranke, Drogenabhängige, Prostituierte
- Beratung und Betreuung – auf Wunsch anonym – bei sexuell übertragbaren Krankheiten

Amtsärztlicher Dienst und gutachterliche Aufgaben

- Eignungsuntersuchungen für bestimmte Tätigkeiten
- Anfertigung von Sachverständigengutachten bei Gerichtsprozessen
- Beratung der Behörden zum Katastrophenschutz

Epidemiologie: Wissenschaft von der Verbreitung von Krankheiten, s. S. 261 f.

Gesundheitsberichterstattung und Epidemiologie

- Sammlung, Verknüpfung und Auswertung gesundheitsbezogener Daten
- Veröffentlichung von Entwicklungstrends über Gesundheitsverhalten und Krankheitsleistungen
- Verbesserung des Kenntnisstandes über die gesundheitliche Lage der Bevölkerung, z. B. durch Jahresgesundheitsberichte

Aufgaben

1. Notieren Sie in Stichworten die Aufgaben des Bundesministeriums für Gesundheit. Kennzeichnen Sie die Ihrer Meinung nach sechs wichtigsten Aufgaben. Begründen Sie Ihre Einschätzung.
2. Informieren Sie sich unter www.bmg.bund.de über aktuelle Vorhaben und Projekte des Bundesministeriums für Gesundheit. Ordnen Sie drei Projekte den ermittelten Aufgaben zu.
3. Finden Sie die Homepage des Gesundheitsministeriums Ihres Bundeslandes. Ermitteln und beschreiben Sie Einrichtungen des öffentlichen Gesundheitsdienstes auf Landesebene.
4. Informieren Sie sich über die Angebote Ihres Gesundheitsamtes und fertigen Sie ein Plakat dazu an. Entscheiden Sie sich zunächst, ob Sie ein Informationsplakat oder ein Werbeplakat erstellen möchten.

Zusammenfassung: Gesundheitliche Versorgung in Deutschland

Im Falle einer Krankheit kann man versuchen, sie zu heilen; dies bezeichnet man als kurative Therapie. Man kann im Rahmen der Rehabilitation die im Verlauf entstehenden Beeinträchtigungen beseitigen, verringern, verzögern oder durch Hilfsmittel ausgleichen. Lässt sich die Krankheit nicht mehr heilen oder verzögern, so liegt der Schwerpunkt von Palliative Care darauf, die Beeinträchtigungen und Unannehmlichkeiten einzuschränken und die Qualität der verbleibenden Lebenszeit zu erhalten.

Im Aufbau des deutschen Gesundheitssystems unterscheidet man die Primärversorgung, die Akutversorgung und die Rehabilitation. Die Primärversorgung übernehmen niedergelassene Ärztinnen und Ärzte verschiedener Fachrichtungen. Die Akutversorgung leisten Krankenhäuser unterschiedlicher Versorgungsstufen. Die Rehabilitation findet stationär in speziellen Kliniken oder ambulant unter Beteiligung vielfältiger Berufsgruppen statt.

Als weitere Einrichtungen tragen Hospize sowie Hilfs- und Pflegeeinrichtungen zur gesundheitlichen Versorgung der Bevölkerung bei.

Bei der Betrachtung statistischer Daten fällt auf, dass trotz steigender Patientenzahlen die Anzahl der Kliniken und der Betten sowie die Verweildauer in den Einrichtungen sinken.

Der öffentliche Gesundheitsdienst umfasst alle Behörden und Dienststellen, die für die Gesundheit des Einzelnen und der Gesellschaft arbeiten. Der Bund, die Bundesländer und die Landkreise bzw. Städte und Gemeinden nehmen hier unterschiedliche Aufgaben wahr.

Die Gesundheitsämter der Landkreise beraten Menschen in unterschiedlichen Lebenslagen und mit erhöhten Risikofaktoren. Sie überwachen für die Öffentlichkeit bedeutsame Lebensbedingungen, z. B. Trinkwasser, Krankenhäuser, Nahrungsmittel und anderes mehr. Sie sammeln und veröffentlichen Daten zur gesundheitlichen Situation der Bevölkerung.

Wiederholungsfragen

1. Welche Vorgehensweisen lassen sich zum Umgang mit einer Krankheit einsetzen?
2. Was beschreiben die Begriffe Primärversorgung, Akutversorgung und Rehabilitation?
3. Welche Ziele kann die Rehabilitation eines Menschen haben?
4. Wonach lassen sich die medizinischen Fachgebiete einteilen?
5. Was versteht man unter der Versorgungsstufe eines Krankenhauses?
6. Wie entwickeln sich seit einiger Zeit Ärztedichte, Patientenzahlen und Verweildauer im Krankenhaus und in Rehabilitationskliniken? Warum?
7. Welche Berufsgruppen beteiligen sich an der Rehabilitation von Patienten?
8. Welche Aufgaben übernehmen Hospize? Mit welchen Grundsätzen?

9 Welche Einrichtungen stehen in Deutschland zur Verfügung, wenn ein Mensch pflegebedürftig wird? Welche fehlen?

10 Welche Aufgaben erfüllen Pflegestützpunkte?

11 Was versteht man unter „öffentlicher Gesundheitsdienst"?

12 Welche Aufgaben hat der öffentliche Gesundheitsdienst auf
- Bundesebene,
- Landesebene,
- kommunaler Ebene?

Internet

www.bmfsfj.de	Bundesministerium für Familie, Senioren, Frauen und Jugend
www.bmg.bund.de	Bundesministerium für Gesundheit
www.caritas.de	Deutscher Caritasverband e. V.
www.destatis.de	Statistisches Bundesamt
www.diakonie.de	Diakonisches Werk der Evangelischen Kirche
www.dkgev.de	Deutsche Krankenhausgesellschaft
www.gesundheit.nrw.de	Landesgesundheitsportal NRW
www.hospize.de	Deutsche Hospiz-Stiftung
www.hospiz.net	Deutscher Hospiz- und PalliativVerband e. V. (DHPV)
www.kda.de	Kuratorium Deutsche Altershilfe
www.lzg.gc.nrw.de	Landeszentrum für Gesundheit Nordrhein-Westfalen
www.mgepa.nrw.de	Ministerium für Gesundheit, Emanzipation, Pflege und Alter, NRW

2 Berufsfeld Gesundheitswesen

Die Legende von der Erschaffung der Krankenschwester

Als der liebe Gott die Krankenschwester schuf, machte er bereits den sechsten Tag Überstunden. Da erschien ein Engel und sagte: „Herr, Ihr bastelt aber lange an dieser Figur!"

Der liebe Gott antwortete: „Hast du die lange Liste spezieller Wünsche auf der Bestellung gesehen? Sie soll als Frau und Mann lieferbar sein, wartungsfrei und leicht zu desinfizieren, aber nicht aus Plastik, sie soll Nerven wie Drahtseile haben und einen Rücken, auf dem sich alles abladen lässt, dabei aber so zierlich, dass sie sich in viel zu kleinen Dienstzimmern wohlfühlen kann. Sie muss fünf Dinge zur gleichen Zeit tun können und soll dabei immer noch eine Hand frei haben."

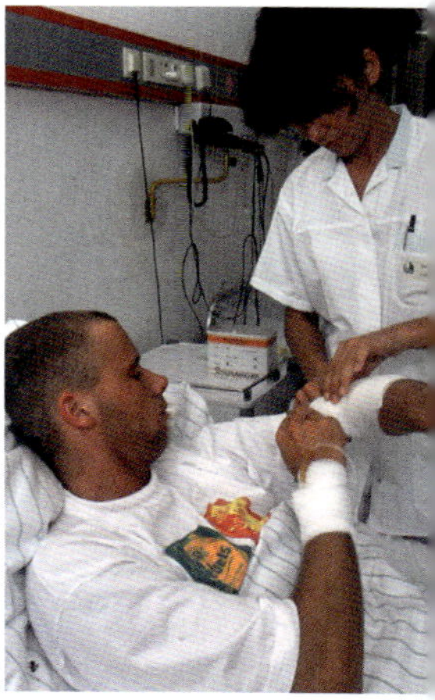

Da schüttelte der Engel den Kopf und sagte: „Sechs Hände das wird kaum gehen!"

„Die Hände machen mir keine Kopfschmerzen", sagte der liebe Gott, „aber die drei Paar Augen, die schon die Standard-Krankenschwester haben soll: ein Paar, das nachts durch alle Wände sehen kann, damit eine Nachtwache zwei Stationen betreuen kann, ein zweites Paar im Hinterkopf, mit dem sie sieht, was man vor ihr verbergen möchte, was sie aber unbedingt wissen muss, und natürlich das eine hier vorn, mit dem sie einen Patienten ansehen kann und ihm bedeutet ‚Ich verstehe Sie und bin für Sie da', ohne dass sie ein Wort sprechen muss."

Der Engel zupfte ihn leicht am Ärmel und sagte: „Geht schlafen, Herr, und macht morgen weiter."

„Ich kann nicht", sagte der liebe Gott. „Ich habe bereits geschafft, dass sie fast nie krank wird – und wenn, dann heilt sie sich selber; sie kann begreifen, dass zehn Doppelzimmer 40 Patienten bedeuten können, aber zehn Stellen oft nur fünf Schwestern sind. Sie hat Freude an einem Beruf, der alles fordert und schlecht bezahlt wird, sie kann mit Schaukelschichten leben und kommt mit wenigen freien Wochenenden aus."

Der Engel ging langsam um das Modell der Krankenschwester herum: „Das Material ist zu weich", seufzte er. „Aber dafür zäh", entgegnete der liebe Gott. „Du glaubst gar nicht, was sie alles aushält." „Kann sie denken?" „Nicht nur denken, sondern auch urteilen und Kompromisse schließen", sagte der liebe Gott.

Schließlich beugte sich der Engel vor und fuhr mit dem Finger über die Wange des Modells. „Da ist ein Leck", sagte er. „Ich habe Euch ja gesagt, Ihr versucht, zu viel in das Modell hineinzupacken." „Das ist kein Leck, das ist eine Träne!" „Wofür ist die?" „Sie fließt bei Freude, Trauer, Enttäuschung, Schmerz und Verlassenheit", sagte der liebe Gott versonnen. „Die Träne – die Träne ist das Überlaufventil."

Verfasser unbekannt

Aufgaben	
1.	Lesen Sie das Gespräch mit verteilten Rollen.
2.	Notieren Sie die genannten Anforderungen an Pflegekräfte.
3.	Überprüfen Sie die Anforderungen anhand Ihrer persönlichen Erfahrungen im Praktikum.

4. Vergleichen Sie Ihre Erfahrungen mit den Anforderungen an andere Berufsgruppen
   a) im Gesundheitswesen,
   b) in anderen Arbeitsfeldern.
5. Überlegen Sie, ob sich „Die Legende von der Erschaffung der Krankenschwester" auch auf andere Berufsgruppen übertragen lässt. Formulieren Sie eine entsprechende Legende.

2.1 Berufsgruppen im Gesundheitswesen

Das Gesundheitswesen ist die größte Wirtschaftsbranche in Deutschland. Jeder neunte Erwerbstätige arbeitet inzwischen dort. Mit rund 4,8 Millionen sind in den über 100 Berufen der Gesundheitswirtschaft in Deutschland weit mehr Menschen tätig als etwa in der Automobilbranche oder der Elektroindustrie. Nach seriösen Schätzungen könnten bis zum Jahr 2020 noch bis zu einer Million Arbeitsplätze in der Gesundheitswirtschaft hinzukommen.

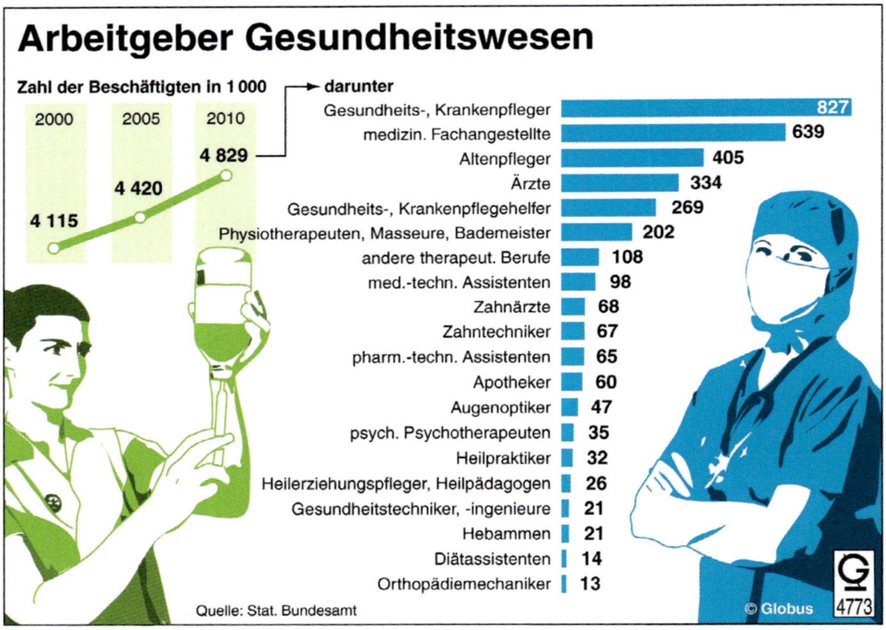

Eine deutliche Zunahme zeichnet sich vor allem für den Bereich der pflegerischen Versorgung außerhalb der Krankenhäuser ab. In ambulanten und stationären Pflegeeinrichtungen stieg die Anzahl der Beschäftigten zwischen 1999 und heute um gut 40 %.

Das Gesundheitswesen bietet zum einen Arbeitsplätze, aber auch eine große Bandbreite verschiedener Berufe. Sie unterscheiden sich in ihren Anforderungen und Einsatzgebieten, lassen sich aber auch nach der Art der Ausbildung – schulisch oder betrieblich – einteilen.

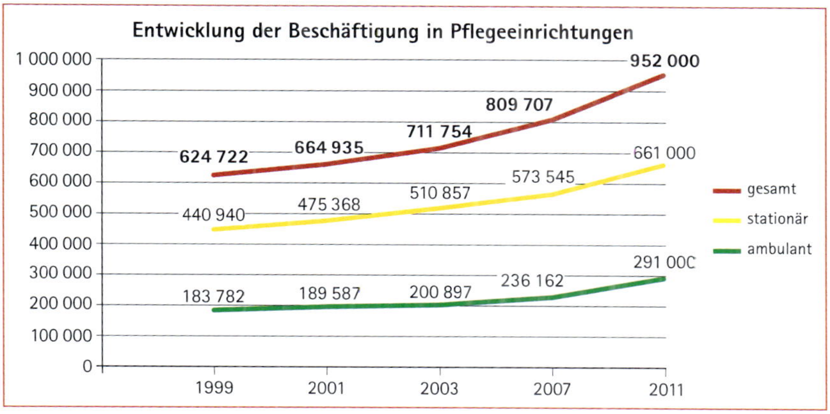

nach: destatis.de

Vergleich betriebliche und schulische Berufsausbildung		
	Betriebliche Berufsausbildung	**Schulische Berufsausbildung**
Schulische Voraussetzungen	Nicht immer ein bestimmter Schulabschluss vorgegeben, oft kann der Betrieb entscheiden	Nach Beruf und Bundesland unterschiedlich geregelte Zugangsvoraussetzungen
Wann bewerbe ich mich?	Unterschiedlich – abhängig vom jeweiligen Beruf und Betrieb bzw. Unternehmen; bei begehrten Berufen häufig ein Jahr vor Ausbildungsbeginn	Meist feste Anmeldetermine; oft ein Jahr vor Ausbildungsbeginn; manchmal wird ein Praktikum vor der Ausbildung verlangt
Wo bewerbe ich mich?	Beim Betrieb oder bei Behörden	Bei der Schule gibt es meist Anmeldeformulare; zum Teil haben Schulen eine örtliche Zuständigkeit, die beachtet werden muss
Wie lange dauert die Ausbildung?	Je nach Beruf zwei, drei oder dreieinhalb Jahre	Unterschiedlich – überwiegend zwei oder drei Jahre
Wo lerne ich?	Im Betrieb oder bei Behörden; zum Teil auch in überbetrieblichen Einrichtungen und in der Berufsschule	An Berufsfachschulen oder Fachschulen, zum Teil auch in Praktikumsbetrieben oder Einrichtungen, in denen ein Praktikum durchgeführt wird
In welcher Form lerne ich?	Wechsel von Unterricht in der Berufsschule (einzelne Tage oder Blockunterricht) und Praxis im Betrieb	Vollzeitunterricht mit Praktika
Was bin ich?	Auszubildende/Auszubildender mit Berufsausbildungsvertrag	Schülerin/Schüler; an Fachschulen Studierende/Studierender
Wie viel verdiene ich?	Unterschiedlich – Betriebe und Behörden zahlen einen Lohn, dessen Höhe sich jedoch von Beruf zu Beruf unterscheidet	Meistens kein Lohn; an privaten Schulen wird oft Schulgeld verlangt
Welche finanzielle Hilfe gibt es?	Unter bestimmten Voraussetzungen Berufsausbildungsbeihilfe (BAB)	Unter bestimmten Voraussetzungen Leistungen nach dem Bundesausbildungsförderungsgesetz (BAföG)

nach: Bundesagentur für Arbeit unter www.abi.de

2.1.1 Berufe mit einer schulischen Ausbildung

Die schulische Berufsausbildung ist bundeseinheitlich oder nach Landesrecht geregelt und findet z. B. an Berufsfachschulen oder Fachschulen statt. Diese Schulen können von öffentlichen, kirchlichen oder privaten Trägern betrieben werden. An einigen Schulen haben die Schülerinnen und Schüler die Ausbildungskosten selbst zu tragen. Ausbildungsvergütungen werden selten gezahlt; eine Ausnahme bilden hier einige Pflegeberufe.

Die praktische Ausbildung erfolgt durch fachpraktischen Unterricht sowie Praktika innerhalb der Ausbildung, je nach Beruf zusätzlich durch ein begleitetes Berufspraktikum im letzten Ausbildungsabschnitt.

Die meisten schulischen Ausbildungen dauern drei Jahre. Einige Schulen kooperieren mit Fachhochschulen und bieten eine mit einem Fachhochschulstudium kombinierte Berufsausbildung an.

DBfK Deutscher Berufsverband für Pflegeberufe

Deutscher Berufsverband für Pflegeberufe
www.dbfk.de

Geriatrie: Teilgebiet der Medizin, das sich mit den Erkrankungen des höheren Lebensalters beschäftigt

Gerontopsychiatrie: Wissenschaft der seelischen Erkrankungen, die vorwiegend im höheren Lebensalter auftreten

Altenpflegerin/Altenpfleger

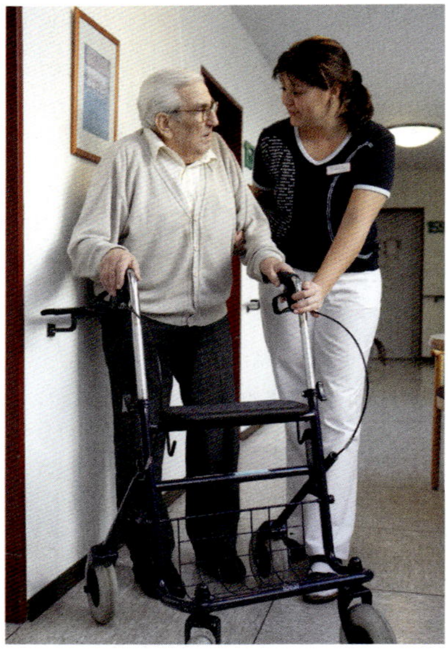

Altenpflegerinnen/Altenpfleger betreuen und pflegen hilfsbedürftige alte Menschen. Sie unterstützen sie bei der Alltagsbewältigung, beraten sie, motivieren sie zu sinnvoller Beschäftigung und Freizeitgestaltung und nehmen pflegerisch-medizinische Aufgaben wahr.

Sie arbeiten hauptsächlich in geriatrischen und gerontopsychiatrischen Abteilungen von Krankenhäusern, in Pflege- und Rehabilitationskliniken, bei Kurzzeitpflegeeinrichtungen mit pflegerischer Betreuung oder bei Tages- und ambulanten Pflegediensten.

Weitere Beschäftigungsmöglichkeiten bieten Altenwohn- und -pflegeheime, ambulante soziale Dienste, Wohnheime für Menschen mit Behinderungen oder Seniorenberatungsstellen. Darüber hinaus sind Altenpflegerinnen/Altenpfleger in Privathaushalten tätig, z. B. bei der Betreuung von Seniorenwohngemeinschaften oder pflegebedürftigen Angehörigen. Gelegentlich arbeiten sie auch in der Pflegeberatung.

VDD

Verband der Diätassistenten
www.vdd.de

Diätassistentin/Diätassistent

Diätassistentinnen/Diätassistenten sind Fachleute für die Ernährung und Verpflegung von Patienten, die aufgrund ihrer Krankheit eine bestimmte Diät einhalten müssen. Sie erstellen Speise- und Diätpläne, bereiten Diätkost zu und beraten in Ernährungsfragen.

Sie arbeiten vor allem in Krankenhäusern, Ernährungsberatungsstellen oder Altenwohn- und -pflegeheimen. Darüber hinaus können sie beispielsweise auch in Fitnessstudios, Apotheken, an Volkshochschulen, in Wellnesshotels oder bei Herstellern diätetischer Lebensmittel tätig werden.

Ergotherapeutin/Ergotherapeut

Ergotherapeutinnen/Ergotherapeuten unterstützen und fördern Menschen jeden Alters, die in ihrer alltäglichen Handlungsfähigkeit eingeschränkt sind. Ziel der Ergotherapie ist es, die motorischen, kognitiven, psychischen und sozialen Fähigkeiten der Patienten zu erhalten oder wiederzuerlangen.

Sie arbeiten in Krankenhäusern, Rehabilitationskliniken, Gesundheitszentren oder auch in speziellen Praxen für Ergotherapie und Physiotherapie. Ebenso sind sie in Altenheimen sowie in Wohnheimen für Menschen mit Behinderungen beschäftigt.

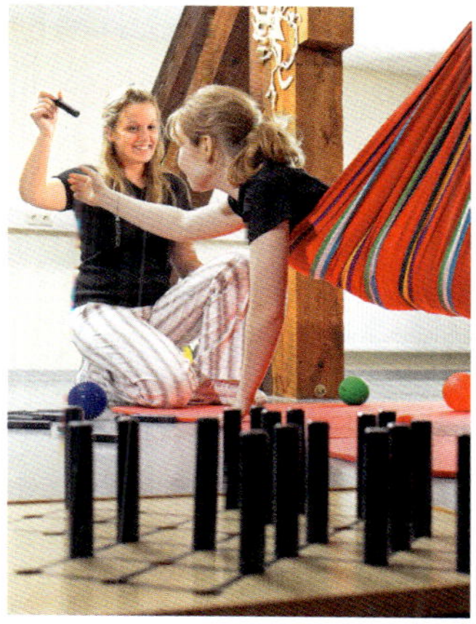

DVE

Deutscher Verband der Ergotherapeuten e. V.
www.dve.info

motorisch: die Bewegung betreffend

kognitiv: das Erkennen und Denken betreffend

Hebamme/Entbindungspfleger

Hebammen/Entbindungspfleger betreuen werdende Mütter während der Schwangerschaft und bei der Entbindung. Außerdem beraten und versorgen sie Mutter und Kind nach der Geburt.

Sie arbeiten hauptsächlich in Geburtsabteilungen von Krankenhäusern, in Hebammenpraxen oder Geburtshäusern.

Deutscher HebammenVerband e.V.

Deutscher HebammenVerband e. V.
www.hebammenverband.de

Gesundheits- und Krankenpflegerin/-pfleger

Gesundheits- und Krankenpflegerinnen/-pfleger (ehemals Krankenschwester/-pfleger) versorgen und pflegen eigenverantwortlich kranke und pflegebedürftige Menschen, führen eigenständig ärztlich veranlasste Maßnahmen aus, assistieren bei Untersuchungen und Behandlungen und dokumentieren Patientendaten.

Sie arbeiten hauptsächlich in Krankenhäusern, ambulanten Pflegediensten, Gesundheitszentren oder in der Pflegeberatung. Ebenso sind sie in Altenwohn- und -pflegeheimen, in Einrichtungen der Kurzzeitpflege sowie in Wohnheimen für Menschen mit Behinderungen beschäftigt.

DBfK Deutscher Berufsverband für Pflegeberufe

Deutscher Berufsverband für Pflegeberufe
www.dbfk.de

Gesundheits- und Kinderkrankenpflegerin/-pfleger

Gesundheits- und Kinderkrankenpflegerinnen/-pfleger versorgen und pflegen eigenverantwortlich kranke und pflegebedürftige Säuglinge, Kinder und Jugendliche. Sie führen eigenständig ärztlich veranlasste Maßnahmen aus, assistieren bei Untersuchungen und Behandlungen und dokumentieren Patientendaten.

Sie arbeiten vorwiegend in Krankenhäusern auf Kinder- und Säuglingsstationen oder in Kinderkliniken. Auch sind sie in Kinderarztpraxen, Gesundheitszentren, in Wohnheimen für Kinder und Jugendliche mit Behinderungen sowie in Einrichtungen der Kurzzeitpflege beschäftigt sowie in der ambulanten Pflege oder in Kinderheimen tätig.

DBfK Deutscher Berufsverband für Pflegeberufe

Deutscher Berufsverband für Pflegeberufe
www.dbfk.de

Berufsverband Heilerziehungspflege HEP

Berufsverband Heilerziehungspflege in Deutschland e. V.
www.hep-bundesverband.de

Heilerziehungspflegerin/-pfleger

Heilerziehungspflegerinnen und -pfleger sind für die pädagogische und pflegerische Betreuung und Versorgung von körperlich, geistig und seelisch behinderten Menschen verantwortlich.

Sie arbeiten vorwiegend in Einrichtungen zur Eingliederung und Betreuung von Menschen mit Behinderungen, z. B. in entsprechenden Tagesstätten, Kindergärten oder Wohn- und Pflegeheimen. Sie können auch bei ambulanten sozialen Diensten, in sozialen Beratungsstellen oder in Rehabilitationskliniken tätig sein. Darüber hinaus übernehmen sie an Förderschulen Aufgaben im Bereich der pädagogischen Freizeitbetreuung.

DDH

Dachverband Deutscher Heilpraktikerverbände e. V.
www.ddh-online.de

Heilpraktikerin/Heilpraktiker

Heilpraktiker/innen betrachten Krankheiten als Ausdruck von Störungen innerhalb des komplexen seelischen und körperlichen Gesamtsystems eines Menschen. Sie analysieren und therapieren insbesondere mit Methoden der Naturheilkunde oder der Alternativmedizin.

Heilpraktiker/innen arbeiten vor allem in eigener Praxis oder auch in Gesundheitszentren oder Rehabilitationskliniken.

Die Ausbildung wird von verschieden Lehrgangsanbietern der einzelnen Heilpraktikerverbände angeboten. Sie bereitet auch auf die amtsärztliche Überprüfung vor, der man sich unterziehen muss, um den Beruf ausüben zu dürfen.

dbl

Deutscher Bundesverband für Logopädie e. V.
www.dbl-ev.de

Logopädin/Logopäde

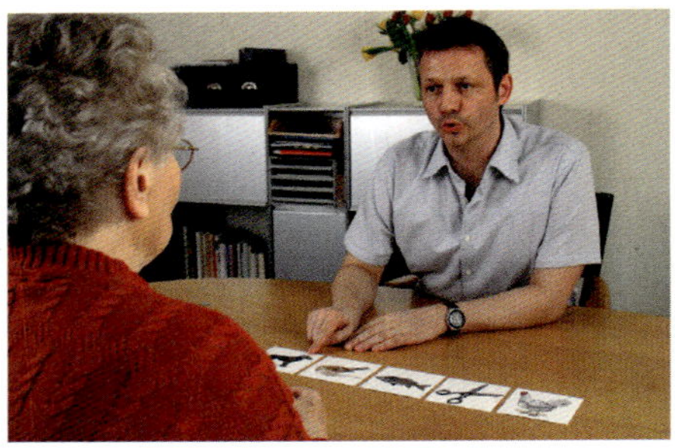

Logopädinnen/Logopäden untersuchen und beraten Patienten jeden Alters, die unter Stimm-, Sprach-, Sprech- oder Schluckstörungen leiden. Auf der Basis einer ärztlichen Verordnung setzen sie therapeutische Maßnahmen ein.

Sie arbeiten hauptsächlich in Krankenhäusern, Kliniken und Logopädiepraxen. Darüber hinaus sind sie auch in Kindergärten und Grundschulen beschäftigt sowie in Kinderheimen, Wohnheimen für Menschen mit Behinderungen oder Gesundheitsämtern.

VERBAND PHYSIKALISCHE THERAPIE VPT

Verband Physikalische Therapie e. V.
www.vpt-online.de

physikalische Therapie: medizinische Behandlungsform mit Massage, Wärme, Infrarotlicht usw.

Masseurin und medizinische Bademeisterin/ Masseur und medizinischer Bademeister

Masseurinnen/Masseure und medizinische Bademeisterinnen/Bademeister wenden bei ihren Patienten bzw. Kunden verschiedene Verfahren der physikalischen Therapie an.

Hauptsächlich arbeiten sie in Krankenhäusern, Massagepraxen, Gesundheitszentren oder Rehabilitationskliniken. Auch in Altenheimen, bei Pflegediensten sowie in Bädern und Saunen sind sie beschäftigt. Darüber hinaus können sie unter anderem in Wellnesshotels tätig sein.

Medizinische Dokumentarin/ Medizinischer Dokumentar

Medizinische Dokumentarinnen/Dokumentare unterstützen Ärztinnen und Ärzte bei der Informationsbeschaffung und -verarbeitung sowie Wissenschaftlerinnen/Wissenschaftler in der Forschung. Dabei erfassen, strukturieren und verschlüsseln sie medizinische Informationen und verwalten und pflegen die medizinischen Datenbestände.

Sie arbeiten in erster Linie in Arztpraxen und Krankenhäusern. Ebenso sind sie in der pharmazeutischen und chemischen Industrie, in Forschungsinstituten und in Gesundheitsämtern beschäftigt. Darüber hinaus können sie auch in medizinischen Fakultäten von Hochschulen sowie bei kassenärztlichen Vereinigungen und anderen Organisationen des Gesundheitswesens beschäftigt sein. Geeignete Tätigkeitsfelder finden sich auch bei Herstellern medizinischer Software.

DVMD

Deutscher Verband Medizinischer Dokumentare e. V.
www.dvmd.de

pharmazeutisch: Arzneimittel betreffend

Fakultät: Fachabteilung einer Universität

Medizinisch-technische Laboratoriumsassistentin/ Medizinisch-technischer Laboratoriumsassistent (MTLA)

Medizinisch-technische Laboratoriumsassistentinnen/-assistenten führen zur Krankheitsvorsorge, -erkennung und -behandlung Laboruntersuchungen durch und assistieren der Ärztin/dem Arzt ggf. bei der Probenentnahme.

Sie arbeiten hauptsächlich in Krankenhäusern, Arztpraxen und medizinischen Laboratorien sowie bei Blutspendediensten. Darüber hinaus können sie auch in der medizinischen Forschung, in pharmazeutischen Forschungslabors und bei Gesundheitsämtern beschäftigt sein.

Deutscher Verband technischer Assistentinnen und Assistenten in der Medizin e. V.
www.dvta.de

Medizinisch-technische Radiologieassistentin/ Medizinisch-technischer Radiologieassistent (MTRA)

Zum Erkennen und Behandeln von krankhaften Veränderungen setzen medizinisch-technische Radiologieassistentinnen/-assistenten bei Patienten auf ärztliche Anweisung bestimmte Untersuchungs- und Therapieverfahren ein – meist mithilfe von radioaktiven Strahlen.

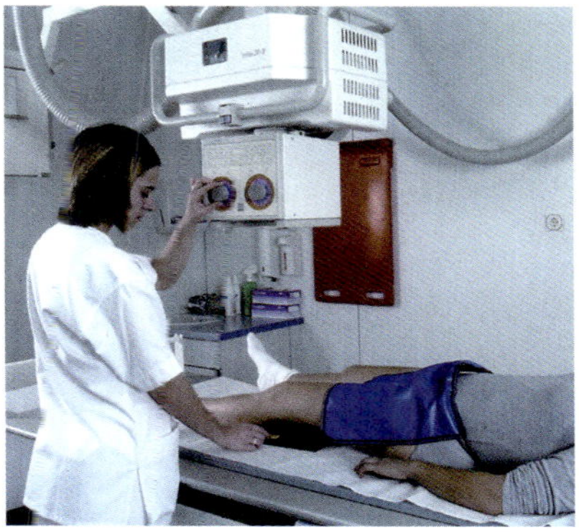

Sie arbeiten hauptsächlich in Krankenhäusern und in Facharztpraxen für Radiologie. Darüber hinaus sind sie auch in medizinischen Forschungseinrichtungen oder bei Gesundheitsämtern beschäftigt.

Deutscher Verband technischer Assistentinnen und Assistenten in der Medizin e. V.
www.dvta.de

Operationstechnische Assistentin/ Operationstechnischer Assistent (OTA)

Operationstechnische Assistentinnen/Assistenten betreuen Patienten vor und nach Operationen, bereiten Operationseinheiten vor und assistieren bei Operationen.

Sie arbeiten vorwiegend in Krankenhäusern, in Praxen, die ambulante Operationen durchführen, sowie in ambulanten Operationszentren.

Bundesverband PTA
www.bvpta.de

Pharmazeutisch-technische Assistentin/ Pharmazeutisch-technischer Assistent

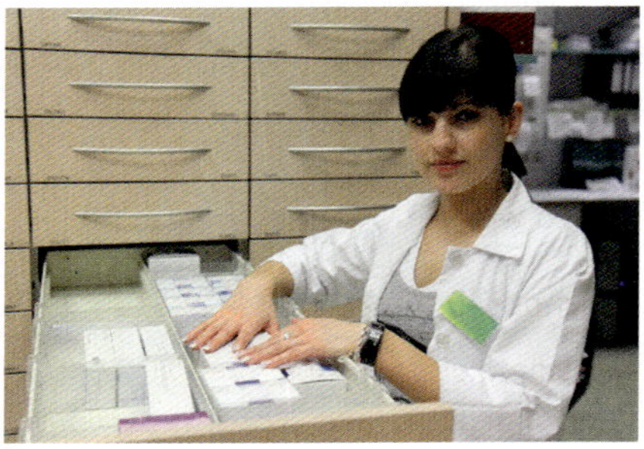

Pharmazeutisch-technische Assistentinnen/Assistenten unterstützen Apothekerinnen und Apotheker bei der Prüfung und Herstellung von Arzneimitteln sowie Wirk- und Hilfsstoffen. Darüber hinaus wirken sie beim Verkauf von Medikamenten und apothekenüblichen Artikeln mit.

Sie arbeiten hauptsächlich in öffentlichen Apotheken oder Krankenhausapotheken. Darüber hinaus finden sie weitere Beschäftigungsmöglichkeiten in Forschungsabteilungen der pharmazeutischen und chemischen Industrie. Im Rahmen der Arzneimittelüberwachung können sie beispielsweise in Gesundheitsämtern tätig werden.

Deutscher Verband für Physiotherapie – Zentralverband der Physiotherapeuten/Krankengymnasten (ZVK) e. V.
www.zvk.org

Physiotherapeutin/Physiotherapeut

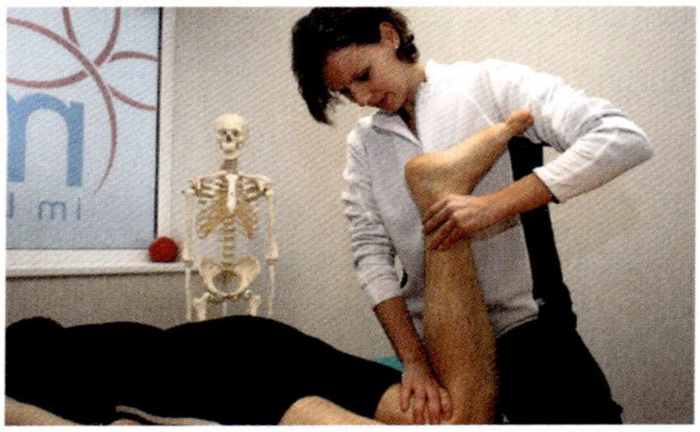

Physiotherapeutinnen/Physiotherapeuten behandeln vor allem Menschen, deren körperliche Bewegungsmöglichkeiten aufgrund hohen Alters oder einer Krankheit, Verletzung oder Behinderung eingeschränkt sind. Auch vorbeugende Therapiemaßnahmen führen sie durch.

Sie arbeiten hauptsächlich in Krankenhäusern, Kliniken, Facharzt- und physiotherapeutischen Praxen. Auch in Altenheimen und in Einrichtungen zur Eingliederung und Pflege von Menschen mit Behinderungen sind sie tätig. Darüber hinaus können sie bei Sportvereinen und in Wellnesshotels beschäftigt sein.

Deutscher Berufsverband Rettungsdienst
www.dbrd.de

Notfallsanitäterin/Notfallsanitäter

Notfallsanitäterinnen und Notfallsanitäter (ehemals Rettungsassistentin und Rettungsassistent) leisten Erste Hilfe am Notfallort und führen lebensrettende Sofortmaßnahmen durch. Zu ihren Aufgaben gehören außerdem Krankentransporte.

Sie arbeiten in erster Linie bei Krankentransport- und Rettungsdiensten und können auch bei Katastrophenhilfswerken oder städtischen Rettungswachen tätig sein.

Aufgrund gestiegener Anforderungen wurde die Ausbildung erweitert und orientiert sich stärker als bisher an anderen Gesundheitsberufen.

2.1.2 Berufe mit einer betrieblichen Ausbildung

Eine betriebliche Ausbildung kann in den Bereichen Industrie und Handel, Handwerk oder Landwirtschaft aufgenommen werden, im öffentlichen Dienst oder auch in Arztpraxen, Apotheken, Rechtsanwalts- oder Steuerberatungskanzleien.

Die praktischen und theoretischen Kenntnisse und Fertigkeiten werden sowohl im Betrieb als auch in der Berufsschule vermittelt, also an zwei Orten. Man spricht deshalb auch vom dualen System der Berufsausbildung. Der Unterricht in der Berufsschule findet wöchentlich an einzelnen Tagen oder wochenweise in Form von Blockunterricht statt.

Auch die betrieblichen Ausbildungen dauern zumeist drei Jahre. Vom ausbildenden Betrieb wird eine Ausbildungsvergütung gezahlt.

Augenoptikerin/Augenoptiker

Augenoptikerinnen/Augenoptiker stellen Sehhilfen für Kunden her und passen sie ihnen individuell an. Sie verkaufen Brillen, Kontaktlinsen und optische Geräte und erledigen kaufmännische Arbeiten.

Sie arbeiten vorwiegend in Betrieben des Augenoptikerhandwerks. Darüber hinaus können sie in der augenoptischen Industrie tätig sein. Augenkliniken bieten weitere Beschäftigungsmöglichkeiten.

Zentralverband der Augenoptiker
www.zva.de

Hörgeräteakustikerin/Hörgeräteakustiker

Hörgeräteakustikerinnen/Hörgeräteakustiker stellen Hörgeräte für Kunden her und passen sie ihnen individuell an. Zudem helfen sie den Kunden dabei, sich an das Hörgerät zu gewöhnen bzw. es zu bedienen.

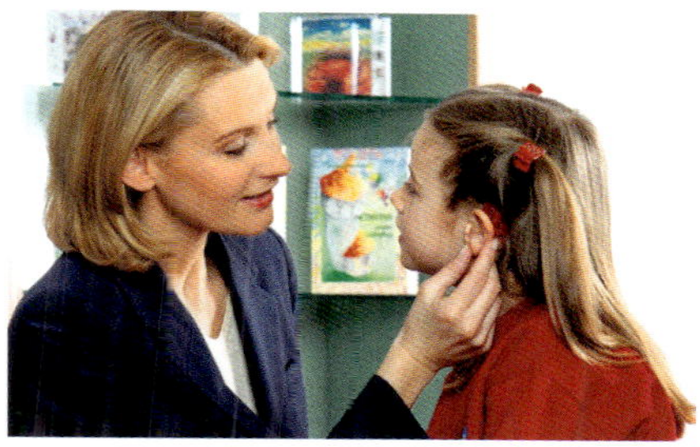

Sie arbeiten hauptsächlich in Betrieben des Hörgeräteakustikerhandwerks sowie bei industriellen Herstellern von Hörgeräten.

Bundesinnung der Hörgeräteakustiker KdöR
www.biha.de

Kauffrau/Kaufmann im Gesundheitswesen

Kaufleute im Gesundheitswesen planen bzw. organisieren Geschäfts- und Leistungsprozesse, entwickeln Dienstleistungsangebote und übernehmen Aufgaben im Qualitätsmanagement oder Marketing.

Sie sind hauptsächlich in Krankenhäusern, medizinischen Labors oder Arztpraxen beschäftigt. Auch bei Krankenversicherungen sind sie tätig. Darüber hinaus arbeiten sie in Altenpflegeheimen oder in der ambulanten Alter- und Krankenpflege.

Medizinische Fachangestellte/Medizinischer Fachangestellter (MFA)

Medizinische Fachangestellte assistieren Ärztinnen und Ärzten bei der Untersuchung und Behandlung, Betreuung und Beratung von Patienten und führen organisatorische und Verwaltungsarbeiten durch.

Beschäftigungsmöglichkeiten finden sie in Arztpraxen aller Fachgebiete sowie in Krankenhäusern und anderen Institutionen und Organisationen des Gesundheitswesens. Darüber hinaus können sie in betriebsärztlichen Abteilungen von Unternehmen und in medizinischen Labors tätig sein.

Verband medizinischer Fachberufe e. V.
www.vmf-online.de

Orthopädie-Technik
Das Sanitätshaus

Bundesinnungsverband für Orthopädie-Technik
www.ot-forum.de/verband

Orthopädiemechanikerin/Orthopädiemechaniker

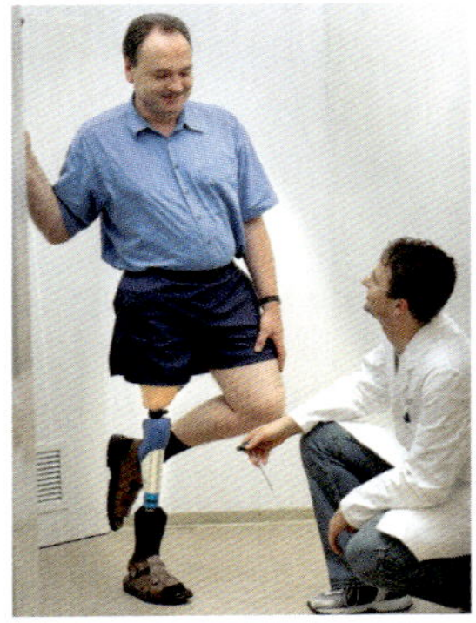

Orthopädiemechanikerinnen/-mechaniker fertigen orthopädietechnische Hilfsmittel, z. B. maßgenau passende Prothesen und Bandagen, aber auch Rollstühle an. Daneben warten und reparieren sie Erzeugnisse der Orthopädietechnik.

Hauptsächlich arbeiten sie bei Herstellern orthopädietechnischer oder medizinischer Hilfsmittel. Darüber hinaus können sie auch in Einzelhandelsfachgeschäften wie etwa Sanitätshäusern, denen oft Werkstätten angegliedert sind, tätig sein. Beschäftigungsmöglichkeiten bieten sich zudem bei Krankenversicherungen.

Sozialversicherungsfachangestellte/Sozialversicherungsfachangestellter

Sozialversicherungsfachangestellte bearbeiten bei Trägern der Krankenversicherung, Unfallversicherung und der Rentenversicherung Vorgänge im Bereich der Sozialversicherung, z. B. Beratung und Leistungsgenehmigung.

Verband medizinischer Fachberufe e.V.

Verband medizinischer Fachberufe e. V.
www.vmf-online.de

Zahnmedizinische Fachangestellte/ Zahnmedizinischer Fachangestellter (ZMF)

Zahnmedizinische Fachangestellte unterstützen Zahnärztinnen/Zahnärzte bei allen Tätigkeiten in einer Praxis. Sie empfangen und betreuen die Patienten, organisieren die Praxisabläufe und assistieren bei Untersuchungen und Behandlungen.

Hauptsächlich arbeiten sie in Zahnarztpraxen, Zahn-, Mund- und Kieferkliniken sowie in universitären Zentren für Zahn-, Mund- und Kieferheilkunde.

VDZI Verband Deutscher Zahntechniker-Innungen

Verband Deutscher Zahntechniker-Innungen
www.vdzi.de

Zahntechnikerin/Zahntechniker

Zahntechnikerinnen/-techniker fertigen, reparieren und reinigen festsitzenden und herausnehmbaren Zahnersatz sowie Geräte für die Zahn- und Kieferregulierung.

Beschäftigungsmöglichkeiten finden sie vor allem in zahntechnischen Labors. Darüber hinaus sind sie aber auch in Labors von Zahnarztpraxen oder in Zahnkliniken tätig.

2.1.3 Berufe mit einer Hochschulausbildung

Bei den verschiedenen Studiengängen unterscheidet man jene an einer Hochschule oder Universität, die die Allgemeine Hochschulreife – Abitur – voraussetzen, von den Fachhochschulstudiengängen, für deren Zugang man die Fachhochschulreife – Fachabitur – benötigt.

Die Berufe Apothekerin/Apotheker, Ärztin/Arzt, Psychologin/Psychologe und Zahnärztin/Zahnarzt setzen ein Hochschulstudium der Pharmazie, Medizin, Psychologie bzw. Zahnmedizin voraus.

Daneben bieten seit einiger Zeit auch Fachhochschulen Studiengänge mit gesundheitlicher Ausrichtung an, teilweise in Kombination mit einer grundständigen Berufsausbildung. Die Bandbreite der bundesweit über 100 Fachhochschulstudiengänge zeigt die große Vielfalt. Die Schwerpunkte liegen in den Bereichen:

Pflege

Gesundheitsförderung Gesundheitsökonomie

Gesundheitsmanagement Medizininformatik

Medizintechnik Pflegemanagement

Pflegepädagogik

Wie das Berufsfeld Gesundheitswesen selbst, unterliegen auch die Ausbildungsangebote einem Wandel. Um den sich entwickelnden Anforderungen zu entsprechen, werden bestehende Studiengänge angepasst und neue erprobt und ggf. eingeführt.

Vor der Bewerbung um einen Studienplatz empfiehlt sich eine gründliche Recherche, zunächst allgemein, z. B. beim Deutschen Bildungsserver, einer Serviceplattform des Bundes und der Länder zum deutschen Bildungswesen, und anschließend speziell bei der Studienberatung der ausgewählten Fachhochschule.

Ökonomie: Lehre von den wirtschaftlichen Hintergründen und Zusammenhängen

Pflegepädagogik: Bildung und Erziehung im Bereich Pflege; Ausbildung und Fortbildung von Pflegefachkräften

2.1.4 Berufe mit Nähe zum Gesundheitswesen

Über die genannten Berufe hinaus arbeiten in verschiedenen Einrichtungen des Gesundheitswesens Menschen mit einer zunächst nicht auf die Gesundheit ausgerichteten Berufsausbildung. Das entsprechende Tätigkeitsfeld ermöglicht dann eine neue Orientierung auf gesundheitliche Schwerpunkte, z. B. im Rahmen der Betreuung oder der Gesundheitsförderung. Diese Berücksichtigung gesundheitlicher Belange lässt sich bei folgenden Berufen beobachten:

- Psychologin/Psychologe
- Sozialpädagogin/Sozialpädagoge
- Sport- und Fitnesskauffrau/Sport- und Fitnesskaufmann

Auch in der Tourismus-Branche, und dort vorwiegend im Zusammenhang mit Wellness-Angeboten, fällt eine verstärkte gesundheitliche Orientierung auf.

2.1.5 Pflegeberufe

Entwicklung der Ausbildung

Die größte Berufsgruppe im Gesundheitswesen stellen die Pflegefachberufe mit den Ausbildungen in der Gesundheits- und Krankenpflege, der Gesundheits- und Kinderkrankenpflege sowie der Altenpflege dar.

Da sich einige Ausbildungsinhalte überschneiden, überlegen die Berufsverbände gemeinsam mit dem Gesetzgeber seit Jahren, inwieweit eine engere Verzahnung der Ausbildungen sinnvoll ist. Das Modell der generalistischen Ausbildung sieht eine gemeinsame Grundausbildung mit einer anschließenden Spezialisierung auf eine der Zielgruppen Kinder und Jugendliche, Erwachsene oder alte Menschen vor. Das Modell der integrierten Pflegeausbildung umfasst die Inhalte aller drei Ausbildungen.

generalistisch: umfassend, nicht spezialisiert

integriert: mehrere Richtungen vereinend

Diese Ausbildungsmodelle werden an verschiedenen Ausbildungsstätten erprobt und überprüft. Die Ergebnisse fließen möglicherweise in die nächste Fassung der entsprechenden Ausbildungsgesetze ein.

Weitere Reformüberlegungen beziehen sich auf das Ausbildungsniveau in den Pflegeberufen. Zusätzlich zur berufsqualifizierenden Ausbildung an Kranken-, Kinderkranken- und Altenpflegeschulen wurden Anfang der 1990er-Jahre Studiengänge, überwiegend an Fachhochschulen, eingerichtet, die zu leitenden und lehrenden Aufgaben in der Pflege befähigen. Ein derartiger Bildungsweg bedeutet für die Absolventinnen und Absolventen mit drei Jahren Ausbildung und anschließendem achtsemestrigem Studium einen hohen Einsatz von Lebenszeit.

Inzwischen erwägen Fachleute, auch die Grundausbildung auf ein akademisches Niveau anzuheben. Diese Idee wird in Modellversuchen zwischen Krankenpflegeschulen und Fachhochschulen erprobt. Im Rahmen eines dualen Studiengangs erwerben die Absolventinnen und Absolventen in meistens vier Jahren den Berufsabschluss und den akademischen Grad Bachelor of Nursing (BScN). Informationen finden sich bei den Berufsverbänden oder Fachhochschulen mit pflegerischen Studiengängen.

Entwicklung der Arbeitsfelder

Onkologie: Wissenschaft, die sich mit Krebserkrankungen befasst

Die weitaus größte Zahl von Pflegefachkräften arbeitet in ambulanten und stationären Pflegeeinrichtungen sowie in Krankenhäusern. Für spezielle Arbeitsbereiche haben sich Fort- und Weiterbildungsmöglichkeiten bewährt, so z. B. für die Bereiche Anästhesie, Operationsdienst, Onkologie, Praxisanleitung, Qualitätsmanagement, Rehabilitation und vieles mehr.

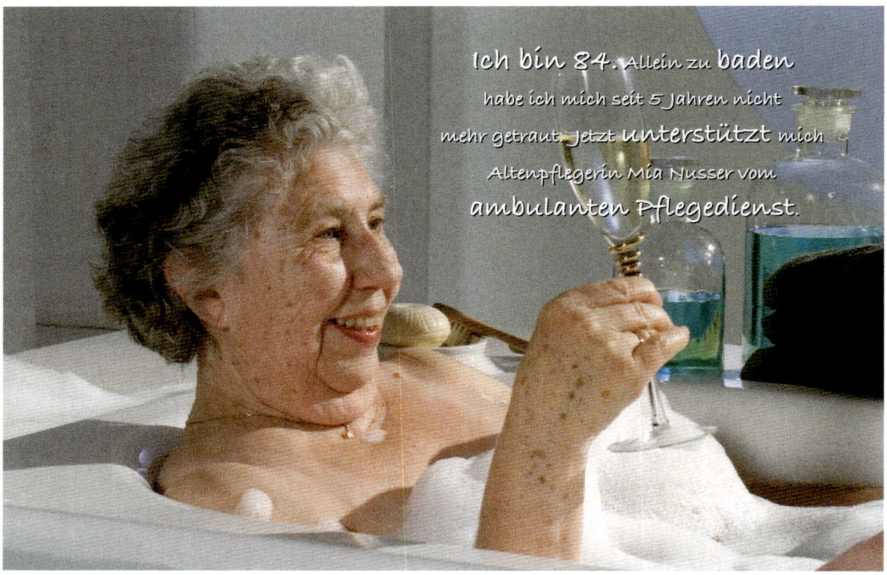
Ich bin 84. Allein zu baden
habe ich mich seit 5 Jahren nicht
mehr getraut. Jetzt unterstützt mich
Altenpflegerin Mia Nusser vom
ambulanten Pflegedienst.

Mit den sich verändernden gesellschaftlichen Rahmenbedingungen erweitern sich auch die Arbeitsfelder und Einsatzmöglichkeiten innerhalb der Pflegeberufe.

So übernehmen gerade in ländlichen Gebieten speziell ausgebildete Pflegekräfte einen Teil der bislang von den Hausärztinnen/-ärzten durchgeführten Hausbesuche.

AGnES soll künftig bundesweit eingesetzt werden
Gesundheitsschwester hat sich bewährt

Die Gesundheitsschwester AGnES soll künftig in ganz Deutschland zur Entlastung der Hausärzte eingesetzt werden können. „Das Modellprojekt hat sich in den vergangenen Jahren bewährt, die Gesundheitsschwester trägt ganz eindeutig zur besseren medizinischen Versorgung in dünn besiedelten Gebieten bei.", sagte Mecklenburg-Vorpommerns Gesundheitsministerin Manuela Schwesig am Freitag in Berlin beim Abschlusssymposium zu den AGnES-Modellprojekten. „Ich freue mich sehr, dass dieses Projekt aus Mecklenburg-Vorpommern so einen großen Erfolg hat."

„AGnES" steht für **A**rzt-entlastende, **G**emeinde**n**ahe, **E**-Health gestützte, **S**ystemische Intervention. Die speziell qualifizierten Krankenschwestern oder Arzthelferinnen arbeiten auf Anweisung des Hausarztes. Bei nicht oder nur eingeschränkt mobilen Patienten machen sie Hausbesuche. Dabei beraten und betreuen sie Patienten, überwachen Therapien und tragen zur Vorbeugung von Erkrankungen bei. In Mecklenburg-Vorpommern wird auch telemedizinische Ausrüstung eingesetzt – die Telegesundheitsschwester hat unter anderem ein Laptop und ein Bildtelefon dabei.

Bei ihren Hausbesuchen erfasst die Telegesundheitsschwester den Gesundheitszustand des Patienten. Auf Anweisung des Arztes kontrolliert sie den Blutdruck, nimmt Blut ab oder kontrolliert die Arzneimitteleinnahme. Sie kümmert sich zum Beispiel auch darum, dass Stolperfallen in der Wohnung oder im Haus des Patienten beseitigt werden. Frühzeitig sorgt sie auch dafür, dass Rehabilitationsmöglichkeiten genutzt werden, damit ältere Menschen möglichst lange in ihren eigenen vier Wänden leben können und nicht ins Pflegeheim müssen.

www.regierung-mv.de

E-Health: durch elektronische Medien gestützte Kommunikation über Gesundheit, z. B. elektronische Patientenakten

systemisch: alle Elemente des Ganzen, des Systems, berücksichtigend

Intervention: Eingreifen, Tätigwerden

Der Berufsverband für Pflege – in Kooperation mit einer Krankenkasse – begegnet dem wachsenden Unterstützungsbedarf nicht nur bei älteren Menschen, sondern auch in den Familien mit dem Konzept der Familiengesundheitspflege.

Familiengesundheitspflege Family-Health-Nurse

Aufgaben der Familiengesundheitspfleger/-pflegerin (FGP):

- Beraten und Unterstützen in Fragen von Prävention und Gesundheitsförderung
- Frühzeitiges Erkennen potenzieller und aktueller Gesundheitsprobleme
- In Absprache mit den Klienten Prioritäten in Gesundheitsfragen setzen, Entscheidungen unterstützen und gegebenenfalls andere Experten hinzuziehen
- Beratung und Begleitung im Kontext sozialer Gesundheitsfaktoren, im Zusammenhang mit Pflegebedürftigkeit, Schwangerschaft, Gewalt, Armut und Gesundheit, Migration und Gesundheit u. a.
- Verbindungsglied, im Sinne von Case Management, zum Hausarzt, anderen Gesundheits- und Sozialberufen; ggf. als „Lotsen" für angrenzende Bereiche wie z. B. Sozialamt, Arbeitsamt u. Ä.
- Erbringen von Pflege- und Versorgungsleistungen im Anschluss an Krankenhausbehandlung u. v. m.

Kontext: Zusammenhang

Migration: Wechsel des Wohnsitzes in ein anderes Land

Case Management: Einzelfallbetreuung, um eine bedarfsgerechte Hilfe sicherzustellen

Zielgruppen der Familiengesundheitspfleger/-pflegerin (FGP):

- gesundheitlich, sozial und wirtschaftlich benachteiligte Familien
- Migrantinnen/Migranten
- Kinder, Jugendliche, alleinstehende ältere Menschen
- Schwangere, drogenabhängige Schwangere
- alleinerziehende Mütter und Väter
- Familien in Krisen- und Umbruchsituationen
- Familien, die von akuten und/oder chronischen Krankheiten und/oder Behinderungen betroffen sind
- pflegebedürftige Menschen im familiären Umfeld
- Individuen, Familien oder Gruppen mit erschwertem Zugang zum Gesundheits- und Sozialsystem, u. a.

chronische Krankheit: langsam verlaufende, dauerhaft anhaltende Krankheit

Deutscher Berufsverband für Pflegeberufe unter www.familiengesundheitspflege.de

Mit der Tätigkeit in einem Callcenter bietet sich ein weiteres neues Arbeitsfeld für Pflegende, s. S. 140 f. Um chronisch erkrankte Patienten dauerhaft engmaschiger zu betreuen und damit besser zu versorgen, werden sie von „Nurse-Care-Managern" angerufen und zum Umgang mit ihrer Krankheit beraten.

Chroniker: chronisch kranke Menschen

Mehr Lebensqualität für Chroniker

10 000 chronisch kranke Kreislauf-, Diabetes- und Lungen-Patienten haben sich ins Gesundheitsprogramm „Besser leben" eingeschrieben und werden regelmäßig zwischen den Arztbesuchen telefonisch betreut. Die Krankenkassen unterstützen Chroniker zusätzlich zur ärztlichen Therapie bei einer gesundheitsbezogenen Lebensführung. Dadurch können die Spätfolgen hinausgezögert, der Krankheitsverlauf verlangsamt und der Gesundheitszustand stabilisiert und möglichst verbessert werden (s. S. 136 ff.).

Das Betreuungsprogramm unterstützt die Therapie des Arztes, ersetzt sie aber nicht. Die telefonischen Kontakte zu den Versicherten übernimmt ein Callcenter.

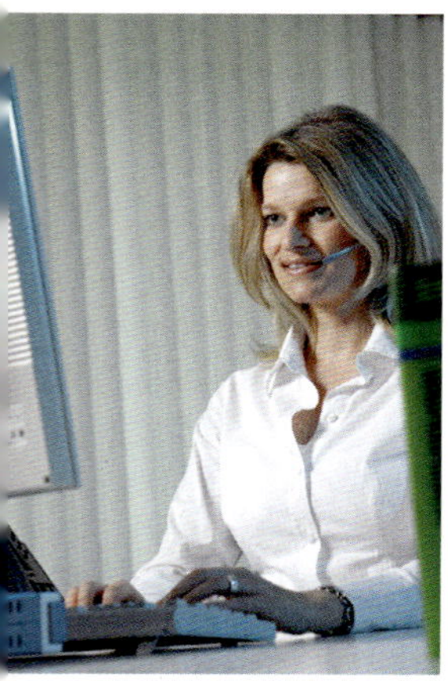

Aufgrund des Altersaufbaus der Bevölkerung steigt die Zahl chronisch Erkrankter. Dass diese ihre Therapie einhalten, ist eine zentrale Herausforderung bei der Versorgung. Deshalb beauftragen Krankenkassen qualifizierte Callcenter, beispielsweise Menschen mit Bluthochdruck oder Diabetes zu beraten und nachhaltig dabei zu unterstützen, die ärztlich verordnete Therapie einzuhalten, die empfohlene Ernährungsweise konsequent umzusetzen oder gesundheitsorientierten Sport zu treiben. Die Patienten lernen, mit ihrer Krankheit bewusst zu leben, sie selbst zu managen und einen gesünderen Lebensstil zu entwickeln. Der große Zuspruch der Patienten zeigt, dass viele chronisch Kranke zusätzliche Unterstützung zwischen den Besuchen beim Arzt erwarten, um sich therapiegerecht zu verhalten.

nach: Deutsche Angestellten-Krankenkasse unter www.dak.de

Die gegenwärtige Entwicklung zeigt, dass die Pflegeberufe auch zukünftig eine Vielfalt von Qualifizierungen und eine große Bandbreite von Arbeitsfeldern ermöglichen, und lässt erahnen, dass die Pflegeberufe auch weiterhin eine wichtige Berufsgruppe im Gesundheitswesen bleiben.

Für die eigene Berufsentscheidung bieten sie nicht nur das aktuell schon große Spektrum an Tätigkeitsfeldern, sondern ebenso die zahlreichen Chancen zur eigenen Weiterentwicklung mit neuen beruflichen Perspektiven.

Aufgaben

1. Sammeln Sie Oberbegriffe, zu denen Sie bezüglich der für Sie interessanten Berufe gern genauere Informationen hätten, z. B. Arbeitszeiten, Ausbildungsvergütung, Verlauf der Ausbildung, nahe gelegene Ausbildungsstätten, Berufsaussichten usw.
2. Verteilen Sie die genannten und evtl. weitere Ausbildungsberufe und Studiengänge auf die Mitglieder Ihrer Klasse. Recherchieren Sie die gewünschten Informationen gemäß der erarbeiteten Gliederung und stellen Sie die Berufe einander vor.
3. Wählen Sie einen Beruf aus, dessen Ausbildung rein schulisch oder alternativ in Kombination mit einem Fachhochschulstudium angeboten wird. Vergleichen Sie beide Bildungswege anhand zuvor vereinbarter Kriterien.
4. Informieren Sie sich über gesundheitlich ausgerichtete Fachhochschulstudiengänge in Ihrem Bundesland.
5. Recherchieren Sie Hintergrundinformationen zu weiteren Modellprojekten im Berufsfeld Gesundheitswesen, z. B. den Einsatz einer so genannten „Schulschwester" bzw. Schulpflegekraft als Ansprechpartnerin in allgemeinbildenden Schulen.

2.2 Anforderungen an die Beschäftigten im Gesundheitswesen

Über die fachlichen Bedingungen hinaus stellt die Arbeit im Gesundheitswesen auch soziale und seelisch-geistige Anforderungen an die Beschäftigten. Gerade Praktikantinnen/Praktikanten und Auszubildende erleben hier erstmalig die besondere Konfrontation mit Nähe und Distanz, Macht und Ohnmacht, Ekel und Scham, Teamarbeit und Konflikten.

Nähe und Distanz

Viele Menschen empfinden bei der Kommunikation einen Abstand von etwa einer Armlänge und damit diese Grenze als angenehm. Pflegerische Arbeit überschreitet diese kulturell geprägte räumliche Grenze regelmäßig. Auch bezüglich der Emotionen entsteht zuweilen eine größere Nähe als in Alltagssituation üblich. Die Sorge um die eigene Gesundheit oder gar die Beeinträchtigung derselben berührt Menschen in ihrem Innersten. Dabei äußern Patienten auch Gefühle, die sie normalerweise fremden Menschen gegenüber nicht zeigen, z. B. Wut, Enttäuschung, Trauer, aber auch die Suche nach Zuneigung und Nähe in einer für sie bedrohlichen Situation.

professionell: beruflich, kompetent, Gegenteil von laienhaft

empathisch: in das Gefühlserleben eines anderen Menschen einfühlend

Eine Schwierigkeit für die Beschäftigten im Gesundheitswesen besteht darin, eine professionelle empathische Haltung mit zeitlich begrenztem Einfühlungsvermögen und sachlicher Neutralität zu finden. Nicht wenige Experten leiden darunter, dass die Situation der von ihnen betreuten Patienten sie dauerhaft auch während ihrer Freizeit bewegt. Im ungünstigen Fall fliehen einige Experten in eine vermeintlich harte Schale aus „lockeren" – gelegentlich auch abwertenden – Äußerungen über Patienten.

Macht und Ohnmacht

Macht kann definiert werden als die Möglichkeit, innerhalb einer sozialen Beziehung den eigenen Willen auch gegen Widerstand durchzusetzen.

Hierarchie: Rangordnung, Rangfolge

Ohnmacht innerhalb einer Hierarchie: In einer hierarchischen Betriebsorganisation, z. B. auf einer Krankenstation, weisen ranghöhere Mitarbeiterinnen bzw. Mitarbeiter den rangniedrigeren ihre Aufgaben zu. Gelegentlich entsteht dabei der Eindruck, die Ranghöheren suchen sich die „besseren" Tätigkeiten für sich aus und geben die weniger geschätzten Aufgaben an Auszubildende und Praktikantinnen/Praktikanten ab.

Ohnmacht gegenüber Expertinnen/Experten: Pflegebedürftige sind auf die Hilfe und Unterstützung in grundlegenden Bedürfnissen, z. B. Körperpflege, angewiesen. Darüber hinaus fürchten sie um ihre Gesundheit und ihre Selbstständigkeit. Diese deutliche Beeinträchtigung der Selbstbestimmung empfinden viele Menschen als sehr belastend.

Stellen die Patienten nun fest, dass sie in ihren Bedürfnissen unzureichend oder gar nicht wahrgenommen werden, empfinden sie Ohnmacht oder Hilflosigkeit. Zunächst widersprechen die Betroffenen oder versuchen, auf ihre Situation aufmerksam zu machen, z. B. durch Herbeirufen des Pflegepersonals. Wird der Widerspruch nicht ernst genommen, resignieren sie. Manchmal verzichten die Patienten bereits auf Nachfragen oder Widerspruch, weil sie negative Auswirkungen auf die Qualität ihrer Versorgung befürchten.

Ohnmacht gegenüber Krankheiten: Der Verlauf von Krankheiten lässt sich nicht mit letzter Gewissheit vorhersagen. Auch wenn sich alle Beteiligten sehr für die Bekämpfung der Krankheit eines Patienten eingesetzt haben, kann sich seine Situation verschlechtern, möglicherweise stirbt er. Der Tod wird dann als eigene Niederlage empfunden, ein Gefühl der Ohnmacht breitet sich aus.

Ekel und Scham

Die Arbeit im Gesundheitswesen kann sowohl körperlich als auch gefühlsmäßig mit Annäherungen verbunden sein, die in der abendländischen Kultur nicht üblich sind. Dazu gehören der Anblick und die Versorgung von Wunden, Ausscheidungen, die Begegnung mit körperlichem und seelischem Abbau, aber auch die Auseinandersetzung mit Gefühlen, z. B. Trauer, die nicht öffentlich dargestellt werden.

Teamarbeit und Konflikte

Konflikte zwischen Menschen entstehen, wenn zwei oder mehr Personen unterschiedliche Interessen gleichzeitig durchsetzen wollen. Bei der Versorgung von Patienten beteiligen sich meistens verschiedene Berufsgruppen. Sie bevorzugen zuweilen unterschiedliche Strategien, was zu Konflikten führen kann. Auch innerhalb einer Berufsgruppe können Konflikte bezüglich des Umgangs mit einzelnen Patienten entstehen,

z. B. bei der Frage, welche Aufgaben die Expertinnen/Experten übernehmen und zu welchen die Patienten motiviert werden sollen.

Ein weiteres Feld für Konflikte eröffnet sich bei der Frage nach Zuständigkeiten und Vereinbarungen. Werden sie eher stillschweigend vorausgesetzt und nicht offen und nachvollziehbar ausgesprochen, beeinträchtigen möglicherweise Missverständnisse und Auseinandersetzungen das Arbeitsklima.

In sozialen Beziehungen bleiben Konflikte nicht aus. Zu ihrer Lösung stehen unterschiedliche Strategien zur Verfügung, es gibt hilfreiche und weniger hilfreiche Möglichkeiten. Im schlimmsten Fall verschärft sich der Konflikt, bezieht andere – zunächst unbeteiligte – Menschen mit ein und mündet schließlich in gezielte Verunsicherung und Schädigung der als gegnerisch empfundenen Partei.

Im besten Fall dagegen erkennen die Beteiligten den Konflikt, sie suchen die Aussprache darüber und finden zu einer einvernehmlichen Lösung.

Die genannten Problemfelder begleiten die Beschäftigten im Gesundheitswesen manchmal ihr Berufsleben lang. Umso wichtiger ist es, auch hier die eigenen Fähigkeiten weiterzuentwickeln und eine gesunde Strategie zur Bewältigung der Anforderungen zu festigen.

Strategie: Vorgehensweise

Zu einigen Themen werden von verschiedenen Trägern Fortbildungsmaßnahmen zur Verbesserung der beruflichen Handlungskompetenz angeboten. Hier üben die Beteiligten unter anderem,

Kompetenz: Fähigkeiten und Fertigkeiten

- die eigene Situation mit Abstand zu betrachten,
- sich der eigenen Gefühle bewusst zu werden,
- eigene Verhaltensweisen und Ziele aufeinander abzustimmen,
- klar und offen zu kommunizieren und
- eine professionelle Beziehung anzubieten.

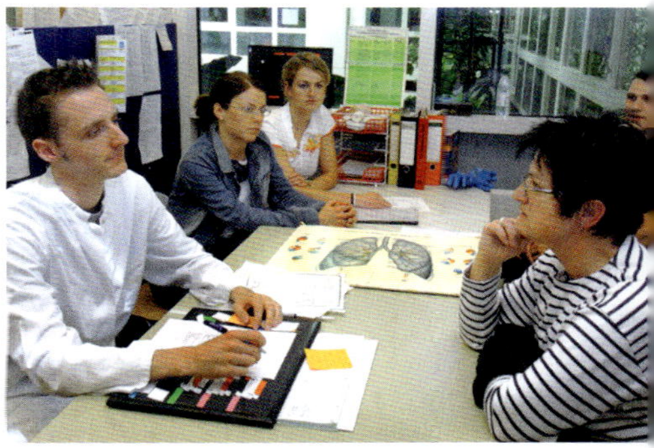

Auf diese Weise gelingt es, Wertschätzung gegenüber den Patienten und Kolleginnen/Kollegen auszudrücken und damit die Qualität der eigenen Arbeit aufrechtzuerhalten.

Aufgaben

1. Lassen Sie Ihr bisheriges Praktikum an sich vorüberziehen und überlegen Sie, welche Anforderungen die Patienten und das Team an Sie stellten.
2. Beschreiben Sie eigene Herausforderungen in den Bereichen
   a) Nähe und Distanz,
   b) Macht und Ohnmacht,
   c) Ekel und Scham,
   d) Teamarbeit und Konflikte.
3. Beschreiben Sie Situationen aus den genannten Bereichen, die Sie als Außenstehende erlebten. Wechseln Sie die Perspektive und berichten Sie von derselben Situation aus der Sicht der anderen Beteiligten z. B. eines Patienten, einer Pflegekraft, einer Ärztin.

2.3 Burn-out

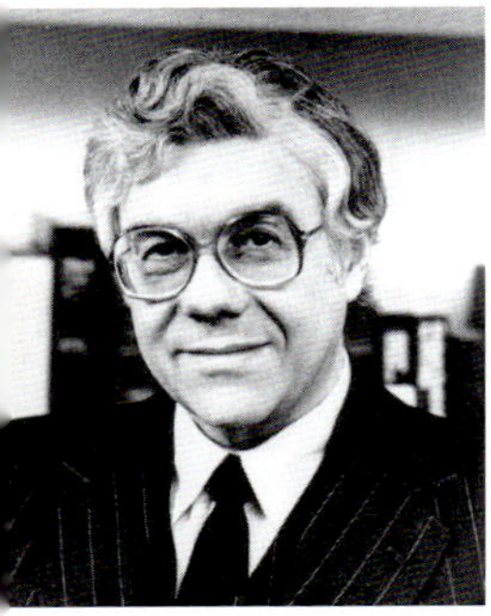

Herbert Freudenberger (1926 – 1999): Psychotherapeut

Der Begriff Burn-out wurde in den 70er Jahren von Herbert Freudenberger eingeführt. Er definierte ihn als Nachlassen bzw. Schwinden von Kräften oder Erschöpfung durch übermäßige Beanspruchung der eigenen Energie, Kräfte oder Ressourcen. Diesen Zustand hatte er bei Beschäftigten in sozialen Berufen beobachtet, die sich in ihrer Arbeit überengagiert hatten. Die „Ausgebrannten" fühlten sich müde, überfordert, lustlos und durch körperliche Beschwerden beeinträchtigt.

Die in vielen wissenschaftlichen Veröffentlichungen zum Burn-out-Syndrom beschriebenen Beschwerden werden häufig in drei Bereiche gegliedert:

1. Emotionale Erschöpfung

Sie umfasst das Gefühl der Überforderung und des Ausgelaugtseins bezüglich der eigenen psychischen und körperlichen Reserven. Mit dem Energiemangel verbunden sind Symptome wie Müdigkeit und Niedergeschlagenheit sowie das Auftreten von Anspannungszuständen. Zu beobachten sind in diesem Zusammenhang zudem häufig Schlafstörungen und die gering ausgeprägte Fähigkeit, sich in der Freizeit zu entspannen. An körperlichen Beschwerden werden Magen-Darm-Symptome, Kopf- und Rückenschmerzen und eine vermehrte Anfälligkeit für Infekte genannt.

2. Depersonalisation, Gefühllosigkeit, Abgestumpftheit

Aus dem idealisierten Verhältnis zur Arbeit, die meist mit positiven Erwartungen begonnen wurde, entwickelt sich zunehmend Frustration mit anschließender Distanzierung von der Arbeit. Dies ist verbunden mit Schuldzuweisungen und einer Verbitterung gegenüber den Arbeitsbedingungen. Diese Frustration führt schließlich zu einer Abwertung der Arbeit und zum Zynismus, der sich oft auch gegen Arbeitskollegen und Patienten, Bewohner oder Klienten richtet. Hieraus erwachsen bei den Betroffenen nicht selten Schuldgefühle. Häufig wird auch ein Gefühlsverlust, eine Depersonalisation, beobachtet.

3. Verringerte Arbeitsleistung

Betroffene schätzen ihre Arbeitsleistung als nachhaltig vermindert ein und führen dies u. a. auf Konzentrationsstörungen und Arbeitsunzufriedenheit zurück; in ähnlicher Weise nehmen sie ihre Kompetenz und Kreativität wahr. Auf diese Weise verstärken sich der Verlust des Selbstvertrauens sowie ein negatives Selbstbild.

Allerdings gelang es Fachleuten bisher nicht, sich auf eine einheitliche und verbindliche Begriffsbildung zu einigen.

Im Verlauf der Entwicklung eines Burn-outs kann es zu Konzentrations- und Gedächtnisschwächen kommen – bis hin zur Unfähigkeit, Entscheidungen zu treffen. Das Unfallrisiko und die Gefahr für Suchterkrankungen sind erhöht. Betroffene greifen in dieser Situation schneller zu Alkohol, Tabak oder anderen Drogen.

Als besonders gefährdet gelten Menschen mit folgenden Eigenschaften:

- Personen, die ihre Arbeit mit hohem persönlichem Einsatz verrichten,
- Personen, die hohe Anforderungen an sich selbst und ihre Leistungen stellen,

- Personen, die Arbeit nicht an andere abgeben, sondern alles selbst machen,
- Personen, die Warnsignale ihres Körpers verdrängen.

Oft begünstigt eine Kombination von persönlichen Eigenschaften und Arbeitsbedingungen die Entstehung der Erkrankung.

Zu den Arbeitsbedingungen, die ein Burn-out fördern, zählen

- rasche und zahlreiche Veränderungen bzw. Neuanforderungen am Arbeitsplatz,
- eine breite und große Konkurrenzsituation,
- eine Wiederholung persönlicher Überforderungssituationen,
- eine hohe Kontrolle durch Vorgesetzte, z. B. durch Controlling, Qualitätssicherung,
- die Anforderung dauerhafter Erreichbarkeit.

Besonders gefährlich ist es, wenn die Betroffenen sehr motiviert sind, hohen persönlichen Einsatz zeigen und hohe Erwartungen an ihre Arbeitswelt stellen, sich dann aber mit den Grenzen ihres Arbeitsalltags konfrontiert sehen.

Der entscheidende Schritt zur Vorbeugung von Burn-out besteht darin, erste Anzeichen des Syndroms frühzeitig zu erkennen und nach Wegen zu suchen, dass die Belastung als nicht übermächtig, sondern beherrschbar empfunden wird.

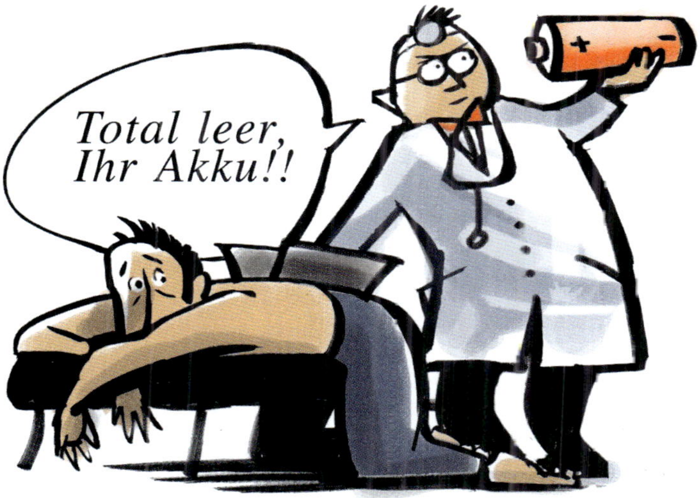

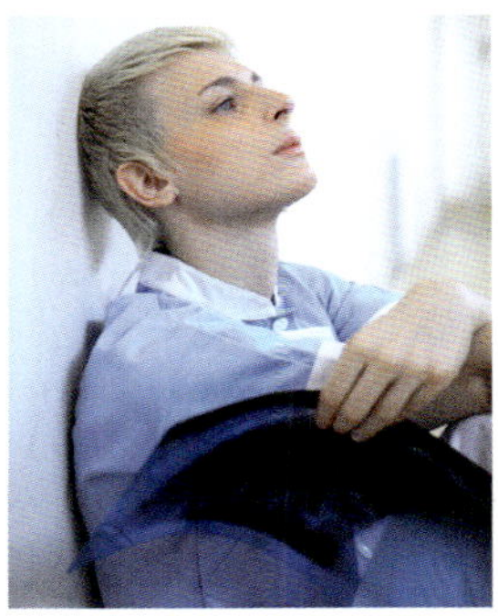

Vor allem bei helfenden Berufen erweist sich ein regelmäßiger Austausch im Team oder mit einem Außenstehenden als wichtig, um die eigenen Gefühle zu erkennen und beim Umgang mit schwierigen Situationen und Patienten Unterstützung zu erfahren.

Gegebenenfalls ist es notwendig, die eigene Selbsteinschätzung zu verändern und überhöhte Ansprüche an sich und an die Arbeitserfolge abzubauen. Eine gesunde Lebensführung mit Sport, gesunder Ernährung und auch ausreichendem Schlaf stärkt den Organismus. Nützlich können auch Methoden zur Verbesserung der Zeiteinteilung sein, die Klärung beruflicher und privater Ziele und das Erlernen von Entspannungstechniken.

Aufgaben
1. Erarbeiten Sie einen Katalog von Maßnahmen, mit denen Sie die Gefahr eines Burn-outs verringern.
2. Versuchen Sie, diese Maßnahmen zu beherzigen, und dokumentieren Sie ihre Umsetzung in der Praxis: a) Welche Maßnahmen sind hilfreich? b) Welche Maßnahmen sind weniger hilfreich? c) Welche Maßnahmen lassen sich leicht durchführen? d) Welche Maßnahmen lassen sich schwer durchführen? Tauschen Sie sich nach vier Wochen und zur Halbzeit Ihres Praktikums über Ihre Erfahrungen aus.
3. Lesen Sie „Die Legende von der Erschaffung der Krankenschwester" (s. S. 29) erneut. Überprüfen Sie, inwieweit die genannten Anforderungen die Entwicklung eines Burn-out-Syndroms begünstigen.

Zusammenfassung: Berufsfeld Gesundheitswesen

Das Gesundheitswesen ist die größte Wirtschaftsbranche in Deutschland: Etwa 11,5 % der Arbeitsplätze sind diesem Bereich zuzuordnen. In den stationären Pflegeeinrichtungen stieg die Anzahl der Beschäftigten in den letzten zehn Jahren um gut 40 %.

Das Gesundheitswesen umfasst eine Vielzahl unterschiedlicher Berufe. Diese lassen sich nach der Art der Ausbildung in schulische Berufsausbildung, betriebliche Berufsausbildung, Fachhochschulstudium und Hochschulstudium unterteilen.

Die gesellschaftlichen Veränderungen sorgten gerade in der jüngeren Vergangenheit für die Neuentwicklung und den Ausbau gesundheitsorientierter Studiengänge an Fachhochschulen.

Auch die Pflegeberufe unterliegen einem Wandel. Verschiedene Modellversuche erproben eine Erweiterung der Ausbildung, der Zuständigkeiten und der Einsatzfelder von Pflegekräften.

Die Arbeit im Gesundheitswesen erfordert je nach Tätigkeitsfeld besondere persönliche und soziale Fähigkeiten bei den Beschäftigten. Sie liegen in den Bereichen Nähe/Distanz, Macht/Ohnmacht, Ekel/Scham und Konflikte. Für einen förderlichen Umgang damit empfiehlt es sich, der eigenen Gefühle bewusst zu sein, um davon unabhängig den Patienten Wertschätzung entgegenzubringen.

Treffen großer persönlicher Einsatz und hohe Ziele bei der Patientenversorgung auf mangelhafte Rahmenbedingungen im Alltag, so entwickelt sich bei einigen Beschäftigten im Sozial- und Gesundheitswesen ein Burn-out-Syndrom mit dauerhafter Erschöpfung, Resignation und Leistungsschwäche. Das kann unter anderem verhindert werden, wenn Betroffene sich über ihre Belastung im Klaren sind, Unterstützung suchen und erfahren, realistische Erwartungen an sich stellen und einen gesunden Lebensstil mit einem Wechsel aus Anspannung und Entspannung führen.

Wiederholungsfragen

1 Worin unterscheiden sich schulische und betriebliche Berufsausbildungen?

2 Welche Schwerpunkte können Berufe im Gesundheitswesen haben?

3 Welche Einsatzorte bzw. Arbeitsfelder bietet das Gesundheitswesen?

4 Welche Fachhochschulstudiengänge beschäftigen sich mit gesundheitswissenschaftlichen Fragestellungen?

5 Wie verändern sich die Pflegeberufe? Welche Modellprojekte werden erprobt?

6 Warum stellt der Arbeitsplatz Gesundheitswesen besondere soziale und seelisch-geistige Anforderungen an die Beschäftigten?

7 Was versteht man unter Burn-out?

8 Wie hängen Zufriedenheit am Arbeitsplatz und Qualität der Patientenversorgung zusammen?

9 Welche Maßnahmen erschweren oder verhindern die Entwicklung eines Burn-out-Syndroms?

Internet

www.abi.de	Bundesagentur für Arbeit
www.berufenet.arbeitsagentur.de	Bundesagentur für Arbeit: Informationen über alle Ausbildungsberufe und zahlreiche Studiengänge
www.bibb.de	Bundesinstitut für Berufsbildung: Informationen über alle Ausbildungsberufe
www.bildungsserver.de	Deutsches Institut für Internationale Pädagogische Forschung: Ausbildungs- und Studienmöglichkeiten sowie Links zu den Bildungsservern der Bundesländer
www.dbfk.de	Deutscher Berufsverband für Pflegeberufe
www.hochschulkompass.de	Hochschulrektorenkonferenz: Studienmöglichkeiten in Deutschland
www.bmg.bund.de/fileadmin/dateien/Downloads/P/Pflegeberuf/20120301_Endfassung_Eckpunktepapier_Weiterentwicklung_der_Pflegeberufe.pdf	Bundesministerium für Gesundheit

3 Konzepte und Modelle von Gesundheit

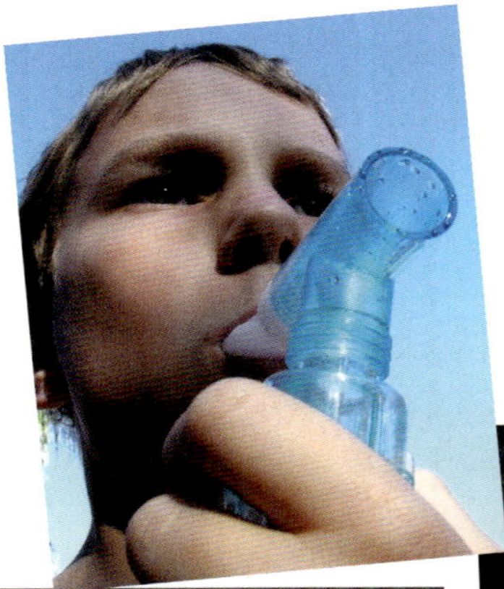
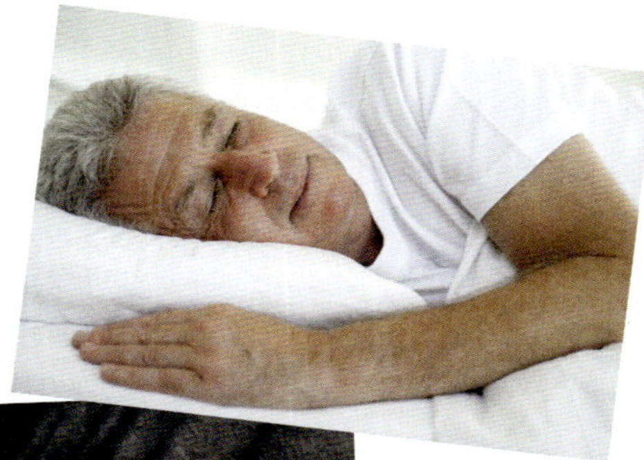
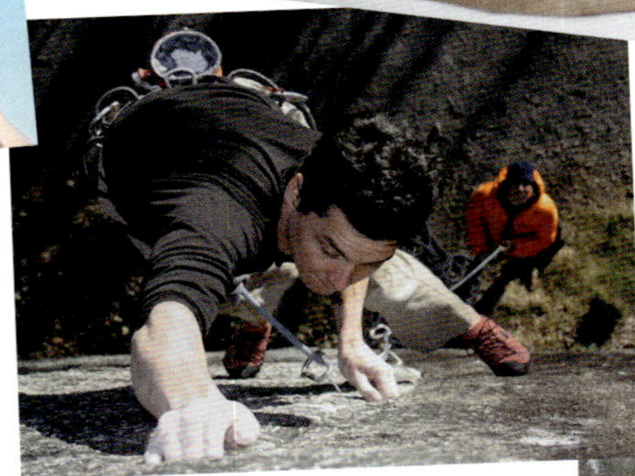
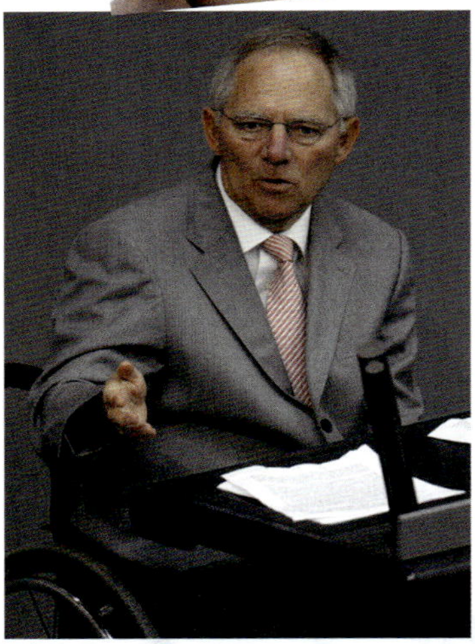
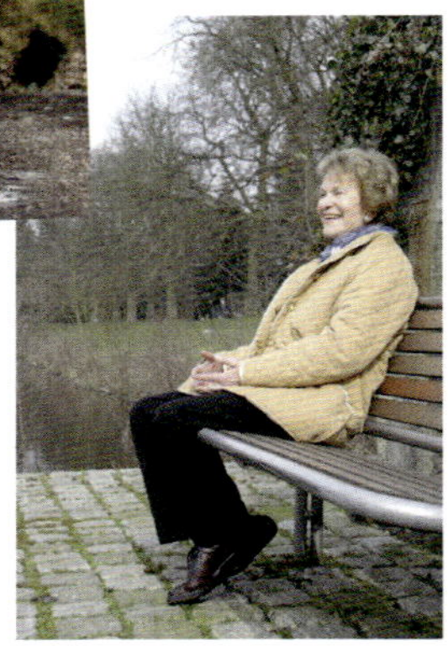
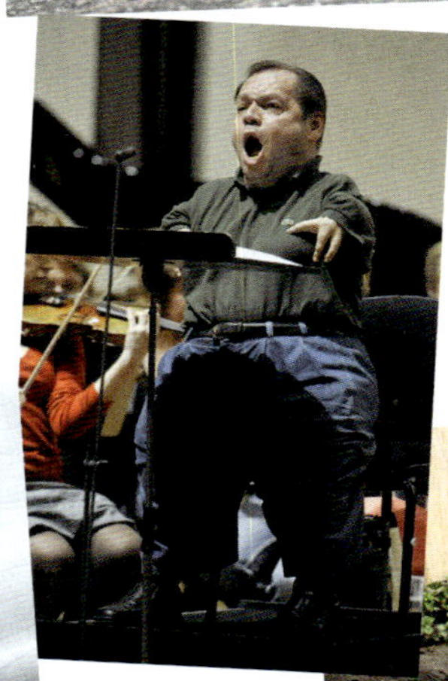
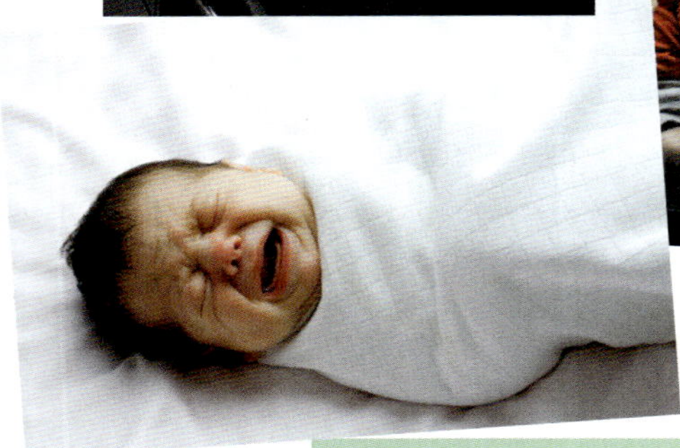
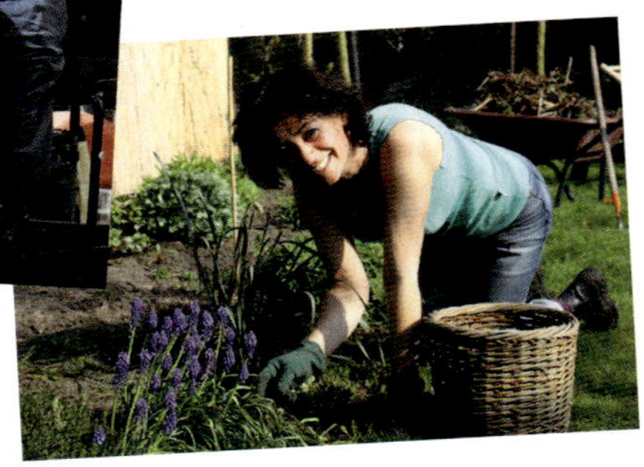

Aufgaben

1. Betrachten Sie die Fotos und diskutieren Sie diese Fragen:
   a) Welche der abgebildeten Menschen sind Ihrer Meinung nach gesund, welche nicht?
   b) Woran erkennen Sie, ob ein Mensch gesund oder krank ist?
2. Versuchen Sie, den Begriff „Gesundheit“ zu zeichnen, und präsentieren Sie Ihr Ergebnis.

3.1 Vorstellungen von Gesundheit

Die Gesundheitswissenschaften beleuchten den Begriff „Gesundheit" aus verschiedenen Blickwinkeln. Dennoch – oder gerade deswegen – erweist es sich als schwierig, eine allgemeingültige Definition von „Gesundheit" zu formulieren.

Die Weltgesundheitsorganisation (WHO) entwarf 1946 in ihrer Verfassung folgenden Vorschlag, der 1948 mit der offiziellen Gründung der WHO von den Mitgliedstaaten der Vereinten Nationen verabschiedet wurde und damit in Kraft trat:

WHO – World Health Organization: Koordinationsbehörde der Vereinten Nationen (UN) für das internationale öffentliche Gesundheitswesen mit Sitz in Genf/Schweiz; das für Europa zuständige Regionalbüro befindet sich in Kopenhagen/Dänemark.

Constitution of the World Health Organization

Health is a state of complete physical, mental and social well-being and not merely the absence of disease or infirmity.

The enjoyment of the highest attainable standard of health is one of the fundamental rights of every human being without distinction of race, religion, political belief, economic or social condition.

Verfassung der Weltgesundheitsorganisation

Gesundheit ist ein Zustand vollkommenen körperlichen, geistigen und sozialen Wohlbefindens und nicht die bloße Abwesenheit von Krankheit oder Gebrechen.

Sich des bestmöglichen Gesundheitszustandes zu erfreuen, bildet eines der Grundrechte jedes menschlichen Wesens, ohne Unterschied der Rasse, der Religion, der politischen Anschauung und der wirtschaftlichen oder sozialen Stellung.

Weltgesundheitsorganisation unter www.who.int/en

Noch bis in die Anfänge des 20. Jahrhunderts war Gesundheit weitgehend mit nicht vorhandenen Beeinträchtigungen und daraus resultierender Arbeitsfähigkeit gleichgesetzt worden. Deshalb fiel die Ausdehnung der WHO-Definition auf verschiedene Lebensbereiche besonders auf – zur Zeit der ersten Veröffentlichung stärker noch als heute.

- **Körperliche – somatische – Gesundheit:** Die körperlichen Vorgänge in den verschiedenen Organsystemen funktionieren störungsfrei, z. B. Atmung, Blutversorgung, Ausscheidung, Hormonproduktion.
- **Seelische – psychische – Gesundheit:** Der Mensch verfügt über die Fähigkeit, Probleme, Konflikte, Belastungen und Beeinträchtigungen erfolgreich zu bewältigen. Gefühle können wahrgenommen, geäußert und beeinflusst werden. Ein angemessenes Selbstbild sowie eine realistische Wahrnehmung und Einschätzung der Umwelt tragen ebenfalls zum Zustand eines inneren Friedens bei.
- **Geistige – mentale – Gesundheit:** Die Vorgänge des Denkens laufen klar, geordnet und zusammenhängend ab.
- **Soziale Gesundheit:** Es können Beziehungen zu anderen Menschen aufgenommen, gestaltet, vertieft, aber auch beendet werden.

Die WHO-Definition wird häufig zitiert und gelegentlich auch kritisiert. Die Verfasser beschreiben einen Zustand als Ziel, der bei ehrlicher Betrachtung unrealistisch und unerreichbar erscheint. Sie stellen die Gesundheit als absoluten, statischen Zustand dar und vernachlässigen die Bandbreite zwischen den Polen „gesund" und „krank".

statisch: unveränderlich, unbewegt

Zudem verlagern sie die Beurteilung des Gesundheitszustandes in die Wahrnehmung des betroffenen Menschen und entziehen sie damit in gewisser Weise einer objektiven Betrachtung.

Neben dieser politischen Definition existieren viele weitere Beschreibungsversuche von bekannten und weniger bekannten Menschen. Sie blicken aus unterschiedlichen Perspektiven auf die Gesundheit.

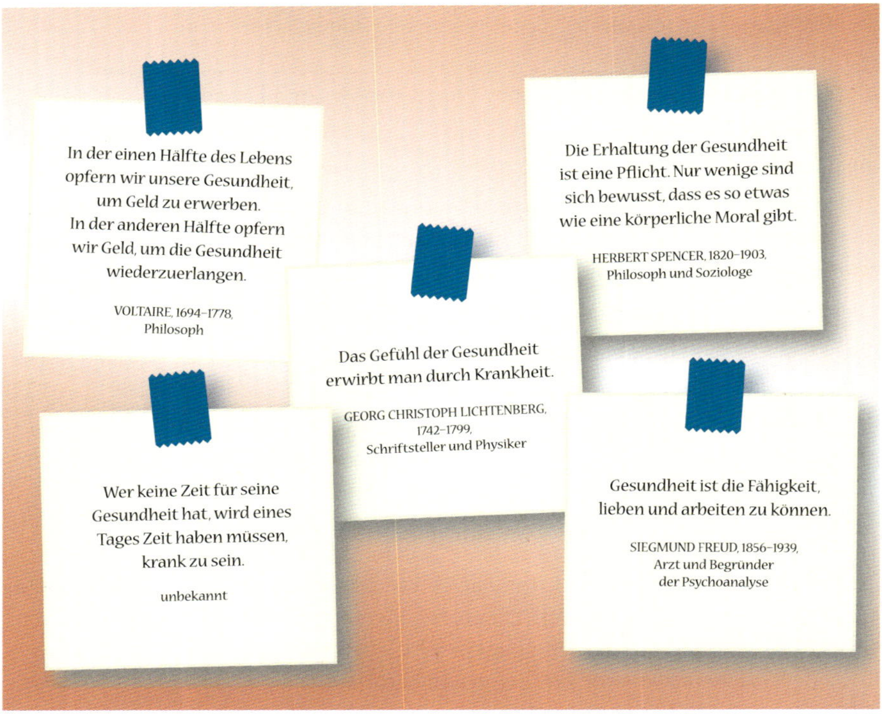

Auch in wissenschaftlichen Theorien finden sich Vorstellungen von Gesundheit:

- Gesundheit als das Schweigen der Organe
- Gesundheit als erfolgreiche Überwindung von Störungen in einem biologischen System
- Gesundheit als persönliche Stärke, mit körperlichen und psychischen Beeinträchtigungen umzugehen
- Gesundheit als Leistungsfähigkeit bei der Erfüllung von gesellschaftlichen Anforderungen
- Gesundheit als Fähigkeit einer Lebenskunst

Hurrelmann: Gesundheitssoziologie, 2006, S. 113

Ebenso verbindet jeder Mensch etwas mit dem Begriff Gesundheit. Wenngleich sich diese Vorstellungen teilweise deutlich unterscheiden, so weisen diese Alltagsdefinitionen doch auch Gemeinsamkeiten auf. Zusammenfassend lassen sich folgende Elemente des Gesundheitsbegriffs benennen:

Elemente des Gesundheitsbegriffs

- **Subjektives Wohlbefinden:** Gesundheit wird gleichgesetzt mit dem persönlichen Gefühl der Ausgeglichenheit, Zufriedenheit und inneren Ruhe.
- **Abwesenheit von Krankheit:** Gesundheit ist vorhanden, wenn keine beeinträchtigenden Beschwerden oder behandlungsbedürftigen Krankheiten vorliegen.
- **Lebensqualität:** Gesundheit ist unmittelbar an das Gefühl eines im weitesten Sinn angenehmen Lebens gebunden; negative Elemente dürfen durchaus vorhanden sein, aber nicht überwiegen.
- **Leistungsfähigkeit:** Gesundheit geht mit der Fähigkeit einher, die Anforderungen verschiedener Rollen, z. B. in der Familie, am Arbeitsplatz, im Freundeskreis, zu erfüllen und im sozialen Umfeld handlungsfähig zu bleiben.
- **Belastbarkeit:** Gesundheit bedeutet, Belastungen des Alltags erfolgreich zu begegnen, sie zu überwinden oder sich mit ihnen zu arrangieren.
- **Gebrauchsgut:** Gesundheit kann teilweise durch eigenes Verhalten herbeigeführt und in Grenzen sogar gekauft werden.

subjektiv: auf einem persönlichen Eindruck beruhend

Aufgaben

1. Formulieren Sie die WHO-Definition mit eigenen Worten.
2. Überlegen Sie, welche wissenschaftlichen Konzepte von Gesundheit in den Zitaten auf Seite 52 zum Ausdruck kommen.
3. Befragen Sie vier Personen außerhalb Ihrer Klasse nach ihrem Verständnis von Gesundheit. Ordnen Sie die Antworten den genannten Gesichtspunkten des Gesundheitsbegriffs zu.
4. Überlegen Sie, inwiefern sich das Verständnis von Gesundheit seit der Formulierung der WHO-Definition geändert hat. Formulieren Sie eine aktuelle Definition.

3.2 Modelle der Gesundheit

Eine Definition beschreibt einen Sachverhalt allgemeingültig und ordnet ihn innerhalb seines Themengebietes ein. Um die Beziehung verschiedener Sachverhalte zueinander, ihre Zusammenhänge, Einflüsse und Auswirkungen darzustellen, werden vom Einzelfall losgelöste Theorien entwickelt. Sie sollen gezielte Fragestellungen unter wissenschaftlich anerkannten Bedingungen und mit wissenschaftlichen Methoden (vgl. Kapitel 4) beantworten.

Die Gesundheitswissenschaften beschäftigen sich unter anderem mit folgenden Fragestellungen:

- Wie kommt Gesundheit zustande?
- Wie entsteht gesundheitsgerechtes Verhalten?
- Wie wirken sich bestimmte Lebens- und Arbeitsbedingungen auf die Gesundheit aus?

Die Kenntnis von Theorien erleichtert es, Entwicklungen zu beeinflussen und zu verändern, beispielsweise, indem Maßnahmen durchgeführt werden, die zu einer Verbesserung der gesundheitlichen Situation bestimmter Personengruppen führen.

Viele Theorien lassen sich vereinfachen und als Modelle darstellen. Diese Modelle ermöglichen es dann, Einflüsse, Auswirkungen und Ergebnisse in anschaulicher Weise

- zu erkennen,
- darzustellen oder
- vorauszusagen.

In den Gesundheitswissenschaften sind folgende Modelle verbreitet:

- Biomedizinisches Krankheitsmodell
- Salutogenetisches Modell
- Anforderungen-Ressourcen-Modell
- Modell gesundheitlicher Überzeugungen
- Sozial-kognitives Prozessmodell des Gesundverhaltens
- Konsensuelle Definition

3.2.1 Biomedizinisches Krankheitsmodell

Das biomedizinische Krankheitsmodell stellt ein für viele Bereiche bewährtes Modell zur Erklärung und Entwicklung von Krankheiten dar:

Bis zum Mittelalter sahen die Menschen nur wenige Möglichkeiten, den Verlauf von Gesundheit und Krankheit zu beeinflussen. Sie nahmen beides als von Gott gegeben hin. Mit dem Fortschreiten der Naturwissenschaften erweiterten sich auch die Möglichkeiten, Krankheiten zu erkennen und zu behandeln. Die Medizin erforschte und entdeckte Zusammenhänge, die damals eine große Zahl von Krankheiten erklären konnten. Auf ihrer Grundlage konnten Therapiemöglichkeiten erprobt und die Heilungschancen deutlich verbessert werden.

Ätiologie: Lehre von den Ursachen bzw. begünstigenden Faktoren einer Krankheit

Pathogenese: Entwicklung einer Krankheit

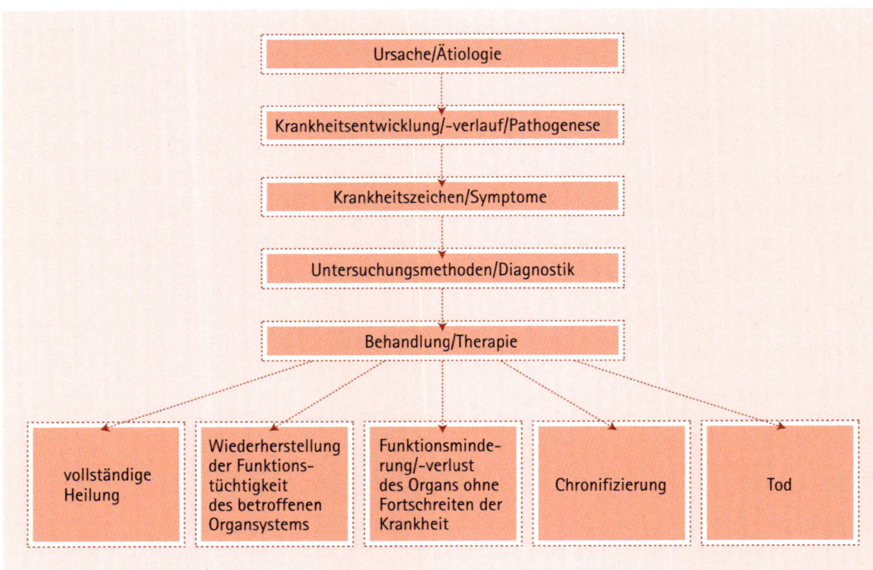

Biomedizinisches Krankheitsmodell

Gemäß dem biomedizinischen Krankheitsmodell hat jede Krankheit eine bestimmte und erkennbare Ursache. Sie führt zu Veränderungen der Zellen oder des Stoffwechsels, aus denen dann im weiteren Verlauf subjektiv und objektiv erkennbare Anzeichen der Krankheit, die Symptome, resultieren. Ohne therapeutische Eingriffe schreitet die Krankheit kontinuierlich fort und verursacht weiter reichende Schädigungen und Beeinträchtigungen, möglicherweise bis hin zum Tod.

objektiv: allgemein feststellbar, sachlich

Das biomedizinische Modell beruht auf vier zentralen Annahmen:

- **Klarer Zusammenhang zwischen Ursache und Wirkung** auf der körperlichen Ebene. Jede Wirkung lässt sich auf eine beschreibbare Ursache zurückführen, und jede Ursache hat eine erkennbare Wirkung zur Folge.
- **Klar bestimmbare Grundschädigung.** Diese Schädigung ist entweder in der Zelle lokalisiert, oder sie besteht in der Fehlsteuerung von mechanischen oder biochemischen Abläufen.
- **Klare äußere Zeichen,** die für die Krankheit typisch sind. Diese Symptome können durch geschultes Personal erkannt werden.
- **Klar beschreibbare und vorhersagbare Krankheitsverläufe.** Ohne medizinisches Eingreifen verschlimmert sich der Verlauf.

Historisch entwickelten sich weitere Grundüberzeugungen, die lange Zeit den Blick auf Krankheit und Gesundheit prägten:

- **Klare Trennung von Körper und Seele.** Beide existieren, allerdings lassen sich keine nennenswerten Wechselwirkungen nachweisen.
- **Klare Reduzierung des kranken Menschen auf körperliche Vorgänge.** Krankheiten sind eine Folge fehlgeleiteter Abläufe im Körper, nach deren Korrektur auch der ganze Mensch wieder gesund ist.
- **Klare Aufgabenverteilung bei der Bekämpfung der Krankheit.** Der Patient legt seine Beschwerden oder Beeinträchtigungen in die Verantwortung von ausgebildeten Fachleuten, welche diese lindern oder beseitigen. Die Mitwirkung des Patienten beschränkt sich auf das Einhalten von Verhaltensanordnungen.

Diese Grundannahmen erweisen sich heute in einigen Bereichen als unzureichend. Weitverbreitete Erkrankungen, z. B. Rückenschmerzen (s. S. 355 ff.), lassen sich schwer auf einzelne Ursachen zurückführen. Psychische Erkrankungen können selten auf diese Weise erklärt werden, und auch das Verständnis sowie das Selbstverständnis von Patienten haben sich gewandelt.

Die Therapie beruht im Wesentlichen auf vier Strategien:

- mechanische Korrektur, z. B. Operation,
- Zufuhr bzw. Ersatz unzureichend vorhandener körpereigener Stoffe,
- Anwendung von Strahlen, z. B. Radioaktivität,
- Bekämpfung von Krankheitserregern.

In der Folge des therapeutischen Einwirkens kann die Krankheit verschiedene Verlaufsformen zeigen. Es kommt

- zur vollständigen Heilung,
- zur Wiederherstellung der Funktionstüchtigkeit des betroffenen Organsystems,
- zu Funktionsminderung oder -verlust des Organs ohne Fortschreiten der Krankheit,
- zu einer Chronifizierung, d. h., die Krankheit entwickelt sich mit geringer Geschwindigkeit weiter und heilt nicht aus,
- zum Tod des Patienten.

Aufgaben	
1.	Nennen Sie für jeden der genannten Krankheitsverläufe ein Beispiel. Berücksichtigen Sie dabei Krankheiten aus Ihrem Praktikum und aus Ihrem persönlichen Umfeld.
2.	Nennen Sie Krankheiten, auf welche sich das biomedizinische Modell nicht oder nur schwer anwenden lässt. Begründen Sie Ihre Einschätzung.

3.2.2 Modell der Salutogenese

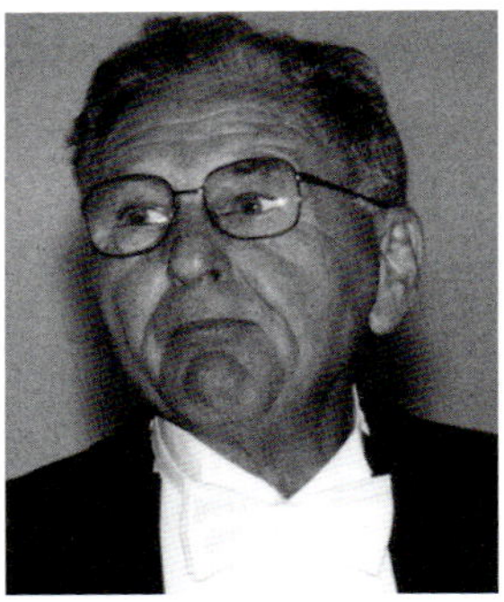

Aaron Antonovsky (1923–1994) Medizinsoziologe

„Salutogenese" bedeutet wörtlich „Entstehung von Gesundheit". Der Begriff wurde von dem Medizinsoziologen Aaron Antonovsky geprägt. Er verstand Gesundheit bzw. Krankheit nicht als absolute, einander ausschließende Zustände, sondern als Extrempole einer Skala. Diese Skala bildet auch alle Zwischenstufen von „mehr oder weniger gesund" bis hin zu „mehr oder weniger krank" ab. So lässt sich nach seinem Verständnis nur selten von „gesund" oder „krank" als absoluten, hundertprozentig erreichten Zuständen sprechen. Für die anderen Situationen schlägt er den Ausdruck „relative Gesundheit" vor.

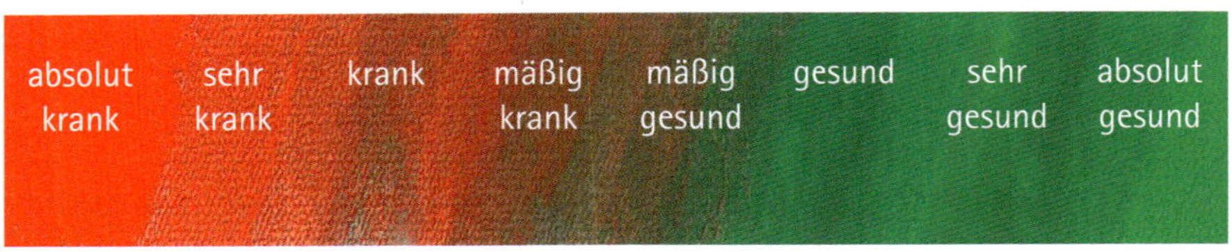

Kontinuum der relativen Gesundheit

Kontinuum: etwas lückenlos Zusammenhängendes; der fließende, nicht abgestufte Verlauf eines Merkmals zwischen den Extrempolen einer Skala

Der in den USA geborene und später nach Israel ausgewanderte Antonovsky interessierte sich besonders für diejenigen Faktoren, die die jeweilige individuelle Position auf dem Gesundheits-Krankheits-Kontinuum beeinflussen und wie sie das Ausmaß der individuellen Gesundheit bestimmen. Oder vereinfacht: Warum werden unter vergleichbaren Lebensbedingungen einige Menschen krank, und andere bleiben gesund?

In diesem Zusammenhang untersuchte ANTONOVSKY in den 60er-Jahren die Auswirkungen der Wechseljahre auf den Gesundheitszustand von Frauen. Später erfuhr er, dass einige der Untersuchten in Konzentrationslagern inhaftiert waren. Diesen Hintergrund berücksichtigend fiel ANTONOVSKY auf, dass die Holocaust-Überlebenden deutlich höhere gesundheitliche Beeinträchtigungen angaben als die Frauen ohne derartig traumatische Erlebnisse. Allerdings berichteten knapp ein Drittel (29 %) der zuvor Inhaftierten von vergleichsweise guter Gesundheit. ANTONOVSKY fragte sich nun, wie es diesen Frauen gelungen war, trotz der existenziellen Belastung eine ziemlich stabile und gute Gesundheit zu behalten.

Holocaust: Massenvernichtung der Juden zur Zeit des Nationalsozialismus

traumatisch: durch starke seelische oder körperliche Gewalteinwirkung

Diese Fragestellung erwies sich vor dem Hintergrund des damals gültigen und verbreiteten biomedizinischen Verständnisses von Gesundheit und Krankheit als vollkommen neu und ungewöhnlich. Bis dahin verstand man Gesundheit als tadelloses Funktionieren des Körpers und die moderne Medizin als Wissenschaft vom Erkennen und Beseitigen möglicher Störungen. Man beschäftigte sich vorwiegend mit der Pathogenese, d. h. mit der Frage „Was macht den Menschen krank?". Mit seiner Frage „Was erhält den Menschen gesund?" erweiterte ANTONOVSKY die Perspektive auf Gesundheit und Krankheit grundlegend und läutete damit einen Paradigmenwechsel ein.

Paradigmenwechsel: Wechsel einer wissenschaftlichen Grundauffassung

Seine Herangehensweise veranschaulicht ANTONOVSKY mit dem Bild vom Leben als einem Fluss:

> ... meine fundamentale philosophische Annahme ist, dass der Fluss der Strom des Lebens ist. Niemand geht sicher am Ufer entlang. Darüber hinaus ist für mich klar, dass ein Großteil des Flusses sowohl im wörtlichen wie auch im übertragenen Sinn verschmutzt ist. Es gibt Gabelungen im Fluss, die zu leichten Strömungen oder in gefährliche Stromschnellen und Strudel führen. Meine Arbeit ist der Auseinandersetzung mit folgender Frage gewidmet: „Wie wird man, wo immer man sich in dem Fluss befindet, dessen Natur von historischen, soziokulturellen und physikalischen Umweltbedingungen bestimmt wird, ein guter Schwimmer?"

Antonovsky: Salutogenese. Zur Entmystifizierung der Gesundheit, 1997, S. 92

Kohärenzgefühl (Sense of Coherence, SoC)

ANTONOVSKY verzichtet auf die ausschließliche Betrachtung krank machender Einflüsse sowie einzelner spezifischer Symptome und betrachtet den gesamten Organismus. Er vermutet so genannte Generalisierte Widerstandsressourcen, welche Menschen in belastenden Situationen unterstützen. ANTONOVSKY möchte diese Ressourcen, welche die Widerstandskraft gegenüber unweigerlich auftretenden schädigenden Einflüssen ermöglichen, entdecken und stärken. Dazu berücksichtigt er die gesamte Person, ihre Lebensgeschichte, ihre Lebensbedingungen.

generalisiert: allgemein, allgemein gültig, verallgemeinernd

Auch bei vergleichbaren Lebensbedingungen, z. B. Klima, Ernährungssituation, Krieg, wirtschaftliche Verhältnisse, verfügen nicht alle Menschen über dasselbe Maß an Gesundheit. ANTONOVSKY schloss daher auf eine zusätzliche, eine psychologische Einflussgröße, welche er „Sense of Coherence", Kohärenzgefühl, nennt. Kohärenzgefühl ist

> [...] eine globale Orientierung, die das Ausmaß ausdrückt, in dem jemand ein durchdringendes, überdauerndes und dennoch dynamisches Gefühl des Vertrauens hat, dass erstens die Anforderungen aus der inneren oder äußeren Erfahrenswelt im Verlauf des Lebens strukturiert, vorhersagbar und erklärbar sind und dass zweitens die Ressourcen verfügbar sind, die nötig sind, um den Anforderungen gerecht zu werden. Und drittens, dass diese Anforderungen Herausforderungen sind, die Investition und Engagement verdienen.

Antonovsky: Gesundheitsforschung versus Krankheitsforschung, in: Franke, A./Broda, M. (Hrsg.): Psychosomatische Gesundheit, 1993, S. 12

Kohärenzgefühl meint also das Gefühl eines Menschen,

- die ihn selbst betreffenden Ereignisse verstehen zu können,
- das Zutrauen, seine eigenen oder die von außen gestellten Herausforderungen bewältigen zu können,
- dabei zu empfinden, dass die Lebensaufgaben als Teil des tieferen Sinns des eigenen Lebens es wert sind, bewältigt zu werden.

Das Kohärenzgefühl entwickelt sich im Laufe der Kindheit und Jugend und wird durch immer neue Lebenserfahrungen geprägt. Gleichzeitig beeinflusst das Kohärenzgefühl aber auch die Wahrnehmung und Bewertung verschiedener Ereignisse im Lebenslauf und stabilisiert sich damit. Menschen mit starkem Kohärenzgefühl verfügen über ein hohes Maß an innerer Ausgeglichenheit und können Belastungen und Grenzen – wie unwiderrufliche Beeinträchtigungen oder den Tod – akzeptieren und sich den neuen Bedingungen erfolgreich anpassen.

Im Einzelnen identifiziert ANTONOVSKY drei Anteile des Kohärenzgefühls:

Gefühl von Verstehbarkeit (Sense of Comprehensibility)

Das Gefühl der Verstehbarkeit bzw. Überschaubarkeit beschreibt die Überzeugung, dass die verschiedenen Einflüsse auf das Leben letztlich geordnet ablaufen. Es beschreibt die kognitive Fähigkeit, Ereignisse und Situationen teilweise vorherzusehen, zu verstehen und in einen größeren Zusammenhang einordnen zu können. Das Gefühl der Verstehbarkeit beruht bei vielen Menschen auf einer umfassenden Kenntnis von Hintergründen und Zusammenhängen ihrer Lebenssituation.

kognitiv: das Erkennen und Denken betreffend

Gefühl von Handhabbarkeit (Sense of Manageability)

Das Gefühl von Handhabbarkeit bezeichnet das Zutrauen, die Herausforderungen, welche dem Menschen im Leben begegnen, letztlich auch ganz praktisch bewältigen zu können. Dies kann aus eigener Kraft, z. B. durch Erwerb neuer Kompetenzen, geschehen. Es beinhaltet aber auch die Zuversicht, dass andere Menschen oder eine höhere Macht bei der Überwindung von Schwierigkeiten helfen können und dazu auch bereit sind.

Kompetenz: Fähigkeiten und Fertigkeiten

Gefühl von Sinnhaftigkeit (Sense of Meaningfulness)

Das Gefühl von Sinnhaftigkeit oder Bedeutsamkeit beinhaltet die Gewissheit, dass die Lebensaufgaben letztlich einem tieferen Sinn entspringen. Unabhängig von der Kenntnis dieses Sinns sind diese Aufgaben es wert, dass man sie zu bewältigen versucht. Menschen mit einem hohen Gefühl von Sinnhaftigkeit empfinden Anforderungen und Probleme weniger als überflüssige Lasten, sondern vielmehr als anregende Herausforderungen.

Stark vereinfachend lassen sich diese drei Elemente des Kohärenzgefühls durch die jeweils in besonderer Weise genutzten Körperteile Kopf (Sense of Comprehensibility), Hand (Sense of Manageability) und Herz (Sense of Meaningfulness) veranschaulichen:

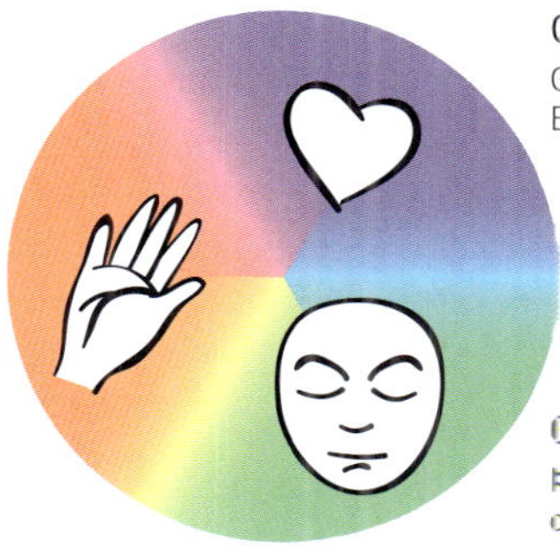
Gefühl von Sinnhaftigkeit
Gewissheit des lohnenswerten Engagements
Gefühl von Handhabbarkeit
Praktischer Umgang mit den Auswirkungen der Krankheit
Gefühl von Verstehbarkeit
Kognitives Verständnis der körperlichen Vorgänge

Das Kohärenzgefühl und seine Anteile

Ein hohes Maß an Kohärenzgefühl verhilft Antonovsky zufolge dazu, die Anforderungen des Lebens zu verstehen, zu meistern und im weitesten Sinn als sinnvoll für das eigene Leben anzunehmen. Gleichzeitig erleichtert es die Aktivierung und den effektiven Einsatz angemessener Kräfte und Unterstützungsmöglichkeiten.

Im Blick auf Antonovskys Ausgangsfrage „Was erhält den Menschen gesund?" bleibt festzuhalten, dass die Stärkung des Kohärenzgefühls dazu beiträgt, den Gesundheitszustand des Menschen zu verbessern.

In Anlehnung an Antonovskys Theorie der Salutogenese lässt sich das Kohärenzgefühl gezielt unterstützen. Eine Möglichkeit dazu zeigt das Fallbeispiel:

Fallbeispiel „Lena Weber"

Lena Weber ist 14 Jahre alt und besucht mit Erfolg die 9. Klasse der Realschule. Sie hat ein gutes Verhältnis zu ihren Eltern und ihrem jüngeren Bruder und mag gern Kuchen.

Nach einigen Wochen mit fortgesetztem Erbrechen und Durchfall wurde bei ihr kürzlich eine Allergie auf Hühnereiweiß festgestellt. Lena ist traurig über diesen Befund und befürchtet eine deutliche Beeinträchtigung ihres Alltags.

Gemeinsam mit ihrer Mutter nimmt sie den vereinbarten Beratungstermin in der Allergie-Ambulanz der Kinderklinik wahr; beide erhoffen sich Tipps und Orientierung für den Umgang mit Lenas Krankheit.

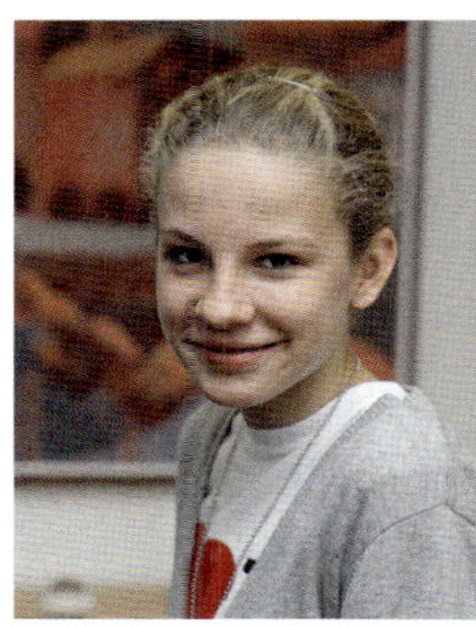

Um Lenas Kohärenzgefühl und damit ihre Gesundheit zu verbessern, umfasst die Begleitung Lenas und ihrer Familie nach ANTONOVSKY die Förderung dreier Bereiche:

- das Gefühl der Verstehbarkeit – die Förderung des kognitiven Verständnisses,
- das Gefühl der Handhabbarkeit – die Unterstützung bei der praktischen Bewältigung,
- das Gefühl der Sinnhaftigkeit – die Betrachtung von Bedeutung und Perspektive für das weitere Leben.

Verstehbarkeit: Zunächst werden Lena und ihre Mutter über die Allergie informiert. Beide lernen die körperlichen Vorgänge im Rahmen einer allergischen Reaktion kennen und erfahren von Folgen, Komplikationen und Vorbeugung. Die Wirkungsweise von Medikamenten wird ebenfalls besprochen.

Handhabbarkeit: Lena und ihre Familie werden zum konkreten Umgang mit der Allergie im Alltag beraten – Auswahl geeigneter Lebensmittel, Entschlüsselung von Lebensmittelkennzeichnungen auf der Verpackung, Verhalten in Gesellschaft bzw. Restaurants, aber auch zur Anwendung der Medikamente. Außerdem erhalten sie alternative Rezepte für Backwaren und probieren diese evtl. im Rahmen der Ernährungsberatung aus. Der Kontakt zu einer Selbsthilfegruppe eröffnet den Zugang zu weiteren Tipps und Tricks im Umgang mit der Krankheit.

Sinnhaftigkeit: Der Verzicht auf Hühnereiweiß schränkt Lenas Alltag ein, denn sie hat zunächst einmal leckere Zwischenmahlzeiten verloren. Sie befürchtet, bei ihren Freundinnen als „uncool" zu gelten und scheut sich, bei jeder Party über die Besonderheiten ihrer Ernährung zu reden. Sie fragt sich, inwieweit das Leben mit der Allergie überhaupt noch Spaß macht.

Mit Lena ein Gespräch über die Bedeutung der Allergie in ihrem Leben zu führen, ist schwierig und in seinem Verlauf nicht immer zu lenken. In jedem Fall aber erfährt Lena, dass ihre Sorgen ernst genommen werden und man ihr zuhört. Vielleicht gelingt es, dass Lena die Beeinträchtigung nicht als übermächtig einschätzt und sie es als Fortschritt empfindet, nach langer Suche endlich die Ursachen ihrer Beschwerden und die Möglichkeiten der Vorbeugung bzw. Minderung zu kennen. Möglicherweise empfindet Lena ihren Verzicht auf Hühnereiweiß als ihren persönlichen Beitrag zum Tierschutz.

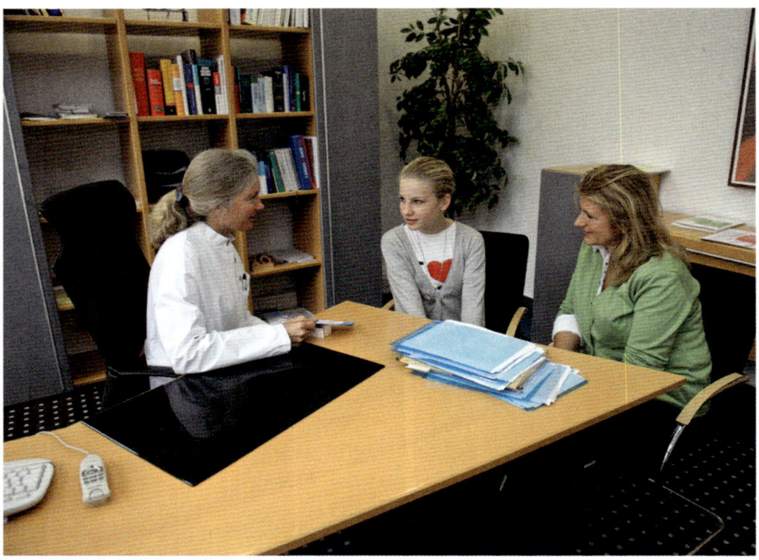

Die Beratung hinsichtlich der drei Bereiche findet nicht streng geordnet und nacheinander, sondern verknüpft und während mehrerer Termine statt. Die Anzahl und Häufigkeit berücksichtigt dabei die Situation, die Wünsche und Fortschritte der Familie Weber.

Aufgaben

1. Überlegen Sie, welche Einflüsse ANTONOVSKY mit „Verschmutzungen", „Strömung", „Strudel" und den verschiedenen Umweltbedingungen gemeint haben könnte. Nennen Sie Beispiele aus Lebensläufen Ihrer Umgebung oder Ihrem Praktikum.

2. Fallbeispiel „Werner Sasse": Werner Sasse, 53 Jahre, arbeitet als selbstständiger Malermeister und führt einen Handwerksbetrieb mit vier Mitarbeitern. Er ist verheiratet und hat zwei Söhne im Alter von 28 und 24 Jahren. Der jüngere Sohn arbeitet im elterlichen Geschäft mit und steht kurz vor seiner Meisterprüfung.

   Herr Sasse ist übergewichtig (80 kg bei 1,71 m Körpergröße). Er raucht nicht, genießt aber sehr die Kochkünste seiner Ehefrau. Er ist Mitglied in verschiedenen Vereinen seines Wohnortes und feiert gern.

   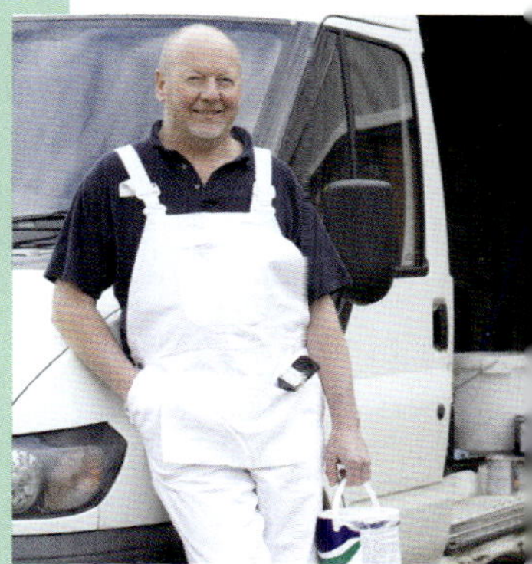

   Vor wenigen Tagen erlitt er einen schweren Herzinfarkt, der aller Voraussicht nach auch die weitere Pumpleistung seines Herzens beeinträchtigt. Er befürchtet eine Herzschwäche mit deutlich eingeschränkter Leistungsfähigkeit.

   Herr Sasse ist sehr unsicher und bittet gemeinsam mit seiner Frau um ein Gespräch mit der behandelnden Ärztin.

   a) Überlegen Sie, auf welche Weise das Kohärenzgefühl Herrn Sasses gestärkt werden könnte. Entwerfen Sie konkrete Strategien, das Gefühl von Verstehbarkeit, Handhabbarkeit und Sinnhaftigkeit zu festigen.

   b) Stellen Sie Ihre Ideen für das Gespräch zwischen Ehepaar Sasse und der Ärztin bzw. anderen Therapeuten in einem Rollenspiel vor.

   c) Schildern Sie die Situation eines Menschen mit einer deutlichen gesundheitlichen Beeinträchtigung, den Sie im Rahmen Ihres Praktikums kennenlernten. Stellen Sie für diesen Menschen die Vorgehensweise nach ANTONOVSKY zur Verbesserung seines Gesundheitszustandes dar. Berücksichtigen Sie dabei auch die Angebote Ihres Praktikumsbetriebs.

3. a) Recherchieren Sie, welche Bedeutung ANTONOVSKYS Modell der Salutogenese in der Fachöffentlichkeit besitzt und wie es derzeit wissenschaftlich bewertet wird.

   b) Formulieren Sie Ihre eigene Position und diskutieren Sie sie in einer Kleingruppe.

3.2.3 Anforderungen-Ressourcen-Modell

Auch der Psychologe PETER BECKER (geb. 1942) geht davon aus, dass es sich bei Gesundheit und Krankheit nicht um statische Zustände handelt. Er fragt, wovon die Gesundheit eines Menschen abhängt. Seinem Modell zufolge wird der Gesundheits- bzw. Krankheitszustand eines Menschen maßgeblich vom Gelingen einer Balance bestimmt, einem Ausgleich zwischen den Anforderungen, die dieser Mensch zu bewältigen hat, und den dafür zur Verfügung stehenden Ressourcen, also den Kräften und Unterstützungsmöglichkeiten, die diesem Menschen zur Verfügung stehen.

Becker unterscheidet dabei jeweils zwischen der Innen- und der Außenwelt eines Menschen, also

- zwischen internen und externen Anforderungen wie
- zwischen internen und externen Ressourcen.

Zur Innenwelt gehören Elemente, welche durch körperliche, geistige und seelische Eigenschaften der Person gegeben sind. Zur Außenwelt zählt Becker diejenigen geistigen, körperlichen, sozialen und materiellen Einflüsse, welche auf den Menschen im Laufe seines Lebens einwirken. Im Einzelnen nennt Becker folgende Faktoren:

Disposition: Veranlagung, Bereitschaft

vegetatives Nervensystem: vom Willen nicht beeinflussbarer Teil des Nervensystems

Interne Anforderungen

Genetische Disposition, angeborene oder in der Vergangenheit erworbene Beeinträchtigungen, „Anfälligkeit" für bestimmte Erkrankungen, individuelle seelische Bedürfnisse, verinnerlichte Normen und Werte.

Interne Ressourcen

Bereitschaft zu gesundheitsgerechtem Verhalten, z. B. Anspannung/Entspannung, Ernährung, Bewegung; natürliche Widerstandsfähigkeit gegenüber Erkrankungen; wenige Schwankungen des vegetativen Nervensystems; Selbstvertrauen, Selbstwertgefühl, Gefühl sinnerfüllten Lebens; Überzeugung, dem Leben gewachsen zu sein.

Externe Anforderungen

Krankheitserreger; Schadstoffe in Wasser, Nahrung, Luft, am Arbeitsplatz; Vorgaben in der Schule bzw. am Arbeitsplatz; Schichtarbeit, Lärm, Abgase; Forderungen des sozialen Umfeldes, z. B. Eltern, Freunde, Werbung.

Externe Ressourcen

Saubere Umwelt; ausreichendes Nahrungsangebot; Schutzbestimmungen, z. B. Arbeitszeiten; Einfluss von Schadstoffen; erschwinglicher Zugang zu Gesundheitsdienstleistungen; demokratische und rechtsstaatliche Gesellschaftsordnung; Möglichkeiten angemessener Information über gesundheitlich relevante Themen; Unterstützung eigener Ziele durch Familie, Freunde, Einbindung in funktionierendes soziales Netzwerk.

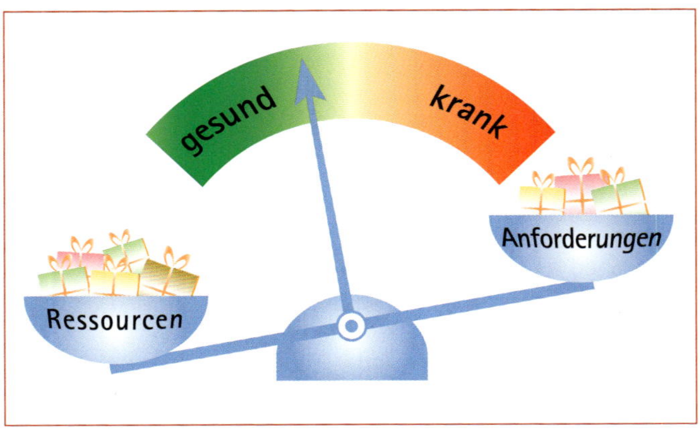

Gesundheit als Gleich- oder Ungleichgewicht zwischen Ressourcen und Anforderungen

Für Krankheit gilt auch hier, dass sie nicht ausschließlich durch Gefährdungen bzw. krank machende Faktoren verursacht wird. Krankheit ist vielmehr das Resultat eines Ungleichgewichts von hohen Anforderungen gegenüber geringen Ressourcen.

Gleichzeitig besagt dieses Modell aber auch, dass hohe Anforderungen nicht in jedem Fall und automatisch zu Krankheit führen. Stehen den Anforderungen zahlreiche, möglicherweise auch kleinere innere und/oder äußere Ressourcen gegenüber, kann das Ausmaß von Krankheit durchaus deutlich geringer ausfallen. Die entscheidende Fähigkeit zur Bewältigung der Anforderungen nennt BECKER „seelische Gesundheit".

Fallbeispiel „Jan Kramer"

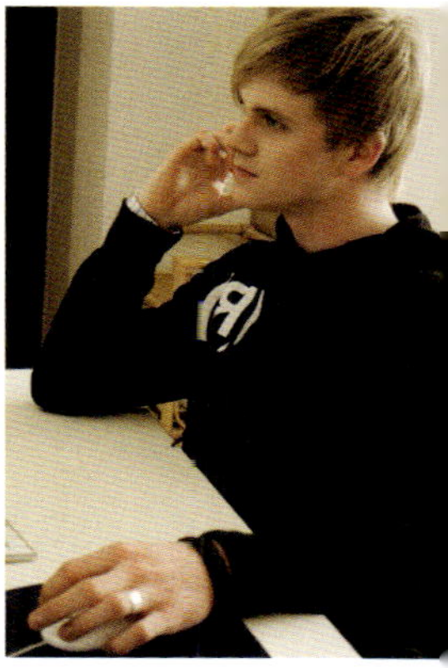

Jan Kramer ist 17 Jahre alt und wiederholt die 10. Klasse der Realschule. Er möchte eine Ausbildung zum Dachdecker machen, hat aber auf seine Bewerbungen schon einige Absagen erhalten.

Schon bald nach seiner Geburt fiel bei Jan eine Neurodermitis auf, welche zeitweise starke Beschwerden wie Juckreiz und Ausschlag verursachte. Außerdem musste er sich deswegen abfällige Äußerungen in der Schule anhören. Seine Eltern haben sich mit der Krankheit wenig beschäftigt, aber inzwischen weiß Jan, auf welche Lebensmittel er verzichten sollte und wie er Stress vermeiden kann.

In seiner Freizeit beteiligt er sich an einem Online-Magazin für jugendliche Neurodermitiker.

Fallbeispiel „Helene Kistner"

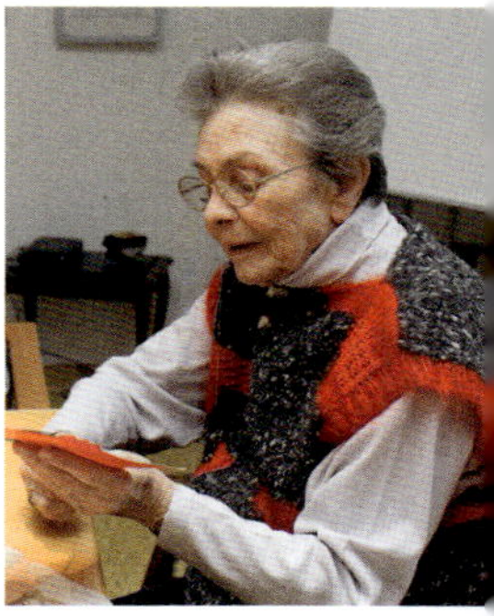

Helene Kistner ist 76 Jahre alt. Nach dem Tod ihres Mannes vor einem halben Jahr lebt sie allein in einer Vierzimmerwohnung im ersten Stock. Sie leidet an Arthrose und empfindet Schmerzen bei andauernder Bewegung. Sie bedauert es sehr, nicht mehr allein spazieren gehen zu können. Eine Brille gleicht ihre Sehbeeinträchtigung aus, sodass Frau Kistner weiterhin gut lesen kann. Für den Bastelkreis ihrer Kirchengemeinde fertigt sie kleinere Handarbeiten an, welche einige Damen regelmäßig abholen. Zu diesen Gelegenheiten findet ein gemütliches Kaffeetrinken statt, bei dem Frau Kistner allerlei Neuigkeiten erfährt. Die Familie ihres Sohnes lebt in derselben Stadt, so dass ihre Enkel einmal wöchentlich größere Einkäufe für Frau Kistner erledigen, denn der kleine Lebensmittelladen im Nachbarhaus schloss vor kurzer Zeit.

Aufgaben

1. Ermitteln Sie in den Lebenssituationen von Jan Kramer und Helene Kistner die Anforderungen und die Ressourcen. Unterscheiden Sie jeweils nach intern und extern.
2. Beschreiben Sie, soweit Ihnen bekannt, die aktuelle Situation eines Menschen, dem Sie in Ihrem Praktikum begegnen. Lassen Sie Ihren Lernpartner möglichst realistische Anforderungen und Ressourcen identifizieren. Diskutieren Sie Ihre Ergebnisse.
3. Überlegen Sie, inwieweit die genannten Ressourcen zur Gesundheit eines Menschen beitragen. Veranschaulichen Sie dies an Beispielen.
4. Betrachten Sie Ihre eigene Lebenssituation. Notieren Sie die inneren und äußeren Anforderungen, die Sie wahrnehmen, sowie Ihre internen und externen Ressourcen.

Aufgaben

5. a) Erläutern Sie die unten stehende Tabelle mithilfe folgender Fragestellung:

   Wie viele alleinerziehende, wie viele verheiratete Mütter sind während der gesamten Lebenszeit von einer bestimmten Krankheit betroffen?

   b) Interpretieren Sie die Daten vor dem Hintergrund von Anforderungen und Ressourcen.

Ausgewählte Krankheiten	alleinerziehende Mütter n = 89	verheiratete Mütter n = 728
Chronische Bronchitis	9,0 %	3,9 %
Nierensteine, Nierenkolik	15,7 %	5,2 %
Migräne	36,0 %	26,3 %
Allergien	14,9 %	20,4 %

„n“: Zahl der befragten Personen

nach: Bundesministerium für Gesundheit unter www.gbe-bund.de

3.3 Modelle gesundheitlichen Verhaltens

3.3.1 Modell gesundheitlicher Überzeugungen – Health-Belief-Modell

Ein weiteres gesundheitswissenschaftlich bedeutsames Modell ist das Modell gesundheitlicher Überzeugungen, welches von dem Sozialpsychologen Irwin Rosenstock 1966 als Health-Belief-Modell veröffentlicht und von dem Psychologen Peter Becker 1974 weiterentwickelt wurde.

Es erklärt weniger die Rahmenbedingungen für Gesundheit, sondern das gesundheitsfördernde Verhalten eines Menschen. Die grundlegende Frage lautet: Wann bzw. unter welchen Bedingungen wählt ein Mensch gesundheitsgerechtes Verhalten?

Die Grundannahme dieses Modells liegt in der Überzeugung, dass Menschen grundsätzlich einen bestmöglichen Gesundheitszustand anstreben. Vor diesem Hintergrund steuern sie ihr Verhalten so, dass ihre Gesundheit erhalten bzw. wiederhergestellt und Krankheit vermieden wird.

Ausschlaggebend für die Verhaltenssteuerung sind fünf Gesundheitsüberzeugungen, sogenannte health beliefs:

- **Wahrgenommene eigene Gefährdung durch die Krankheit**
  Man schätzt ein, wie hoch beim gegenwärtigen Verhalten die eigene Gefährdung ist, von dieser Krankheit betroffen zu werden.
- **Wahrgenommene Gefährlichkeit einer Krankheit**
  Man schätzt ein, wie unangenehm, bedrohlich oder folgenreich die Krankheit ist.
- **Wahrgenommener Nutzen einer Maßnahme**
  Man schätzt ein, wie groß der mögliche Nutzen einer Maßnahme für das eigene Leben ist.

- **Wahrgenommene Kosten einer Maßnahme**
  Man schätzt ein, wie hoch der Aufwand – sozial, materiell, zeitlich – für die Maßnahme ist und welche Unbequemlichkeiten oder Nachteile sie möglicherweise mit sich bringt.
- **Selbstwirksamkeit**
  Man schätzt die Überzeugung ein, mit der es gelingt, das beabsichtigte Verhalten zu aktivieren, um das gewünschte Ergebnis zu erzielen (s. S. 66).

Die jeweils individuelle Einschätzung von Nutzen, Effektivität und Risiken bzw. Kosten veranlassen einen Menschen anschließend ggf. dazu, sein Verhalten zu ändern. Bei dem Health-Belief-Modell handelt es sich etwas vereinfacht um eine Kosten-Nutzen-Abwägung.

Effektivität:
Wirksamkeit

Veranschaulicht sei dies am Beispiel Lungenkrebs. Der statistisch nachgewiesene Zusammenhang zwischen Rauchen und Lungenkrebs wird kaum mehr bestritten. Wider besseren Wissens raucht dennoch nach wie vor eine nicht geringe Zahl von Menschen. Zur Frage nach den Gründen kann das Health-Belief-Modell Erklärungsansätze beitragen, denn diesem Modell zufolge beeinflussen nicht nur das Wissen, sondern auch Gefühle und Vermutungen das tatsächliche Verhalten. Sie formen die individuellen Grundüberzeugungen, welche auf das eigene gesundheitliche Verhalten wirken.

Rauchen und Lungenkrebs – Erklärungsansätze im Health-Belief-Modell

Gesundheitsüberzeugung	Frage	Überzeugung, welche gesundheitsschädigendes Verhalten begünstigt	Überzeugung, welche gesundheitsförderndes Verhalten begünstigt
eigene Gefährdung	Wie hoch ist die Gefahr, dass ich selbst an Lungenkrebs erkranken werde?	„Es gibt immer auch Ausnahmen von der Regel." „Mein Opa raucht auch schon 50 Jahre und bekommt nicht mal einen Husten."	„Auch in meiner Familie ist es jetzt soweit. Meine Tante weiß seit acht Wochen, dass sie Lungenkrebs hat."
Gefährlichkeit der Krankheit	Wie sehr beeinträchtigt die Krankheit mich; ist sie unangenehm und vielleicht sogar tödlich?	„Heutzutage gibt es so viele gute Medikamente." „Ach, das dauert noch, bis der Krebs bei mir auftritt. Bis dahin könnte ich schon bei einem Verkehrsunfall gestorben sein."	„Im Praktikum habe ich Patienten mit Lungenkrebs erlebt. Die wussten nicht nur, dass sie bald sterben müssen; sie litten auch an entsetzlicher Atemnot und fühlten sich furchtbar elend."
Nutzen einer Maßnahme	Wie sehr nutzt die Maßnahme zur Vermeidung der Krankheit?	„Es sterben auch Nichtraucher an Lungenkrebs."	„Erst gestern stand wieder in der Zeitung, dass Nichtrauchen der beste Schutz vor Lungenkrebs ist." „Ich freue mich schon jetzt auf meine gesündere Haut und den finanziellen Gewinn."

Rauchen und Lungenkrebs – Erklärungsansätze im Health-Belief-Modell			
Gesundheitsüberzeugung	**Frage**	**Überzeugung, welche gesundheitsschädigendes Verhalten begünstigt**	**Überzeugung, welche gesundheitsförderndes Verhalten begünstigt**
Kosten einer Maßnahme	Welche Nachteile im weitesten Sinne bringt diese Maßnahme für mich? Was muss ich für diese Maßnahme einsetzen, und wie schwer fällt mir das?	„Die Zigarette bietet die einzige Möglichkeit, zwischendurch einmal eine Pause einzulegen."	„Anfangs wird es mir wohl schwerfallen, nicht in Gemeinschaft mit den anderen dazusitzen und zu rauchen, aber es gibt auch nette Nichtraucher."
Selbstwirksamkeit	Wie sehr traue ich mir zu, die Maßnahme tatsächlich dauerhaft durchzuführen?	„Ich habe schon dreimal versucht, mit dem Rauchen aufzuhören, es gelingt einfach nicht."	„Manchmal bin ich ja ziemlich träge, aber wenn ich etwas wirklich schaffen möchte, dann ziehe ich das auch durch. Außerdem habe ich bis jetzt noch immer Unterstützung gefunden."

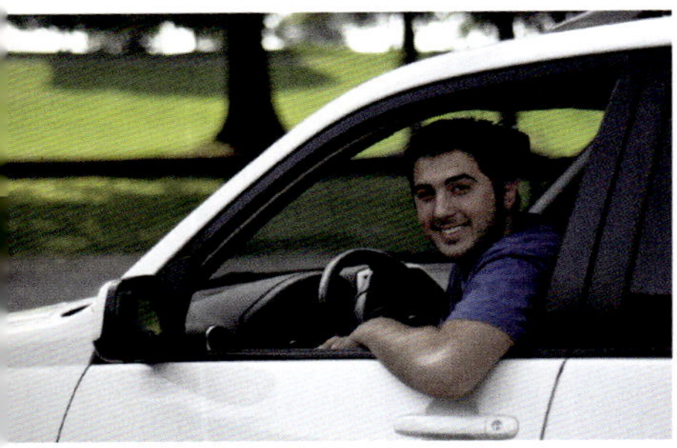

Fallbeispiel „Tom Bauer"

Tom Bauer ist 18 Jahre alt und macht eine Ausbildung zum Bankkaufmann. Vor wenigen Wochen hat er seine Führerscheinprüfung bestanden und darf sich nun gelegentlich das Auto seiner Mutter ausleihen.

Im Rahmen des Berufsschulunterrichts findet eine Informationsveranstaltung zum Thema „Schwere Verkehrsunfälle durch Geschwindigkeitsüberschreitung" statt. Die Schülerinnen und Schüler werden eindringlich zur Beachtung der Geschwindigkeitsbegrenzungen motiviert. Auf dem Heimweg spricht Tom mit seinem besten Freund Jan über sein Fahrverhalten.

Aufgaben

1. Übertragen Sie das Health-Belief-Modell auf ein Beispiel. Wählen Sie dazu das Fallbeispiel „Tom Bauer", oder entwerfen Sie selbst eines. Formulieren Sie zunächst die Gesundheitsüberzeugungen.
2. Stellen Sie die Diskussion der Beteiligten in einem Rollenspiel dar.

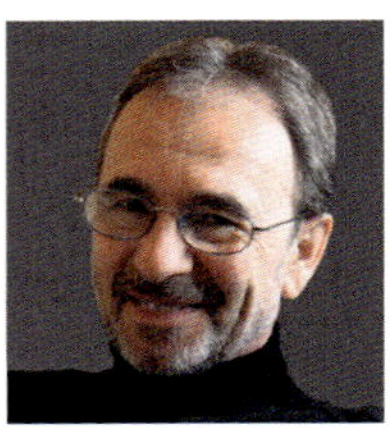

Ralf Schwarzer
(geb. 1943)
Psychologe

3.3.2 Sozial-kognitives Prozessmodell des Gesundheitsverhaltens (HAPA-Modell)

Der Psychologe Ralf Schwarzer veröffentlichte 1992 das sozial-kognitive Prozessmodell des Gesundheitsverhaltens, in Anlehnung an den englischen Namen, Health Action Process Approach, auch unter der Bezeichnung HAPA-Modell verbreitet. Es versucht, gesundheitsförderndes bzw. -schädigendes Verhalten von Menschen zu erklären und in einem gewissen Maß vorherzusagen.

Demnach verläuft eine Verhaltensänderung in zwei Phasen: einer Motivations- und Willensphase, deren Erfolg maßgeblich die Selbstwirksamkeitsüberzeugung (s. S. 66) beeinflusst.

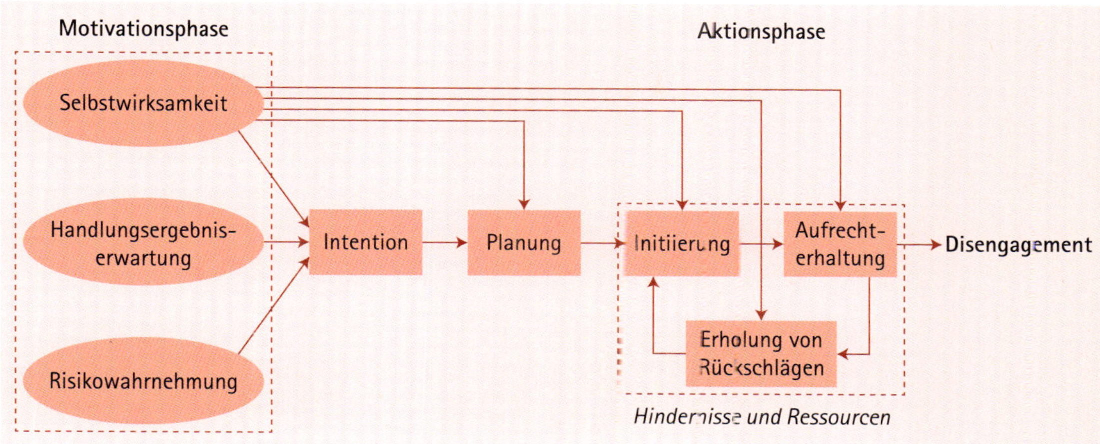

In der Motivationsphase wächst die Absicht, die Intention, das eigene Verhalten zu ändern, und zwar durch

- Selbstwirksamkeit: Wie überzeugt bin ich davon, dass es mir gelingt, das beabsichtigte Verhalten zu aktivieren, um das gewünschte Ergebnis zu erzielen?
- Handlungsergebniserwartung: Wie hoch schätze ich die Wahrscheinlichkeit ein, dass mein eigenes Handeln einen besseren Zustand als den gegenwärtigen herbeiführt?
- Risikowahrnehmung: Wie hoch schätze ich meine Gefährdung durch die Fortsetzung meines bisherigen Verhaltens bzw. durch eine Änderung meines Verhaltens ein?

Diese Intentionen beeinflussen die Verhaltenswahrscheinlichkeit etwa zu einem Viertel.

In der zweiten Phase, der Aktion, wird das beabsichtigte Verhalten zunächst geplant, initiiert, also umgesetzt, und im besten Fall auch bei Rückschlägen beibehalten.

Wenn z. B. die Intention formuliert ist, regelmäßig Sport zu treiben, beginnen Menschen im Detail zu planen, auf welche Weise das Ziel erreicht werden soll und kann, denn der genaue Weg ist zunächst nicht festgelegt. Die Rahmenbedingungen und Realisierungsmöglichkeiten der alternativen Ausführungsideen müssen untersucht werden. Für die Detailplanung spielen Selbstwirksamkeitserwartungen darüber eine Rolle, ob sich jemand in der Lage sieht, günstige Gelegenheiten, Risikosituationen oder die „besten Umstände" zu erkennen, um den Beginn des neuer Verhaltens festzulegen. Im Modell wird dieser Planungsprozess die präaktionale Phase mit seiner spezifischen Selbstwirksamkeitserwartung in Bezug auf die Aufrechterhaltung genannt; sie geht der aktionalen und der dann folgenden postaktionalen und wiederherstellenden Phase voran.

präaktional: vor einer Handlung

postaktional: nach einer Handlung

Nach der Planung und der erfolgreichen Initialisierung des neuen Verhaltens wird in der aktionalen Phase die Handlung ausgeführt und aufrechterhalten. Es findet eine ständige Handlungsausführungskontrolle statt, die eine Aufmerksamkeits- und Emotionsregelung erfordert. Das Ausmaß der Selbstwirksamkeitserwartung in Bezug auf die Aufrechterhaltung beeinflusst hier den Grad der Anstrengung und Beharrlichkeit. Zweifel an der eigenen Kompetenz bzw. Handlungsdefizite führen schneller zum Aufgeben, während optimistische Selbstwirksamkeitserwartungen auch angesichts von Hindernissen und Rückschlägen das Verfolgen des Ziels begünstigen.

In der postaktionalen Phase findet eine Handlungsbewertung statt. Erfolge und Misserfolge werden interpretiert und eine Ursachenzuschreibung wird vorgenommen. Falls der Grund für einen Misserfolg auf unangemessene Strategien oder mangelnde Vorbereitung zurückgeführt wird, kann dies unter Umständen die eigene Kompetenz steigern, wenn nämlich die Wirksamkeit verschiedener Strategien nun besser eingeschätzt werden kann.

www.leitbegriffe.bzga.de

Aufgabe

Betrachten Sie eine – gesundheitlich bedeutsame – Änderung Ihres Verhaltens, die Sie in letzter Zeit vornahmen. Identifizieren Sie die Phasen des HAPA-Modells.

3.4 Konsensuelle Definition nach Hurrelmann

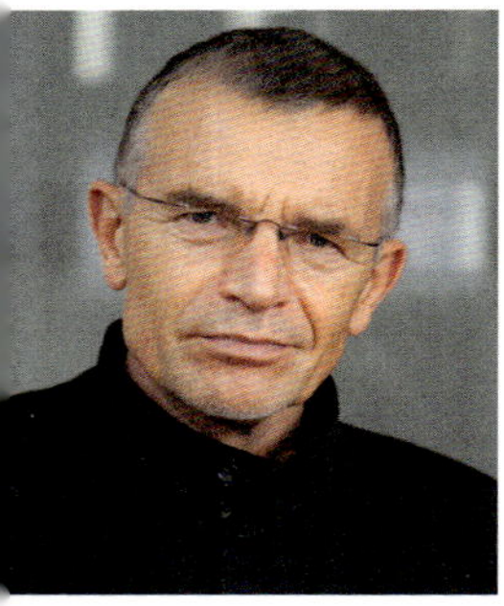

Klaus Hurrelmann (geb. 1944) Sozialwissenschaftler

Konsens: Übereinstimmung

Vor dem Hintergrund der genannten und weiterer Modelle von Gesundheit formuliert Klaus Hurrelmann Grundsätze, die als Grundlage für Definitionen von Gesundheit und Krankheit dienen können. Diese Grundsätze, Hurrelmann nennt sie Maxime, erwiesen sich in der wissenschaftlichen Diskussion als haltbar und konsensfähig:

- Gesundheit und Krankheit ergeben sich aus einem Wechselspiel von sozialen und personalen Bedingungen. Diese Bedingungen prägen das Gesundheitsverhalten.
- Die sozialen Bedingungen beeinflussen die Entfaltung der individuellen Möglichkeiten im Hinblick auf Krankheit und Gesundheit.
- Gesundheit ist das Stadium des Gleichgewichts, Krankheit das Stadium des Ungleichgewichts von Risiko- und Schutzfaktoren.
- Gesundheit und Krankheit als jeweilige Endpunkte von Gleichgewichts- und Ungleichgewichtsstadien haben eine körperliche, psychische und soziale Dimension.
- Gesundheit ist das Ergebnis einer gelungenen, Krankheit einer nicht gelungenen Bewältigung von inneren und äußeren Anforderungen.
- Persönliche Voraussetzung für Gesundheit ist eine körperbewusste, psychisch sensible und umweltorientierte Lebensführung.
- Die Bestimmung der Ausprägungen und Stadien von Gesundheit und Krankheit unterliegt einer subjektiven Bewertung.
- Fremd- und Selbsteinschätzung von Gesundheits- und Krankheitsstadien können sich unterscheiden.

nach Hurrelmann: Gesundheitssoziologie, 2006, S. 138 ff.

Hurrelmann schlägt zusammenfassend folgende Definitionen für Gesundheit und Krankheit vor, die er als konsensuelle Definition bezeichnet:

Gesundheit ist Stadium des Gleichgewichts von Risikofaktoren und Schutzfaktoren, das eintritt, wenn einem Menschen eine Bewältigung sowohl der inneren (körperlichen und psychischen) als auch äußeren (sozialen und materiellen) Anforderungen gelingt. Gesundheit ist ein Stadium, das einem Menschen Wohlbefinden und Lebensfreude vermittelt. [...]

Krankheit ist das Stadium des Ungleichgewichts von Risiko- und Schutzfaktoren, das eintritt, wenn einem Menschen eine Bewältigung von inneren (körperlichen und psychischen) und äußeren (sozialen und materiellen) Anforderungen nicht gelingt. Krankheit ist ein Stadium, das einem Menschen eine Beeinträchtigung seines Wohlbefindens und seiner Lebensfreude vermittelt. [...]

Relative Gesundheit bzw. relative Krankheit ist das Stadium eines teilweise gestörten Gleichgewichts von Risiko- und Schutzfaktoren, das eintritt, wenn einem Menschen die Bewältigung von inneren (körperlichen und psychischen) und äußeren (sozialen und materiellen) Anforderungen nur teilweise oder nur vorübergehend gelingt. Relative Gesundheit und relative Krankheit sind ein Stadium, das einem Menschen nur begrenzt Wohlbefinden und Lebensfreude ermöglicht.

Hurrelmann: Gesundheitssoziologie, 2006, S. 146

Gesundheit bedeutet demzufolge also einen lebenslangen Prozess. Menschen versuchen ihr gesamtes Leben lang – unter Nutzung und Entwicklung ihrer Ressourcen –, die vielfältigen Aufgaben, Risiken und Belastungen in ihrer Biografie, Hurrelmann nennt sie Anforderungen, möglichst erfolgreich zu bewältigen.

Zu den inneren Anforderungen zählt Hurrelmann:	Zu den äußeren Anforderungen gehören nach Hurrelmann:
genetische Veranlagung	sozioökonomische Lage
körperliche Konstitution	ökologisches Umfeld
Immunsystem	Wohnbedingungen
Nervensystem	hygienische Verhältnisse
Hormonsystem	Bildungsangebote
Persönlichkeitsstruktur	Arbeitsbedingungen
Temperament	private Lebensform
Belastbarkeit	soziale Einbindung

nach: Hurrelmann: Gesundheitssoziologie, 2006, S. 142

Die Belastungen nennt Hurrelmann Risikofaktoren, die Ressourcen bezeichnet er als Schutzfaktoren. Das Ziel dieser Bestrebungen liegt darin, Risikofaktoren zu begrenzen und Schutzfaktoren zu fördern, um Lebensfreude und Wohlbefinden zu entwickeln und aufrechtzuerhalten.

Aufgaben
1. Versuchen Sie, die konsensuelle Definition von Gesundheit und Krankheit grafisch darzustellen.
2. Überlegen Sie, in welcher Weise die – nach HURRELMANN – inneren und äußeren Anforderungen die Gesundheit eines Menschen herausfordern und beeinflussen können.
3. Vergleichen Sie die konsensuelle Definition von Gesundheit mit der Definition der WHO (s. S. 51).
4. Notieren Sie Vor- und Nachteile der in diesem Kapitel dargestellten Konzepte.
5. Stellen Sie dar, wie sich die Orientierung an unterschiedlichen Modellen a) bei professionell im Gesundheitswesen Beschäftigten, b) bei Patienten auf die Arbeit, z. B. in Ihrem Praktikum, auswirkt. Nutzen Sie eigene oder die aufgeführten Fallbeispiele.

Zusammenfassung: Konzepte und Modelle von Gesundheit

Die bekannteste Definition von Gesundheit stammt aus der Verfassung der Weltgesundheitsorganisation (WHO) 1946. Sie versteht Gesundheit als statischen Zustand und erweitert das bis dahin weitgehend auf den Körper beschränkte Verständnis auf die Seele, den Geist und das soziale Umfeld.

Das biomedizinische Krankheitsmodell beruht auf naturwissenschaftlichen Prinzipien von Ursache und Wirkung. Auf einen Auslöser hin verändert sich der Stoffwechsel, es entstehen erkennbare und charakteristische Symptome. Die Therapie beeinflusst den Krankheitsverlauf und führt bestenfalls zur Ausheilung der Krankheit.

Die Salutogenese versteht Gesundheit und Krankheit nicht als einander ausschließend, sondern als mit unterschiedlicher Ausprägung lückenlos zusammenhängend. Sie beschäftigt sich mit der Frage „Was hält den Menschen – trotz vielfältiger Gefährdungen – gesund?". Mit dieser Frage leitete sie einen grundlegenden Wechsel in der wissenschaftlichen Betrachtung von Gesundheit ein. ANTONOVSKY ermittelte das Kohärenzgefühl mit seinen Elementen Verstehbarkeit, Handhabbarkeit und Sinnhaftigkeit als entscheidende Ressource bei der Bewältigung von Krankheiten.

Im Anforderungen-Ressourcen-Modell stehen Anforderungen und Ressourcen der individuellen Innen- und Außenwelt einander gegenüber. Solange die Anforderungen keine Übermacht gewinnen, ist der Mensch gesund.

Das Health-Belief-Modell erklärt Beweggründe für gesundheitsschädigendes bzw. gesundheitsförderndes Verhalten. Es hängt ab von individuellen Gesundheitsüberzeugungen, die aus den Fragen nach Gefährdung, Gefährlichkeit, Kosten, Nutzen und Selbstwirksamkeit erwachsen.

Darauf aufbauend versucht das sozial-kognitive Prozessmodell des Gesundheitsverhaltens, das HAPA-Modell, gesundheitsförderndes bzw. -schädigendes Verhalten von Menschen in zwei Phasen zu erklären und in gewissem Maß vorherzusagen.

Auf der Grundlage verschiedener Modelle nimmt die „konsensuelle Definition" von Gesundheit die Ideen von einer relativen und subjektiven Merkmalsausprägung, von Ressourcen und Anforderungen, von inneren und äußeren Einflussfaktoren auf.

Wiederholungsfragen

1. Wie lautet die WHO-Definition von Gesundheit?
2. Welche Gesichtspunkte berücksichtigt die überwiegende Zahl der Vorstellungen von Gesundheit?
3. Welches sind die Grundannahmen und die Inhalte des biomedizinischen Krankheitsmodells?
4. Welche Kritik wird am biomedizinischen Krankheitsmodell geübt?
5. Wie stehen nach Antonovsky Gesundheit und Krankheit zueinander?
6. Welche Beobachtung veranlasste Antonovsky zu weiteren Forschungen?
7. Wie lautet Antonovskys zentrale Fragestellung?
8. Worin bestand innerhalb der Wissenschaft die Neuerung bei Antonovskys Forschungsinteresse?
9. Welche Elemente bilden das Kohärenzgefühl?
10. Welche Bedeutung hat das Kohärenzgefühl?
11. Wovon hängen nach Becker Gesundheit und Krankheit eines Menschen ab?
12. Was versteht Becker unter Anforderungen, was unter Ressourcen?
13. Was meint der Begriff „health beliefs"?
14. Welche Auswirkungen haben „health beliefs" auf das Gesundheitsverhalten eines Menschen?
15. Wie verlaufen nach dem HAPA-Modell die beiden Phasen der Verhaltensänderung?
16. Worauf liegen die Schwerpunkte in Hurrelmanns Definitionen von Gesundheit und Krankheit?

Internet

www.who.int/en	Weltgesundheitsorganisation WHO
www.euro.who.int/?language=german	Regionalbüro Europa der WHO
www.public-health.uni-bremen.de	Institut für Public Health und Pflegeforschung, Bremen
www.miph.de	MIPH Mannheim Institute of Public Health
www.biph.de	Berliner Institut für Public Health

www.fachhochschule.de/FH/Fachhochschule/Deutschland/Pflege-Gesundheit
FH-Studiengänge Pflege

www.gesundheitsfoerdernde-hochschulen.de
Arbeitskreis gesundheitsfördernde Hochschulen

www.uni-heidelberg.de/studium/interesse/faecher/pflegewiss.html
Pflegewissenschaft Universität Heidelberg

www.pflege.uni-bremen.de
Pflegewissenschaft Universität Bremen

www.uni-wh.de/studium/fort-und-weiterbildung/pflege
Pflege Universität Witten/Herdecke

www.leitbegriffe.bzga.de
Bundeszentrale für gesundheitliche Aufklärung

4 Grundlagen gesundheitswissenschaftlicher Forschung

Häufigste Todesursache:

40 Prozent der Deutschen sterben an Herz-Kreislauf-Leiden

Wiesbaden – Herz-Kreislauf-Erkrankungen sind in Deutschland Todesursache Nummer eins. 40,2 Prozent der Todesfälle in der Bevölkerung, so teilte das Statistische Bundesamt in Wiesbaden am Donnerstag mit, traten 2011 infolge einer Herz-Kreislauf-Erkrankung auf. Das sind rund 342.000 Menschen, darunter 145.500 Männer und 196.000 Frauen. …

Spiegel Online, 06.12.2012

Bundesrepublik:

Lebenserwartung in Deutschland steigt auf Rekord

Wiesbaden – Die Lebenserwartung in Deutschland ist erneut gestiegen. Kinder, die jetzt zur Welt kommen, werden im Durchschnitt zwei bis drei Monate später sterben als Kinder, die zwei Jahre früher geboren wurden. Neugeborene Jungen werden nach Angaben des Statistischen Bundesamts durchschnittlich 77 Jahre und 9 Monate alt. Neugeborene Mädchen können damit rechnen, 82 Jahre und 9 Monate lang zu leben.

Die Statistiker beziehen sich auf die sogenannten Periodensterbetafeln. Sie basieren auf den Daten von Gestorbenen und der Durchschnittsbevölkerung der jeweils letzten drei Jahre. Für die am Dienstag in Wiesbaden veröffentlichte Statistik hat das Bundesamt die Sterbetafel der Jahre 2008 bis 2010 mit der von 2009 bis 2011 verglichen.

Daraus lässt sich auch ablesen, dass statistisch gesehen jeder zweite Mann in Deutschland wenigstens 80 Jahre alt wird und jede zweite Frau ihren 85. Geburtstag erleben wird. Denn auch für ältere Menschen hat die verbleibende Lebenserwartung weiter zugenommen: 65-jährigen Männern bleiben durchschnittlich weitere 17 Jahre und 6 Monate. Frauen können zu Beginn des Rentenalters damit rechnen, noch 20 Jahre und 8 Monate zu leben.

Spiegel online, 02.10.2012

Kennen Sie Risikofaktoren für den Plötzlichen Säuglingstod?

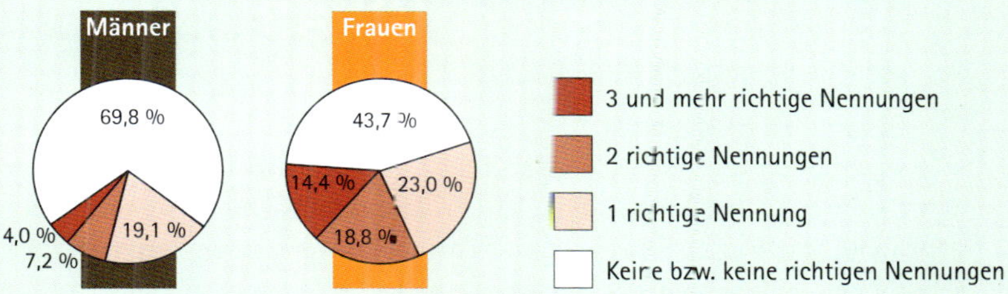

nach: Landeszentrum Gesundheit Nordrhein-Westfalen unter www.lzg.gc.nrw.de

Aufgaben

1. Notieren Sie die Gedanken, die Sie mit den Begriffen „Forschung“, „Zahlen“, „Statistik“ verbinden.
2. Beschreiben Sie die abgebildeten Zeitungsausschnitte.
   Überlegen Sie, ob Ihnen ein Zusammenhang zum Thema Statistik einfällt, und beschreiben Sie ihn.
3. Welche Vorteile hat es, Daten zu gesundheitswissenschaftlichen Fragen zu sammeln und auszuwerten?

Alle Wissenschaftszweige beschäftigen sich damit, Wissen über ihr Fachgebiet zu erwerben und auszuwerten, um

- Sachverhalte zu erkennen und zu beschreiben,
- Zusammenhänge zu ermitteln,
- Einflussfaktoren zu identifizieren,
- Veränderungen zu analysieren,
- Entwicklungen mit einer gewissen Wahrscheinlichkeit vorauszusagen und
- Maßnahmen zu deren Beeinflussung zu entwerfen.

Nicht anders verhält es sich bei den Gesundheitswissenschaften.

Gesundheit ist nicht allein eine private und individuelle, sondern auch eine öffentliche Angelegenheit. Die Aufgabe der Gesundheitswissenschaften ist es, die gesundheitliche Lage der Bevölkerung zu erfassen und zu beschreiben, vielfältige Einflussfaktoren auf die Gesundheit von Menschen zu erkennen und ihr Zusammenwirken zu erklären. Auf dieser Grundlage lassen sich Prognosen über mögliche Verbesserungen oder Verschlechterungen der gesundheitlichen Lage treffen. Maßnahmen zur Verbesserung der gesundheitlichen Lage können auf dieser Datenbasis entwickelt und gegebenenfalls in ihrer Wirkung erprobt und überprüft werden.

Prognose: Voraussage, Vorhersage

Für die Gesundheitswissenschaften stehen neben den biologisch-medizinischen Zusammenhängen das Verhalten von Menschen, ihre Situation und ihre Motive, im Blickfeld des Interesses. Die Gesundheitswissenschaften erforschen Lebensumstände und Lebensweisen der Bevölkerung und deren Folgen für die individuelle und gesellschaftliche gesundheitliche Lage.

Gesundheit lässt sich nicht messen wie Temperatur oder Zeit. Das Verhalten von Menschen unterliegt nicht den Naturgesetzen, sondern folgt anderen Gesetzmäßigkeiten. Bei ihrer Erforschung spielen naturwissenschaftliche Forschungsmethoden kaum eine Rolle; stattdessen bewähren sich sozial- und geisteswissenschaftliche Forschungsmethoden. Eine verbreitete Forschungsmethode für gesundheitswissenschaftliche Fragestellungen ist die empirische Sozialforschung. Hierunter versteht man die durch Erfahrung gewonnenen Kenntnisse über soziale Gegebenheiten und Zusammenhänge.

empirisch: durch Erfahrung gewonnen

empirische Sozialforschung: Erforschen/Gewinnen und Auswerten von Daten, die Einstellungen und Verhaltensweisen von einzelnen Menschen und Gruppen betreffen

Die Ergebnisse der empirischen Sozialforschung werden oft als Datensätze in Form von Tabellen oder vielgestaltigen Diagrammen veröffentlicht.

Verteilung der Bevölkerung nach ihrem Rauchverhalten in Prozent

	Nichtraucher	Raucher
15 Jahre und älter	74,3	25,7
15 bis unter 20 Jahre	82,5	17,5
20 bis unter 25 Jahre	63,6	36,4
25 bis unter 30 Jahre	61,6	38,4
30 bis unter 35 Jahre	64,6	35,4
35 bis unter 40 Jahre	66,5	33,5
40 bis unter 45 Jahre	65,6	34,4
45 bis unter 50 Jahre	65,0	35,0
50 bis unter 55 Jahre	67,5	32,5
55 bis unter 60 Jahre	73,6	26,4
60 bis unter 65 Jahre	79,3	20,7
65 bis unter 70 Jahre	86,1	13,9
70 bis unter 75 Jahre	90,6	9,4
75 Jahre und älter	94,7	5,3

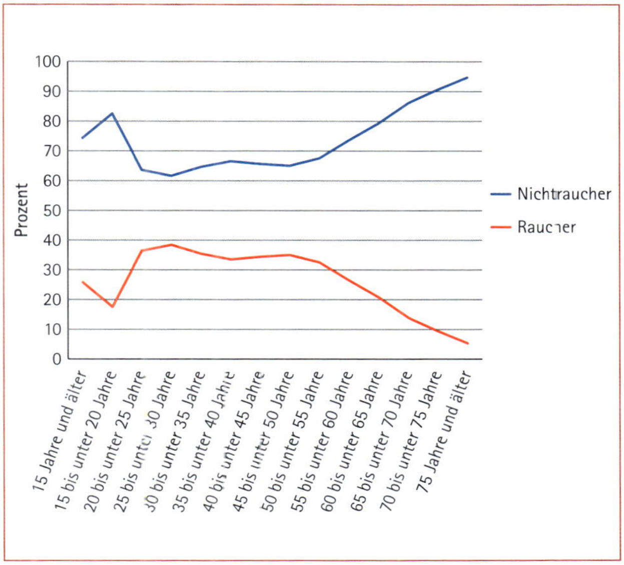

Beispiel für Darstellung von Forschungsergebnissen als Tabelle und als Grafik. nach: destatis.de

4.1 Empirische Sozialforschung

Die empirische Sozialforschung erfasst soziale Tatbestände. Dazu gehören

- Erfahrungen,
- Einstellungen,
- Werturteile,
- Absichten und
- beobachtbares Verhalten.

Die Erhebung dieser Daten geschieht erfahrungsbezogen und systematisch, also geordnet und anerkannten Regeln folgend. In einem weiteren Schritt analysiert und deutet die Sozialforschung die gewonnenen Daten.

4.1.1 Grundlagen der empirischen Sozialforschung

Jeder Mensch verfügt – unabhängig von einer Forschungstätigkeit – über eigene Erfahrungen von sozialen Zusammenhängen. Somit besteht eine Gefahr bei der Sozialforschung darin, dass möglicherweise persönliche Erfahrungen als allgemeingültig eingeschätzt werden. Damit würden aber nur Teile der Realität abgebildet, und ein großer Teil der Wirklichkeit bliebe unberücksichtigt. Dies entspricht jedoch nicht dem wissenschaftlichen Anspruch auf Vollständigkeit. Um die erforschten Informationen nutzen zu können, müssen sie strenge wissenschaftliche Anforderungen erfüllen.

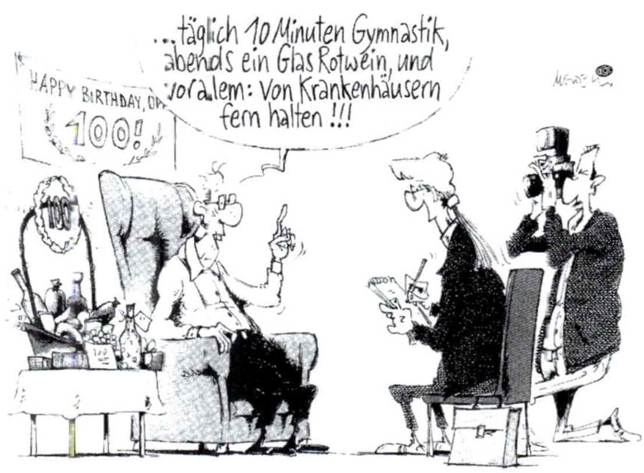
... täglich 10 Minuten Gymnastik, abends ein Glas Rotwein, und vor allem: Von Krankenhäusern fern halten !!!
HAPPY BIRTHDAY, OPA
100

Prinzipien der empirischen Sozialforschung

Dazu vereinbarte man verschiedene Grundsätze für die empirische Sozialforschung. Im Einzelnen handelt es sich bei diesen Prinzipien um die Objektivität, die Reliabilität und die Validität. Sie gelten für den gesamten Verlauf des Forschungsprozesses (vgl. Kap. 4.4). Für die Phase der Datenerhebung haben sie folgende Bedeutung:

- **Objektivität – Unabhängigkeit von persönlichen Eindrücken und Bewertungen:** Die Informationen müssen unabhängig vom Betrachter sein. Das heißt, verschiedene Betrachter müssen bei der Beobachtung desselben Sachverhaltes zum selben Ergebnis gelangen.
- **Reliabilität – Zuverlässigkeit:** Die Ergebnisse dürfen keine Einzelfälle bzw. Ausnahmen sein, sondern müssen sich zuverlässig unter vergleichbaren Bedingungen wiederholen.
- **Validität – inhaltliche Gültigkeit:** Die Ergebnisse lassen tatsächlich einen Rückschluss auf das dahinterstehende Verhalten zu. Sie messen das im Mittelpunkt stehende Verhalten und nicht andere Einflussfaktoren, z. B. bei einem äußerst kompliziert formulierten Fragebogen eher die Sprachkenntnis als beispielsweise die erfragten Essgewohnheiten oder im folgenden Beispiel die finanzielle Situation von Schülerinnen und Schülern.

Beispiel: Eine Schülergruppe beabsichtigt, die Vorlieben der Schülerschaft bei der Auswahl des Pausenfrühstücks an ihrer Schule zu erforschen. Um aussagekräftige Ergebnisse zu gewinnen, müssen auch hier die Kriterien Objektivität, Reliabilität und Validität berücksichtigt werden.

Prinzip der empirischen Sozialforschung im Forschungsprozess		
Prinzip	**ist nicht erfüllt**	**ist erfüllt**
Objektivität	Untersucher gehen in den Pausen über den Schulhof und beobachten, ob sie mehr Butterbrote und Obst als Süßigkeiten sehen, und tragen anschließend ihre subjektiven Eindrücke zusammen.	Mehrere Untersucher zählen die am Schulkiosk verkauften Portionen von Müsli, Brötchen, Obst und Süßigkeiten. Sie kommen zu demselben Ergebnis.
Reliabilität	Am Tag der Untersuchung ist der Hausmeister krank, und es können nur wenige belegte Brötchen vorbereitet und damit verkauft werden. Das Ergebnis der Zählung ist nicht auf andere Tage übertragbar.	Die Untersuchung wird an unterschiedlichen Wochentagen wiederholt. Es wird darauf geachtet, dass nur Tage ohne besondere Rahmenbedingungen, z. B. Waffelverkauf durch Schüler, ausgewählt werden.
Validität	Die Lebensmittel werden an unterschiedlichen Orten angeboten: Süßigkeiten in einem Automaten auf dem Schulhof, Milchprodukte, Obst und Brötchen am Kiosk im Keller des Schulgebäudes. Der Keller wird von den Schülerinnen und Schülern nur ungern aufgesucht.	Alle für die Untersuchung interessanten Lebensmittel werden am selben Ort angeboten.

Vorurteilsfreiheit

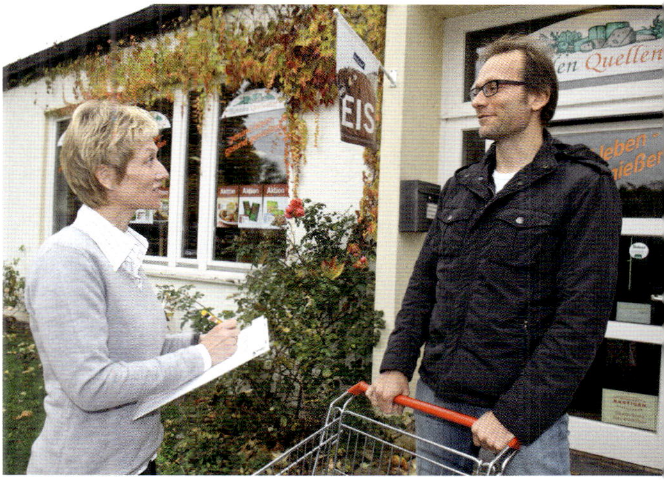

Eine weitere Voraussetzung für aussagekräftige Ergebnisse der Sozialforschung bezieht sich auf den Entwurf des gesamten Forschungsprojektes, das Forschungsdesign. Es sollte möglichst unvoreingenommen und vorurteilsfrei sein. Das heißt, das Forschungsvorhaben muss so geplant und angelegt werden, dass das Ergebnis nicht schon vorhersehbar ist.

Beispiel: Ein Getränkehersteller will die Akzeptanz seines neuen Fitness-Drinks bei den Kunden sowie deren Trinkverhalten erforschen. Es wird ein Fragensatz zu den Trinkgewohnheiten der Kunden eines Supermarktes entworfen. Diese Fragen werden am Ausgang des Geschäfts allerdings nur denjenigen Kunden gestellt, in deren Einkaufswagen sich der Fitness-Drink befindet. In der Veröffentlichung des Ergebnisses heißt es dann: „98 % der Supermarktkunden kennen unseren Fitness-Drink; 80 % mögen ihn gern, und 57 % kaufen ihn regelmäßig."

4.1.2 Bedeutung der Prinzipien der Sozialforschung

Zahlreiche Forschungsergebnisse ziehen beträchtliche wirtschaftliche Folgen nach sich. Sie reichen von veränderten Werbestrategien bis hin zum Abbruch oder Ausbau ganzer Forschungsprojekte.

Nachlässige Forschungsarbeit, z. B. Ungenauigkeiten bei der Formulierung der Fragen eines Fragebogens oder bei der Zusammenstellung der Stichprobe, birgt die Gefahr, dass die Untersuchung zu verfälschten Ergebnissen führt – verbunden mit hohem finanziellem Schaden. Um diese Gefahr von vornherein auszuschließen, werden die Prinzipien Objektivität, Reliabilität und Validität in der Sozialforschung sorgfältig beachtet.

Aufgaben

1. Entwerfen Sie eine Tabelle mit den Grundsätzen der empirischen Sozialforschung für folgendes Beispiel:
   Eine Schülergruppe beabsichtigt, die Art und den Umfang von Bewegungsaktivitäten auf dem Pausenhof einer Grundschule zu erforschen.
2. Führen Sie in Ihrer und einer anderen Klasse – nicht in Ihrer Parallelklasse! – eine Blitzumfrage zu einem selbst gewählten oder dem folgenden Thema durch: „Welche Menge gesüßter Getränke (Limonade, Cola usw.) hast du gestern getrunken?"
   Vergleichen Sie die Ergebnisse der verschiedenen Stichproben.

4.2 Methoden der empirischen Sozialforschung

4.2.1 Stichprobe

Da es technisch und finanziell kaum möglich ist, eine Erhebung bei allen in Betracht kommenden Menschen durchzuführen, beschränkt man sich auf Stichproben. Für die Auswahl der Stichprobe gibt es verschiedene Möglichkeiten mit jeweils eigenen Kriterien:

Es gibt Stichproben, die nicht nach dem Zufallsprinzip erhoben werden; sie haben keine allgemeine Aussagekraft und sind daher nicht repräsentativ.

Bei den Zufallsstichproben gibt es die Möglichkeit einer einfachen Zufallsauswahl, z. B. alle Kunden eines Supermarktes innerhalb eines bestimmten Zeitraums.

Sollen die ausgewählten Personen in ihrer Gesamtheit möglichst genau die Bandbreite und die Verteilung von Eigenschaften abbilden, die der gesamten Gruppe entspricht, über welche eine Aussage getroffen werden soll, so gelten besondere Bedingungen für die Zusammenstellung der Stichprobe, z. B. bezüglich der Geschlechterverteilung. Eine solche Stichprobe gilt dann als repräsentativ.

Wenn die Erkenntnisse, z. B. über das Ernährungsverhalten in den Unterrichtspausen, eine allgemeingültige Aussagekraft haben sollen, reicht die Untersuchung einer einzigen Schule in aller Regel nicht aus. Denn möglicherweise unterscheidet sich das Verhalten von Schülerinnen und Schülern in Abhängigkeit von Alter, Geschlecht oder Lage der Schule. Um dem wissenschaftlichen Anspruch zu genügen, müssten für eine wissenschaftliche Studie mehrere Schulen untersucht werden.

So ist beispielsweise bei der Betrachtung aller Schülerinnen und Schüler auf die Alters- und Geschlechterverteilung zu achten. Wie sehr sich das Ernährungsverhalten zwischen den Altersgruppen und Geschlechtern unterscheiden kann, zeigt die folgende Tabelle aus der Studie „Gesundheit in Deutschland aktuell 2009".

Verzehr von Obst nach Altersgruppen und Geschlecht (m/w)								
Alter (Jahre)	**18–29**		**30–44**		**45–64**		**Ab 65**	
Geschlecht	**m**	**w**	**m**	**w**	**m**	**w**	**m**	**w**
Jeden Tag	38,6	59,4	43,9	63,9	55,4	73,3	71,5	83,4
Mindestens einmal pro Woche	46,8	31,5	43,5	27,9	34,6	20,9	23,1	12,9
Seltener als einmal pro Woche	12,5	7,9	11,0	6,5	8,5	4,2	3,6	2,1
Nie	2,1	1,2	1,6	1,6	1,5	1,5	1,8	1,6

nach: rki.de

Bei einigen Untersuchungen weisen die Ergebnisse auch die Größe der zugrunde liegenden Stichprobe aus; sie wird in den Erläuterungen mit „n = ..." angegeben (s. S. 64). Mit steigendem „n" verbessert sich auch die Aussagekraft einer Stichprobe. Jedoch hat sich gezeigt, dass ab einer gewissen Grenze keine weitere Verbesserung der Aussagekraft zu erreichen ist.

Der Vergleich zweier Gruppen birgt immer das Problem, dass nie zwei identische Gruppen gefunden oder zusammengestellt werden können, denn die Lebensverläufe wie auch die biologischen Eigenschaften von Menschen weisen große Unterschiede auf: So lässt sich zwar die Pausenverpflegung zweier Schulen vergleichen; ohne Berücksichtigung der unterschiedlichen Einflussgrößen, z. B. Alter der Kinder, Angebote am Schulkiosk usw., bleiben die Ergebnisse allerdings kaum interpretierbar. Um dennoch eine Vergleichbarkeit herzustellen, ermöglichen statistische Verfahren, z. B. die Standardisierung, in solchen Fällen eine Umformung der Daten.

Die empirische Sozialforschung verfügt über verschiedene Methoden. Einige werden auch in den Gesundheitswissenschaften genutzt, beispielsweise die Beobachtung, das Experiment und die Befragung.

4.2.2 Beobachtung

Beobachtung von Verhalten findet ohne größeren Einsatz auch im Alltag und ohne ausgewiesenes Forschungsinteresse statt. Beobachtung zu Forschungszwecken dagegen ist aufwändig, denn es müssen Menschen genau an denjenigen Orten aufgesucht werden, an denen sie das zu beobachtende Verhalten tatsächlich ausüben. Zur praktischen Umsetzung stehen verschiedene Möglichkeiten für eine Beobachtung zur Verfügung.

Die Beobachtung bietet den Vorteil, etwas über das tatsächliche Verhalten von Menschen zu erfahren. Es stellte sich nämlich heraus, dass Menschen bei einer Befragung ihr Verhalten nicht korrekt einschätzen können oder möchten. So unterscheidet sich der tatsächliche Alkoholkonsum, z. B. bei einem Fest, nicht selten von dem, den die Gäste in einer Befragung angeben.

Beim Entwurf einer Beobachtung ist zu bedenken, ob die Beobachtung verdeckt oder offen erfolgen soll, denn es ist nicht auszuschließen, dass der Beobachter durch seine Anwesenheit das Verhalten von Menschen beeinflusst.

Beispiel: In einem Unternehmen wird eine Untersuchung zur Gesundheitsförderung am Arbeitsplatz durchgeführt und in diesem Zusammenhang auch die Nutzung des Fahrstuhles mit der der Treppe verglichen. Um ein positives Bild abzugeben, könnten sich einige Mitarbeiter motiviert fühlen, während der Untersuchungszeit die Treppen zu steigen, obwohl sie im normalen Alltag gern den Fahrstuhl nutzen.

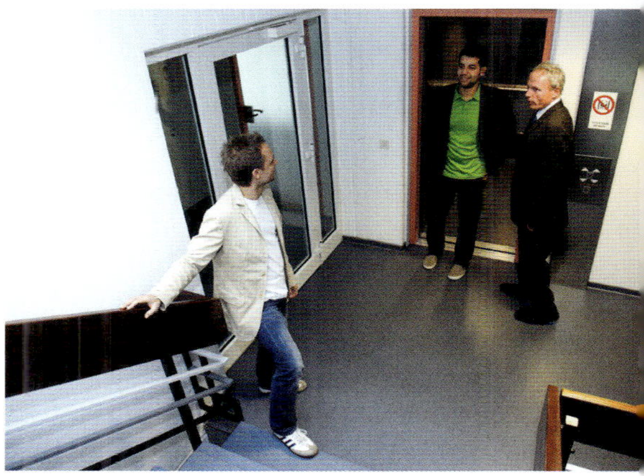

Weiterhin ist zu entscheiden, ob sich der Beobachter in die Gruppe der zu beobachtenden Menschen hineinbegibt oder außerhalb bleibt. Eine Beobachtung von außen erweist sich oft als genauer; allerdings zeigt die Gruppe nicht zwangsläufig das zu beobachtende Verhalten.

Dies gilt auch bei der Forschungsfrage zur Nutzung des Fahrstuhls. Angenommen, nicht teilnehmende Beobachter protokollieren an Treppenaufgängen und Fahrstuhltüren die jeweilige Nutzung: Allein die Anwesenheit wird einige Mitarbeiter zu einem ihrer Meinung nach erwünschten Verhalten während der Untersuchungszeit motivieren. Sind die Untersucher jedoch in die Arbeitsprozesse eingebunden und begleiten sie die Mitarbeiter oder übernehmen evtl. kleinere Aufgaben für das Unternehmen, beeinflussen sie das Verhalten des Personals weit weniger.

4.2.3 Experiment

Während die Beobachtung im natürlichen Lebensumfeld geschieht, findet ein Experiment zumeist unter künstlich herbeigeführten Bedingungen statt.

Das Experiment bietet eine Möglichkeit, Ursache-Wirkungs-Zusammenhänge zu erforschen.

Mithilfe eines Experiments kann untersucht werden, inwieweit eine unabhängige Einflussgröße, z. B. der Inhalt von Werbespots, das Verhalten, z. B. das Essverhalten während des Fernsehens, verändert. Oft werden für ein Experiment zwei oder mehr Gruppen gebildet: Bei einer Gruppe, der Kontrollgruppe, werden die Einflussgrößen keiner Veränderung unterzogen. Bei den Versuchsgruppen variiert man die Einflussgrößen gezielt oder setzt unterschiedliche Einflussgrößen ein. Der Vergleich des Verhaltens zeigt die Auswirkung und Bedeutung der Einflussgröße.

variieren: geringfügig ändern, abwandeln

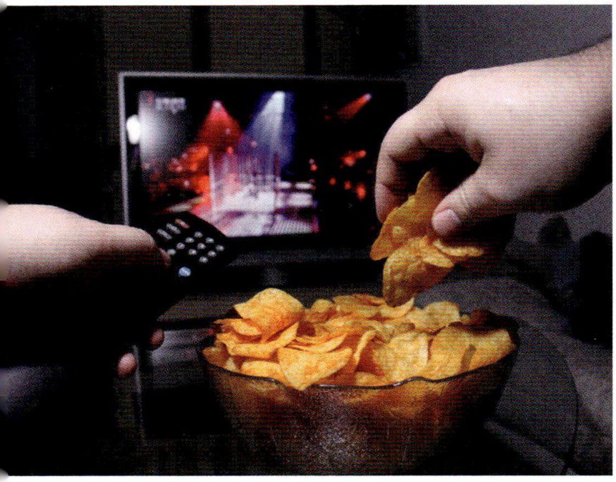

Beispiel: Es wird experimentell untersucht, ob in TV-Sendungen eingestreute Werbespots den Konsum der beworbenen Lebensmittel beeinflussen. Dazu zeigt man den Versuchsgruppen Fernsehsendungen mit eingestreuten Werbefilmen für bestimmte Lebensmittel. Gleichzeitig stellt man für die Versuchspersonen ein Lebensmittelangebot zur freien Verfügung bereit. Man kann nun Inhalt, Länge, Häufigkeit und Vielfalt der Werbespots gezielt variieren. Anschließend stellt man fest, ob und wie sich das Ernährungsverhalten ändert: ob Menschen bei ihrer ohnehin bevorzugten Nascherei bleiben, ob sie zu den beworbenen Marken oder auch zu ähnlichen Lebensmitteln greifen. Nebenbei lässt sich auf diese Weise die Effektivität unterschiedlicher Werbestrategien beurteilen.

4.2.4 Befragung

Mithilfe einer Befragung können soziale Daten im Bereich der Einstellungen, Meinungen, Befindlichkeiten und Erfahrungen erhoben werden. Die Befragung kann mündlich im Rahmen eines Interviews oder schriftlich mittels eines Fragebogens erfolgen. Einige Interviews bzw. Fragebögen lassen frei formulierte Antworten zu; andere hingegen bieten die Auswahl zwischen vorgegebenen Antworten an.

Beim Entwurf eines Interviewleitfadens bzw. eines Fragebogens lassen sich Entscheidungsfragen mit den Antwortmöglichkeiten „ja", „nein" und „weiß nicht" von jenen unterscheiden, die eine Zuordnung innerhalb einer Abstufung zwischen „viel" oder „wenig" erfordern. Offene Fragen mit freier Antwortmöglichkeit bergen das Risiko, dass Antworten schwer einzuordnen sind. In jedem Fall sollte der Fragebogen klar, kurz, übersichtlich und ohne fremde Hilfe verständlich sein.

Es erweist sich als hilfreich, auf sehr allgemeine Fragen zu verzichten. Besser ist es, sie an konkretes Verhalten der Befragten zu koppeln.

Beispiel: Im Rahmen eines Forschungsprojekts soll die körperliche Aktivität verschiedener Personengruppen erfasst werden. Auf die Frage „Sind Sie körperlich aktiv?" erhält man voraussichtlich wenig präzise Antworten. Die Frage: „An wie vielen Tagen in der Woche sind Sie körperlich so aktiv, dass Sie ins Schwitzen oder außer Atem geraten?" liefert dagegen aufschlussreichere Ergebnisse.

Körperliche Aktivität nach Altersgruppen und Geschlecht (m/w)

Alter (Jahre)	18–29		30–44		45–64		Ab 65	
Geschlecht	m	w	m	w	m	w	m	w
Weniger als 2,5 Std. pro Woche	39,6	56,1	51,7	57,9	56,9	58,9	65,3	72,8
Mehr als 2,5 Std./Woche körperlich aktiv an weniger als 5 Tagen	32	22,5	21,4	18,3	21	18,9	18,9	14,3
Mindestens 5 Mal/Woche mind. 30 Minuten körperlich aktiv	28,4	21,4	26,9	23,3	22	22,3	15,8	12,9

nach: Robert Koch-Institut unter www.gbe-bund.de

Robert Koch-Institut (RKI): zentrale Einrichtung der Bundesregierung auf dem Gebiet der Krankheitsüberwachung, Prävention und Gesundheitsberichterstattung

Die Befragung stellt eine weitverbreitete, weil relativ einfach durchzuführende Methode dar. Darüber hinaus zeigen sich viele Menschen gerne bereit, einen Fragebogen von geringem Umfang auszufüllen oder einem Interviewer am Telefon oder in der Fußgängerzone einige kurze Fragen zu beantworten.

Eine groß angelegte Befragung wird auch Survey genannt. So führt das Robert Koch-Institut des Bundesministeriums für Gesundheit fortlaufend umfangreiche Gesundheitssurveys durch. Im Jahr 1998 veröffentlichte es die Ergebnisse des Bundes-Gesundheitssurveys BGS98, in den Jahren 2003 bis 2006 wurden die Daten für den Kinder-Gesundheitssurvey KIGGS (s. S. 86) erhoben. Im Jahr 2009 folgte ein weiterer Survey mit dem Titel „Gesundheit in Deutschland aktuell" – GEDA. Speziell die gesundheitliche Situation Erwachsener untersucht die Studie DEGS1 – Studie zur Gesundheit Erwachsener in Deutschland. Ihre Daten wurden 2008 bis 2011 erhoben und von 2012 an veröffentlicht. Eine erneute Erhebung für die DEGS2-Studie ist für 2014 geplant.

Aufgaben

1. Überlegen Sie, ob Sie schon einmal an einer Beobachtung, einer Befragung, einem Experiment teilgenommen haben. Berichten Sie von Ihren Erfahrungen.
2. Formulieren Sie eine gesundheitswissenschaftliche Forschungsfrage und ordnen Sie ihr eine geeignete Methode zur Erhebung von Daten zu.
3. Beurteilen Sie die Aussagekraft des Ergebnisses der Befragung nach dem Obstverzehr (s. S. 76), wenn die Zahl der Befragten pro Altersgruppe jeden Tag, einmal pro Woche, seltener als einmal pro Woche oder nie Obst isst.
4. Überlegen Sie, inwieweit die Stichprobengröße in der Tabelle auf S. 64 die Aussagekraft des Ergebnisses beeinflusst. Diskutieren Sie Ihre Ergebnisse.

4.3 Aufbereitung und Auswertung der Daten

Die gewonnenen Daten werden erfasst, ausgezählt und vor dem Hintergrund der Forschungsfrage systematisch aufbereitet.

Zunächst werden die Untersuchungsergebnisse nur beschrieben und ggf. zu Tabellen oder grafischen Darstellungen, z. B. Kurven oder Säulendiagrammen, verdichtet:

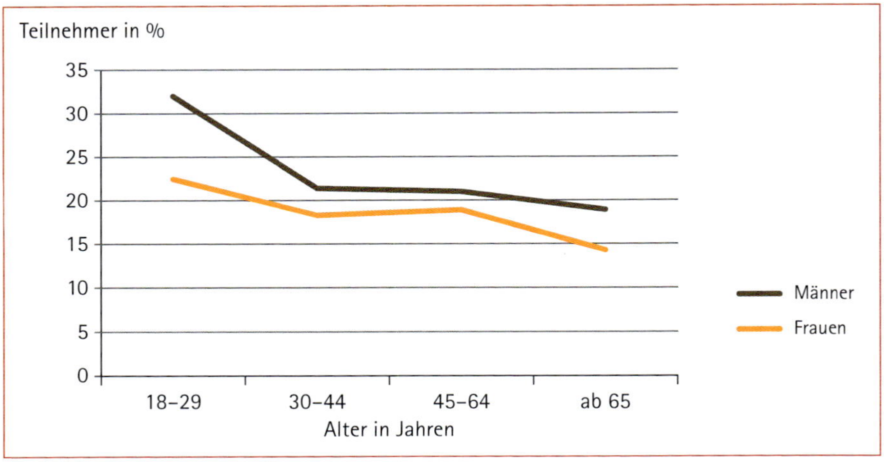

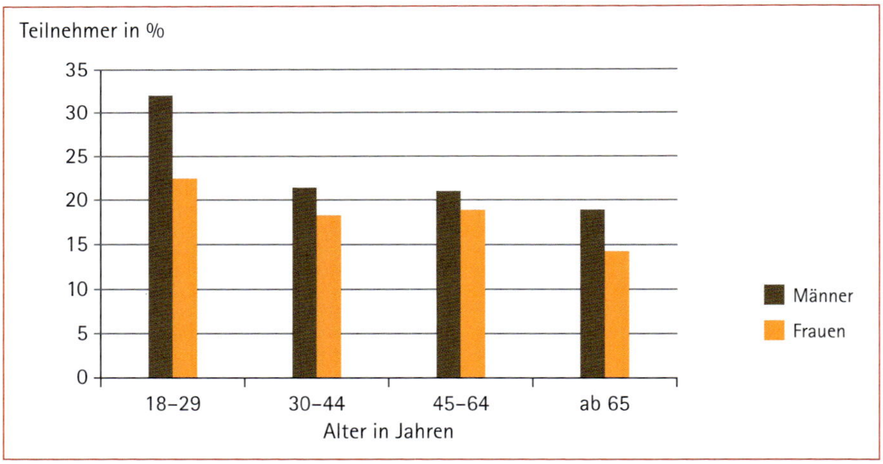

Anteil der Männer und Frauen in verschiedenen Altersgruppen, die wöchentlich mehr als 2,5 Stunden Sport treiben, s. S. 81

Zentrale Kennzahlen sind Mittelwert, also der Durchschnitt, Minimum und Maximum. Die Standardabweichung sagt aus, wie eng sich alle gemessenen Werte um den Mittelwert verteilen.

Neben der beschreibenden – deskriptiven – Statistik verfügt die Mathematik über das Teilgebiet der schließenden – induktiven – Statistik. Vor dem Hintergrund der Wahrscheinlichkeitstheorie dienen mathematische Schätzverfahren dem Vergleich mit zufällig eintretenden Ergebnissen und der Entwicklung von Prognosen.

So lässt sich mithilfe statistischer Verfahren nachweisen, ob das Ergebnis einer Stichprobe mit einer festzusetzenden Irrtumswahrscheinlichkeit auch bei allen in Betracht kommenden Menschen zutrifft. Dazu werden die konkret ermittelten Daten mit allgemeingültigen Verteilungshäufigkeiten, sogenannten Prüfverteilungen, verglichen.

Auf diese Weise wird ermittelt, ob sich die gewonnenen Daten auch zufällig, z. B. durch Würfeln, ergeben hätten. In diesem Fall wären sie weit weniger aussagekräftig als Ergebnisse, die von einer zufälligen Verteilung deutlich abweichen.

Anschließend folgt die Deutung der Daten vor dem Hintergrund der eingangs formulierten Forschungsfrage bzw. der Hypothese. Die Interpretation der Daten liefert gleichzeitig die Grundlage für die Beantwortung der Forschungsfrage und/oder eröffnet den Blick auf noch ungeklärte, in einem neuen Vorhaben näher zu untersuchende Fragen.

4.4 Ablauf eines Forschungsprojekts

Am Beginn eines Forschungsvorhabens steht immer eine übergreifende Forschungsfrage. Ihr können verschiedene Voraussetzungen zugrunde liegen:

- Fortlaufend gesammelte und ausgewertete Daten zeigen besondere Auffälligkeiten und werfen Fragen auf.
- Aktuelle Ereignisse, z. B. eine Meldung in den Medien oder eine persönliche Beobachtung, wecken Interesse. Infolge des Interesses werden relevante Daten gesammelt.

Der Ablauf eines Forschungsprozesses gliedert sich in acht Schritte:

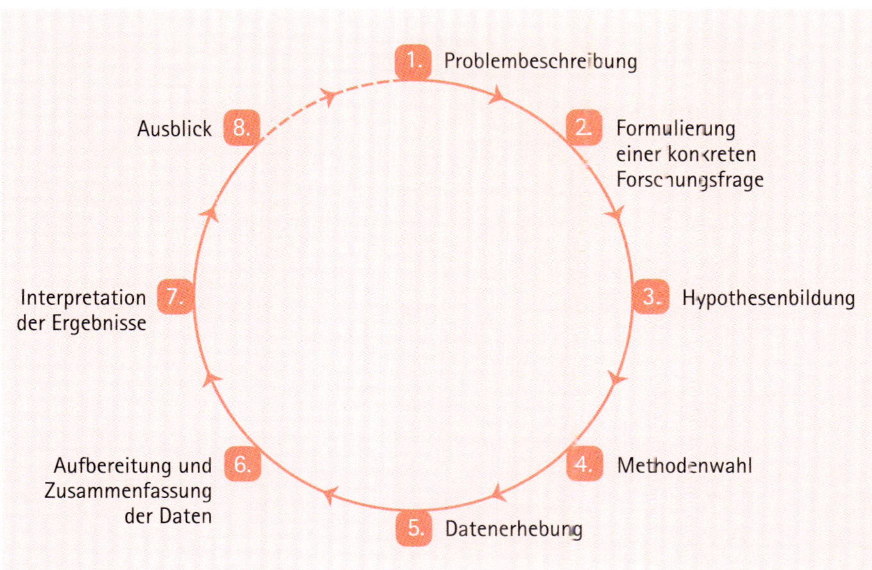

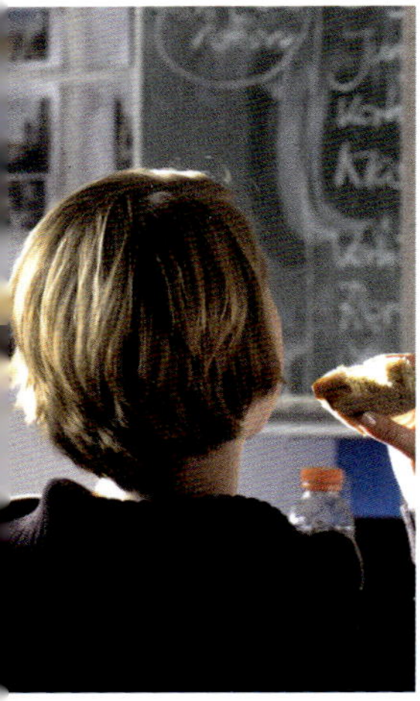

ZMP: Zentrale Markt- und Preisberichtstelle für Erzeugnisse der Land-, Forst- und Ernährungswirtschaft GmbH

1. Problembeschreibung

Seit einiger Zeit fallen den Schülerinnen und Schülern der Klasse 11-1 in den Klassenräumen vermehrt Mülleimer auf, die vor Süßigkeitenverpackungen überquellen. Daneben berichtet die Tageszeitung verstärkt über die Schulverpflegung – etwa so:

Pausen-Power: So frühstücken Deutschlands Kids in der Schule

Mehr als zwei Drittel aller Kinder bringen ihr Pausenfrühstück von zu Hause mit!

Deutschlands Schulkinder ernähren sich laut einer aktuellen Umfrage gesünder als weithin angenommen, zumindest gilt das für Pausenbrot und Schulvesper: 69 % bringen sich ihre Pausenmahlzeit von zu Hause mit. Und wie sieht dieses Schulfrühstück aus? Bei 90 % sind Brot oder Brötchen die Grundlage für „Pausen-Power". Mit Abstand führen herzhafte Beläge, bei Mädchen ist Käse mit 39 % der Renner, bei den Jungen liegen dagegen Wurst und Schinken vorn (41 %). Lediglich bei 13 % gibt's einen süßen Brotaufstrich. 44 % der Schulkinder nehmen für die Pause Obst und/oder Gemüse mit, nur 20 % dagegen Süßigkeiten. Das hat eine Repräsentativbefragung zur Schulverpflegung in Deutschland ergeben, die im Auftrag der ZMP-Marktforschung durchgeführt wurde.

GMF Vereinigung Getreide-, Markt- und Ernährungsforschung unter www.openpr.de

Dies nehmen die Schülerinnen und Schüler der Klasse 11-1 zum Anlass, die Pausenernährung an ihrer Schule zu untersuchen. Gegebenenfalls möchten sie in einem zweiten Schritt darauf aufbauend Möglichkeiten für den Genuss gesunder Pausenverpflegung in ihrer Schule entwerfen.

2. Formulierung einer konkreten Forschungsfrage

Um mehr über das Thema Pausenverpflegung zu erfahren, werden Informationen zusammengetragen, z. B. Ergebnisse bereits durchgeführter Studien. Außerdem verständigen sich die Schülerinnen und Schüler über fachliche Grundlagen.

Für dieses Beispiel könnte die Klasse sich Hintergrundwissen zu der Frage beschaffen, warum welche Arten der Pausenverpflegung als gesund gelten. Am Ende steht eine Frage, welche durch das Forschungsprojekt beantwortet werden soll.

Im Beispiel lautet sie möglicherweise:

„Wie hoch ist der Anteil von Obst und Gemüse bzw. Süßigkeiten, die von den Schülerinnen und Schülern in den Pausen in unserer Schule verzehrt werden?"

3. Hypothesenbildung

Eine Hypothese ist eine begründete Vermutung, welche durch die Forschungsergebnisse bestätigt oder widerlegt wird. Die Schülerinnen und Schüler der Klasse 11-1 vermuten, dass in ihrer Schule ein deutlich ungesünderes Ernährungsklima herrscht als in der ZMP-Studie beschrieben.

Die Hypothese für das Beispiel hieße somit:

„An unserer Schule verzehren deutlich mehr als 20 % der Schülerinnen und Schüler in den Pausen Süßigkeiten und deutlich weniger als 40 % Obst bzw. Gemüse."

4. Methodenwahl

Anhand der Fragestellung der Untersuchungsfrage wählen die Untersucher eine Methode aus, die zu aussagekräftigen Ergebnissen führt. Dabei bieten sich verschiedene Methoden der Gesundheitswissenschaften, hier der empirischen Sozialforschung, an.

- Beobachtung: Der tatsächliche Verzehr auf dem Schulhof wird beobachtet, gezählt und dokumentiert.
- Befragung: Es wird ein Fragebogen entwickelt, der in den Klassen vorgestellt und nach Bearbeitung durch die Klasse 11-1 ausgewertet wird.

Die Schüler befürchten Ungenauigkeiten beim Ausfüllen eines Fragebogens. Sie vermuten, dass einige der Probanden die in den Pausen verzehrten Lebensmittel nicht ehrlich angeben oder sich nicht genau daran erinnern. Sie entscheiden sich, den Lebensmittelverzehr eine Woche lang in allen Schulpausen zu beobachten und zu dokumentieren. Dazu fertigen sie einen Protokollbogen an.

Proband: Testperson

5. Datenerhebung

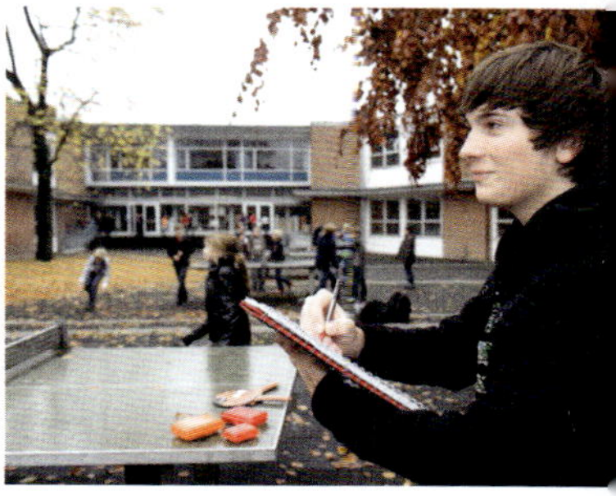

Die Informationen werden mit der gewählten Methode gesammelt.

6. Aufbereitung und Zusammenfassung der Daten

Die gewonnenen Daten werden zusammengefasst, die Ergebnisse in Tabellen, Schaubildern o. Ä. dargestellt. Im Beispiel könnte auffallen, dass nur etwa 25 % aller Schülerinnen und Schüler in den Pausen Obst und/oder Gemüse essen. Dagegen verzehren 40 % während der Pausen Süßigkeiten.

7. Interpretation der Ergebnisse

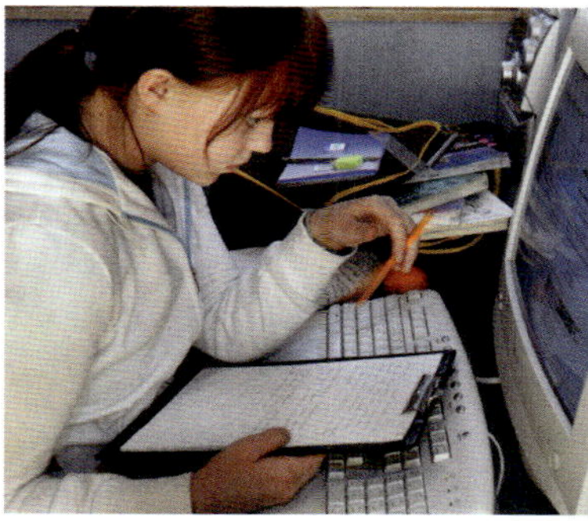

Mithilfe der Ergebnisse lässt sich die Untersuchungsfrage beantworten.

Im Beispiel werden die Ergebnisse mit der Hypothese verglichen. Die Schülerinnen und Schüler stellen fest, dass ihre Hypothese richtig ist. An ihrer Schule verzehren deutlich mehr als 20 % der Schülerinnen und Schüler in den Pausen Süßigkeiten und deutlich weniger als 40 % Obst bzw. Gemüse.

8. Ausblick

Die Schülerinnen und Schüler der Klasse 11-1 entwerfen vielleicht weitere Forschungsfragen, z. B. nach den Ursachen für diese Ernährungsgewohnheiten. Sie entwickeln dazu gegebenenfalls weitere Schritte.

Möglicherweise überlegen sie, mit welchen Maßnahmen eine gesündere Pausenernährung gefördert werden könnte, und vereinbaren ein neues Projekt.

Aufgaben

1. Formulieren Sie eine eigene Forschungsfrage.
2. Entwerfen Sie gemäß dem genannten Vorgehen ein Forschungsdesign.
3. Führen Sie mit der von Ihnen gewählten Methode das Forschungsprojekt durch und interpretieren Sie Ihre Ergebnisse.
4. Veröffentlichen Sie Ihre Arbeit, z. B. in Ihrer Schülerzeitung als Wandzeitung im Foyer, auf der Homepage Ihrer Schule.

4.5 Verantwortung der Forschung

Da die Ergebnisse von Forschungsprojekten möglicherweise als Grundlage für politische oder wirtschaftliche Entscheidungen dienen und erhebliche Konsequenzen nach sich ziehen können, gebietet der Umgang mit Forschungsergebnissen eine doppelte Verantwortung.

Einerseits besteht die Verantwortung auf der Seite der Forschenden. Durch das Forschungsdesign müssen sie sicherstellen, dass auch wirklich unvoreingenommen und nicht durch spezielle Interessen geleitete Ergebnisse ermöglicht werden, und darauf achten, die Wirklichkeit möglichst genau abzubilden. Möglicherweise bestehen hier Risiken: beispielsweise wenn ein großer Konzern ein Forschungsvorhaben finanziert und von den Ergebnissen – wenn sie positiv für ihn und sein Produkt ausfallen – unmittelbar profitiert.

Andererseits besteht auch auf der Seite der Nutzerinnen und Nutzer – als Leser von Zeitungsartikeln, als Zuschauer im Fernsehen, als Surfer im Internet – Verantwortung bei der Einordnung von Forschungsergebnissen. Jedes Forschungsergebnis steht in der Gefahr, die Wirklichkeit nur unscharf abzubilden. Um größere Gewissheit zu erlangen, sind Vergleiche mit anderen Studien erforderlich. Darüber hinaus empfiehlt sich eine kritische Betrachtung des gesamten Forschungsprozesses, seiner Auftraggeber, der Durchführenden sowie des Forschungsablaufes.

Aufgaben

1. Ermitteln Sie in der aktuellen Diskussion über Gesundheit und Gesundheitspolitik ein Thema, das gesundheitswissenschaftlich erforscht wurde.
   Nutzen Sie dazu Anregungen in Tages- und Wochenzeitungen, bei den Veröffentlichungen der Gesundheitsministerien, vor allem des Bundesministeriums für Gesundheit, sowie bei der Gesundheitsberichterstattung des Bundes und der Bundesländer.
2. Recherchieren Sie dieses Forschungsprojekt und ordnen Sie möglichst viele der in diesem Kapitel eingeführten Fachbegriffe zu. Zeigen Sie, inwieweit die Gefahr besteht, dass der Auftraggeber Einfluss auf das Ergebnis nehmen könnte.

4.6 Beispiele großer Forschungsprojekte

In der Vergangenheit wurden in Deutschland mit verschiedenen Forschungsprojekten Daten erhoben, um die gesundheitliche Lage der Bevölkerung, ihre Einstellung und ihr Verhalten bezüglich der Gesundheit und der gesundheitlichen Versorgung abzubilden. Zuständig für die Planung, Durchführung und Veröffentlichung dieser Studien ist das Robert-Koch-Institut in Berlin, ein Bundesinstitut im Geschäftsbereich des Bundesministeriums für Gesundheit.

Gesundheitsstudien des RKI

Zu den Aufgaben des Robert Koch-Instituts gehört die kontinuierliche Erhebung von Daten zur gesundheitlichen Lage der in Deutschland lebenden Bevölkerung. Unter dem Titel Gesundheitsmonitoring führt das Institut deshalb regelmäßig die Studien

KiGGS, DEGS und GEDA durch. Darüber hinaus wurden und werden zahlreiche weitere Gesundheitsstudien am Institut durchgeführt.

	KiGGS	DEGS	GEDA
Studientitel	Studie zur Gesundheit von Kindern und Jugendlichen in Deutschland	Studie zur Gesundheit Erwachsener in Deutschland	Gesundheit in Deutschland aktuell
Studienpopulation	Kinder, Jugendliche und junge Erwachsene	Erwachsene	Erwachsene
Studientyp	Quer- und Längsschnittstudie	Quer- und Längsschnittstudie	Wiederholte Querschnittstudien
Methoden der Datenerhebung	Befragungen und medizinische Untersuchungen	Befragungen und medizinische Untersuchungen	Befragungen

www.rki.de

Querschnittstudie: eine einmalig durchgeführte Untersuchung einer Stichprobe, um eine gesellschaftliche „Momentaufnahme" von derzeit gültigen Fakten, Meinungen oder Verhaltensweisen zu erhalten

Längsschnittstudie: eine zu verschiedenen Zeitpunkten wiederholt durchgeführte Untersuchung einer Stichprobe, um individuelle oder soziale Wandlungsprozesse zu erfassen

initiieren: veranlassen, in Auftrag geben

Modul: Baustein, in sich vollständiger Bestandteil

Motorik: Gesamtheit der Bewegungsabläufe

KiGGS – Studie zur Gesundheit von Kindern und Jugendlichen in Deutschland, Robert-Koch-Institut, RKI

Im Jahr 1998 wurde ein bis dahin in Deutschland einmaliges Vorhaben zur Erfassung der gesundheitlichen Situation von Kindern und Jugendlichen initiiert und in den Jahren 2003 bis 2006 durchgeführt: Man beabsichtigte, eine bundesweit repräsentative, umfassende Studie zur objektiven und subjektiven gesundheitlichen Situation wie auch zu gesundheitsbeeinflussenden Verhaltensweisen durchzuführen. Auf der Basis dieser Ergebnisse sollten gesundheits- und umweltpolitische Entscheidungen getroffen sowie gezielte Maßnahmen der Prävention und zur Gesundheitsförderung eingeleitet werden.

Insgesamt setzt sich die Studie aus verschiedenen Einzelbausteinen zusammen:

- der Ernährungsstudie als KiGGS-Modul „ESKIMO",
- dem Motorik-Modul „MoMo",
- dem Kinder-Umwelt-Survey „KUS" und
- der „Bella-Studie" zur psychischen Gesundheit.

Der Geltungsbereich der Studie umfasste alle Kinder und Jugendlichen im Alter von 0 bis 18 Jahren. Aufgrund der Vielfalt der Lebensbedingungen wurde ein Stichprobenumfang von ca. 18 000 Personen angestrebt. Nach umfangreichen Vorbereitungen wurde der Survey in 167 Orten in Deutschland durchgeführt. Diese Anzahl war nötig, um alle Bundesländer und Gemeindegrößen ausreichend in der Stichprobe zu berücksichtigen und so ein repräsentatives Abbild zu gewährleisten. Aus den Einwohnermelderegistern der 167 Studienorte wurden nach einem Zufallsverfahren dann Kinder und Jugendliche ausgewählt und eingeladen, an der KiGGS-Studie teilzunehmen.

Die Untersuchung selbst dauerte zwei Stunden und umfasste außer Fragen zu allgemeinen Daten wie Alter, Geschlecht und soziale Situation auch Fragen zu

- körperlichen Beschwerden,
- akuten und chronischen Krankheiten,
- Ernährung,
- Essstörungen,

- Unfällen und Behinderungen,
- gesundheitsgefährdenden Alltagsbedingungen,
- psychischer Gesundheit und Verhaltensauffälligkeiten,
- persönlich empfundener Gesundheit,
- Ressourcen, Schutzfaktoren (s. S. 68 f.),
- Jodversorgung,
- Gesundheitsverhalten,
- Freizeitaktivitäten,
- Medikamentenkonsum,
- Impfstatus
- u. a.

Die Datenerhebung beruhte auf einer körperlichen Untersuchung mit freiwilligen Blut- und Urin-Analysen sowie auf Fragebögen für Eltern. Vom Alter von elf Jahren an erhielten auch Kinder einen für sie entwickelten Fragebogen. Außerdem fand ein ärztliches Gespräch zum Medikamentenkonsum, zum Impfstatus sowie ggf. zum Verlauf von Vor- und aktuellen Erkrankungen statt.

Nach der Auswertung der Daten wurden die zahlreichen Ergebnisse in Fachzeitschriften, Zeitungen, auf Kongressen und im Internet veröffentlicht und diskutiert. Die im Abschlussbericht zur KiGGS-Studie veröffentlichten Daten zeigen,

Adipositas: gesteigertes Übergewicht, Fettleibigkeit

Referenzdaten: Bezugsdaten, Vergleichsdaten, mit denen die aktuell gewonnenen Daten verglichen werden

[...] dass in Deutschland 15 % (Mädchen 15,0 %, Jungen 15,1 %) der Kinder und Jugendlichen im Alter von 3 bis 17 Jahren übergewichtig sind [...]. Davon sind 8,7 % übergewichtig, aber nicht adipös; bei 6,3 % der 3- bis 17-Jährigen ist das Übergewicht jedoch so stark ausgeprägt, dass man von Adipositas spricht (Mädchen 6,4 %, Jungen 6,3 %). Im Vergleich zu den [...] Referenzdaten von 1985 bis 1998 ist der Anteil der Übergewichtigen auf das Eineinhalbfache gestiegen, der Anteil der Adipösen hat sich sogar verdoppelt.

Dieser Anstieg der Übergewichtsraten ist für die Altersgruppen unterschiedlich: Im Kindergartenalter ist keine Erhöhung der Übergewichtsrate feststellbar. Für die Altersgruppen ab dem Grundschulalter gab es einen starken Anstieg. In absoluten Zahlen ausgedrückt, muss man für Deutschland von ca. 1,9 Millionen übergewichtigen Kindern und Jugendlichen, davon ca. 800 000 adipösen, ausgehen.

Klare Unterschiede in den Übergewichtsraten zwischen Jungen und Mädchen oder zwischen den alten und neuen Bundesländern sind nicht zu erkennen. Ein höheres Risiko für Übergewicht und Adipositas besteht bei Kindern, deren Eltern übergewichtig sind, bei Kindern aus sozial benachteiligten Schichten und – unabhängig vom Sozialstatus – bei Kindern mit beidseitigem Migrationshintergrund [...]. Besonders häufig kommt die Adipositas bei 11- bis 17-jährigen Mädchen aus Familien mit niedrigem sozialen Status (14,7 %) vor.

Da der Anteil übergewichtiger und adipöser Kinder besonders stark im Grundschulalter ansteigt, sind wichtige Zielgruppen für die Prävention Grundschulkinder sowie Kinder im Vorschulalter. Präventionsbemühungen sollten nicht nur die Kinder, sondern auch deren Eltern mit einbeziehen. Übergewicht ist jedoch nicht nur ein individuelles Problem angesichts einer Gesellschaft, in der ein sitzender, bewegungsarmer Lebensstil zur Normalität wird und ungesunde, zucker- und fettreiche Nahrungsmittel gerade auch für Kinder propagiert und beworben werden.

propagieren: anpreisen, stark hervorheben

Robert Koch-Institut: Lebensphasenspezifische Gesundheit von Kindern und Jugendlichen in Deutschland – Ergebnisse des Nationalen Kinder- und Jugendgesundheitssurveys (KiGGS), in: Beiträge zur Gesundheitsberichterstattung des Bundes, Berlin 2008, S. 47

In den Jahren 2009 bis 2012 sind die Teilnehmerinnen und Teilnehmer der KIGGS-Studie eingeladen, sich an der – diesmal telefonisch durchgeführten – Datenerhebung zu beteiligen.

hbsc – Health Behaviour in School-aged Children, World Health Organization, WHO

Die Kinder- und Jugendgesundheitsstudie „Health Behaviour in School-aged Children" (HBSC) gewinnt und analysiert Daten der Gesundheit sowie der gesundheitsbezogenen Wahrnehmungen, Einstellungen und Verhaltensweisen von Schülerinnen und Schülern der 5., 7. und 9. Klasse. Die Daten werden in vierjährigem Abstand international erhoben, ermöglichen aber auch eine nationale Auswertung. Sie liefert die Auskunft über die Gesundheit und das gesundheitsrelevante Verhalten der 11-, 13- und 15-Jährigen und erfasst auch die personalen und sozialen Rahmenbedingungen, die die Gesundheit und eine gesunde Entwicklung positiv oder negativ beeinflussen. Auf diese Weise versucht man, Ansatzpunkte für Prävention und Gesundheitsförderung zu gewinnen.

Faktenblatt Körpergewicht von Kindern und Jugendlichen

Hauptergebnisse

Geschlechts- und altersspezifischer Anteil (in %) an Mädchen und Jungen, die übergewichtig oder adipös sind

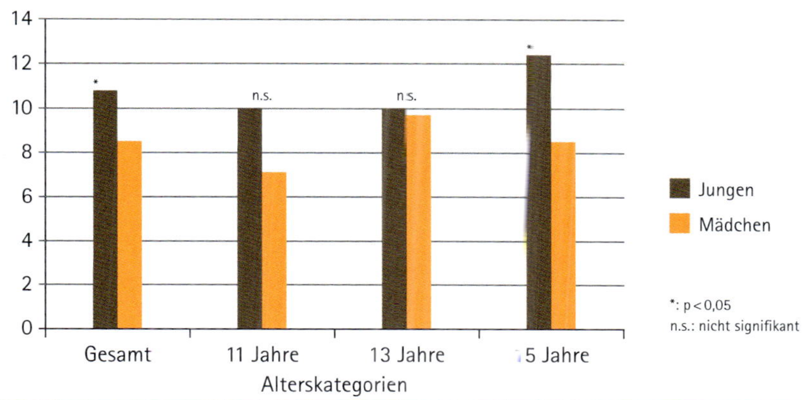

- 8,5 % der Mädchen und 10,8 % der Jungen sind übergewichtig oder adipös. Ein leichter Geschlechterunterschied zu Ungunsten der Jungen ist in allen Alterskategorien zu sehen. Der Unterschied ist mit 4,9 Prozentpunkten bei den 15-Jährigen am höchsten.
- Als untergewichtig werden 15,1 % der Mädchen und 10,9 % der Jungen klassifiziert. Der Geschlechterunterschied ist über alle Alterskategorien hinweg ähnlich groß.
- Während bei den Jungen der Anteil an übergewichtigen/adipösen von den 13- zu den 15-Jährigen leicht ansteigt, steigt dieser bei den Mädchen zunächst von den 11- zu den 13-jährigen leicht an und fällt dann zu den 15-Jährigen leicht ab. Bei Jungen und Mädchen sinkt der Anteil der Untergewichtigen von den 11- zu den 15-Jährigen (Mädchen – 8,8 Prozentpunkte; Jungen –7,7 Prozentpunkte).

- Die Analysen zum Zusammenhang mit dem familiären Wohlstand zeigen für Jungen und Mädchen ein ähnliches Muster für Übergewicht/Adipositas: Je höher der familiäre Wohlstand, desto weniger Jugendliche sind übergewichtig oder adipös (Mädchen – 5,4 Prozentpunkte; Jungen – 7,7 Prozentpunkte). Für das Untergewicht zeigt sich nur für Mädchen ein Zusammenhang mit dem familiären Wohlstand: Je höher der familiäre Wohlstand desto höher der Anteil an untergewichtigen Mädchen. (...)

www.hbsc-germany.de

Aufgaben

1. Fassen Sie die in dem Artikel dargestellten Ergebnisse der Studie „KiGGS" mit eigenen Worten zusammen.
2. Informieren Sie sich, z. B. unter www.kiggs.de, über weitere Ergebnisse. Wählen Sie zwei Ihrer Meinung nach bemerkenswerte Resultate aus und präsentieren Sie sie.
3. Informieren Sie sich unter http://hbsc-germany.de/downloads/faktenblatter-national/ über weitere Ergebnisse der HBSC-Studie. Wählen Sie zwei Ihrer Meinung nach bemerkenswerte Resultate aus und präsentieren Sie sie.
4. Vergleichen Sie ausgewählte Ergebnisse der KIGGS- und der HBSC-Studie.
5. Überlegen Sie, inwieweit sich die Ergebnisse der beiden Studien mit Ihren eigenen Erfahrungen in Ihrem persönlichen Umfeld decken.
6. Formulieren Sie Fragestellungen bzw. Aufgaben, welche sich aus den Ergebnissen ergeben.
7. Beobachten Sie das aktuelle gesundheitspolitische Geschehen. Ermitteln Sie Präventionsmaßnahmen, welche möglicherweise vor dem Hintergrund der KiGGS- bzw. der HBSC-Ergebnisse eingeführt wurden.
8. Informieren Sie sich über die Aufgaben des Robert-Koch-Institutes unter www. rki.de
9. Informieren Sie sich über das Forschungsdesign und die Ergebnisse der GEDA-Studie unter www.geda-studie.de. Wählen Sie fünf Ihnen wichtig erscheinende Ergebnisse aus. Stellen Sie beides Ihrem Arbeitspartner vor.
10. Informieren Sie sich über das Forschungsdesign und die Ergebnisse der DEGS-Studie unter www.degs-studie.de. Wählen Sie fünf Ihnen wichtig erscheinende Ergebnisse aus. Stellen Sie beides Ihrem Arbeitspartner vor.

4.7 Gesundheitsmonitoring

DESTATIS wissen. nutzen.
Statistisches Bundesamt

Neben gezielt zu einer bestimmten Fragestellung zu erhebenden Informationen lassen sich für wissenschaftliche Erkenntnisse auch Daten nutzen, die fortlaufend im Gesundheitswesen anfallen. Verschiedene Organisationen, z. B. Krankenversicherungen, Ärztekammern, Krankenhausgesellschaften usw., tragen Zahlen zu Diagnosen, Berufsangehörigen, Behandlungsdauer, Kosten usw. zusammen. Gesammelt, aufbereitet und veröffentlicht werden diese Daten von den Statistischen Landesämtern und vom Statistischen Bundesamt in Wiesbaden.

Die Gesundheitsberichterstattung des Bundes ergänzt die gesundheitsbezogenen Daten des Statistischen Bundesamtes um die Informationen weiterer Organisationen des gesundheitlichen Sektors. Sie werden in einer Online-Datenbank, www.gbe-bund.de, verwaltet und lassen sich abrufen.

Eine Einrichtung im Geschäftsbereich des Bundesministeriums für Gesundheit, das Deutsche Institut für Medizinische Dokumentation und Information, DIMDI, bietet im Internet, www.dimdi.de, unter anderem Recherchemöglichkeiten in rund 70 medizinischen Datenbanken an.

Es handelt sich zumeist um Zahlenwerte, die über größere Zeiträume hinweg ermittelt und verglichen werden. Sie stellen Entwicklungen dar und dienen als Grundlage für weitere gesundheitswissenschaftliche Forschungen.

Aufgaben

1. Formulieren Sie für Ihre Klasse interessante gesundheitswissenschaftliche Fragestellungen.
2. Tragen Sie dazu, z. B. unter Nutzung der genannten Internetadressen, statistische Daten zu Ihrem Thema zusammen und stellen Sie sie im Unterricht vor.

4.8 Epidemiologie

Die Epidemiologie beschäftigt sich mit Ursachen, Folgen und Verbreitung von gesundheitsrelevanten Zuständen und Ereignissen, zumeist bezogen auf eine Region, z. B. ein Bundesland, einen Staat oder die Weltbevölkerung. Epidemiologische Daten bilden den Gesundheits- bzw. Krankheitszustand einer Gesellschaft ab.

relevant: bedeutsam, bedeutend

gesundheitsrelevant: bedeutend für Fragestellungen zu gesundheitlichen Themen

Im Rahmen der Verständigung über die gesundheitliche Lage bzw. die Ausbreitung von Krankheiten vereinbarte man verschiedene epidemiologische Maßzahlen:

- Prävalenz
- Inzidenz
- Mortalität
- Letalität

4.8.1 Prävalenz

Die Prävalenz einer Erkrankung gibt die Anzahl der von einer bestimmten Erkrankung betroffenen Menschen an, und zwar bezogen auf eine Stichprobe bzw. auf eine definierte Personengruppe. Man dividiert die Anzahl der Betroffenen durch die Gesamtzahl der untersuchten Menschen.

Formel:

$$\text{Prävalenz} = \frac{\text{Anzahl aller erkrankten Menschen der Stichprobe}}{\text{Anzahl der Menschen der Stichprobe}}$$

Beispiel:

12-Monats-Prävalenz von akuten Erkrankungen bei 11- bis 17-Jährigen nach Altersgruppen			
Akute Erkrankungen	**11–13 Jahre**	**14–17 Jahre**	**11–17 Jahre**
Erkältung	86,0 %	85,9 %	86,0 %
Angina	18,2 %	19,2 %	18,8 %
Akute Bronchitis	15,1 %	13,5 %	14,1 %
Magen-Darm-Infektion	42,9 %	34,6 %	37,9 %
Herpes	15,9 %	17,3 %	16,8 %
Blasenentzündung	3,6 %	5,2 %	4,5 %
Bindehautentzündung	2,9 %	2,3 %	2,5 %
Lungenentzündung	0,9 %	0,5 %	0,7 %
Mittelohrentzündung	4,3 %	3,5 %	3,7 %

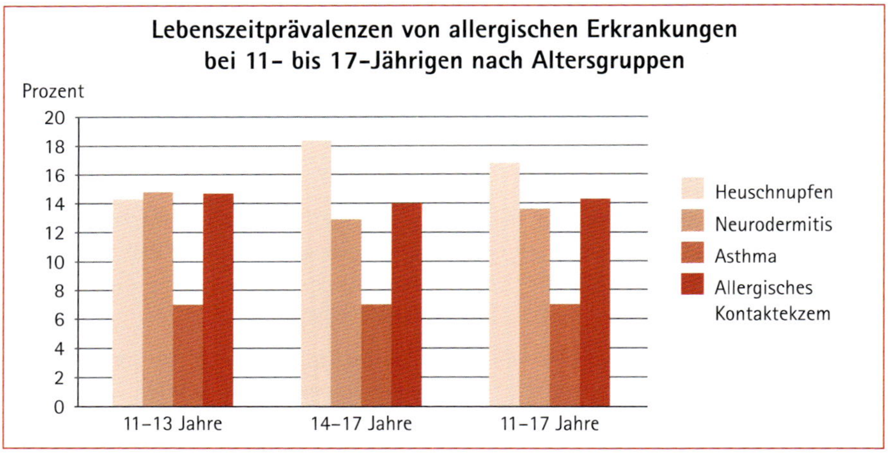

nach: Robert Koch-Institut: Lebensphasenspezifische Gesundheit von Kindern und Jugendlichen in Deutschland – Ergebnisse des Nationalen Kinder- und Jugendgesundheitssurveys (KiGGS), in: Beiträge zur Gesundheitsberichterstattung des Bundes, Berlin 2008, S. 151 und 153

Die Prävalenz gibt also Aufschluss über die Verbreitung einer Krankheit. In einigen Untersuchungen unterscheidet man Punktprävalenz und Periodenprävalenz. Die Punktprävalenz ist die Zahl der zu einem bestimmten Zeitpunkt vorhandenen alten und neuen Krankheitsfälle. Die Periodenprävalenz ist die Zahl der gegenwärtigen alten und neuen Krankheitsfälle innerhalb einer gegebenen Zeitperiode, z. B. innerhalb eines Kalenderjahres.

4.8.2 Inzidenz

Die Inzidenz einer Erkrankung bezeichnet die Anzahl der Neuerkrankungen für die bestimmte Krankheit innerhalb eines bestimmten Zeitraumes. Sie ergibt sich durch Division der innerhalb eines definierten Zeitraumes Neuerkrankten durch die gesamte Anzahl der Stichprobe.

Formel:

$$\text{Inzidenz} = \frac{\text{Anzahl der \textbf{neu} erkrankten Menschen der Stichprobe}}{\text{Anzahl aller Menschen der Stichprobe}}$$

Beispiel:

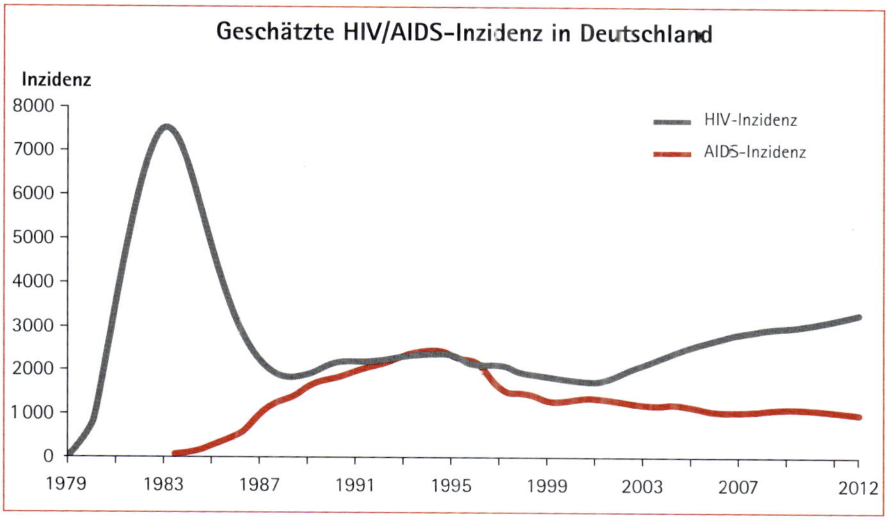

nach: Robert Koch-Institut unter www.rki.de

HIV-Inzidenz: Anzahl der neu mit dem HI-Virus infizierten Menschen

AIDS-Inzidenz: Anzahl der Menschen, bei denen die Symptome einer AIDS-Erkrankung, vgl. Kap. 15, erstmalig aufgetreten sind

Ein Vergleich der Inzidenzraten aufeinanderfolgender Monate oder Jahre informiert also darüber, ob eine Krankheit vermehrt oder weniger häufig auftritt. Bei einem deutlichen Anstieg würden ggf. gesundheitspolitische Maßnahmen ergriffen werden.

4.8.3 Mortalität

Die Mortalität, auch Sterblichkeit oder Sterblichkeitsrate, beziffert die Anzahl der Sterbefälle durch eine bestimmte Krankheit innerhalb eines definierten Zeitraumes, meistens eines Jahres. Sie errechnet sich durch Division aller an der Krankheit Verstorbenen durch die Anzahl der Gesamtbevölkerung oder einer definierten Personengruppe, z. B. Altersklasse.

Entscheidend ist, dass die Anzahl der Sterbefälle zur Gesamtheit aller – das heißt gesunder und kranker – Individuen in Beziehung gesetzt wird.

Individuum: ein einzelner Mensch

Formel:

$$\text{Mortalität} = \frac{\text{Anzahl der \textbf{an der Krankheit} verstorbenen Menschen}}{\text{Anzahl der gesunden und kranken Menschen in der gesamten Bevölkerung}}$$

Beispiel:

Geschlechtsspezifische Mortalitätsraten						
Hauptdiagnosegruppen	**Sterbefälle**					
	absolut			**je 100 000 Einwohner**		
	w	**m**	**gesamt**	**w**	**m**	**gesamt**
Alle Todesursachen	98 243	90 701	188 944	1 076,5	1 040,9	1 059,1
Infektionskrankheiten	2 589	2 223	4 812	28,4	25,5	27,0
Krebserkrankungen	24 150	28 193	52 343	264,6	323,5	293,4
Psychische Verhaltensstörungen	3 105	2 050	5 155	34,0	23,5	28,9
Krankheiten des Nervensystems und der Sinnesorgane	2 640	2 224	4 864	28,9	25,5	27,3
Krankheiten des Kreislaufsystems	40 252	29 859	70 111	441,1	342,7	393,0
Krankheiten des Atmungssystems	7 691	8 411	16 102	84,3	96,5	90,3
Krankheiten des Verdauungssystems	4 670	4 254	8 924	51,2	48,8	50,0
Krankheiten des Muskel-Skelett-Systems	251	156	407	2,8	1,8	2,3
Angeborene Fehlbildungen	142	178	320	1,6	2,0	1,8
Verletzungen und Vergiftungen	2 678	3 816	6 494	29,3	43,8	36,4

Geschlechtsspezifische Mortalitätsraten (2011) in NRW nach Hauptdiagnosegruppen, nach: Statistisches Bundesamt unter www.destatis.de

4.8.4 Letalität

Relation: Beziehung

Die Letalität entspricht der Tödlichkeit einer Erkrankung. Sie setzt die Anzahl der an einer Krankheit Verstorbenen in Relation zu der Anzahl der Erkrankten. Man ermittelt die Letalität einer Erkrankung, indem man die Anzahl der verstorbenen durch die Anzahl der erkrankten Personen dividiert.

Formel:

$$\text{Letalität} = \frac{\text{Anzahl der an der Krankheit } \textbf{verstorbenen} \text{ Menschen}}{\text{Anzahl der an der Krankheit } \textbf{erkrankten} \text{ Menschen}}$$

Beispiel:

Für Brustkrebs beträgt die Letalität innerhalb der ersten 5 Jahre nach Diagnosestellung 14 %, d. h., etwa jede 7. Frau stirbt innerhalb von 5 Jahren an dieser Erkrankung, und 86 % überleben diesen Zeitraum.

unter www.krebsdaten.de

Aufgaben

1. Beschreiben Sie, welche Untersuchung die Tabelle unten darstellt.
2. Vergleichen Sie die Befunde für Prävalenz
   a) der verschiedenen Altersgruppen,
   b) der Geschlechter.
3. Vergleichen Sie in gleicher Weise die Letalität.
4. Formulieren Sie begründete Vermutungen zu möglichen Ursachen.
5. Nennen Sie Krankheiten mit deutlich unterschiedlicher Verbreitung von
   a) niedriger und hoher Prävalenz,
   b) niedriger und hoher Mortalität,
   c) niedriger und hoher Letalität.
   Berücksichtigen Sie zunächst Ihre persönliche Erfahrung aus dem Alltag bzw. dem Praktikum.
   Finden Sie darüber hinaus Belege für Ihre Aussagen.

Altersgruppe	Prävalenz (je 100 000 Einwohner)		Mortalität (je 100 000 Einwohner)		Letalität (in %)	
	m	w	m	w	m	w
25 bis 29 J.	5,1	3,5	1,7	3,5	33,3	100
30 bis 34 J.	19,4	3,6	5,3	–	27,3	–
35 bis 39 J.	48,4	5,1	11,7	1,7	24,2	33,3
40 bis 44 J.	97,8	23,1	22,6	3,8	23,1	16,5
45 bis 49 J.	205,3	44,8	42,7	12,4	20,8	27,7
50 bis 54 J.	346,8	75,0	92,7	21,6	26,7	28,8
55 bis 59 J.	448,3	97,5	135,5	40,3	30,2	41,3
60 bis 64 J.	641,6	195,7	262,9	60,9	41,0	31,1
65 bis 69 J.	860,7	297,8	384,6	128,7	44,7	43,2
70 bis 74 J.	1 135,3	519,2	547,2	258,7	48,2	49,8
75 bis 79 J.	1 745,8	964,4	1 013,7	576,6	58,1	59,8
80 bis 84 J.	2 515,0	1 911,1	1 885,0	1 385,4	75,0	72,5

nach: KORA Herzinfarktregister Augsburg des Helmholtz Zentrums München unter www.gbe-bund.de

Zusammenfassung: Grundlagen gesundheitswissenschaftlicher Forschung

Die Gesundheitswissenschaften erforschen die Einflussfaktoren auf die Gesundheit und Krankheit in der Bevölkerung sowie ihre Verbreitung. Da in diesem Zusammenhang das Verhalten von Menschen eine große Rolle spielt, nutzen die Gesundheitswissenschaften auch die Methoden der empirischen Sozialforschung.

Um allgemeingültige und aussagekräftige Ergebnisse zu gewinnen, vereinbarte man Gütekriterien, die bei jedem Forschungsprojekt sorgfältig eingehalten werden. Sie beziehen sich auf die Sachlichkeit der Beobachtung, die Zuverlässigkeit und damit Wiederholbarkeit von Ergebnissen und die inhaltliche Gültigkeit der Datenerhebung.

Bei der Auswahl einer geeigneten Stichprobe lässt sich auch trotz einer kleineren Zahl der Untersuchten auf die gesamte Bevölkerungsgruppe schließen. Allerdings muss diese Stichprobe repräsentativ sein und die Gesamtgruppe bezüglich der Verteilung verschiedener Merkmale korrekt abbilden. Statistische Verfahren ermöglichen es, nicht nur die Beschreibung der erforschten Sachverhalte, sondern auch Verteilungen und zukünftige Entwicklungen abzuschätzen.

Die Epidemiologie beschäftigt sich mit der Verbreitung von Krankheiten. Sie wird mit den Kennzahlen Inzidenz, Prävalenz, Mortalität und Letalität näher beschrieben. Darüber hinaus erforscht die Epidemiologie Bedingungen, die Gesundheit und Krankheit möglicherweise beeinflussen, und ermittelt Zusammenhänge. Die durch öffentliche Forschung gewonnenen Daten werden von statistischen Ämtern oder epidemiologischen Instituten ausgewertet und zur Verfügung gestellt.

Während der gesamten Dauer eines Forschungsprojektes, von der Idee zu diesem Projekt bis zur Auswertung und Interpretation der Daten, ist ein hohes Maß an Verantwortung erforderlich. Andernfalls besteht die Gefahr, dass durch eigene Erwartungen, Nachlässigkeit, Bequemlichkeit oder andere Einflüsse die Daten, Ergebnisse und Konsequenzen der Wirklichkeit nicht gerecht werden.

Das Robert-Koch-Institut führt einige große gesundheitswissenschaftliche Studien, sowohl in der Form von Querschnitt- als auch von Längsschnittstudien durch. Die KIGGS-Studie erfasst die gesundheitliche Lage sowie das Gesundheitsverhalten von Kindern und Jugendlichen, die DEGS-Studie und die GEDA-Studie erforschen die Gesundheit Erwachsener. Unter Nutzung von Methoden der empirischen Sozialforschung können zahlreiche epidemiologische Daten gewonnen werden.

Wiederholungsfragen

1. Welches Erkenntnisinteresse haben die Gesundheitswissenschaften?
2. Welche Bedeutung hat die empirische Sozialforschung in den Gesundheitswissenschaften?
3. Was versteht man unter den Prinzipien der Sozialforschung: Objektivität, Reliabilität und Validität?
4. Warum wird auf die Stichprobe in der Sozialforschung große Sorgfalt verwendet?

5 Welches sind die Schwerpunkte der Methoden Beobachtung, Befragung, Experiment?

6 Welche Phasen umfasst ein Forschungsprojekt?

7 Worin besteht die Verantwortung im Umgang mit Forschungsergebnissen bei der Gewinnung wie auch bei der Nutzung?

8 Welches sind die Schwerpunkte der KiGGS-Studie?
Welches sind die Schwerpunkte der HBSC-Studie?
Welches sind die Schwerpunkte der DEGS-Studie?
Welches sind die Schwerpunkte der GEDA-Studie?

9 Was wird auf dem Gebiet der Epidemiologie erforscht?

10 Welche Einrichtungen sammeln epidemiologische Daten und bereiten sie auf?

11 Welches sind die epidemiologischen Kennzahlen, und was sagen sie aus?

12 Welche epidemiologischen Kennzahlen werden umschrieben?
a) Pro Jahr erkranken ca. 63 000 Männer neu an Prostatakrebs.
b) Ca. 12 000 Männer versterben daran.
c) Im Jahr 2008 verstarben 29 505 Männer an Lungenkrebs.
d) Im Jahr 2010 wurde bei 9 % der Bevölkerung die Erkrankung Diabetes mellitus behandelt.

Internet

www.bmg.bund.de	Bundesministerium für Gesundheit
www.cochrane.de	Deutsches Cochrane-Zentrum, Netzwerk für evidenzbasierte Medizin
www.degs-studie.de	Studie zur Gesundheit Erwachsener in Deutschland
www.destatis.de	Statistisches Bundesamt Wiesbaden
www.dimdi.de	Deutsche Institut für Medizinische Dokumentation und Information
www.geda-studie.de	Studie „Gesundheit in Deutschland aktuell"
www.gbe-bund.de	Statistisches Bundesamt Wiesbaden: Gesundheitsberichterstattung des Bundes
www.hbsc-germany.de	HBSC – Studienverbund Deutschland
www.kiggs.de	Robert Koch-Institut: Studie zur Gesundheit von Kindern und Jugendlichen in Deutschland
www.it.nrw.de	Landesbetrieb Information und Technik NRW
www.lzg.gc.nrw.de/index.html	Landeszentrum Gesundheit NRW
www.nlga.niedersachsen.de	Niedersächsisches Landesgesundheitsamt
www.rki.de	Robert Koch-Institut
www.was-esse-ich.de	Bundesministerium für Ernährung, Landwirtschaft und Verbraucherschutz: Nationale Verzehrstudie

5 Gesundheitliche Lage in Deutschland

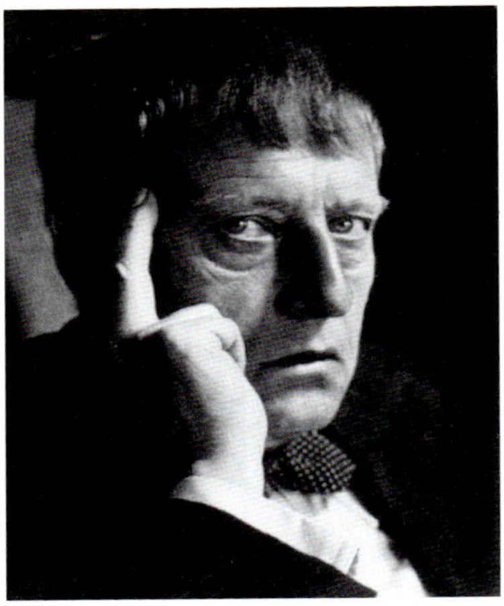

Eugen Roth (1895–1976): Lyriker, Journalist

Ein Mensch, der von der Welt Gestank
Seit längrer Zeit schwer nasenkrank,
Der weiterhin auf beiden Ohren
Das innere Gehör verloren,
Und dem zum Kotzen ebenfalls
Der Schwindel raushängt schon zum Hals,
Begibt sich höflich und bescheiden
Zum Facharzt für dergleichen Leiden.
Doch dieser meldet als Befund,
Der Patient sei kerngesund,
Die Störung sei nach seiner Meinung
Nur subjektive Zwangserscheinung.
Der Mensch verlor auf dieses hin
Den Glauben an die Medizin.

Eugen Roth

Aufgabe

Formulieren Sie mit eigenen Worten die gesundheitliche Situation des Menschen im Gedicht, sein Vorgehen und seine Erfahrungen. Überlegen Sie, auf welchen Sachverhalt Eugen Roth aufmerksam machen möchte. Diskutieren Sie ihn.

5.1 Langfristige Beobachtung der gesundheitlichen Lage

Querschnittstudie: eine einmalig durchgeführte Untersuchung einer Stichprobe, um eine gesellschaftliche „Momentaufnahme" von derzeit gültigen Fakten, Meinungen oder Verhaltensweisen zu erhalten

Intervall: zeitlicher Zwischenraum, Abstand

Ressourcen: Fähigkeiten, Kräfte, Reserven

Monitoring: dauerhafte Beobachtung, Überwachung

In Deutschland liegen zahlreiche Datensätze über die Verbreitung von Gesundheit und Krankheit in der Bevölkerung vor, denn die Behörden erheben Daten auf gesetzlicher Grundlage, z. B. Todesursachenstatistiken, Daten zur Verbreitung von Infektionskrankheiten, Abrechnungsdaten der Krankenkassen, Arbeitsunfähigkeitsstatistiken. Zum anderen liefern gezielte Studien zu bestimmten Forschungsfragen aussagekräftige Ergebnisse.

Allerdings weisen diese Studien mehr oder weniger große Unterschiede auf, z. B. bei der genauen Fragestellung, der Untersuchungsmethode, dem Untersuchungszeitraum, der Finanzierung usw. Daher lassen sich die Ergebnisse nur bedingt zueinander in Beziehung setzen oder vergleichen. Außerdem werden die meisten Studien als Querschnittuntersuchung nur einmalig – punktuell – durchgeführt und liefern lediglich eine Momentaufnahme des Untersuchungsgegenstandes.

Einen präziseren Überblick über die Entwicklung von Gesundheit und Krankheit ermöglichen Langzeitstudien. Das sind mehrteilige, in gleichbleibenden Intervallen oft bundesweit regelmäßig durchgeführte Erhebungen zu bestimmten Fragestellungen. Werden die Befragungen einer solchen Langzeitstudie zu verschiedenen, regelmäßig wiederkehrenden Zeitpunkten und mit geringer Abweichung bei den einzelnen Fragen durchgeführt, liefern sie einen aussagekräftigen Überblick über die Entwicklung und den Verlauf gesundheitlicher Risiken und Ressourcen. Diese dauerhafte Beobachtung und Aufzeichnung bezeichnet man auch als Gesundheitsmonitoring (s. S. 80 f.).

In dieser noch jungen Tradition stehen die Gesundheitssurveys des Robert Koch-Instituts. Hier werden groß angelegte telefonische Befragungen bei mehreren tausend Erwachsenen in Deutschland durchgeführt. Die Fragen beziehen sich auf

Survey: Überblick, Erhebung von Daten

- objektive Daten, z. B. das Körpergewicht,
- subjektive Einschätzungen, z. B. den eigenen Gesundheitszustand,
- individuelle Erfahrungen und Gewohnheiten, z. B. den Umfang der wöchentlichen körperlichen Aktivität.

Die Weltgesundheitsorganisation WHO, World Health Organization, untersucht im Rahmen der internationalen Studie „Health Behaviour in School-aged Children", HBSC, auch in Deutschland Kinder und Jugendliche im Schulalter zu ihrem Gesundheitsverhalten.

Die HBSC-Studie wird im Abstand von vier Jahren durchgeführt. Ziel der Studie ist es, mittels eines Fragebogens die Beziehung zwischen dem Gesundheitsverhalten und der subjektiv berichteten Gesundheit von Kindern und Jugendlichen im Alter von 9–17 Jahren zu untersuchen. Der verwendete Fragebogen umfasst unter anderem die Themen Gesundheitszustand, Lebenszufriedenheit und Lebensqualität, psychisches Wohlbefinden, körperliche Aktivität, Ernährung und Essverhalten, Schule und Unterricht, soziale Unterstützung in der Familie und im Freundeskreis sowie Unfälle. An der letzten Studie nahmen insgesamt 35 Länder aus Europa und Nordamerika teil.

psychisch: seelisch

Mit solchen Langzeitstudien können vor allem auch solche Daten gewonnen werden, die amtliche Statistiken nicht erfassen. Es handelt sich meistens um verhaltensbezogene Informationen, z. B. individuelles Gesundheitsverhalten, Nutzung von Präventionsangeboten, Einschätzung von Krankheit und Lebensqualität, Inanspruchnahme des Gesundheitssystems.

Prävention: Vorbeugung

Mit den Ergebnissen kann man berechnen, mit welcher Wahrscheinlichkeit bestimmte Krankheiten auftreten, wenn bestimmte Risikofaktoren bzw. Kombinationen von Risikofaktoren vorliegen.

Themenbeispiele für Langzeitstudien:

- Fortgesetzte Erfassung der Raucherquoten.
- Evaluation gezielter gesundheitsfördernder Kampagnen, z. B. zur Sicherung von Kindern im Pkw.

Evaluation: Auswertung, Überprüfung und Bewertung eines Sachverhalts

Diese Daten wiederum bieten eine seriöse Basis für gesundheitspolitische Handlungsempfehlungen und Entscheidungen.

Aufgabe

Wählen Sie einen für Sie interessanten gesundheitlichen Sachverhalt oder Zusammenhang aus. Finden Sie Informationen zur Entwicklung dieses Sachverhaltes während der vergangenen zehn Jahre.

5.2 Kennzeichen der gesundheitlichen Lage

Die gesundheitliche Lage einer gesamten Bevölkerung oder einzelner Bevölkerungsgruppen setzt sich aus der Zusammenschau verschiedener Informationen über Krankheitsverbreitung, Gesundheitsverhalten, Selbsteinschätzung zusammen.

Maßgebliche Werte bei der Betrachtung der gesundheitlichen Lage sind die

- Lebenserwartung,
- beschwerdefrei verbrachten Lebensjahre,
- subjektive Gesundheit.

5.2.1 Lebenserwartung

Die Lebenserwartung bezeichnet die statistisch zu erwartende Zeitspanne, welche einem Menschen eines definierten Lebensalters bis zu seinem Tod verbleibt. Dies lässt sich für jedes Lebensalter berechnen. Für Deutschland weist das Statistische Bundesamt folgende Zahlen aus:

Lebenserwartung in Deutschland bei Geburt und im Alter von 65 Jahren

	Lebenserwartung bei Geburt im Jahr ...		Lebenserwartung im Alter von 65 Jahren im Jahr ...	
Jahr	**Frauen**	**Männer**	**Frauen**	**Männer**
1990	78,8	72,2	17,9	14,2
1995	80,0	73,6	18,7	14,9
2000	81,3	75,5	19,6	16,1
2007	82,6	77,4	20,7	17,4
2010	83,1	78,1	21,1	18
Prognose 2050	88,0	83,5		

nach: Statistisches Bundesamt unter www.gbe-bund.de

Die Summe aus erreichtem Alter und fernerer Lebenserwartung bzw. die insgesamt zu erwartenden Lebensjahre erhöhen sich mit zunehmendem Alter. So hat heute ein einjähriges Kind eine höhere Lebenserwartung als ein gerade geborenes, weil es die Risiken, in den ersten Monaten seines Lebens zu sterben, überwunden hat. Damit hat es höhere Chancen, auch die weiteren Lebensalter zu erreichen.

Zahlreiche Berechnungen ermitteln die Lebenserwartung für den Zeitpunkt der Geburt. So hatten 1990 geborene Mädchen eine statistische Lebenserwartung von etwa 79 Jahren, Jungen von etwa 72 Jahren. Dagegen war für im Jahr 2010 geborene Mädchen ein Wert von 83 Jahren, für Jungen ein Wert von 78 Jahren zu erwarten.

Auch die Lebenserwartung der älteren Menschen stieg deutlich an. So hatte statistisch eine im Jahr 1990 65-jährige Frau knapp 18 Lebensjahre vor sich, ein gleichaltriger Mann gut 14 Jahre. Für eine im Jahr 2010 65-jährige Frau ließen sich noch gut 21 Lebensjahre, für einen ebenfalls 65-jährigen Mann etwa 18 Lebensjahre erwarten.

Die Lebenserwartung wird auf der Grundlage langjähriger Beobachtungen der Sterberaten berechnet. Naturgemäß erweist sie sich als eingeschränkt zuverlässig, denn

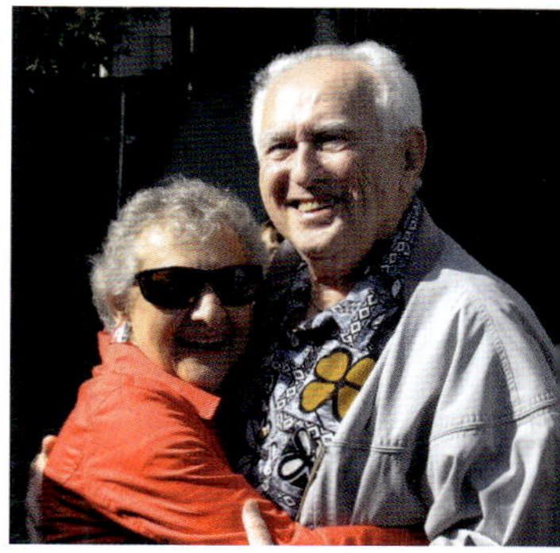

Beobachtungen der Vergangenheit eignen sich nur bedingt zur Prognose zukünftiger Entwicklungen. So bleiben bei der Vorhersage der Lebenserwartung zukünftige Naturkatastrophen und Hungersnöte, aber auch derzeit noch unbekannte Krankheiten unberücksichtigt.

Infolge der Fortschritte in den Bereichen Gesundheitswesen, Hygiene, Ernährung, Wohnsituation und Arbeitsbedingungen sowie des gestiegenen materiellen Wohlstands nahm die Lebenserwartung in Deutschland in den vergangenen hundert Jahren spürbar zu.

5.2.2 Beschwerdefreie Lebensjahre

Doch es interessiert nicht nur der absolute, rein zahlenmäßige Gewinn an Lebensjahren. Als ebenso wichtig gilt die Qualität der gewonnenen Lebenszeit, also die bei großem Wohlbefinden und geringer gesundheitlicher Beeinträchtigung verbrachten Lebensjahre.

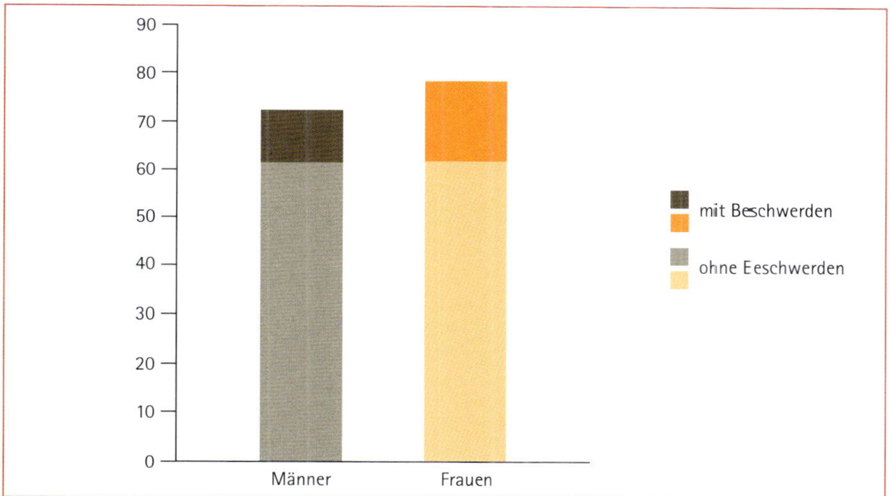

Lebenserwartung ohne bzw. mit gesundheitlichen Beschwerden unter www.gbe-bund.de

Die beschwerdefrei verbrachte Anzahl von Lebensjahren liegt in Deutschland mit etwa 65 Jahren relativ hoch; ihre Zahl unterscheidet sich zwischen den Geschlechtern nur wenig. Allerdings scheint sich daran vor allem bei den Frauen eine deutlich längere Lebenszeit mit gesundheitlichen Beschwerden anzuschließen.

5.2.3 Subjektive Gesundheit

Um die subjektive Gesundheit zu erfassen, werden Menschen in Befragungen gebeten, ihren gegenwärtig empfundenen Gesundheitszustand auf einer Skala z. B. von 0 bis 5 einzuordnen. Der Nachteil dieser Untersuchung liegt darin, dass dieselben gesundheitlichen Beschwerden von verschiedenen Personen als unterschiedlich belastend beurteilt werden. Gleichwohl entscheidet das Ausmaß dieser subjektiv empfundenen Gesundheit über die Teilhabe am gesellschaftlichen Leben und erweist sich als aussagekräftig hinsichtlich der gesundheitlichen Gesamtsituation der Bevölkerung.

In den Daten des jüngsten Gesundheitssurveys fallen keine geschlechtsspezifischen Differenzen auf, wohl aber Unterschiede nach Altersgruppen.

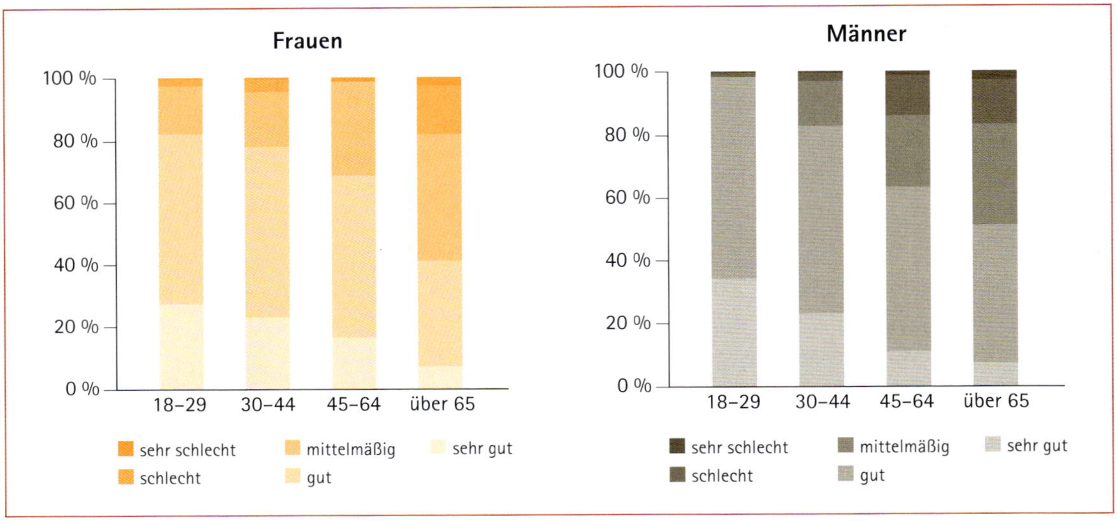

Selbsteinschätzung der Gesundheit nach Alter und Geschlecht

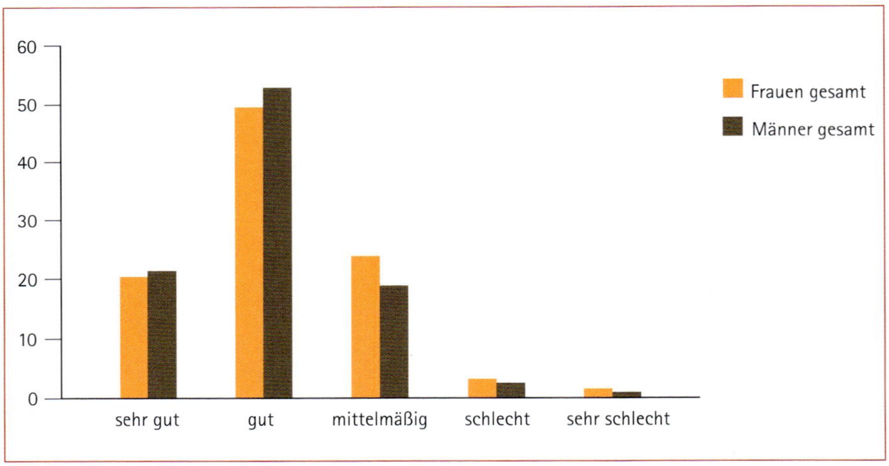

Selbsteinschätzung der Gesundheit nach Geschlecht
nach: Robert Koch-Institut unter www.gbe-bund

Insgesamt veranschaulichen diese Zahlen bevölkerungsweit eine große Zufriedenheit mit dem eigenen Gesundheitszustand.

Aufgaben

1. Finden Sie heraus, welches Lebensalter Ihre Urgroßeltern und ggf. Ihre Großeltern erreichten. Vergleichen Sie die Daten mit der heutigen Lebenserwartung in Deutschland.
2. Vergleichen Sie mit Hilfe der Säulendiagramme die gesundheitliche Situation von Männern und Frauen. Formulieren Sie Vermutungen bezüglich der Ursachen.

5.3 Gesundheitliche Situation verschiedener Altersgruppen

Auch die objektiven und im Rahmen amtlicher Vorschriften erhobener Daten lassen sich in ihrem Verlauf vergleichen und liefern Informationen über die gesundheitliche Situation der Bevölkerung.

Die folgenden Abschnitte veranschaulichen beispielhaft bedeutsame gesundheitliche Risiken für die Altersgruppen der Kinder, der Jugendlichen, der Erwachsenen und der alten Menschen.

5.3.1 Kinder

Säuglingssterblichkeit

Die gesundheitlichen Risiken im Kindesalter fallen in Deutschland im internationalen Vergleich gering aus. Die Säuglingssterblichkeit sank kontinuierlich und lag 2011 bei ca. 2 500 Todesfällen von bundesweit rund 663 000 Lebendgeburten. Das heißt: Von 100 000 lebend geborenen Kindern verstarben ca. 380 innerhalb des ersten Lebensjahres, das sind 0,4 %.

Dabei nahm der plötzliche Kindstod, Sudden Infant Death Syndrome – SIDS, deutlich ab. Gab es 1990 bundesweit noch ca. 1 300 Fälle von plötzlichem Kindstod, sank dieser Wert auf zuletzt ca. 147 Fälle insgesamt, das sind 0,02 %.

Zu diesem Rückgang trugen Informationskampagnen erheblich bei. Auch ohne die genaue Ursache ergründen zu können, fand man heraus, dass der plötzliche Kindstod unter bestimmten Bedingungen deutlich seltener auftrat. Darüber informierte man die Eltern nach der Entbindung, beim Kinderarzt, über das Internet usw.

Der plötzliche Kindstod (SIDS)

Empfehlungen zur Vorbeugung des plötzlichen Kindsstodes

Immer mehr Eltern kennen und beachten die heute empfohlenen Maßnahmen zur Vorbeugung des plötzlichen Säuglingstodes. Experten schätzen, dass hierdurch zwischen 1991 und 2003 schätzungsweise über 6 000 Babys das Leben gerettet werden konnte.

So mag es Ihr Baby und schläft am sichersten:

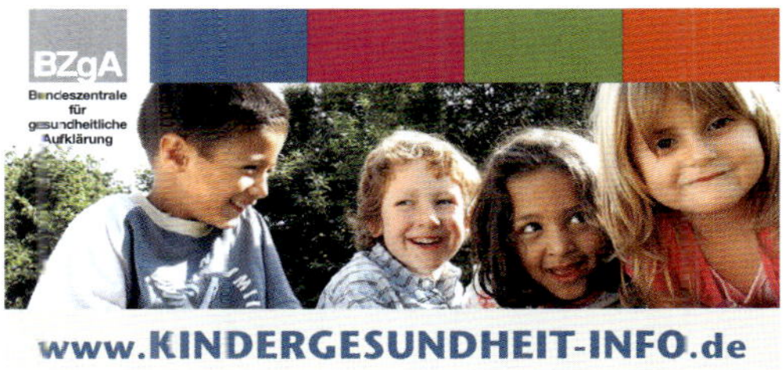

- Schlafen immer in Rückenlage
- Im Schlafsack und ohne zusätzliche Decke
- Richtig gebettet im Elternschlafzimmer
- Nicht zu warm
- In einer rauchfreien Umgebung
- Stillen Sie möglichst lange.
- Bei bestimmten Warnzeichen ist ein Arztbesuch unbedingt erforderlich.

Bundeszentrale für gesundheitliche Aufklärung unter www. kindergesundheit-info.de

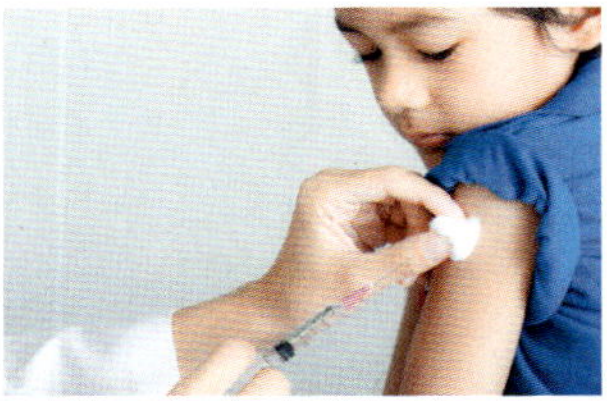

kontrovers: entgegengesetzt, strittig

Komplikation: Erschwernis, Verschlimmerung einer Krankheit

Impfschutz

Eine Ursache für die vergleichsweise geringe Säuglingssterblichkeit liefert das Zurückdrängen der herkömmlichen Infektionskrankheiten, der sogenannten Kinderkrankheiten. Der Rückgang wurde erreicht durch umfassenden Impfschutz, der von den gesetzlichen Krankenversicherungen stark gefördert wird. Auch wenn die Bereitschaft zur Impfung mit gewisser Regelmäßigkeit in den Medien kontrovers diskutiert wird, verfügt die Bevölkerung in Deutschland über einen hohen Grad der Durchimpfung. Er ist sogar so hoch, dass er auch das Infektions- und Komplikationsrisiko für nicht geimpfte Kinder deutlich senkt.

Impfraten bei den 3- bis 6-jährigen Kindern

Impfungen	Impfrate
Diphtherie	90,2 %
Tetanus (Wundstarrkrampf)	90,8 %
Pertussis (Keuchhusten)	90,4 %
HiB (Hämophilus influenza B – Bakterium, das eine Hirnhautentzündung verursachen kann)	91,1 %
Poliomyelitis (Kinderlähmung)	83,9 %
Hepatitis B	74,8 %
erste Masernimpfung	93,2 %
zweite Masernimpfung	69,0 %
erste Mumpsimpfung	93,0 %
zweite Mumpsimpfung	68,8 %
erste Rötelnimpfung	92,2 %
zweite Rötelnimpfung	67,7 %

nach: Robert Koch-Institut: Beitrag zur Gesundheitsberichterstattung. Lebensphasenspezifische Gesundheit von Kindern und Jugendlichen in Deutschland. Ergebnisse des Nationalen Kinder- und Jugendgesundheitssurveys (KiGGS), Berlin 2008

Die nahezu übereinstimmenden Werte für den Impfschutz gegen Masern, Mumps und Röteln erklären sich durch die verbreitete Verwendung eines Kombinationsimpfstoffes. Bedenklich ist die deutlich geringere Nutzung der zweiten Impfung, ohne die kein zuverlässiger Impfschutz besteht.

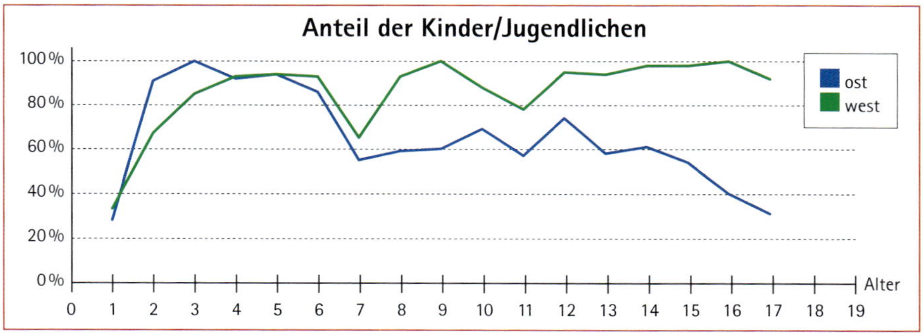

Alter und Anteil der Kinder/Jugendlichen in den alten (West) und den neuen (Ost) Bundesländern, die vollständig gegen Masern geimpft sind. nach: rki.de

Die Quote bei Auffrischungsimpfungen im Erwachsenenalter fällt noch deutlich geringer aus. Insgesamt liegen die Werte Deutschlands eindeutig unter den von der Weltgesundheitsorganisation WHO vorgesehenen Zahlen; diese sehen eine Rate von 95 % für die erste und 80 % für die zweite Impfung vor.

Seit einiger Zeit steigt die Anzahl der Infektionserkrankungen wieder an, daher erwägt die Gesundheitspolitik die Einführung einer Impfpflicht.

Früherkennungsuntersuchungen

Eine weitere Chance zur Begrenzung gesundheitlicher Risiken bietet die Reihe von zehn Früherkennungsuntersuchungen vom Zeitpunkt der Geburt bis zum 64. Lebensmonat. Auch hier fällt eine im Lauf der 64 Monate abnehmende Beteiligung auf. In besonderer Weise ist dies mit der sozialen Lage verbunden; Kinder aus sozial benachteiligten Familien werden deutlich seltener zur Früherkennungsuntersuchung vorgestellt (s. S. 156).

Teilnahme an Maßnahmen zur Früherkennung von Krankheiten im Kindesalter nach Untersuchungsstufen

Untersuchung	Zeitpunkt	Inanspruchnahme
U 1	Neugeborenen-Erstuntersuchung	nahezu 100 %
U 2	3. bis 10. Lebenstag	nahezu 100 %
U 3	4. bis 5. Lebenswoche	92,6 %
U 4	3. bis 4. Lebensmonat	93,2 %
U 5	6. bis 7. Lebensmonat	93,3 %
U 6	10. bis 12. Lebensmonat	94,7 %
U 7	21. bis 24. Lebensmonat	91,2 %
U 7a	34. bis 36. Lebensmonat	(seit 2008)
U 8	46. bis 48. Lebensmonat	82,6 %
U 9	60. bis 64. Lebensmonat	79,1 %

Zentralinstitut für die Kassenärztliche Versorgung unter www.gbe-bund.de
(Zur Untersuchung U 7a liegen noch keine flächendeckenden Ergebnisse vor).

Zahn- und Munderkrankungen

Krankheiten im Kindesalter beeinträchtigen nicht nur in dieser Zeit die Lebensqualität und verursachen hohe Kosten. Oft setzen sie sich in der weiteren Entwicklung fort oder rufen im Laufe des weiteren Lebens Komplikationen hervor. Eine nach wie vor in Deutschland bereits im Kindesalter weitverbreitete Krankheit mit massiven Folgen im späteren Leben ist Karies der Zähne. Dazu stellt das Statistische Bundesamt fest:

Karies: Zahnfäule

Zahn- und Munderkrankungen

Fast alle Erwachsenen sind von Karies oder Parodontitis betroffen. Karies und Parodontitis sind die häufigsten Krankheiten im Mund-, Kiefer- und Gesichtsbereich. Mehr als 95 Prozent der Erwachsenen in Deutschland haben oder hatten eine der beiden Erkrankungen.

Parodontitis: Entzündung des Zahnhalteapparats

Entsprechend hoch sind die Krankheitskosten. [...]

Ein Großteil der Zahnerkrankungen kann durch Hygienemaßnahmen wie Zähneputzen, durch gesunde Ernährung und zahnärztliche Kontrolluntersuchungen wirksam beeinflusst werden.

Das Gebiss von Kindern und Jugendlichen ist so gesund wie nie zuvor. In den letzten Jahren wurde in den westlichen Industrieländern bei Kindern und Jugendlichen ein deutlicher Rückgang der Karies beobachtet. [...] Die Zahl der kariösen, gefüllten oder wegen Karies fehlenden Zähne (DMFT) lag [...] bei den 12-Jährigen bei durchschnittlich 1,2 und unterschreitet damit die Vorgabe der Weltgesundheitsorganisation von 2,0 DMF-Zähnen deutlich. Auch bei den 6- bis 7- sowie bei den 9-Jährigen lässt sich ein rückläufiger Trend beobachten. Demgegenüber fand sich bei den 35- bis 44-Jährigen keine nennenswerte Verbesserung. [...]

DMFT: Anzahl der kariösen, fehlenden, gefüllten Zähne (decayed, missing, filled teeth)

IDZ: Institut der deutschen Zahnärzte

Ebenso fanden sich in der IDZ-Erhebung Unterschiede zwischen Jungen und Mädchen. So war der DMFT-Wert im bundesweiten Durchschnitt bei Mädchen mit 1,9 etwas höher als bei Jungen (1,6). Dies lässt sich damit erklären, dass der Zahnwechsel bei Mädchen früher einsetzt und das bleibende Gebiss zum Erhebungszeitpunkt bereits länger schädlichen Einflüssen ausgesetzt war.

Bei Mädchen fand sich zudem eine höhere Zahl gefüllter, also sanierter Zähne als bei Jungen. In der untersuchten Altersgruppe der 12-Jährigen waren insgesamt sehr wenige Zähne wegen einer Karies gezogen worden.

Soziale Unterschiede beeinflussen die Karieshäufigkeit. Die Zahnkaries ist in Deutschland wie in vergleichbaren Industrieländern sowohl regional als auch in Abhängigkeit von der Sozialschichtzugehörigkeit ungleich verteilt. [...]

Süße Nuckelflaschen führen zur Karies im Milchgebiss. Bei Kleinkindern können zuckerhaltige, über Nuckelgefäße zugeführte Getränke (Instant-Tees, Kakao, Honigmilch) zur Karies an den Milchschneidezähnen des Oberkiefers sowie in der Folge auch an weiteren Zähnen führen. Von dieser sogenannten Saugerflaschen-Karies (Nursing-Bottle-Syndrom, Early-Childhood-Caries) sind in Deutschland fünf bis zehn Prozent der 1- bis 6-Jährigen betroffen.

Nursing-Bottle-Syndrom: Karies, insbesondere an den oberen Schneidezähnen von Babys und Kleinkindern

Early-Childhood-Caries: Milchzahnkaries bei Kleinkindern

In den letzten Jahren hat die Bedeutung oberflächlicher nicht kariöser Zahnschädigungen vom Kleinkind- über das Jugend- bis ins Erwachsenenalter zugenommen. Die Zufuhr stark säure- oder zuckerhaltiger Getränke (Softdrinks, Limonaden, Cola, Fruchtsäfte, Fitnessgetränke) führt durch die Herauslösung von Mineralien aus dem Zahnschmelz primär zu sogenannten Zahnschmelzerosionen. Erosionen und keilförmige Defekte fanden sich im Jahr 1997 bei 42,1 Prozent der 35- bis 44-Jährigen und bei 46,3 Prozent der 65- bis 74-Jährigen. [...]

Statistisches Bundesamt unter www. gbe-bund.de

Weitere Krankheitserscheinungen

Weitere Aussagen zur Verbreitung von Gesundheit und Krankheit im Kindesalter ermöglicht die KiGGS-Studie (s. S. 86 ff.). Ihre Ergebnisse fasst das Robert Koch-Institut zusammen.

Epidemiologisches Bulletin Nr. 23 Robert Koch-Institut 195

Das Krankheitsgeschehen bei Kindern und Jugendlichen wird geprägt durch das Zusammenwirken von Risikofaktoren und Schutzfaktoren und durch eine Verschiebung von akuten zu chronischen Krankheiten und von somatischen zu psychischen Störungen. „Dies lässt die These einer ‚neuen Morbidität' entstehen, die vorrangig von Störungen der Entwicklung, der Emotionalität und des Sozialverhaltens bestimmt ist", betont die Studienleiterin Bärbel-Maria Kurth, im Robert Koch-Institut Leiterin der Abteilung für Epidemiologie und Gesundheitsberichterstattung.

somatisch: körperlich

psychisch: seelisch

emotional: das Gefühlsleben betreffend

So findet man im Bereich der psychischen Gesundheit bei 11,5 % der Mädchen (M) und 17,8 % der Jungen (J) Hinweise auf Verhaltensauffälligkeiten oder emotionale Probleme. Die häufigsten Problembereiche sind Verhaltensprobleme (M = 11,9 %, J = 17,6 %), emotionale Probleme (M = 9,7 %, J = 8,6 %) und Hyperaktivitätsprobleme (M = 4,8 %, J = 10,8 %).

Die am schwersten wiegende Erkenntnis ist, dass Kinder aus sozial benachteiligten Familien nicht nur in einzelnen Bereichen von Gesundheit und Lebensqualität schlechtere Ergebnisse aufweisen, sondern in durchweg allen. In dieser Gruppe findet man eine Häufung von Risikofaktoren, eine Häufung von Unfällen, Krankheit, Übergewicht, Umweltbelastungen, eine schlechtere gesundheitliche Versorgung und häufigere psychische Auffälligkeiten. Kindern aus Familien mit einem niedrigen sozioökonomischen Status haben weniger personale, soziale und familiäre Ressourcen. „Zwischen diesen Schutzfaktoren und dem gesundheitlichen Risikoverhalten sind deutliche Zusammenhänge zu erkennen", sagt Bärbel-Maria Kurth. Zum Beispiel rauchen Hauptschüler fünfmal häufiger als die Gleichaltrigen auf dem Gymnasium. [...]

sozioökonomisch: die soziale und wirtschaftliche Lage betreffend

So bleibt die Hoffnung, dass die Ergebnisse des Kinder- und Jugendgesundheitssurveys die Grundlage dafür bilden, besser vernetzte Strukturen zu schaffen, um möglichst allen Kindern und Jugendlichen ein Aufwachsen in Gesundheit und Wohlbefinden zu ermöglichen.

Robert Koch-Institut unter www.kiggs.de

Aufgaben

1. Recherchieren Sie die aktuellen Impfquoten Ihres Bundeslandes. Nutzen Sie dazu die Veröffentlichungen Ihres Statistischen Landesamtes.
2. Informieren Sie sich über weitere Ergebnisse der KiGGS-Studie.

5.3.2 Jugendliche

Diabetes mellitus

Im Jugendalter setzen sich die gesundheitlichen Risiken der Kindheit zumeist fort, z. B. im Hinblick auf Karies, Folgen der Fehlernährung usw. Nicht selten spitzen sie sich dann schon zu. So fallen heutzutage bereits stark übergewichtige Jugendliche mit familiärer Neigung mit einem erhöhten Risiko für Diabetes mellitus Typ II auf. Diese Form der Zuckerkrankheit galt bis vor wenigen Jahren noch als „Altersdiabetes".

Diabetes mellitus Typ II: „Zuckerkrankheit", erhöhter Blutzuckerspiegel, chronisch und mit schweren Komplikationen verlaufend (s. S. 291 ff.)

Typ-2-Diabetes bei übergewichtigen Kindern und Jugendlichen

In Deutschland werden zunehmend mehr Kinder und Jugendliche mit Typ-2-Diabetes diagnostiziert. Dabei handelt es sich fast ausnahmslos um sehr stark übergewichtige Personen, bei denen bereits die Eltern oder Großeltern an einem Typ-2-Diabetes leiden. Zahlen zur Häufigkeit des Typ-2-Diabetes in dieser Altersgruppe wurden kürzlich in einer Studie in Südbayern erhoben. In einer Gruppe von 520 stark übergewichtigen Kindern und Jugendlichen im Alter zwischen 9 und 20 Jahren fand sich bei 6,7 Prozent ein Hinweis auf eine Störung des Zuckerstoffwechsels, bei 1,5 Prozent lag nach WHO-Definition bereits ein Typ-2-Diabetes vor12. Rechnet man diese Zahlen vorsichtig auf die deutsche Bevölkerung hoch, dann erhält man einen Schätzwert von ca. 5 000 Kindern und Jugendlichen mit Typ-2-Diabetes.

In den beiden bundesweiten Datenbanken DPV und APV sind bisher rund 600 Kinder und Jugendliche mit Typ-2-Diabetes registriert.

Neuere Auswertungen der Diabetesregister in Nordrhein-Westfalen und Baden-Württemberg ergaben für Kinder und Jugendliche im Alter bis zu 20 Jahren eine Neuerkrankungsrate an Typ-2-Diabetes in der Größenordnung zwischen 0,55 und 0,97 pro 100 000 Personenjahre. Die Prävalenz des bekannten Typ-2-Diabetes in dieser Altersgruppe wird nach diesen Registerdaten auf etwa 5 pro 100 000 Personen geschätzt. Allerdings dürfte die Dunkelziffer erheblich sein.

Ein besonderes Problem dürfte sein, dass übergewichtige und adipöse Kinder und Jugendliche aus Migrantenfamilien deutlich stärker betroffen sind als Kinder und Jugendliche deutscher Abstammung.

Deutscher Gesundheitsbericht Diabetes 2012, S. 12 nach www.profi.diabetesde.org

Alkohol

Das Jugendalter ist eng mit dem Erproben der eigenen Person und dem Ausloten von Möglichkeiten und Grenzen verbunden. Viele Jugendliche erleben in diesem Zusammenhang erstmalig und möglicherweise wiederholt die Auswirkungen des Suchtmittel- und Drogengebrauchs in seinen unterschiedlichen Verlaufsformen. Als die am weitesten verbreitete und damit gesundheitlich bedeutsamste Droge fällt hier der Alkohol auf.

Der insgesamt steigende Alkoholkonsum wird möglicherweise durch neuartige Veranstaltungen der jüngeren Vergangenheit begünstigt, die Flatrate-Partys, bei denen zu einem Festpreis unbegrenzt Alkohol konsumiert werden kann.

Unabhängig von den Flatrate-Partys entwickelt sich das Binge-Drinking zu einer verbreiteten Freizeitbeschäftigung Jugendlicher. Bevorzugt an Wochenenden trinken sie nach dem Motto „je schneller und billiger, umso besser" große Mengen Alkohol, bis sie ins Koma fallen.

Binge-Drinking

„Binge-Drinking" wird im Deutschen auch mit Komasaufen oder Kampftrinken übersetzt. Zu beobachten ist, dass immer mehr Jugendliche exzessiv Alkohol konsumieren und sich extrem betrinken. Zu Hause mit der Clique genauso wie in der Disco. Mehr als ein Drittel der Jugendlichen trinkt laut einer repräsentativen Umfrage innerhalb eines Monats mindestens einmal fünf oder mehr alkoholische Getränke. 5 % von ihnen praktizieren das sogenannte „Binge-Drinking" sogar sechsmal oder noch häufiger im Monat.

Begleiterscheinungen von „Binge-Drinking" sind:

- gesteigerte Aggressivität,
- risikofreudiges Verhalten, besonders im Straßenverkehr und in der Sexualität,
- zusätzlicher Konsum anderer Drogen.

Bundeszentrale für gesundheitliche Aufklärung unter www.bist-du-staerker-als-alkohol.de

BZgA
Bundeszentrale für gesundheitliche Aufklärung

Die Diskussion um eine Verschärfung des Jugendschutzgesetzes im Hinblick auf den Alkoholausschank lebt daher vor allem nach spektakulären Fällen des „Totsaufens" immer wieder auf.

Verkehrsunfälle

Ein weiteres erhebliches Gesundheitsrisiko im Jugendalter bilden Verkehrsunfälle, sowohl mit als auch ohne Einfluss von Alkohol.

Das Erreichen der Volljährigkeit und die neu erworbene Fahrerlaubnis bedeuten mehr Freiraum und Mobilität im Leben vieler junger Menschen. Beim Fahren wird allerdings oft das eigene Können überschätzt.

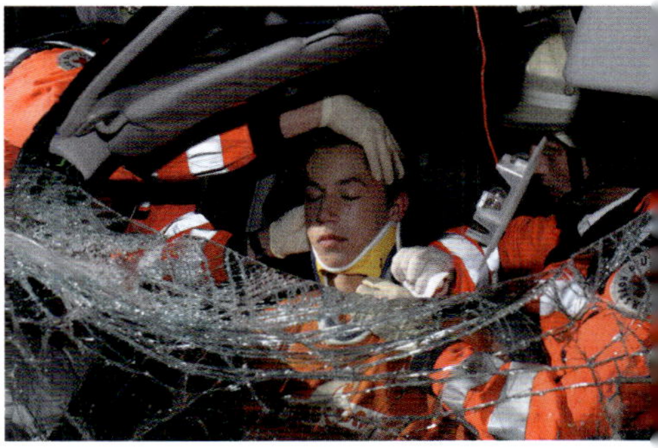

Die Straßenverkehrsunfallstatistik zieht folgende Bilanz: 18- bis 24-jährige Verkehrsteilnehmer haben immer noch das mit Abstand höchste Unfallrisiko im Straßenverkehr. Im Jahr 2011 verunglückten in Deutschland insgesamt 74 416 junge Männer und Frauen dieser Altersgruppe im Straßenverkehr, 737 junge Erwachsene wurden getötet. Damit war fast jeder fünfte Verletzte und Getötete im Alter von 18 bis 24 Jahren, obwohl nur jeder 12. der Gesamtbevölkerung (8,2 %) dazu zählte.

Die besondere Gefährdung der 18- bis 24-Jährigen wird deutlich, werden die Daten auf die Einwohnerzahlen bezogen: Je 100 000 Einwohner dieser Altersgruppe verunglückten 1 105 junge Erwachsene im Straßenverkehr, dies war mehr als das doppelte des Durchschnittswertes für die Gesamtbevölkerung (485). In keiner anderen Altersgruppe war das Risiko, im Straßenverkehr zu verunglücken, derart hoch. 109 junge Erwachsene je eine Million Einwohner wurden im Straßenverkehr getötet. Im Vergleich zur Gesamtbevölkerung mit 49 Getöteten je eine Million Einwohner waren dies wiederum mehr als doppelt so viele.

www.destatis.de

Hier fällt ein deutlicher und sich über alle Altersgruppen fortsetzender Unterschied zwischen den Geschlechtern auf. Bei Jugendlichen und jungen Erwachsenen verunglücken Männer viermal so oft wie Frauen; mit steigendem Lebensalter nähern sich die Zahlen einander wenig an. Bei den Getöteten stagniert das Verhältnis seit Jahren bei 3:1, das heißt, es sterben durch Verkehrsunfälle dreimal so viele Männer wie Frauen.

Psychische Erkrankungen

Als Ursache für die Zunahme psychischer Auffälligkeiten werden neben den allgemeinen Lebensgewohnheiten verschiedene Beobachtungen diskutiert. Nicht alle Jugendlichen verfügen über grundlegende Fähigkeiten, Konflikte mit anderen Menschen auszutragen; nicht alle können Anforderungen, Unsicherheiten oder Enttäuschungen konstruktiv bewältigen. Stattdessen verhalten sie sich unbeherrscht und feindselig – sich selbst oder ihrer Umwelt gegenüber – und bedürfen oft langfristiger therapeutischer Unterstützung.

Gleichzeitig entwickelt sich das Angebotsspektrum hier wie auch in einigen anderen Bereichen zu einem regelrechten Markt. Verschiedene Verhaltensweisen werden gebündelt und erhalten einen medizinischen Namen. Diagnose- und Therapie-Angebote folgen, sodass einige Kritiker bereits von einer Pathologisierung des Normalen oder einfach von „Mode-Krankheiten" sprechen.

pathologisieren: Verhaltensweisen, Empfindungen als krankhaft deuten

Früherkennungsuntersuchung
Jugendliche schwänzen die Vorsorge beim Arzt

Nur ein Drittel der Jugendlichen kommt zur Vorsorgeuntersuchung J1. Daher plädiert Burkhard Lawrenz, Vorsitzender des Kinder- und Jugendärzteverbandes in Westfalen, für ein Meldeverfahren,wie es dies für kleinere Kinder bereits gibt.

„Ein Drittel ist zu wenig", beklagt Burkhard Lawrenz. Zumal die Quote schon einmal größer gewesen sei: Offenbar gehen die Zahlen wieder zurück, wenn auch nicht in seiner Arnsberger Praxis, wohl aber in Westfalen und bundesweit, wie das Berliner Robert-Koch-Institut sowie die Kassenärztliche Vereinigung Westfalen-Lippe nun mitgeteilt haben. Im Jahr 2009 nahmen noch 46000 Jugendliche die Vorsorgeuntersuchung wahr, 2011 waren es etwa tausend Teenager weniger.

Dagegen habe man in den vergangenen Jahrzehnten bei den Vorsorgeuntersuchungen für jüngere Kinder eine Quote von etwa 90 Prozent erreicht, seitdem es das Meldeverfahren gebe, seien es sogar annähernd 100 Prozent, so Lawrenz.

Seiner Meinung nach gibt es mehrere Gründe, warum so wenige Eltern ihre jugendlichen Kinder zur J1 schicken. Weil die Kassen für Kinder ab 12 Jahren nicht mehr die Kosten für Hustensaft und Nasentropfen übernehmen, kaufen Eltern diese Mittel gleich in der Apotheke und kämen seltener mit ihren Kindern in die Praxen. Mithin fehle die Gelegenheit, sie auf die Vorsorgeuntersuchung aufmerksam zu machen.

Bisher sei es nämlich vielen Eltern und Jugendlichen gar nicht bekannt, dass es diese Vorsorgeuntersuchung gebe. Und selbst wenn: „Im Alter zwischen 12 und 14 Jahren haben Jugendliche großes Vertrauen in ihre Gesundheit und keine Angst, ernsthaft krank zu werden", so Lawrenz. Dass eine Vorsorgeuntersuchung sinnvoll sein könnte, glauben sie nicht recht. „Wir können dadurch aber viele Folge-Erkrankungen verhindern", mahnt Lawrenz. „Manche Jugendliche kommen zum Beispiel mit beginnendem Übergewicht", berichtet er aus seiner Arnsberger Praxis. In diesem Alter aber sei das Problem noch leichter zu bekämpfen als bei jungen Erwachsenen, so der Kinderarzt. Umgekehrt achtet er auch auf Essstörungen wie Magersucht und Bulimie. Die J1 sei bedeutsam, um „seelische Fehlentwicklungen in der Frühphase zu erkennen", so Lawrenz. Er achtet bei den Vorsorgeuntersuchungen auch auf Anzeichen für Alkohol- und Drogenmissbrauch oder eine zu ausgiebige Nutzung von Medien wie dem Internet.

Auch kontrolliert der Kinderarzt unter anderem, ob noch ein ausreichender Impfschutz besteht.

Während man bei der Kassenärztlichen Vereinigung Westfalen-Lippe wenig von einem Meldeverfahren hält, ist es nach Einschätzung von Lawrenz durchaus sinnvoll, die Eltern daran „zu erinnern", falls sie mit ihren Kindern die J1 versäumen. „Und es wäre auch gut", fügt er hinzu, „wenn die Jugendlichen im Rahmen des Aufklärungsunterrichts an den Schulen über die Vorsorgeuntersuchung informiert würden."

Nina Grunsky

www.derwesten.de

Aufgaben

1. Tragen Sie die Bestimmungen des Jugendschutzgesetzes zum Alkoholausschank zusammen. Vergleichen Sie sie mit Ihren eigenen Erfahrungen.
2. Informieren Sie sich über
   a) die Auswirkungen extremen Alkoholkonsums,
   b) das „risikoarme Trinken".
3. Stellen Sie Maßnahmen und Kampagnen vor, die Jugendliche zu einem verantwortungsvollen Umgang mit Alkohol motivieren.
4. Formulieren Sie mögliche Ursachen für die Geschlechterdifferenz bei Verkehrsunfällen.
5. Überprüfen Sie, ob Sie die Früherkennungsuntersuchung J1 wahrnahmen. Diskutieren Sie in Kleingruppen mögliche Beweggründe, die für bzw. gegen eine Teilnahme sprachen.

5.3.3 Erwachsene

Die während der Kindheit und Jugend aufgetretenen Gesundheitsrisiken wirken sich im Erwachsenenalter aus, insbesondere Fehlernährung und Bewegungsmangel zeigen Folgen. Darüber hinaus birgt das Erwachsenenalter statistisch die Häufung folgender Gesundheitsrisiken:

- Herz-Kreislauf-Erkrankungen,
- Krebserkrankungen,
- Erkrankungen des Bewegungsapparates sowie
- zunehmend psychische Erkrankungen.

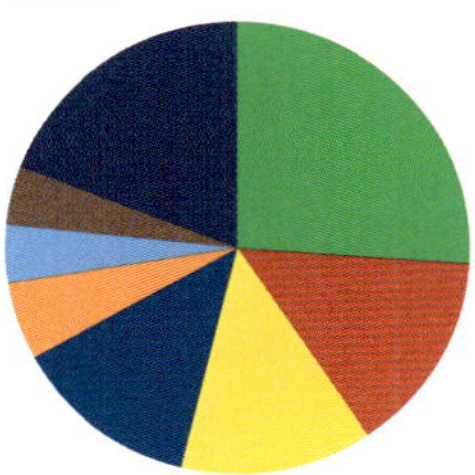

Die häufigsten Krankheitstage (AU-Tage) 2011
Je 100 beschäftigte BKK Pflichtmitglieder

MRSA: Methicillinresistenter Staphylococcus aureus, Bakterienstamm mit höchster Widerstandskraft gegen Antibiotika

Infektionskrankheiten machen insgesamt auch in dieser Altersgruppe nur einen geringen Anteil aus. Allerdings steigen die Zahlen der HIV-Infektionen (s. S. 314 ff.) und der Infektionen mit schwer beherrschbaren, multiresistenten Bakterien, die sogenannten MRSA-Infektionen, deutlich an. Da es bislang für diese Krankheiten nur wenige therapeutische Möglichkeiten gibt, besitzen sie eine hohe Letalität (s. S. 90 f.).

Herz-Kreislauf-Erkrankungen

Erkrankungen des Herz-Kreislauf-Systems führen weiterhin die Todesursachenstatistik an.

Allerdings scheint sich das Gefahrenpotenzial von Koronarer Herzkrankheit (s. S. 246 ff.), Herzinfarkt und Schlaganfall allmählich zu verringern; so sank die Mortalitätsrate (s. S. 89 f.) seit 1990 erkennbar. Als Ursache dafür kommen sowohl erfolgreichere Therapiemaßnahmen, z. B. Medikamente und Operationen, wie auch eine Verminderung der Risikofaktoren, welche oft durch den individuellen Lebenswandel bestimmt sind, in Betracht.

Dennoch zählen Herz-Kreislauf-Erkrankungen nach wie vor zu den häufigsten Diagnosen in allgemeinmedizinischen und internistischen Arztpraxen.

Krebserkrankungen

Auch Krebserkrankungen gehören zu den häufigen Erkrankungen im Erwachsenenalter. In den Krebsregistern der Bundesländer werden die Anzahl der Krebserkrankten wie auch die Zahlen bezüglich einzelner Arten von Krebserkrankungen gesammelt. Die gemeldeten Neuerkrankungen verteilen sich auf folgende Organe:

Krebszahlen: Krebs in Deutschland

Jedes Jahr erkranken 490 000 Menschen in Deutschland neu an Krebs, 218 000 Menschen sterben jährlich daran. Experten schätzen, dass die Zahl der Krebserkrankungen bis zum Jahr 2050 um 30 Prozent zunehmen wird. Der Grund: Die Menschen werden immer älter und Krebs ist eine Erkrankung, von der insbesondere ältere Menschen betroffen sind.

Häufigste Krebsarten beim Mann

Mit 67 600 Neuerkrankungen im Jahr ist Prostatakrebs in Deutschland heute die häufigste Krebsart beim Mann. Hauptgrund hierfür ist der wachsende Anteil älterer Männer. Das mittlere Erkrankungsalter liegt bei 70 Jahren. An zweiter Stelle steht beim Mann Darmkrebs mit 38 300 Neuerkrankungen. Lungenkrebs belegt bei den Männern mit 33 700 Erkrankungen pro Jahr Platz drei.

Häufigste Krebsarten der Frau

Häufigste Krebsart der Frau ist Brustkrebs. Jährlich erkranken 74 500 Frauen in Deutschland neu daran. Das mittlere Erkrankungsalter liegt bei 65 Jahren. Jede vierte betroffene Frau ist bei der Diagnosestellung jünger als 55 Jahre. An zweiter Stelle steht bei den Frauen Darmkrebs mit 31 100 Neuerkrankungen. Auch bei den Frauen steht Lungenkrebs mit 17 700 mittlerweile auf Platz drei. Die Ursache: Immer mehr Frauen rauchen!

www.krebshilfe.de

Beim Vergleich über mehrere Jahre fällt auf, dass die Inzidenz (s. S. 88 f.) für nahezu alle Krebsraten steigt. Hierzu tragen verschiedene Faktoren bei. Neue Früherkennungsmethoden erfassen Krebserkrankungen genauer und damit frühzeitiger, eine größere Zahl von Menschen nimmt an Früherkennungsuntersuchungen teil, die Lebenserwartung steigt und damit auch das altersbedingt höhere Risiko. Dass Krebserkrankungen überwiegend in späteren und weniger in frühen Lebensjahren auftreten, belegen die Zahlen des Robert Koch-Instituts:

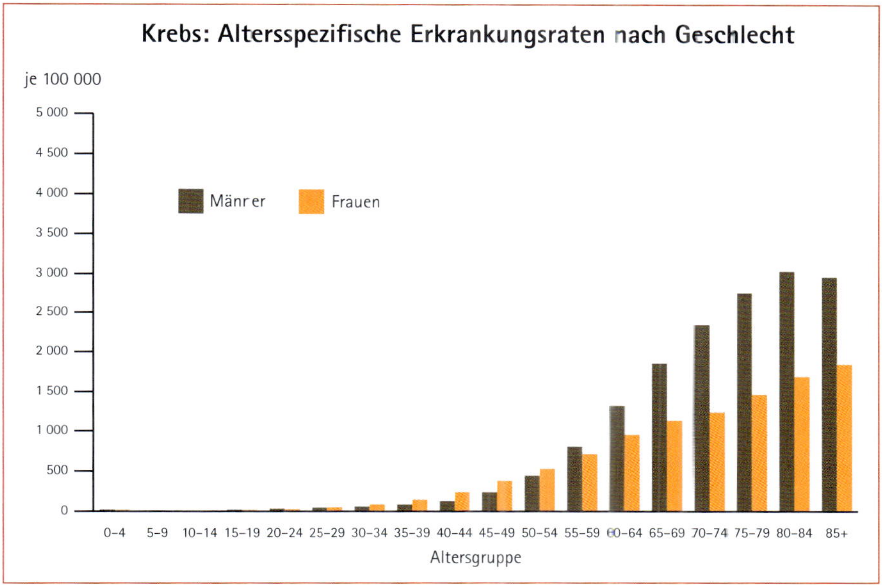

Robert Koch-Institut unter www.rki.de

Gleichzeitig fällt auf, dass sich die Überlebenschancen bei Krebserkrankungen verbessern. So weisen die 5-Jahres-Überlebensraten, d. h. die Anzahl der Patienten, welche fünf Jahre nach der Erstdiagnose noch leben, steigende Zahlen aus. Sie lagen für die nach wie vor häufigste Krebserkrankung bei Frauen, dem Brustkrebs, im Jahre 1984 bei 69 %, 1994 dagegen schon bei 78 % und 2008 bei 86 %.

Zur Verbesserung der gesundheitlichen Lage tragen verschiedene Faktoren bei: Krebserkrankungen werden früher erkannt und befinden sich noch in einem Stadium, in dem sie sich besser und erfolgreicher therapieren lassen. Außerdem stehen bessere Therapiemöglichkeiten zur Verfügung.

Dennoch stehen in Deutschland Krebserkrankungen noch immer an zweiter Stelle der Todesursachen.

Erkrankungen des Bewegungsapparates

In der Vergangenheit fielen die Erkrankungen des Bewegungsapparates (s. S. 355 ff.) vorwiegend im höheren Lebensalter auf, oft als Folge des Verschleißes. Seit einigen Jahren sind Erkrankungen des Muskel- und Skelettsystems bereits gehäuft im mittleren Erwachsenenalter verbreitet. Zu diesen Krankheiten zählen Arthrose, Osteoporose, aber auch Rückenschmerzen ohne genaue Ursache.

Arthrose: chronische, nicht entzündliche Erkrankung des Skelettsystems mit Abnahme des Gelenkknorpels

Osteoporose: chronische Erkrankung der Knochen mit Schwund des Knochengewebes

Prävalenz von Rückenschmerzen bei Frauen in Deutschland		
Altersgruppen	**Rückenschmerzen letztes Jahr**	**Rückenschmerzen gestern**
18 bis 29	65,4 %	21,6 %
30 bis 39	68,2 %	22,8 %
40 bis 49	66,8 %	25,2 %
50 bis 59	68,8 %	32,7 %
60 bis 69	65,7 %	29,0 %
ab 70	60,5 %	30,8 %
Gesamt	65,8 %	26,8 %

Robert Koch-Institut unter www.gbe-bund.de

Auch wenn sie sich nicht lebensbedrohlich auswirken, so haben Rückenschmerzen doch wegen der durch sie verursachten Kosten eine große gesundheitswissenschaftliche Bedeutung. Unter allen Krankheitsgruppen liegen sie für die Erkrankungen des Bewegungsapparates an dritter Stelle. Dabei fallen die direkten Kosten, also jene für die Behandlung, noch vergleichsweise gering aus. Hohe volkswirtschaftliche Kosten entstehen durch die wiederkehrende Arbeitsunfähigkeit der Betroffenen und den vorzeitigen Ruhestand vieler Patienten mit einer finanziellen Belastung für die Rentenversicherung.

Psychische Erkrankungen

Die Verbreitung psychischer Erkrankungen wurde lange Zeit unzureichend erfasst. Inzwischen liegen präzisere Instrumente vor, und es fällt auf, dass nicht wenige Menschen im Erwachsenenalter in ihrer seelischen Gesundheit und damit auch in ihrer beruflichen Leistungsfähigkeit beeinträchtigt sind, z. B. durch Depressionen, Angststörungen oder Essstörungen.

Psychische Gesundheit bei Erwachsenen in Deutschland

56 % der Frauen und 68 % der Männer berichten eine durchschnittliche oder überdurchschnittliche psychische Gesundheit. In ihrer psychischen Gesundheit beeinträchtigt empfinden sich knapp 14 % der Frauen und 7 % der Männer.

Mit knapp 59 % ist der Anteil psychisch gesunder Frauen in der Altersgruppe 30 bis 44 Jahre am höchsten. Der niedrigste Anteil psychisch Gesunder findet sich in der Altersgruppe der 65-jährigen und älteren Frauen. Bei Männern zeigen sich keine bedeutsamen Unterschiede in der psychischen Gesundheit nach Alter.

Es besteht ein enger Zusammenhang zwischen Bildung und psychischer Gesundheit: Je höher der Bildungsstatus, desto höher ist auch der Anteil von Menschen mit mindestens durchschnittlicher psychischer Gesundheit. Die Unterschiede zwischen den Bildungsgruppen sind bei Frauen und Männern statistisch signifikant.

signifikant: bedeutsam, bezeichnend; es ist sehr unwahrscheinlich, dass dieses Ergebnis zufällig zustande kam

Frauen und Männer mit einer starken sozialen Unterstützung sind zu einem signifikant höheren Anteil psychisch gesund als diejenigen mit geringer oder mittlerer sozialer Unterstützung.

Bei gleichzeitiger Betrachtung der Einflussfaktoren Alter, Bildung, soziale Unterstützung und subjektive Gesundheit zeigt sich, dass die ausgewählten Faktoren voneinander unabhängig mit der psychischen Gesundheit in Zusammenhang stehen.

www.rki.de

Es wird diskutiert, inwieweit entsprechende Risiken aus der Kindheit (vgl. KiGGS-Ergebnisse, s. S. 85 f.) die Betroffenen begleiten oder die jeweiligen Lebensumstände das Auftreten seelischer Erkrankungen begünstigen. Unbestritten ist, dass das normale Alltagsleben heute komplexer ist als noch vor wenigen Jahrzehnten. Vielfältige Angebote zur Lebensgestaltung bieten zwar ein hohes Maß an Entscheidungsfreiheit, bergen aber gleichzeitig das Risiko der Unübersichtlichkeit. Daneben steigt für viele Menschen die Wahrscheinlichkeit, Verluste in ihrem Leben bewältigen zu müssen, im Familienleben, z. B. bei Ehescheidungen, wie auch im Erwerbsleben durch Arbeitsplatzunsicherheit und Arbeitsstellenwechsel.

Die psychosomatischen Erkrankungen stellen eine weitere Gruppe von Erkrankungen mit psychischer Beteiligung dar. Hier beeinflusst das seelische Erleben nachweisbar die körperlichen Funktionen. Diese Funktionsstörungen lassen sich objektiv feststellen. Im Rahmen der Behandlung lassen sich allerdings keine organischen Ursachen finden, und somit werden die Beschwerden mittels klassischer Therapien nur selten geheilt.

Verschiedene psychobiologische Forschungsprojekte versuchen weiteren Aufschluss über seelisch-körperliche Wechselwirkungen zu gewinnen, z. B. zwischen Stress und dem Immunsystem.

Immunsystem: Abwehrsystem gegen Krankheitserreger

Aufgaben

1. Überlegen Sie, worauf die geschlechtsspezifischen Unterschiede bei Krebserkrankungen zurückzuführen sein könnten.
2. Erkundigen Sie sich bei dem Anbieter von Kursen der Rückenschule nach der Altersverteilung der Kursteilnehmer sowie den Inhalten der Kurse.
3. Überprüfen Sie, welches Bild von Krankheit im Erwachsenenalter die Medien abbilden. Sammeln Sie dazu Zeitungsberichte und betrachten Sie gezielt TV-Unterhaltungssendungen.

5.3.4 Alte Menschen

Mit der Zunahme der individuellen Lebenserwartung steigt die Zahl alter Menschen in der Gesellschaft. Im höheren Lebensalter sind Gesundheitsrisiken am stärksten verbreitet. Dies liegt nicht nur an der rein statistischen Erhöhung der Gesundheitsrisiken durch die Anzahl der Lebensjahre, sondern auch in dem Sachverhalt begründet, dass zahlreiche Krankheiten erstmalig bzw. vermehrt im Alter auftreten (s. S. 91, 107).

Hinzu kommt die Gefahr der Multimorbidität. Hier sind verschiedene Erkrankungen gleichzeitig vorhanden, welche sich wechselseitig in ihrem Risikopotenzial verstärken: In dieser Situation erweisen sich die weitgehend beherrschten Infektionskrankheiten als enorm gesundheitsgefährdend. Nicht selten versterben Menschen mit einem durch Multimorbidität geschwächten Immunsystem an Infektionen, z. B. Lungenentzündungen.

Eine fast ausschließlich im hohen Lebensalter auftretende Erkrankung ist die Demenz. Unter diesem Begriff werden verschiedene körperliche Verläufe zusammengefasst, welche alle den Abbau zunächst geistiger und später allgemeiner Leistungsfähigkeit zur Folge haben. Die Ursachen können gefäßbedingt bei der Blutversorgung, aber auch im Zellstoffwechsel der Nervenzellen liegen. 70 bis 80 % aller Demenzerkrankungen liegt die Demenz vom Alzheimer-Typ zugrunde.

Prävalenz von Demenzen, abhängig vom Alter

Altersgruppe	Mittlere Prävalenzrate (%)	Geschätzte Krankenzahl nach Altersstruktur Ende 2010
65–69	1,6	70 000
70–74	3,5	170 500
75–79	7,4	239 500
80–84	15,7	369 500
85–89	26,4	357 500
90 und älter	41,1	244 000
65 und älter	8,6	1 451 000

Deutsche Alzheimer Gesellschaft unter www.deutsche-alzheimer.de

Wie die letzte Zeile der Tabelle zeigt, liegt die Prävalenz (s. S. 87 f.) der Demenzerkrankungen in der gesamten Bevölkerungsgruppe der über 65-Jährigen bei 6,8 %. Das heißt, schon jeder 16. Angehörige dieser Altersgruppe ist demenzkrank, insgesamt bundesweit etwa 1,1 Mio. Menschen.

Bliebe diese Prävalenzrate konstant, so kämen allein durch den Zuwachs an Lebenserwartung jährlich etwa 20 000 Betroffene hinzu. Im Jahr 2050 hätte sich die Zahl der Demenzkranken dann auf ca. 2 Mio. verdoppelt.

Das Krankheitsbild der Demenz führt in seinem Verlauf oft dazu, dass die Betroffenen ihre Fähigkeiten verlieren, die regelmäßig wiederkehrenden Tätigkeiten des alltäglichen Lebens selbstständig auszuführen. Sie haben häufig einen besonderen Hilfe- und Betreuungsbedarf. Da es demenziell erkrankten Menschen im Anfangsstadium körperlich meist vergleichsweise gut geht, wurden sie zunächst oft keiner Pflegestufe zugeordnet. Die Gesundheitsreform 2008 führte mit der Pflegestufe 0 eine Leistungsstufe der Pflegeversicherung für von Demenz Betroffene ein. Entsprechend der geschätzten Entwicklung der Demenzerkrankten wird voraussichtlich auch die Anzahl der Pflegebedürftigen steigen.

Aufgaben

1. Ermitteln Sie Informationen zur Verbreitung von Demenz und der Versorgung der Betroffenen und ihrer Angehörigen in Ihrer Stadt.
2. Überlegen Sie, welche Folgen die Fortsetzung der beschriebenen Entwicklung für das deutsche Gesundheitswesen hat.
3. Erarbeiten Sie Maßnahmen, wie das Gesundheitssystem effektiv darauf reagieren könnte. Begründen Sie Ihre Vorschläge.

Zusammenfassung: Gesundheitliche Lage in Deutschland

Die Entwicklung der gesundheitlichen Lage lässt sich mit Langzeitstudien zuverlässig beobachten. Derartige Untersuchungen ergaben, dass sich die gesundheitliche Situation der Menschen in Deutschland in der Vergangenheit insgesamt stetig verbesserte. Die Lebenserwartung stieg für alle Altersgruppen, und die Menschen zeigen sich vergleichsweise zufrieden mit ihrer persönlichen Gesundheit. Gleichzeitig fällt eine Veränderung des Krankheitsspektrums auf.

Die Fallzahlen des plötzlichen Kindstodes gingen zurück. Die Gefahr durch Infektionskrankheiten wird als gering eingeschätzt, sodass in Deutschland die von der Weltgesundheitsorganisation WHO vorgesehenen Impfraten nicht erreicht werden. Der Zahnstatus von Kindern weist weniger Defekte aus, wenngleich hohe Kariesschäden durch gesüßte Getränke bereits bei Kleinkindern auffallen. Die Anzahl übergewichtiger Kinder steigt deutlich an, ebenso ist ein Anwachsen chronischer Krankheiten zu beobachten. Auch die Zahl von Kindern mit psychischen Erkrankungen steigt.

Die Gesundheitsrisiken der Kindheit setzen sich im Jugendalter fort und führen hier zu ersten Erkrankungen, z. B. Diabetes mellitus. Besondere Gesundheitsrisiken resultieren für diese wie für keine andere Altersgruppe aus teilweise extremem Alkoholkonsum und eine hohe Beteiligung an Verkehrsunfällen.

Bei den Erkrankungen im Erwachsenenalter liegen Herz-Kreislauf- und Krebserkrankungen vorn. Die Mortalität von Herz-Kreislauf-Krankheiten sinkt, und auch die 5-Jahres-Überlebensrate bei Krebs steigt leicht. Allerdings steigt die Zahl der Neuerkrankungen ebenfalls. Infektionen spielen zahlenmäßig nur eine untergeordnete Rolle, verlaufen wegen der Gefährlichkeit ihrer Erreger, z. B. HIV, MRSA, nicht selten tödlich. Erkrankungen des Bewegungsapparates sind weit verbreitet und verursachen hohe volkswirtschaftliche Kosten. Wie in den anderen Altersgruppen steigt auch im Erwachsenenalter die Anzahl psychischer und psychosomatischer Krankheiten an.

Im höheren Lebensalter treten Krankheiten vermehrt auf. Oft verstärken sie sich wechselseitig, und es kommt zur Multimorbidität. Eine bedeutsame Erkrankung des hohen Lebensalters ist die Demenz. Die Anzahl der Betroffenen wird zukünftig allein schon durch die sich erhöhende Lebenserwartung ansteigen. Damit ist auch eine größere Anzahl pflegebedürftiger Menschen verbunden.

Insgesamt steigt die Verbreitung von Erkrankungen mit chronischem Verlauf an. Ihnen ist nicht immer eine einzelne, eindeutige Ursache zuzuordnen.

Die wachsende Anzahl chronischer Erkrankungen begleitet Kinder, Jugendliche und Erwachsene durch ihre weiteren Lebensphasen, sodass sich hier bereits ein Ausblick auf die Anforderungen an das zukünftige Gesundheitswesen eröffnet.

Wiederholungsfragen

1 Wie verlaufen Langzeitstudien und welchen Vorteil bieten sie?

2 Was versteht man unter dem Begriff Lebenserwartung?

3 Wie entwickelt sich die Lebenserwartung?

4 Welche Unterschiede bestehen zwischen den Geschlechtern bezüglich der ohne Beschwerden verbrachten Lebensjahre?

5 Wie intensiv werden die Angebote der Früherkennungsuntersuchungen und der Impfung für Kinder genutzt?

6 Welches Alkoholkonsumverhalten fällt bei Jugendlichen auf?

7 Welches Gesundheitsrisiko birgt der Straßenverkehr für Jugendliche?

8 Welche Organe sind bei Frauen und Männern am häufigsten von Krebs betroffen?

9 Warum verursachen Erkrankungen des Bewegungsapparates hohe volkswirtschaftliche Kosten?

10 Was versteht man unter psychosomatischen Erkrankungen?

11 Warum steigt die Zahl der Demenzerkrankten an?

Internet

www.bist-du-staerker-als-alkohol.de	Bundeszentrale für gesundheitliche Aufklärung
www.bmg.bund.de/	Bundesministerium für Gesundheit: alphabetisches Themenverzeichnis
www.bmg.bund.de/fileadmin/dateien/Downloads/K/Krebs/Nationaler_Krebsplan/Krebspraevalenz.pdf	Bundesgesundheitsministerium für Gesundheit. Verbreitung von Krebserkrankungen in Deutschland
www.bpb.de	Bundeszentrale für politische Bildung: Entwicklung der Lebenserwartung
www.destatis.de	Statistisches Bundesamt
www.euro.who.int/	WHO: Ergebnisse der HBSC-Studie
www.gbe-bund.de	Gesundheitsberichterstattung des Bundes
www.hbsc-germany.de	Arbeitsgruppe Deutschland der HBSC-Studie
www.kiggs.de	Robert-Koch-Institut: Studie zur Gesundheit von Kindern und Jugendlichen in Deutschland
www.kindergesundheit-info.de	Bundeszentrale für gesundheitliche Aufklärung
www.krebsdaten.de	Zentrum für Krebsregisterdaten am Robert-Koch-Institut

6 Chronische Erkrankungen

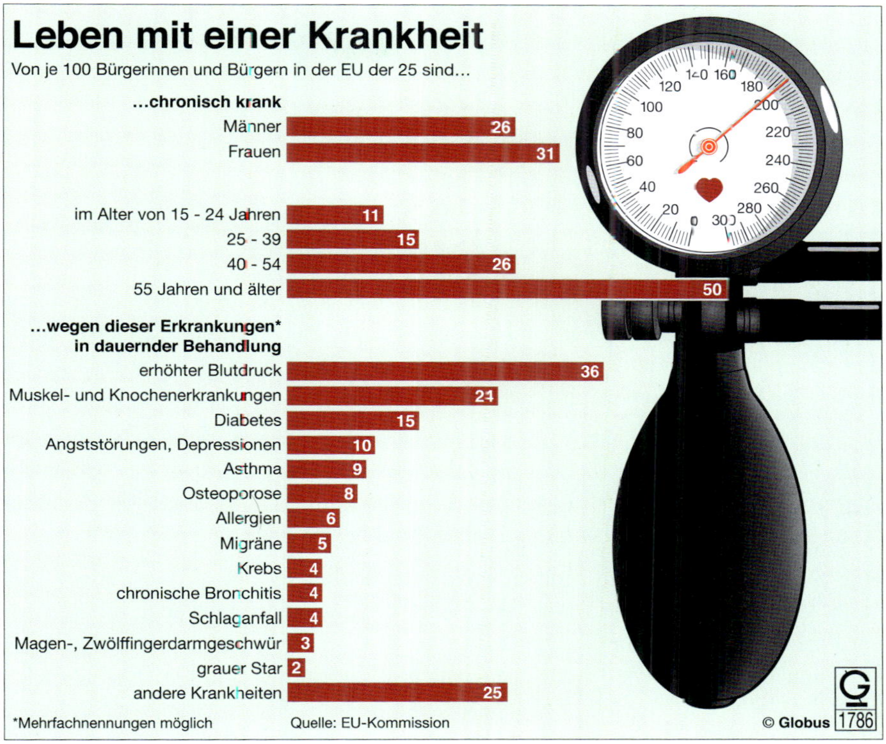

Diabetes mellitus: s. S. 292 ff.

Osteoporose: chronische Erkrankung der Knochen mit Schwund des Knochengewebes

Chronische Bronchitis: s. S. 280

Etwa 29 Prozent der EU-Bevölkerung leiden unter chronischen Erkrankungen oder lang währenden gesundheitlichen Problemen.

Aufgaben

1. Beschreiben Sie das Schaubild und formulieren Sie mögliche Ursachen für die unterschiedliche Verbreitung chronischer Erkrankungen.
2. Auch junge Menschen sind von chronischen Erkrankungen betroffen. Wahrscheinlich kennen auch Sie jemanden. Überlegen Sie, inwiefern sich der Alltag eines gesunden Jugendlichen von dem eines chronisch kranken Jugendlichen unterscheiden kann.

6.1 Kennzeichen chronischer Erkrankungen

Unter chronischen Krankheiten verstehen wir Störungen, die dauerhafte bzw. wiederkehrende Beschwerden, Behinderungen oder andere Einschränkungen des Wohlbefindens verursachen. Außerdem fassen wir medizinische Zustände darunter, die aktuell zwar keine subjektive Beeinträchtigung verursachen, die wir aber in der Praxis wirksam medizinisch behandeln können wie z. B. die Hypertonie. Da chronische Krankheiten den Betroffenen nicht in seiner ganzen Person bestimmen (sollen), ist grundsätzlich von „Menschen mit chronischen Krankheiten" zu sprechen [...].

Hypertonie: Bluthochdruck

Kontinuum: etwas lückenlos Zusammenhängendes; der fließende, nicht abgestufte Verlauf eines Merkmals zwischen den Extrempolen einer Skala

Der Übergang von „Krankheit" und „Gesundheit" ist fließend. Tatsächlich präsentieren Patienten ein Kontinuum von vollständigem Wohlbefinden bis hin zu schwersten Einschränkungen und/oder Beschwerden. Von dieser subjektiven Ebene (Kranksein = illness) ist wiederum das Spektrum objektiver Störungen zu unterscheiden (Krankheit = disease), das von minimalen (z. B. diätetisch erfolgreich behandeltem Diabetes mellitus Typ II) bis zu schwersten Abweichungen reicht. [...]

Die Behandlung der so Betroffenen darf sich jedenfalls nicht auf die Verbesserung biologischer, „objektiver" Größen beschränken, sondern muss auch das subjektive Krankheits-Erleben und -Verarbeiten berücksichtigen [...].

Deutsche Gesellschaft für Allgemeinmedizin und Familienmedizin unter www.degam.de

Chronische Krankheiten wirken sich dauerhaft oder wiederkehrend auf das Wohlbefinden bzw. auf die körperlichen Funktionsabläufe aus. Zu den chronischen Erkrankungen zählen aber auch jene Störungen, die, weil sie effektiv behandelt werden können, noch keine Beschwerden verursachen.

Demzufolge können Patienten mit chronischen Erkrankungen ganz unterschiedlich stark beeinträchtigt sein. Da sich objektiv messbare Veränderungen mit persönlich empfundenen Beschwerden vermengen, bedürfen chronisch erkrankte Menschen in besonderer Weise einer Versorgung, welche diese beiden Aspekte einbezieht.

Eine chronische Erkrankung kann zu einer Behinderung der Betroffenen führen. Dies hängt von der Art und dem Verlauf der Erkrankung ab. Ausschlaggebend für die auch amtliche Feststellung einer Behinderung ist das Ausmaß, in dem die chronische Erkrankung den betroffenen Menschen dauerhaft beeinträchtigt. Das Sozialgesetzbuch IX (s. S. 202 ff.) definiert Behinderung wie folgt:

Menschen sind behindert, wenn ihre körperliche Funktion, geistige Fähigkeit oder seelische Gesundheit mit hoher Wahrscheinlichkeit länger als sechs Monate von dem für das Lebensalter typischen Zustand abweichen und daher ihre Teilhabe am Leben in der Gesellschaft beeinträchtigt ist. Sie sind von Behinderung bedroht, wenn die Beeinträchtigung zu erwarten ist.

Sozialgesetzbuch IX, Rehabilitation und Teilhabe behinderter Menschen, § 2, unter www.bundesrecht.juris.de

6.2 Chronische Erkrankungen verschiedener Organsysteme

Chronische Krankheiten können sich in allen Organsystemen entwickeln; weit verbreitet sind folgende Beispiele:

Organsystem	mit	Beispiele für chronische Krankheiten
Herz-Kreislauf-System 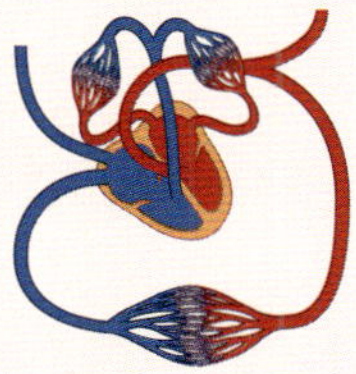	■ Herz ■ Blutgefäße: Arterien, Kapilaren, Venen ■ Blut	Koronare Herzkrankheit (KHK) 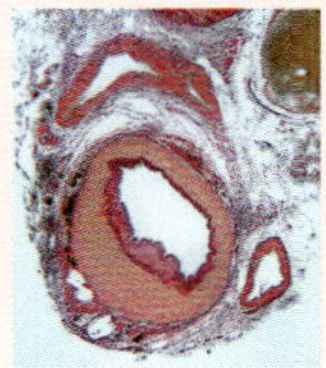
Atmungssystem 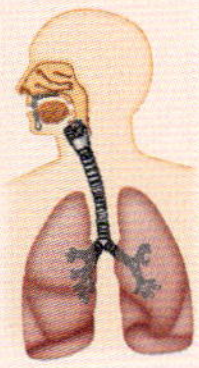	■ Nase ■ Rachen ■ Kehlkopf ■ Luftröhre ■ Bronchien ■ Bronchiolen ■ Lungenbläschen	Chronische Bronchitis, Chronisch obstruktive Lungenerkrankung (COPD) 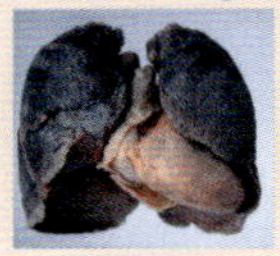
Hormonsystem 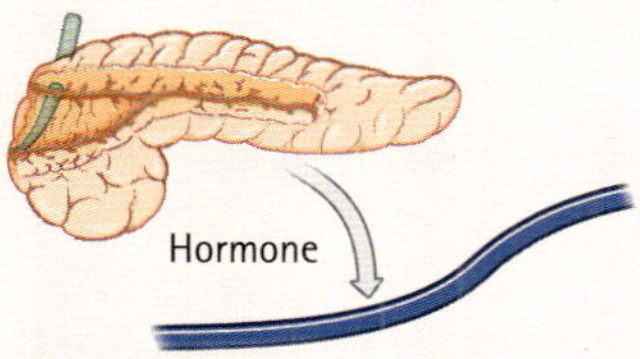	■ Drüsenhormone bildende Hormondrüsen: Hirnanhangsdrüse, Schilddrüse, Nebennieren, Bauchspeicheldrüse usw. ■ Gewebshormone bildende Hormondrüsen: Magenschleimhaut, Dünndarm usw.	Diabetes mellitus
Immunsystem 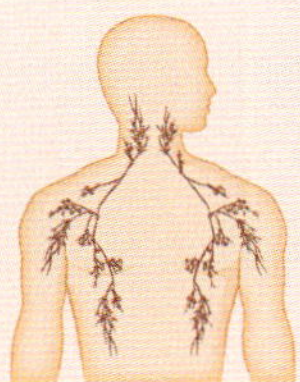	■ Lymphknoten, -gefäße ■ weiße Blutkörperchen ■ rotes Knochenmark ■ Thymus ■ Gaumen-, Rachenmandeln ■ usw.	Allergien, AIDS 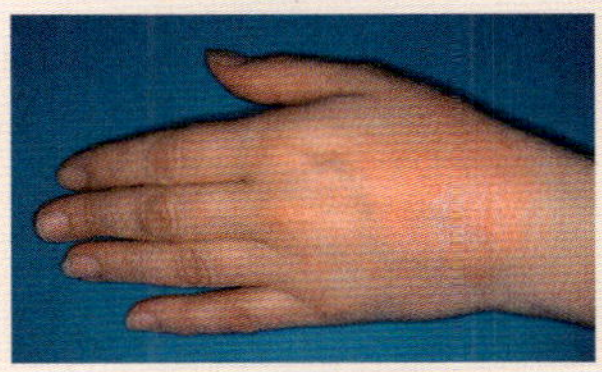
Bewegungs- und Stützapparat 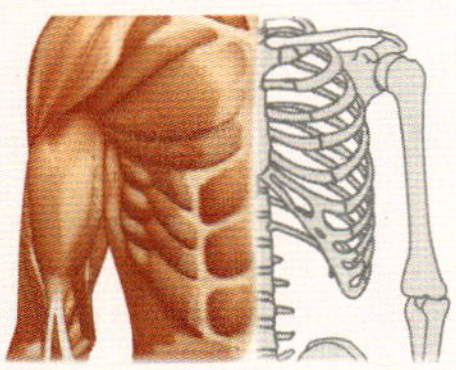	■ Skelett ■ Muskeln ■ Sehnen ■ Bänder	Rückenschmerzen, Arthrose 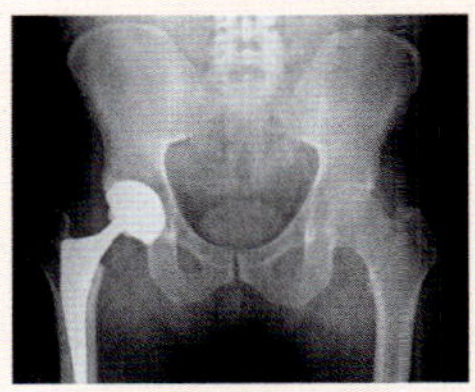
Nervensystem und Sinnesorgane 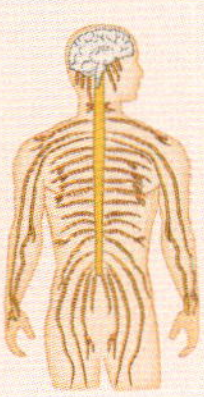	■ Zentrales Nervensystem: Gehirn und Rückenmark ■ peripheres Nervensystem: Gesamtheit aller Nerven ■ Sinnesorgane	Multiple Sklerose, Demenz 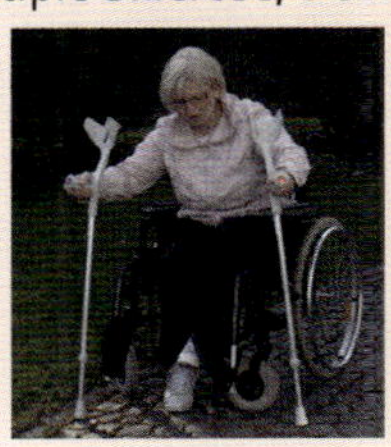

Organsystem	mit		Beispiele für chronische Krankheiten
Fortpflanzungssystem 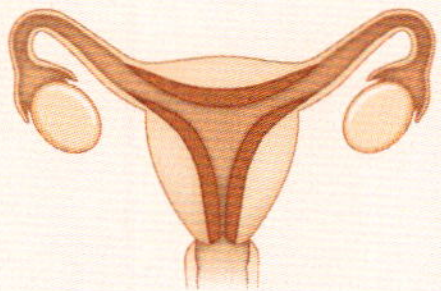	**Frau:** ■ Eierstöcke ■ Eileiter ■ Gebärmutter ■ Vagina ■ Brustdrüsen	**Mann:** ■ Hoden ■ Nebenhoden ■ Samenleiter ■ Prostata ■ Penis	Gebärmutterhalskrebs, Hodenkrebs
Verdauungssystem 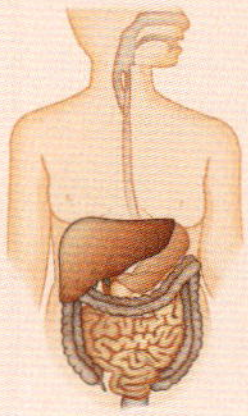	■ Mund, Zunge, Zähne ■ Speiseröhre ■ Magen ■ Dünndarm ■ Dickdarm ■ Bauchspeicheldrüse ■ Leber		Morbus Crohn 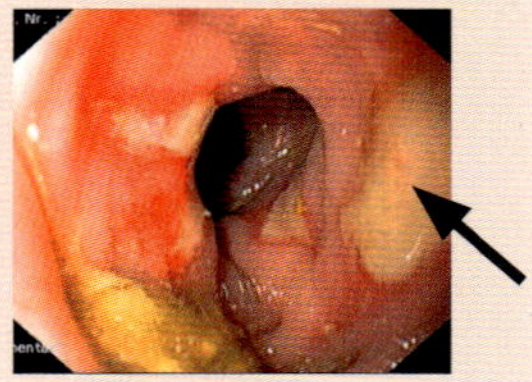
Harnsystem 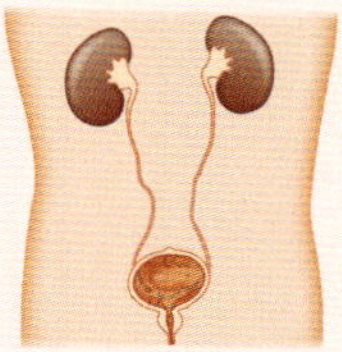	■ Niere ■ Harnleiter ■ Harnblase ■ Harnröhre		Nierenversagen 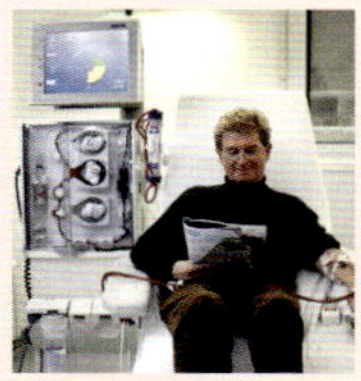
Haut 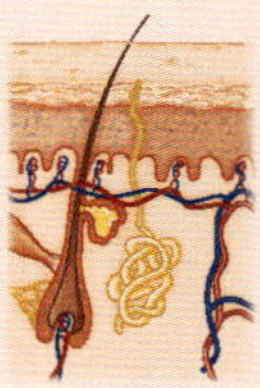	■ Haut ■ Haare ■ Finger-/Zehennägel ■ Talgdrüsen		Schuppenflechte 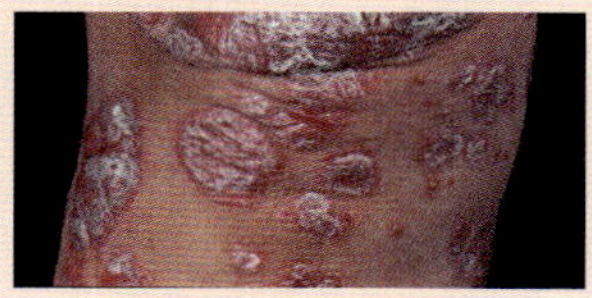

Es fällt auf, dass chronische Erkrankungen nur selten isoliert verlaufen. Häufig lassen sich bei den Patienten gleichzeitig auch eine oder mehrere andere Krankheiten feststellen. Diese Entwicklung verstärkt sich mit zunehmendem Lebensalter.

Aufgaben

1. Nennen Sie weitere chronische Erkrankungen und ordnen Sie sie den Organsystemen zu. Berücksichtigen Sie dabei sowohl Ihre bisherigen Erfahrungen wie auch Informationen aus den Medien und Menschen, denen Sie im Praktikum begegneten.
2. Wählen Sie eine Ihnen bekannte chronische Erkrankung aus und finden Sie heraus, wie sich die Erkrankungszahlen, z. B. Inzidenz, Prävalenz (s. S. 87 ff.) in den vergangenen zwanzig Jahren entwickelten.

6.3 Zunahme chronischer Erkrankungen

Die Zahl chronisch erkrankter Menschen nimmt weltweit deutlich zu. Die Ursachen für die Zunahme chronischer Erkrankungen vor allem in den Industrieländern sind vielfältig. Sie liegen

- in der Lebensweise, und hier in den Bereichen Bewegung, Ernährung, Stress,
- in der demografischen Entwicklung und
- im medizinischen Fortschritt begründet.

6.3.1 Lebensweise

Bewegung

Die körperliche Aktivität der Menschen nimmt deutlich ab. Körperlich schwere Arbeiten übernehmen inzwischen weitgehend Maschinen. Die Anzahl der Kraftfahrzeuge steigt, Menschen benutzen auch für kurze Wege das Auto, bereits Kinder werden damit zur Schule und zu Freizeitaktivitäten gefahren.

Die Gefährdung durch den Straßenverkehr führt dazu, dass nur noch wenige Kinder draußen, das heißt auf der Straße usw., spielen. Computer und zahlreiche Fernsehprogramme verlocken zur bewegungsarmen Freizeitgestaltung. Die Bereitschaft, sich körperlich zu messen, zu trainieren und sich zu verausgaben, sinkt; einige Sportvereine beklagen bereits einen nachlassenden Leistungswillen.

Körperliche Arbeit im Nutzgarten fällt kaum mehr an; nur noch wenige Menschen pflanzen Obst und Gemüse bewegungsintensiv selbst an. In den meisten Ziergärten sind nur leichte körperliche Tätigkeiten zu verrichten.

Viele Menschen bewegen sich nur noch so wenig, dass das Bundesministerium für Gesundheit als niedrigschwelliges Angebot bereits wöchentlich „3000 Schritte extra" – das entspricht etwa einer Wegstrecke von nur 2,5 km – eben nicht mehr als selbstverständlichen Bewegungsrahmen, sondern als erstrebenswertes Ziel bewarb. Wie die 2012 veröffentlichte DEGS-Studie des Robert-Koch-Instituts zeigt, achtet lediglich ein kleinerer Teil der Bevölkerung gezielt auf ausreichende Bewegung – nicht selten allerdings unter Nutzung des Autos für den Weg zur Sporthalle, ins Fitnessstudio, in den Wald.

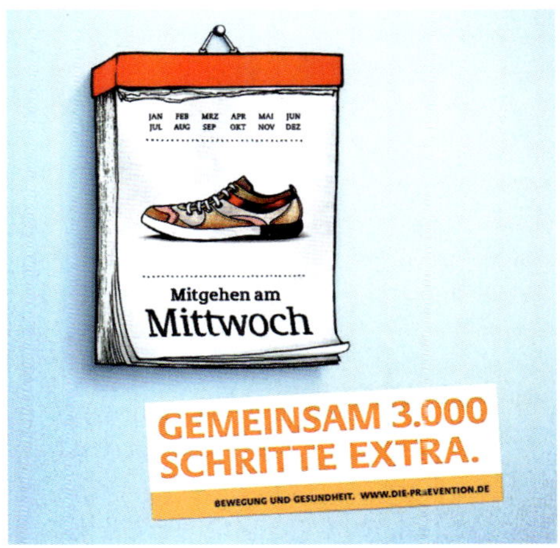

Bundesministerium für Gesundheit unter www.die-praevention.de

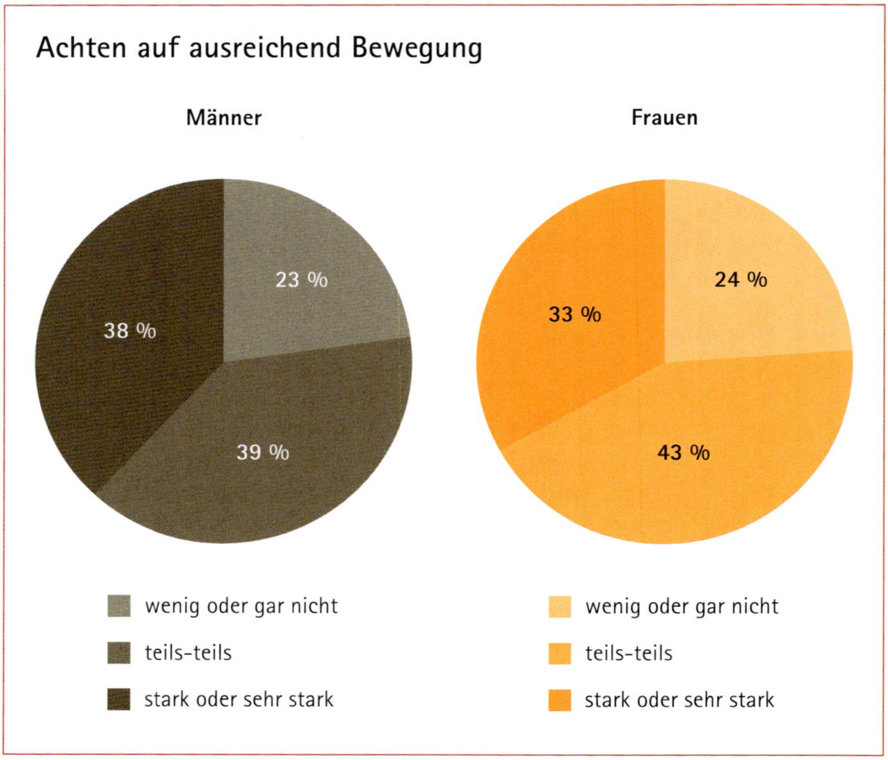

nach www.rki.de

Durch den Bewegungsmangel entwickelt sich eine Fehlbelastung des Bewegungsapparats, die Muskulatur erschlafft, Rückenschmerzen entwickeln sich. Auch eine geringere Belastbarkeit des Herz-Kreislauf-Systems lässt sich beobachten.

Ernährung

Novel Food: Lebensmittel und -zutaten, die in ihrer Struktur bzw. Zusammensetzung erheblich verändert wurden

Convenience Food: vorverarbeitete Lebensmittel, Fertiggerichte

Die Bewohner der Industrieländer verfügen über einen lange ungekannten Reichtum und eine ebensolche Vielfalt an Nahrungsmitteln. Im Gegensatz dazu sinkt die Bereitschaft, diese Vielfalt auch zu nutzen und zu genießen. Es steigen der Verbrauch von Fertiggerichten, oft mit zweifelhaften Zutaten, und der Konsum sehr zucker- und fetthaltiger Nahrungsmittel, z. B. süßer oder pikanter Zwischenmahlzeiten. Obst und Gemüse werden gerade von jungen Leuten in nur geringer Menge verzehrt (s. S. 78, 83 ff.). Um dennoch das Gefühl einer gesunden Ernährung zu ermöglichen, entwickelte die Lebensmittelindustrie hier verschiedene vorverarbeitete Produkte, z. B. Novel Food oder Convenience Food.

Neben Allergien auf Zusatzstoffe in Halbfertig- oder Fertigprodukten entwickeln mehr Menschen als früher Übergewicht. Auf dem Boden dieser Adipositas entstehen unter anderem Stoffwechselstörungen, z. B. Diabetes mellitus Typ II, und Gelenkbeschwerden durch das erhöhte Körpergewicht.

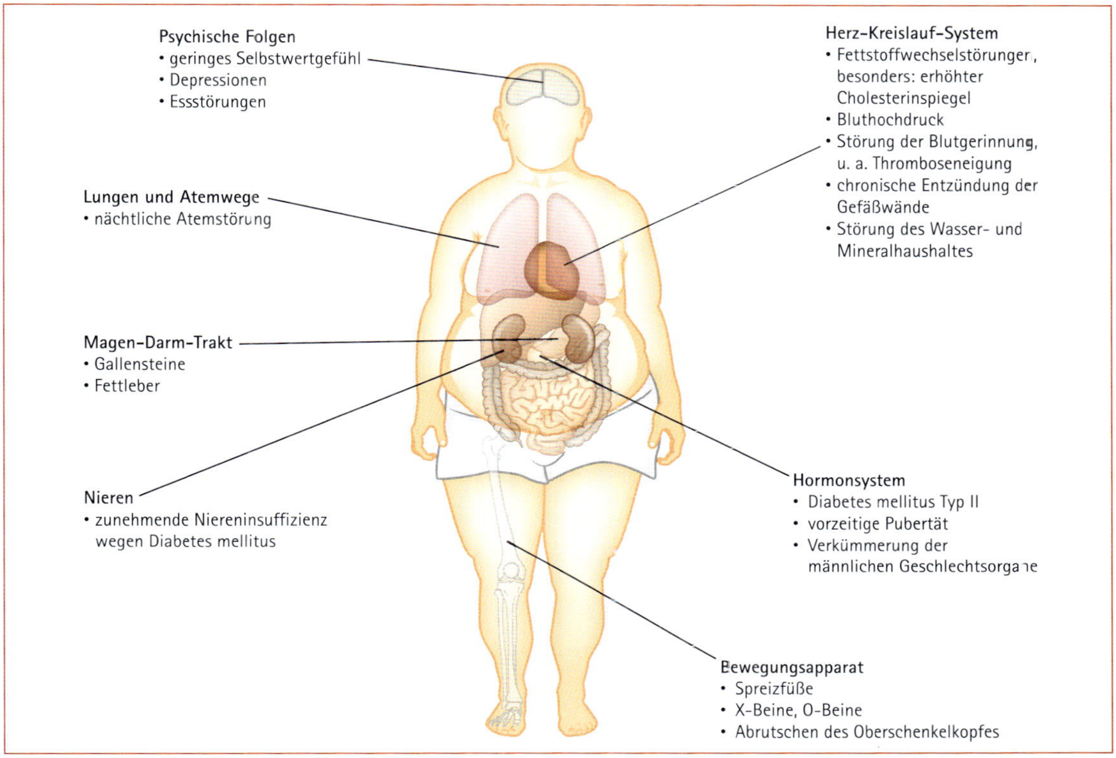

Mögliche chronische Erkrankungen als Folge von Übergewicht nach: Magazin Stern unter www.stern.de

Stress

Die Anforderungen, die das Alltags-, Berufs- und Privatleben an die Menschen stellt, wachsen.

- Jugendliche empfinden hohe Anforderungen in der Schule und bei der Bewerbung um einen Ausbildungsplatz und fürchten, ihnen nicht zu entsprechen.
- Für die Gestaltung des eigenen Lebens steht eine große Auswahl von Möglichkeiten bereit. Fernsehprogramme, Konsumgüter, Computer und Spielelektronik, Nahrungsmittel, Urlaubsziele werden vielfältig angeboten und ermöglichen und fordern gleichzeitig Entscheidungen. Mit der Zahl dieser Wahl- und Entscheidungsmöglichkeiten wächst bei einigen Menschen die Sorge um die richtige Entscheidung und das Bedauern, es am Ende vielleicht doch falsch gemacht zu haben.
- Modische Trends, z. B. bei Kleidung, verschiedenen Verbrauchsartikeln, Freizeitaktivitäten usw., wechseln rasch. Nicht wenige Menschen bemühen sich, diese Veränderungen in ihren Alltag einzubauen, mitzuhalten und nicht auf der Strecke zu bleiben.
- Bindungen, die früher auf Dauer angelegt waren, z. B. in der Partnerschaft, mit Freunden, an den Arbeitsplatz, werden unsicher; ein Verlust wird befürchtet oder muss bewältigt werden.

- Nur noch wenige Arbeitsplätze gelten als dauerhaft sicher. Viele Menschen sorgen sich um den Erhalt ihres Arbeitsplatzes, ihrer Berufstätigkeit und ihres Einkommens.

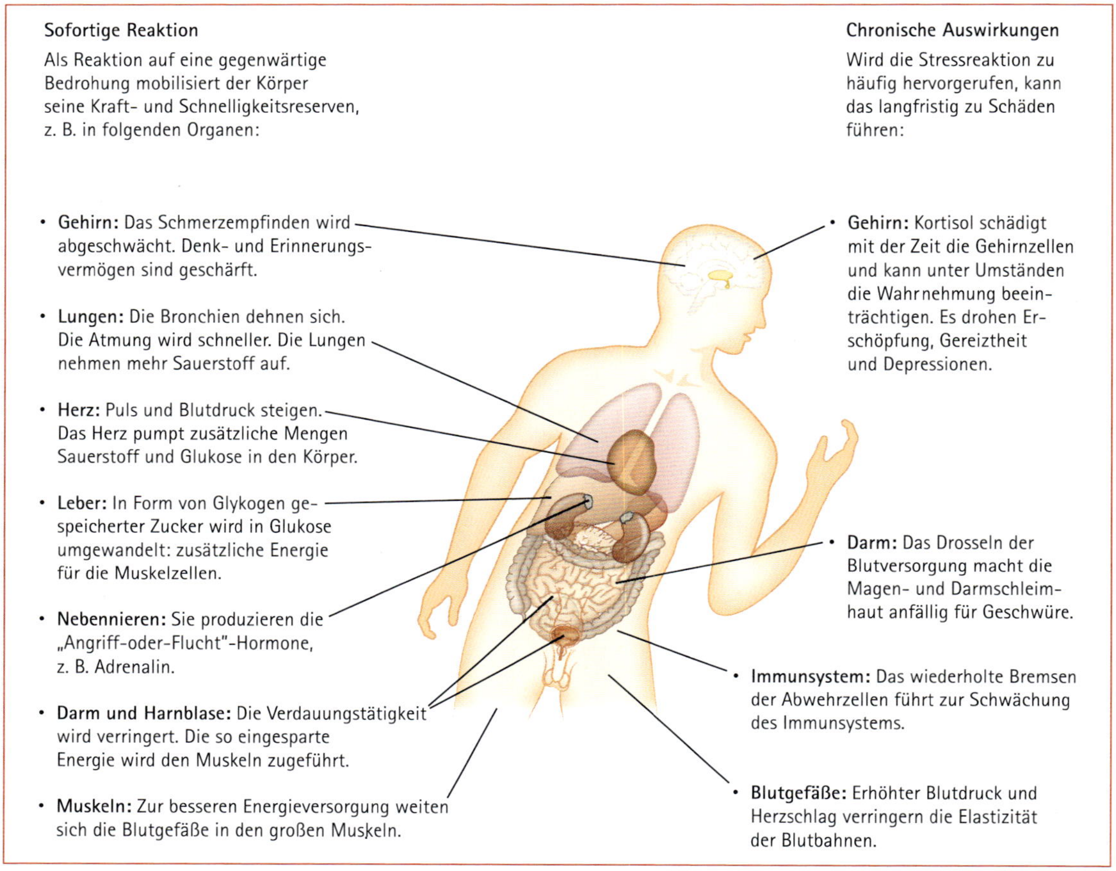

Sofortige und chronische Auswirkungen von Stress; nach: Bayerisches Rotes Kreuz unter www.stressbearbeitung.de

Viele Menschen begegnen diesen Anforderungen erfolgreich und bewältigen sie gut in ihrem Alltag. Je nach individueller Situation, zu der sowohl die Persönlichkeit alsauch äußere Faktoren beitragen, empfinden Menschen eine oder mehrere dieser Anforderungen als eine Bedrohung, als Stress. Auf eine solche wahrgenommene Bedrohung reagieren Menschen sowohl seelisch als auch körperlich (s. Abbildung oben).

Neben der Stimmung verändert sich die hormonelle Situation, die Konzentration der Stresshormone Adrenalin und Cortisol im Blut steigt. Damit wird eine biologisch sinnvolle Anpassungsreaktion des Körpers zur Bewältigung der wahrgenommenen Bedrohung eingeleitet. Dauert diese Stoffwechselsituation jedoch über einen längeren Zeitraum an oder wiederholt sie sich häufig, verursacht sie langfristig Schäden an den Blutgefäßen. Die Muskulatur spannt sich an; eine dauerhafte derartige Verspannung wird als Ursache chronischer Rückenschmerzen diskutiert.

psychosomatisch: Einfluss seelischen Erlebens auf körperliche Vorgänge

Die eigentlich positive Stressreaktion kann auf Dauer psychische, psychosomatische oder somatische Krankheiten hervorrufen.

6.3.2 Demografische Entwicklung

Auch die gegenwärtige Entwicklung des Altersaufbaus mit zunehmender Lebenserwartung (vgl. Kap. 5.2.1) in der Gesellschaft führt dazu, dass die Zahl chronisch erkrankter Menschen zunimmt.

Ein hohes Lebensalter ist keine Krankheit. Allerdings verringern sich die Anpassungs- und Widerstandsfähigkeit des Körpers, es verlangsamen sich verschiedene Regenerationsvorgänge und erhöhen auf diese Weise das Krankheitsrisiko.

Veränderungen im Alter		
Körper/Leistung	**sinkt um**	**daraus resultierende mögliche Probleme**
Gehirngewicht	44 %	sinkende Gedächtnisleistung
Nervenleitungsgeschwindigkeit	10 %	Herabsetzung der Reaktionsgeschwindigkeit
Anzahl der Geschmacksknospen	65 %	Unlust am Essen („alles schmeckt fade")
maximaler Pulsschlag	25 %	geringere körperliche Leistung
Herzschlagvolumen in Ruhe	30 %	
Nierenfiltrationsleistung Nierendurchblutung	31 % 50 %	langsamere Ausscheidung von Medikamenten
maximale Sauerstoff-Aufnahme des Blutes maximale Ventilationsrate	60 % 47 %	geringere Leistungsreserven
Grundstoffwechsel	16 %	Übergewicht bei nicht angepasster Ernährung
Mineralgehalt der Knochen ■ Frauen ■ Männer	 30 % 15 %	Osteoporose
Muskelmasse	30 %	geringere körperliche Leistungskraft, z. B. reduzierte Handmuskelkraft; höhere Verletzungsanfälligkeit der Muskulatur
maximale körperliche Dauerleistung	30 %	raschere Ermüdbarkeit bei Arbeit und Sport

Veränderungen im Alter nach Huch/Bauer (Hrsg.): Mensch-Körper-Krankheit, 2003, S. 446

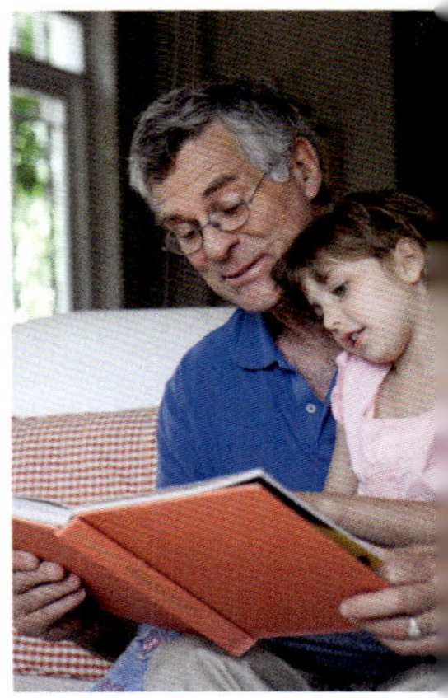

Osteoporose: chronische Erkrankung der Knochen mit Schwund des Knochengewebes

Zudem lassen sich mit zunehmendem Lebensalter Abnutzungs- und Verschleißerscheinungen beobachten. Um diese Veränderungen auch für jüngere Menschen erlebbar zu machen, wurden vielerorts so genannte Altersanzüge entwickelt. Seine Erfahrungen in einem solchen Gerontologischen Testanzug, GERT, beschreibt der 19-jährige Praktikant einer Lokalzeitung.

Auf spannender Zeitreise in die Zukunft Alter

Für einen Tag vom 19- zum 70-Jährigen: Alterssimulationsanzug zeigt, was es bedeuten kann, alt zu sein

Von Krishan van der Kooi

Arnsberg. 17 Uhr. Seit Stunden schon bin ich behangen mit 17 Kilogramm Zusatzgewicht, das mich schwitzen, keuchen, hecheln lässt. Dementsprechend riesig ist jetzt auch meine Erleichterung, dass ich mich meiner Last endlich entledigen kann. Ein großartiges Gefühl, dieses sauschwere Etwas endlich loszuwerden. Es heißt übrigens „GERT", dieses sauschwere Etwas.

„GERT" macht mich zum 70-Jährigen auf Zeit. Denn der „Gerontologische Testanzug" wurde entwickelt, um Probleme des Alterns zu simulieren. Mit „GERT" verbringe ich den Tag, um ein Gefühl dafür zu bekommen, wie es ist, nicht mehr zarte 19 Jahre alt zu sein.

Der Test beginnt

Es geht los mit Zeitunglesen. Nur heute ausnahmsweise mit sechs verschiedenen Augenkrankheiten. Ob Retinitis Pigmentosa oder grauer Star - „GERT" macht mir das Leben und Lesen schwer. Mir vergeht so auch schnell die Lust an meiner Morgenlektüre und ich begebe mich lieber auf in die Schule.

Ein Schulalltag, den der Durchschnitts-70-jährige zugegebenermaßen nicht mehr durchleben dürfte, bedeutet allerdings viel Sitzen im Wechsel mit Treppensteigen. Eine Kombination, die mancher Rentner auch täglich erleben dürfte. Eigentlich sind Treppen kein Problem für mich, doch heute hechele ich nach wenigen Stufen in den 2. Stock wie nach einem Dauerlauf.

Alltag wird zur Belastung

Alles ist anstrengender, und langsamer: Ich werde links und rechts von Schülern überholt. Die mich übrigens ziemlich seltsam ansehen, schließlich trage ich eine Weste, die aussieht, als sei ich vom SEK-Kommando zurück ins Gymnasium verbannt worden. Mindestens zehn Mal erkläre ich verwunderten Mitschülern mein Projekt. Die Reaktionen liegen dabei irgendwo zwischen „Wie cool ist das denn?", und „Bist du bescheuert?". Letzterem stimme ich spätestens nach zwei Schulstunden zu: Mir ist heiß und ich schwitze als stände ich mitten in der Sahara. Wohl kein Problem des Alterns, sondern der engen Manschetten des Simulationsanzuges. Ich freue mich auf den Schulschluss und auf meinen nächsten Testteil: Ein gemütlicher Spaziergang in der Arnsberger Altstadt, vom Neumarkt mal eben 'rauf zur Schlossruine.

Aus gemütlich wird dann leider schnell gequält und aus dem Spaziergang eine Tortur. Ich keuche nach 100 Metern Flanieren wie Britta Steffen nach 100 Metern Freistil. Störend ist auch die einseitige Netzhautablösung, die mein rechtes Auge größtenteils nutzlos macht. Taub auf dem linken Ohr bin ich übrigens auch noch geworden. Egal, wo ich gehe, sich nähernde Autos kann ich nur schwer wahrnehmen. Ein äußerst verunsicherndes Gefühl.

Mobilität mit Hindernissen

Ich kämpfe mich also mühsam - mit lähmenden Gewichten an Händen und Füßen - den Berg hinauf. Oben angekommen bin ich einfach nur froh, den Anstieg endlich geschafft zu haben. Auf dem Rückweg mache ich noch einen kurzen Abstecher ins alte Rathaus zum Stadtbüro. Hier ist es schon ohne Spezialbrille ziemlich dunkel. Mit Brille sehe ich dann kaum noch was auf dem dunklen Korridor.

Nach dem Gewaltmarsch will ich jetzt endlich nach Hause. Verkehrsmittel der Wahl: der Bus. Den ich übrigens zu verpassen drohe, also erhöhe ich das Tempo in einem Anfall jovialen Übermuts, der nicht lange ungestraft bleibt: Schnappatmung, da bist du ja wieder! Immerhin habe ich den Bus erwischt. Ich fahre nur im Stehen und muss sagen, dass das ganze durch das Zusatzgewicht eine wacklige Angelegenheit wird. Ich bin zwar nicht unbedingt kurz davor zu fallen, aber im Sitzen fühle ich mich doch deutlich wohler. Nachdem ich die 50 Meter von der Bushaltestelle nach Hause geschlichen bin, bringt mich meine verflixte Neugier wieder ins Schwitzen: Wie fühlt sich wohl das Fahrradfahren im Alter an? Ich wiederhole mich ungern, aber auch hier geht die Pumpe deutlich schneller als sonst. Außerdem merke ich, was es heißt, wenn sich die Knie nicht mehr so recht beugen wollen. Mit meiner Sehbeeinträchtigung wage ich mich auf dem Rad gar nicht erst auf die Straße, das ist mir zu heikel. Nach neun Stunden „GERT" habe ich jetzt das dringende Bedürfnis, endlich wieder 19 zu sein.

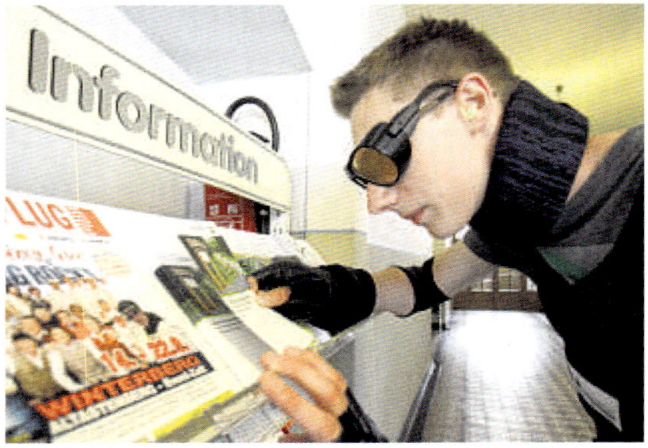

Lesen lernt jedes Kind in der Grundschule. Doch durch Sehbeeinträchtigung im Alter kann selbst Kinderleichtes vollste Konzentration abverlangen. FOTO [redacted]

Krishan van der Kooi, Westfalenpost, 01.09.2012

Viele Krankheiten, die vorwiegend im höheren Lebensalter auftreten und den typischen Alterserkrankungen zugerechnet werden, sind chronisch verlaufende Erkrankungen. So wächst allein schon mit der Anzahl älterer Menschen die Zahl chronisch Erkrankter. Zudem leiden alte Menschen meistens nicht nur an einer Krankheit, sondern an mehreren gleichzeitig; die Altersmedizin nennt dies Multimorbidität (s. S. 115).

6.3.3 Medizinischer Fortschritt

Die Fortschritte in der Medizin wirken sich auf die Diagnostik und die Therapie vieler Krankheiten aus. Bessere Möglichkeiten der Früherkennung und effektivere Behandlungsmöglichkeiten erhöhen die Heilungschancen für zahlreiche Erkrankungen, darunter besonders die Krebserkrankungen. Dies lässt sich an der in der Vergangenheit steigenden 5-Jahres-Überlebensrate ablesen. Dazu ermittelt man den Anteil der Patienten, die nach fünf Jahren nach der Diagnose einer Krebserkrankung noch leben (s. S. 113).

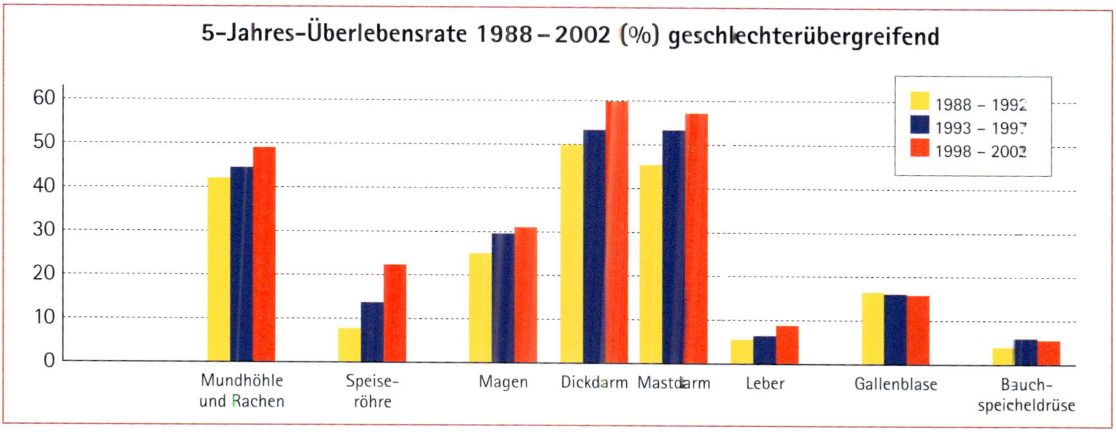

Entwicklung der 5-Jahres-Überlebensraten nach Krebserkrankungen des Verdauungstraktes zwischen 1988 und 2002; nach: Brenner, Hermann; Stegmaier, Christa; Ziegler, Hartwig: Verbesserte Langzeitüberlebensraten von Krebspatienten. Die unterschätzten Fortschritte der Onkologie, Deutsches Ärzteblatt 102 (39), 2005

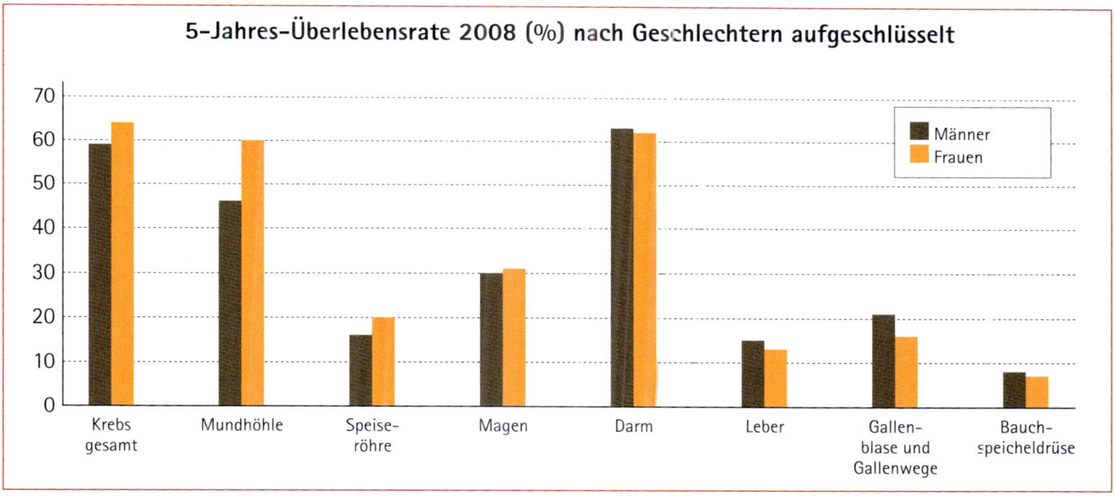

5-Jahres-Überlebensrate 2007–2008, nach rki 2012

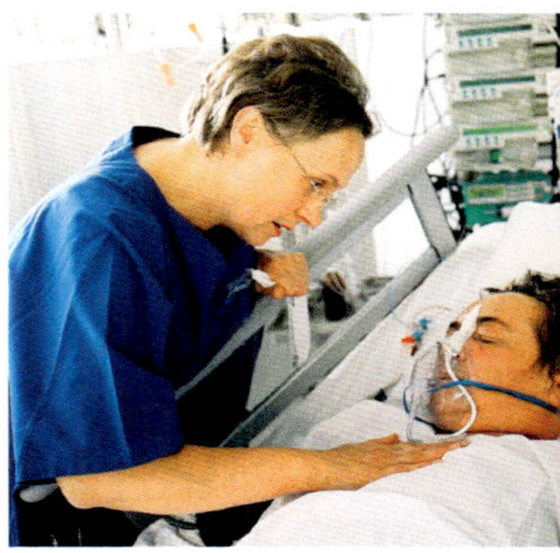

Darüber hinaus gelingt es der modernen Medizin vielfach, den Verlauf einer Krankheit zu verzögern, Beschwerden zu lindern, Spätfolgen hinauszuzögern, Komplikationen zu vermeiden und damit die Lebensqualität auch insgesamt zu erhöhen.

Mit der Zuversicht, auch mit einer chronischen Krankheit noch lange leben zu können, steigt allerdings auch die Wahrscheinlichkeit, zusätzlich von einer oder weiteren Krankheiten betroffen zu werden. Verlief ein Herzinfarkt früher oft tödlich, so überleben ihn mithilfe von Medikamenten und Eingriffen über einen Herzkatheter oder eine Operation deutlich mehr Menschen. Damit besteht für diese Menschen aber auch das Risiko, zusätzlich an Arthrose, Demenz oder einem Schlaganfall zu erkranken.

Mit einer immer feineren Diagnostik, einer großen gesellschaftlichen Bedeutung und einem hohen persönlichen Interesse vieler Menschen an ihrer Gesundheit stellt sich die Frage nach der Bandbreite von Gesundheit neu: Was ist – noch – normal, und wo fängt die Krankheit an? Da sowohl die einzelnen Menschen wie auch der Staat viel Geld in die Gesundheit investieren, lässt sich hier auch eine Menge Geld verdienen. Diese wachsende Wirtschaftskraft des medizinischen Marktes trägt dazu bei, dass neue Angebote entwickelt und anschließend der Bedarf dafür beschrieben wird.

Fachleute überlegen bei vergleichsweise neuen Erkrankungen wie z. B. der Aufmerksamkeitsdefizit-Hyperaktivitätsstörung ADHS, ob die Störung tatsächlich zugenommen hat, ob sie höhere Aufmerksamkeit genießt, ob sie häufiger bzw. schneller diagnostiziert und damit auch in größerer Zahl vorgefunden wird. Außerdem stellt sich die Frage, ob es sich dabei um Erscheinungsformen handelt, die schon immer mal wieder bei Menschen auftraten und damit die Bandbreite menschlichen Lebens abbilden, oder ob es tatsächlich neue Krankheiten sind.

Gerade bei der stark anwachsenden Zahl chronischer psychischer Erkrankungen wird dieser Aspekt gelegentlich diskutiert.

[...] Alltagsprobleme werden heutzutage zu psychischen Krankheiten hochstilisiert. Früher war man überarbeitet, heute hat man Burn-out. Aus Unlust wurde die sexuelle Erregungsstörung, aus Jähzorn die Intermittierende explosive Störung [...]. Was früher als normal galt, steht heute in medizinischen Lehrbüchern und wird von einer wachsenden Anzahl von Ärzten diagnostiziert. Doch noch gravierender ist ein anderer Trend: Bei verbreiteten Problemen wie Depression oder Angst sinkt die Schwelle, jenseits derer jemand als krank und behandlungsbedürftig gilt. Sind wir tatsächlich gestörter, als wir ahnen? Oder lassen wir uns das nur von jenen einreden, die davon profitieren: von Ärzten und von Pharmafirmen? [...] „Wir haben die Definition von gesundem Verhalten so weit verengt, dass eigentümliches oder exzentrisches Benehmen zu etwas geworden ist, vor dem wir uns fürchten und das wir behandeln wollen", schreibt Christopher Lane, Experte für Pharmakologie und Ethik. [...]

Schnurr, Eva-Maria: Wer ist noch normal?, in: ZEIT WISSEN 02/2008, S. 12

Mit dieser möglichen Verengung des Gesundheitsbegriffs verbindet sich eine neuartige Anspruchshaltung gegenüber der Medizin; sie möge den Optimalzustand von Körper, Seele und Geist möglichst vollständig herbeiführen.

Aufgaben

1. Notieren Sie über den Zeitraum einer Woche Ihre sportlichen bzw. gezielten Bewegungsaktivitäten. Im Sinne der Übersichtlichkeit verzichten Sie dabei auf alltägliche Aktivitäten mit geringem Bewegungsumfang, z. B. Haare föhnen. Vergleichen Sie Ihre Ergebnisse.
2. Tragen Sie Angebote zur Förderung der Bewegung in Ihrer Stadt/Region zusammen und stellen Sie sie vor.
3. Überlegen Sie Gründe, die zum Verzehr von Fertiggerichten motivieren. Überprüfen Sie sie in Ihrem eigenen Alltag.

Aufgaben
4. Analysieren Sie Novel- und Convenience-Food-Produkte, z. B. Smoothies, auf ihren Nährstoffgehalt und ihre Kosten.
5. Tragen Sie auf der Grundlage der altersbedingten körperlichen Veränderungen typische chronische Erkrankungen in höherem Lebensalter zusammen.
6. Informieren Sie sich, ob in Ihrer Umgebung ein so genannter „Altersanzug" vorhanden ist. Leihen Sie sich ihn – wenn möglich – aus und berichten Sie über Ihre Erfahrung bei der Ausübung von Alltagstätigkeiten.
7. Im Zuge des flächendeckenden Mammographie-Screenings steigt die Anzahl der Brustkrebs-Diagnosen. Diskutieren Sie folgende Fragen im Hinblick auf die Fünf-Jahres-Überlebensrate: a) Wodurch steigt die Fünf-Jahres-Überlebensrate an? b) Handelt es sich um ein längeres Überleben oder um ein längeres Leben mit dem Wissen um die Erkrankung?
8. „Es gibt keine Interessengruppen, die sich für Normalität einsetzen" (ZEIT WISSEN 02/2008, S. 23). Analysieren und diskutieren Sie diese Aussage.
9. Wir haben die Definition von gesundem Verhalten stark verengt – lautet sinngemäß eine Aussage von Christopher Lane (s. S. 130). Überlegen Sie, ob wir ebenso unsere Vorstellung von einem gesunden Körper verengen. Berücksichtigen Sie dabei die Angebote von a) plastischer bzw. Schönheitschirurgie, b) Novel Food, c) Life-Style-Medizin sowie die Bereitschaft, diese zu nutzen. Analysieren Sie den Zusammenhang zwischen Schönheit und Gesundheit.
10. Überlegen Sie, warum der westliche Lebensstil – trotz der absehbar negativen gesundheitlichen Folgen – für viele Menschen in den Entwicklungs- und Schwellenländern erstrebenswert ist.

6.4 Auswirkungen chronischer Erkrankungen

Chronische Erkrankungen wirken sich auf die Betroffenen, ihr soziales Umfeld, auf das Gesundheitswesen und das Wirtschaftssystem aus.

6.4.1 Auswirkungen für die Betroffenen

Durch eine chronische Erkrankung verändert sich der Alltag der Betroffenen mehr oder weniger deutlich. Die Patienten müssen sich mit der Tatsache einer andauernden Erkrankung, für die keine Chance einer Heilung, sondern bestenfalls die Möglichkeit ihrer Verlangsamung besteht, auseinandersetzen.

Vielfältige Gedanken beschäftigen die von einer chronischen Erkrankung Betroffenen:

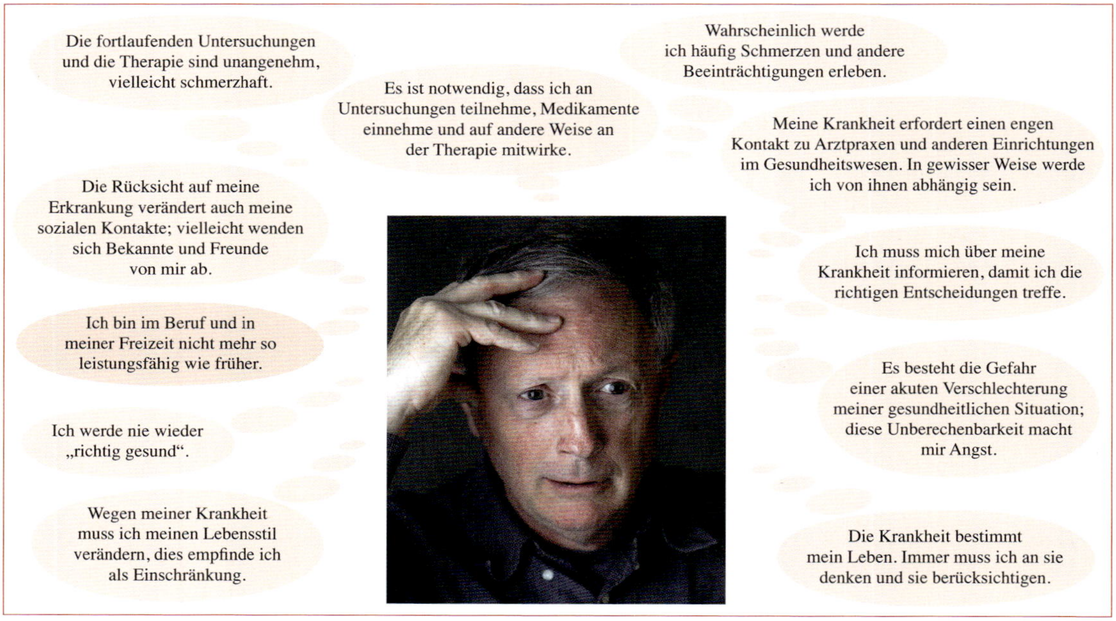

Daraus entwickeln viele Patienten eine eigene Sicht auf ihre Krankheit, ihre eingeschränkte Gesundheit und nicht selten auch auf die Gesundheit und Krankheit anderer Menschen.

In Selbsthilfegruppen oder Internetforen beschreiben Betroffene ihre Situation:

Liebe ...,

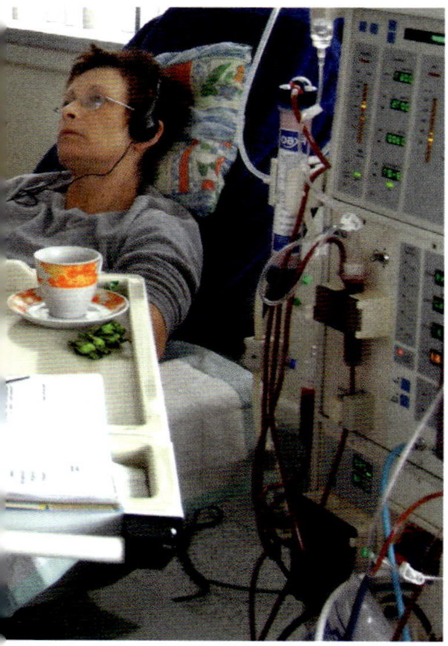

nun ist es genau ein Jahr her, dass ich an die Dialyse kam, und das bringt mich doch sehr ans Nachdenken. Bevor ich an die Dialyse kam, hatte ich eine beidseitige chronische Nierenbeckenentzündung, die therapieresistent geworden war und wegen der ich dauernd brechen musste und sehr viel Gewicht verloren hatte. Ich musste künstlich ernährt werden etc., sodass irgendwann die Situation so bedrohlich war, dass beide Nieren entnommen werden mussten. [...]

Allerdings das Hauptproblem, das nun mein komplettes Leben einschränkt und mich zum Pflegefall richtig mit Pflegegeldbezug macht, darüber hat mich niemand aufgeklärt [...] Ich habe immer positiv gedacht, aber nun hänge ich ein bisschen durch und kann einfach irgendwie nicht mehr, denn es kommt immer etwas Neues und immer wird es noch schlimmer und ich bin erst 33 und kann das einfach nicht fassen.

Durch die beidseitige Entfernung der Nieren ist mein Kreislauf dauerhaft so instabil geworden, dass mein Blutdruck im Bestfall bei 80 zu 40 liegt. Öfter ist aber eher 60 zu 30 und, wenn es mir ganz schlecht geht, auch 50 zu 20, oder darunter nicht mehr messbar. [...]

Ich leide, und das ist für mich das Schlimmste, wegen des Drucks dauernd unter Sehstörungen bis hin zum Sichtverlust, der auch schon mal andauert, habe massive Hörstörungen und natürlich Gleichgewichtsstörungen. Deshalb habe ich mir im Sommer die Hüfte gebrochen, die sehr lange zum Heilen gebraucht hat, ich komme seitdem nicht mehr aus dem Rolli heraus. Oft bekomme ich keine Luft mehr oder bin sehr kurzatmig, je mehr ich aktiv werde, umso schlimmer wird das. [...]

Ich liege eigentlich immer im Bett oder auf dem Sofa, denn sogar Sitzen ist mittlerweile anstrengend und ich habe sehr oft Angst, wenn die Luft so knapp ist und ich kurzatmig werde, dass ich vielleicht nicht mehr lange lebe.

Ich bin total traurig, dass ich mich nicht mehr selber um meine Kinder kümmern kann, es kommen mittlerweile täglich fremde Leute, die das tun. [...] Ich habe manchmal das Gefühl, nur noch vor mich hin zu vegetieren, und es ist überhaupt kein Ende in Sicht, denn bis zur Transplantation können ja noch Jahre vergehen, und ob ich das bis dahin überlebe?!? Ich habe Angst, dass irgendwann einfach das Herz stehen bleibt und ich meine Kinder nicht wieder sehe. [...]

Bienchen

nach: Dialyse online unter www.dialyse-online.de

6.4.2 Auswirkungen auf das soziale Umfeld

Eine chronische Erkrankung wirkt sich nur selten ausschließlich auf den Betroffenen aus. Meistens betrifft sie – direkt oder indirekt – auch das soziale Umfeld, das heißt Familie und Freunde. Das Ausmaß dieser Veränderungen hängt von dem erwarteten Verlauf, der Beeinträchtigung durch die Krankheit und der Sichtweise der Angehörigen ab.

Folgen für die Angehörigen können sein:

- Rücksicht auf krankheitsbedingte Veränderungen, die auch den eigenen Alltag beeinflussen, z. B. bei der Ernährung, der Freizeitgestaltung, der Urlaubsreise;
- Übernahme von Hilfeleistungen, evtl. Pflegeleistungen;
- Konzentration vieler Gespräche und Aktivitäten auf die Krankheit und ihre Begleiterscheinungen;
- Umbaumaßnahmen in der Wohnung;
- finanzielle Schlechterstellung durch Krankheitsnebenkosten, vorzeitige Berentung oder Verdienstausfall des Hauptverdieners;
- soziale Einschränkungen, wenn gewohnte Aktivitäten nicht mehr beibehalten werden können oder befreundete Menschen sich abwenden.

6.4.3 Auswirkungen auf das Gesundheitswesen

Durch die Zunahme chronisch erkrankter Menschen verschieben sich auch in einigen Bereichen des Gesundheitswesens die Schwerpunkte.

Beschäftigte im Gesundheitswesen

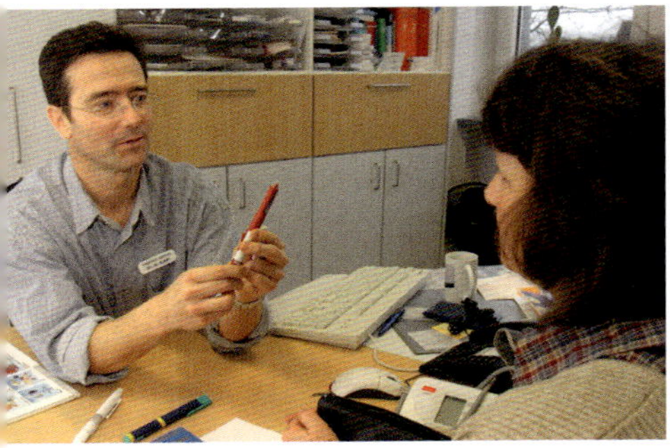

Für die im Gesundheitswesen Beschäftigten liegt neben der unmittelbaren Behandlung der Krankheit eine große Bedeutung darin, die Betroffenen zu ermutigen, an der Therapie mitzuwirken. Zunächst einmal gilt es, die Bereitschaft zu wecken, sich mit der Krankheit und im Weiteren mit der Therapie zu beschäftigen. Die Kooperation im Rahmen der Therapie, die Berücksichtigung von damit verbundenen Regeln, heißt auch Compliance oder Therapietreue.

Bei Patienten wechseln sich Phasen mit guten Erfolgsaussichten und Zeiten ungünstig ausfallender Untersuchungsergebnisse ab. Gerade dann bedürfen sie der Unterstützung, um die Therapie im Hinblick auf die Vermeidung von Komplikationen und Spätfolgen fortzusetzen; es gilt, die Therapietreue zu erhalten.

Einige chronisch erkrankte Menschen informieren sich umfassend über ihre Krankheiten. Dabei nutzen sie unterschiedlich seriöse Quellen, die eine hohe Anspruchshaltung gegenüber dem Gesundheitswesen begünstigen können. Gelegentlich erwachsen daraus Widersprüche und Konflikte im Hinblick auf das eigene therapeutische Verfahren. Die Betreuung dieser Patienten erfordert in diesem Fall eine hohe Professionalität mit viel Geduld, Fingerspitzengefühl und Überzeugungskraft.

Gleichzeitig erleben professionelle Kräfte bei der Versorgung chronisch kranker Patienten nur selten eine Verbesserung der Situation. Deutlich häufiger stellt sich eine allmähliche Verschlechterung ein. Im Gesundheitswesen Beschäftigte benötigen gerade hier Bewältigungsstrategien, um ihre Arbeit nicht als aussichtslos zu empfinden und damit der Gefahr eines Burn-outs (s. S. 46 ff.) zu begegnen.

Träger von Einrichtungen

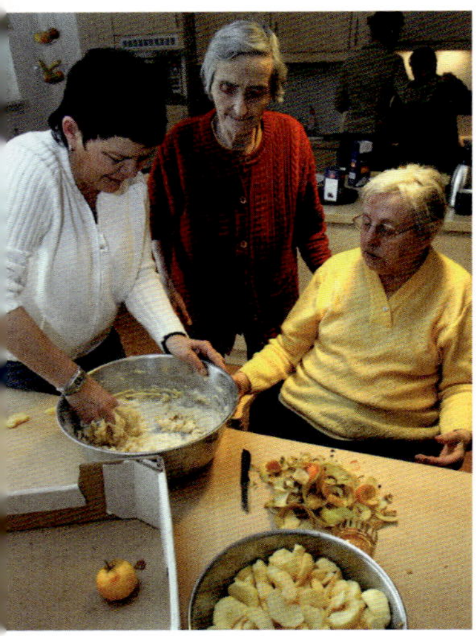

Chronisch erkrankt zu sein, bedeutet für viele Betroffene, mehr oder minder schnell Einschränkungen in ihrer Selbstständigkeit hinnehmen und Hilfeleistungen in Anspruch nehmen zu müssen.

Nicht alle Menschen bleiben auch mit ambulanter Betreuung bzw. Pflege in der Lage, selbstständig ihren eigenen Haushalt zu führen. Allerdings möchten nur wenige dieser Menschen in ein Pflegeheim umziehen. Auch sind die Anzahl der Pflegeplätze und die finanziellen Mittel dafür nur beschränkt verfügbar.

Es steigt der Bedarf an neuen Versorgungsformen, in denen Menschen mit dem notwendigen Maß der professionellen Unterstützung weitgehend selbstständig leben können. Dies erproben verschiedene Träger und Anbieter solcher Dienstleistungen in zahlreichen Modellprojekten. So entwickeln Träger vielerorts Konzepte für Wohngemeinschaften für Menschen mit chronischen Erkrankungen. Als bekanntes Beispiel gelten Wohnprojekte demenzerkrankter Menschen, sogenannte „Demenz-Wohngemeinschaften".

Auch die Zahl pflegender Angehöriger steigt. Da jedoch weniger Kinder vorhanden sind und diese nicht selten weit von ihrem Elternhaus entfernt leben, teilen sich nur noch selten mehrere Familienangehörige die Pflege. Sie ruht auf den Schultern

Mit Demenz in Wohngemeinschaften leben

Ennepe-Ruhr. Wohngemeinschaften für demenzerkrankte Menschen könnten sich in Zukunft auch im Ennepe-Ruhr-Kreis als eine Wohnform neben der stationären Versorgung etablieren. [...]

Dies war die Quintessenz einer Fachtagung in Hattingen, zu der der Fachbereich Soziales und Gesundheit der Kreisverwaltung eingeladen hatte. [...]

Die Fachtagung führte den rund 100 Teilnehmern aus ganz Nordrhein-Westfalen dann auch eindrucksvoll vor Augen, dass es von der Idee bis zum erfolgreichen Projekt ein langer Weg ist. Zusätzlich wurde deutlich, wo im „WG-Alltag" Probleme lauern. Um dennoch erfolgreich zu sein, müssen bestimmte Rahmenbedingungen für das Wohnen, die Betreuung und die Pflege erfüllt werden. Zusammenarbeit ist dabei fast alles, damit ein Projekt gelingt, sind vor allem Wohnungswirtschaft, Pflegeanbieter und Angehörige von demenzerkrankten Menschen gefordert.

Die Schwierigkeiten beginnen mit der Suche nach einer geeigneten Immobilie, die gerne 300 und mehr Quadratmeter haben sollte, setzen sich bei der Frage, ob alle Interessenten tatsächlich für das Leben in einer Wohngemeinschaft geeignet sind, fort und enden nicht bei der Organisation der Einkäufe. „Nicht unterschätzt werden darf zudem die Rolle, die Angehörigen beim Aufbau und Betrieb einer Wohngemeinschaft zukommt", machten gleich mehrere Referenten deutlich. [...]

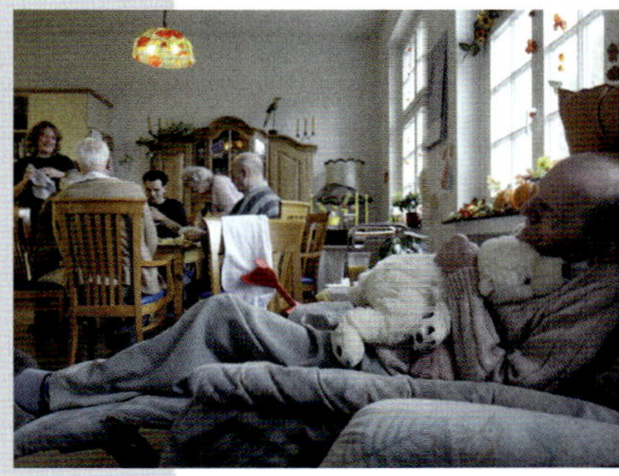

nach: Westdeutsche Allgemeine Zeitung

Quintessenz: zusammengefasstes Ergebnis

weniger und belastet daher umso stärker. Um pflegende Angehörige fachlich zu unterstützen und ihnen Erholungszeiten zu ermöglichen, bieten einzelne Träger Stammtische und Aus-Zeiten für pflegende Angehörige an. Ausgebildete Freiwillige übernehmen ehrenamtlich während dieser Zeiten die Betreuung der Pflegebedürftigen.

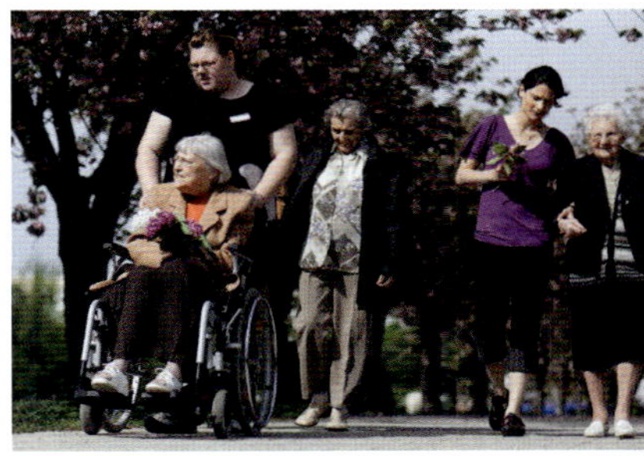

Weitere Angebote zur Unterstützung, z. B. gemeinsame Urlaubsreisen, werden ebenfalls in Modellversuchen erprobt. Auch hier steigt der Bedarf an ergänzenden Maßnahmen und stellt für die Träger und Dienstleister eine kreative Herausforderung dar.

6.4.4 Auswirkungen auf die Gesellschaft

Auch auf das gesellschaftliche Zusammenleben wirkt sich die Zunahme älterer und chronisch erkrankter Menschen aus.

Politik

Die Zunahme chronisch kranker und pflegebedürftiger Menschen führte in der jüngeren Vergangenheit bereits zu einigen Gesetzesänderungen. So haben pflegende Angehörige seit 2008 Anspruch auf eine Pflegezeit von bis zu sechs Monaten, in der sie zwar kein Gehalt erhalten, aber sozialversichert bleiben. Wird ein Angehöriger unerwartet pflegebedürftig, besteht die Möglichkeit der kurzfristigen Freistellung für bis zu zehn Tage.

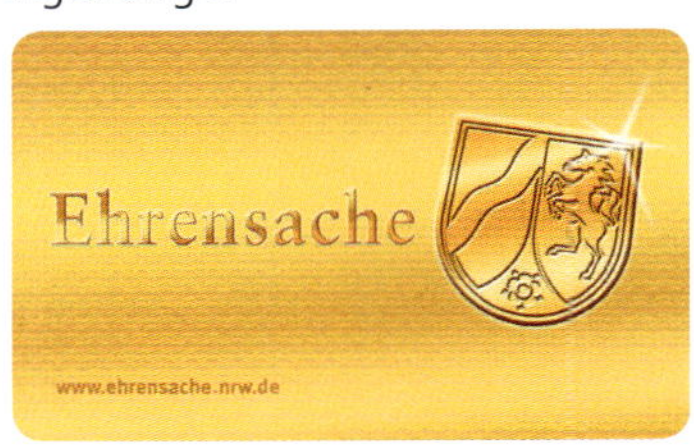

Da für die pflegerische Versorgung von Menschen ehrenamtliches Engagement unverzichtbar ist, gewinnt auch dieser gesellschaftliche Bereich an Bedeutung. Der Gesetzgeber berücksichtigt dies, indem seit 2005 ehrenamtlich tätige Menschen während der Ausübung des Ehrenamtes gesetzlich unfallversichert sind. Der weitere Ausbau des Ehrenamtes und die Motivation möglichst vieler Menschen zur Übernahme einer ehrenamtlichen Tätigkeit bedeuten weitere wichtige Aufgaben für die Politik.

Die hauptamtliche, professionelle Versorgung chronisch kranker Menschen erfordert angemessene politische Entscheidungen. So gilt es immer wieder neu zu überprüfen, ob die gültigen Ausbildungsordnungen noch die im Berufsfeld erforderliche Fachkompetenz ermöglichen. Auch dies geschieht mithilfe von Modellvorhaben. Die teilweise umgesetzten Pläne, Arbeitslose als Pflegeassistenten auszubilden und einzusetzen, mag ebenfalls als Antwort auf die Veränderung des Krankheitsspektrums gelten.

Aufgaben

1. Formulieren Sie Gedanken und Fragen, die sich für „Bienchen" (s. S. 132 f.) aus ihrer chronischen Erkrankung ergeben.
2. Beschreiben Sie die Lebenssituation eines Ihnen z. B. aus dem Praktikum bekannten Menschen mit einer chronischen Erkrankung. Erläutern Sie die Auswirkungen dieser Krankheit für die Familie und die Freunde.
3. Informieren Sie sich in Ihrem Wohnort bzw. Ihrer Region über neuere Versorgungsangebote oder Modellprojekte für chronisch kranke und/oder pflegebedürftige Menschen. Stellen Sie sie im Unterricht vor. Vielleicht gelingt es Ihnen, einen Vertreter der Einrichtung in den Unterricht einzuladen, einen Besuchstermin zu vereinbaren oder ein Interview zu führen.
4. Finden Sie heraus, ob in Ihrer Stadt bzw. Region eine neuartige Ausbildung im Bereich Gesundheit und Pflege erprobt wird. Informieren Sie sich darüber und stellen Sie Vor- und Nachteile der Ausbildung zusammen.

6.5 Ziel der Versorgung chronisch kranker Menschen

Die Versorgung chronisch kranker Menschen richtet sich auf verschiedene Ziele aus:

- Beschwerdefreiheit bzw. Beschwerdearmut sichern oder erhöhen die Lebensqualität der Patienten.
- Die Behandlung geschieht nach anerkannten vereinbarten Qualitätsstandards, den krankheitsbezogenen Nationalen Versorgungsleitlinien, die entsprechend der individuellen Patientensituation angewendet werden.
- Der Verlauf der Krankheit wird verlangsamt; Folgeschäden entstehen erst spät und werden dann sofort erkannt.
- Der Patient lernt, mit seiner Krankheit zu leben und sie in seinem Alltag zu berücksichtigen.
- Der Patient weiß über seine Krankheit Bescheid und ist bereit, an der Therapie mitzuwirken; er entwickelt Compliance und übernimmt im Rahmen seiner Möglichkeiten dauerhaft Verantwortung für sich und seine Krankheit.
- Die Versorgung chronisch erkrankter Menschen verschlingt keine unnötigen finanziellen und personellen Ressourcen des Gemeinwesens.

Aufgabe

Wählen Sie eine Ihnen bekannte chronisch erkrankte Person aus. Überlegen Sie, ob die Versorgung dieser Person die oben genannten Ziele erreicht, und begründen Sie Ihr Ergebnis.

6.6 Maßnahmen zur Versorgung chronisch kranker Menschen

Die wachsende Zahl chronisch erkrankter Menschen fordert das Gesundheitswesen nicht nur bei der Behandlung, sondern auch bei den Angeboten zur Versorgung heraus, diese Patientengruppe besonders zu berücksichtigen.

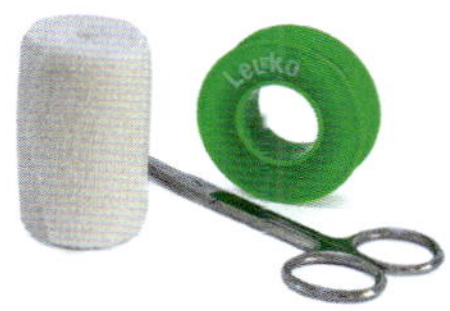

Chronische Krankheiten ziehen nicht selten finanzielle Einschränkungen nach sich. Um die chronisch kranken Menschen nicht auch noch durch Zuzahlungen bei Medikamenten und Heil- und Hilfsmitteln zu überfordern, gilt für sie eine geringere Belastungsgrenze. Zunächst gilt für erwachsene Patienten, dass sie nach Abzug von Freibeträgen für im Haushalt lebende Angehörige maximal 2 % ihres Bruttoeinkommens für Zuzahlungen aufzuwenden haben. Für chronisch Erkrankte liegt der Betrag nur bei der Hälfte; ihre Zuzahlungen werden erstattet, wenn sie 1 % des Einkommens übersteigen.

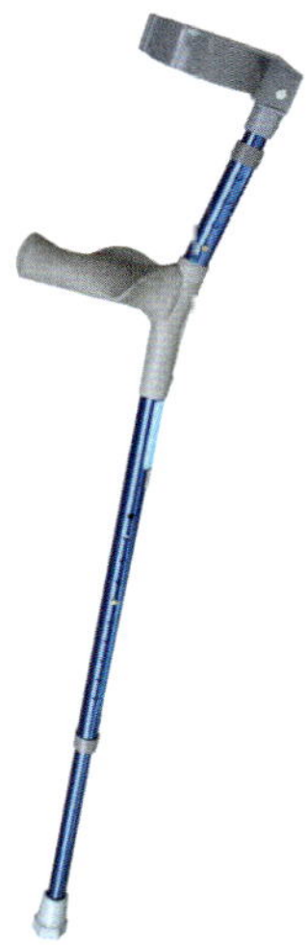

Damit die besonderen Belange chronisch kranker Menschen auch bei der konkreten Versorgung verstärkt berücksichtigt werden, entwickelten Fachleute Konzepte, welche in Modellprojekten erprobt wurden. Einige dieser Projekte bewährten sich und sind inzwischen Teil der Regelversorgung für alle Patienten. Dazu zählen beispielsweise spezielle Chroniker-Programme der Krankenkassen; sie heißen auch Disease-Management-Programme.

Disease-Management-Programme, DMP

Durch die steigende Anzahl chronisch erkrankter Menschen ist mit einer steigenden Zahl von Patienten zu rechnen, welche die Leistungen des Gesundheitswesens dauerhaft in Anspruch nehmen. Unterschiedliche Ursachen sowohl auf Patienten- wie auch auf Anbieterseite führen dazu, dass diese Leistungen nicht immer effektiv genutzt werden.

Patienten verspüren das Interesse an einer zweiten und dritten fachlichen Meinung oder suchen auf Anraten von Freunden, Verwandten oder Medien verschiedene Einrichtungen auf. Leistungserbringer führen Untersuchungen doppelt durch oder empfehlen – wenn auch nur geringfügig – andere Maßnahmen, welche die Neuorientierung des Patienten erfordert.

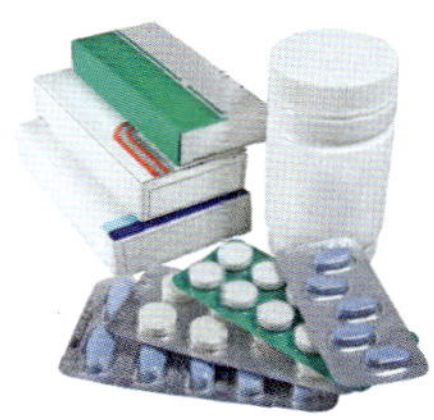

Derartige Entwicklungen verschlingen große Summen der Krankenversicherungsbeiträge – oft ohne Verbesserung der gesundheitlichen Situation der Patienten. Mit Blick sowohl auf die Kosten für die Allgemeinheit wie auch die bestmögliche Versorgung der Patienten wurden 2002 strukturierte Behandlungsprogramme, so genannte „Chroniker-Programme" oder „Disease Management-Programme" (DMP), eingeführt.

Das Bundesversicherungsamt als Zulassungsbehörde definiert DMP wie folgt:

Evidenz, hier: gesicherter Sachverhalt

indikationsspezifisch: entspricht den Maßnahmen, die aufgrund der Erkrankung angewandt werden

Versorgungssektor: Versorgungsbereich, z. B. Hausarzt, Facharzt, stationäre Versorgung usw.

Evaluation: Auswertung, Überprüfung und Bewertung eines Sachverhalts

Disease-Management-Programme: Definition

DMP sind ein Organisationsansatz von medizinischer Versorgung, bei dem die Behandlungs- und Betreuungsprozesse von Patienten über den gesamten Verlauf einer (chronischen) Krankheit und über die Grenzen der einzelnen Leistungserbringer hinweg koordiniert und auf der Grundlage wissenschaftlich gesicherter aktueller Erkenntnisse (medizinische Evidenz) optimiert werden. Ziel dabei ist zum einen, die Behandlung der Erkrankung zu verbessern und die durch die Krankheit bedingten Beeinträchtigungen und Folgeerkrankungen zu reduzieren. Zum anderen sollen die Programme helfen, eine bedarfsgerechte und wirtschaftliche Versorgung sicherzustellen und bestehende Versorgungsmängel wie Über-, Unter- und Fehlversorgung in unserem Gesundheitssystem abzubauen.

An die Inhalte der DMP sind auf Grundlage des Fünften Buches Sozialgesetzbuch (SGB V) zu folgenden Bereichen zum Teil indikationsspezifische Anforderungen gestellt:

- Behandlung nach dem aktuellen Stand der medizinischen Wissenschaft unter Berücksichtigung von evidenzbasierten Leitlinien oder nach der jeweils besten verfügbaren Evidenz sowie unter Berücksichtigung des jeweiligen Versorgungssektors,
- Durchführung von Qualitätssicherungsmaßnahmen,
- Voraussetzungen und Verfahren für die Einschreibung der Versicherten in ein DMP, einschließlich der Dauer der Teilnahme,
- Schulungen der Leistungserbringer und der Versicherten,
- Dokumentation der Befunde, therapeutischen Maßnahmen und Behandlungsergebnisse sowie
- Evaluation der Wirksamkeit und der Kosten der DMP.

Bundesversicherungsamt unter www.bundesversicherungsamt.de

Vor dem Hintergrund des aktuellen Standes der Wissenschaft entwickeln Krankenkassen ein Programm-Konzept für die Behandlung von Patienten mit einer bestimmten epidemiologisch bedeutsamen Erkrankung und schließen entsprechende Verträge mit den Anbietern medizinischer Leistungen ab. Das Bundesversicherungsamt in Bonn prüft diese Verträge, z. B. auf die Berücksichtigung der Nationalen Versorgungsleitlinien, und genehmigt diese Programme. Die DMP beziehen sich auf:

Herzinsuffizienz: Herzschwäche

- Asthma bronchiale,
- Diabetes mellitus Typ I und II, s. S. 298 ff.,
- Brustkrebs,
- KHK, Koronare Herzkrankheit, s. S. 246 ff.,
- COPD, chronic obstructive pulmonary disease, s. S. 270 ff.
- Chronische Herzinsuffizienz (seit 2009), s. S. 259

Anschließend können niedergelassene Ärzte die Teilnahme an diesem Programm beantragen. Sie verfügen über die vorgegebenen Behandlungsmöglichkeiten und verpflichten sich dazu, die Patienten nach den entsprechenden Leitlinien zu behandeln und ggf. mit anderen Einrichtungen des Gesundheitswesens zusammenzuarbeiten.

Die Patienten solcher Arztpraxen erhalten das Angebot zur Teilnahme an diesem strukturierten Behandlungsprogramm. Damit erklären auch sie sich bereit, gemäß der

Leitlinien an der Therapie ihrer Erkrankung durch die vereinbarte Praxis mitzuwirken. Einige Krankenkassen motivieren ihre Patienten, indem sie ihnen bei konsequenter Teilnahme einen Bonus gewähren.

Für die Patienten bedeutet die Teilnahme an einem solchen Disease-Management-Programm

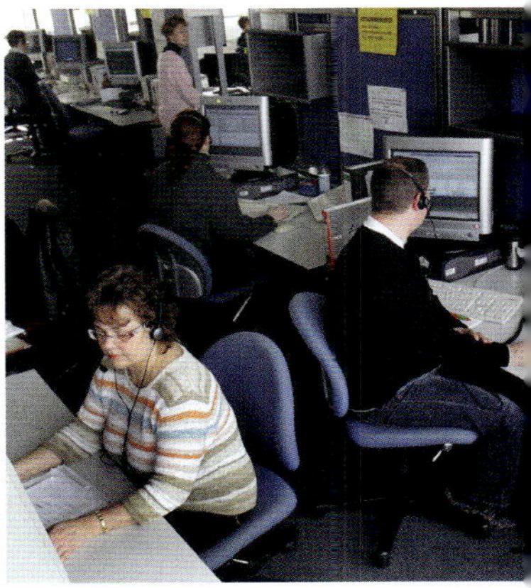

- Therapie nach anerkannten medizinischen Leitlinien, z. B. zur Diagnostik, medikamentösen Therapie;
- Anbindung an eine anerkannte Arztpraxis;
- Kooperation und Kommunikation der beteiligten Berufsgruppen, Vermeidung von Doppeluntersuchungen;
- kontinuierliche Betreuung durch Hausarztpraxis, Praxisbesuch zumeist einmal pro Quartal;
- intensive Beratung durch die Krankenkassen, z. B. „persönlicher DMP-Berater", Erinnerungsservice;
- Schulungsangebote für den individuellen Umgang mit der Erkrankung;
- finanzielle Vergünstigungen der Krankenkasse, z. B. Bonus.

Im Rahmen der Qualitätssicherung melden die Arztpraxen die Befunde zur gesundheitlichen Situation der teilnehmenden Patienten an die Krankenkassen zurück. Diese Daten ermöglichen die Beurteilung der durchgeführten Maßnahmen, z. B. im Hinblick auf Nutzen und Kosten, und den Vergleich zwischen Patienten, welche sich an dem DMP beteiligen, und solchen, welche dies nicht tun.

Erste Ergebnisse der Evaluation lassen vermuten, dass die DMP-Patienten tatsächlich besser versorgt sind. So lieferte die 2012 veröffentlichte ELSID-Studie, ELSID bedeutet Evaluation of a Large Scale Implementation of Disease Management Programs for patients with type 2 diabetes, folgende Ergebnisse:

Zentrale Ergebnisse der ELSID-Studie

- Unter den Diabetikern im DMP ist die Sterblichkeitsrate deutlich niedriger als bei Patienten, die nicht in ein solches Programm eingeschrieben sind. Diese Ergebnisse sind nach Einschätzung der Heidelberger Forscher darauf zurückzuführen, dass durch regelmäßige Untersuchungstermine, Vereinbarung von Therapiezielen, Schulungen und gezielte Informationen für Patienten und Ärzte im DMP gesundheitliche Komplikationen und Probleme bei den Patienten vermieden oder schneller erkannt werden. Zudem erhielten die Patienten im DMP offenbar mehr soziale Unterstützung.
- Die Arzneimittel-Verordnungen sind bei den DMP-Teilnehmern stärker an den Leitlinien orientiert als bei den Nicht-Teilnehmern.
- Bezüglich der Lebensqualität können vor allem Patienten mit mehreren Erkrankungen von der Teilnahme an einem DMP profitieren. Die mehrfach erkrankten Patienten im DMP erzielten bei einer Befragung zu ihrer gesundheitsbezogenen Lebensqualität deutlich bessere Werte als die Patienten in der Regelversorgung. Frauen profitieren in Bezug auf Lebensqualität mehr vom DMP als Männer.

- Die Kosten für die Versorgung der Patienten im DMP sind insgesamt etwas niedriger als die Kosten für die Versorgung der Diabetiker in der Regelversorgung.
- Die Teilnehmer des DMP Diabetes fühlen sich von ihrem Arzt besser versorgt als Nicht-DMP-Teilnehmer. Eine Patientenbefragung im Rahmen der Studie ergab, dass die DMP-Teilnehmer mit dem Ablauf und der Organisation ihrer Behandlung deutlich zufriedener sind als Patienten in der Regelversorgung. Sie werden zum Beispiel häufiger nach ihren Vorstellungen bei der Gestaltung des Behandlungsplans gefragt.

www.aok-gesundheitspartner.de

Auf der anderen Seite beklagen einige der an den DMP beteiligten Berufsgruppen einen erhöhten Verwaltungsaufwand.

Individuelle telefonische Beratung

Die individuelle Beratung und Betreuung chronisch kranker Menschen trägt erheblich zu ihrer Motivation bei. Angesichts des Zeit- und Kostendrucks können Hausarztpraxen dies nur selten leisten. Daher kooperieren einige Krankenkassen inzwischen mit Callcentern. Ausgebildete Fachkräfte rufen die Patienten zu Hause an und befragen sie nach ihrem Umgang mit ihrer Krankheit, möglichen Unklarheiten, Informationsbedarf und motivieren sie, die Therapievorgaben einzuhalten.

Inbound-Outbound-Repräsentant: Mitarbeiter eines Callcenters, der Anrufe annimmt und selbst Kunden bzw. hier Patienten anruft

Pflege per Telefon

[…] Die Arbeitsplätze im zweiten Stock unterscheiden sich auf den ersten Blick nicht von denen eines gewöhnlichen Callcenters. Zumeist Frauen mittleren Alters sitzen und stehen mit Kopfhörer und Mikrofon vor ihren Schreibtischen. Vor ihnen rote Trennwände. Und doch gibt es einen entscheidenden Unterschied zu den üblichen Inbound-Outbound-Repräsentanten: Alle Angestellten sind examinierte Pflegekräfte oder Krankenschwestern. Sie sollen die Versicherten dazu anhalten, sich therapietreu zu verhalten - sie „compliant“ machen. 20 Minuten dauern die Gespräche im Durchschnitt. Darin geht es um Ernährungspläne, die Medikamenteneinnahme, aber auch um persönliche Ziele, was das Thema Bewegung oder das Nichtrauchen angeht. [...]

Mehr Lebensqualität für weniger Geld

Das Ziel des Projektes: Die Lebensqualität der Versicherten soll steigen, die Kosten für die Kasse sinken. [...]

„Im Normalfall sind die Leute glücklich, dass wir anrufen“, sagt eine Mitarbeiterin. „Sie haben das Gefühl, dass sich die Kasse um sie kümmert.“ Die Angestellten wiederum sind zufrieden, dass sie sich kümmern dürfen. „Wir haben Zeit, mit den Patienten über ihre Probleme zu reden“, sagt eine gelernte Altenpflegerin Mitte 40. „Daran war in meinem früheren Job nicht zu denken.“ [...]

nach: Magazin Stern unter www.stern.de

Case Management

Der Begriff „Case Management" wird mit „Fallmanagement" übersetzt und zielt auf eine gute Vernetzung bzw. Verknüpfung einzelner, vielfältiger Angebote bei der gesundheitlichen Versorgung. So genannte Case Manager unterstützen die Patienten – überwiegend mit chronischen Erkrankungen – bei der Orientierung, der Inanspruchnahme sowie der Koordination der unterschiedlichen Leistungen. Die Deutsche Gesellschaft für Case Management erläutert dazu

Was ist Case Management?

Case Management ist eine Verfahrensweise in Humandiensten und ihrer Organisation zu dem Zweck, bedarfsentsprechend im Einzelfall eine nötige Unterstützung, Behandlung, Begleitung, Förderung und Versorgung von Menschen angemessen zu bewerkstelligen. Der Handlungsansatz ist zugleich ein Programm, nach dem Leistungsprozesse in einem System der Versorgung und in einzelnen Bereichen des Sozial- und Gesundheitswesens effektiv und effizient gesteuert werden können.

Case Management oder Unterstützungsmanagement, zunächst als Erweiterung der Einzelfallhilfe in den USA entwickelt, ist zu einer methodischen Neuorientierung in der Sozialen Arbeit und im Gesundheitswesen geworden. Systemische und ökosoziale Perspektive kommen in dieser Konzeption grundlegend zum Ausdruck. Case Management soll Fachkräfte im Sozial- und Gesundheitswesen befähigen, unter komplexen Bedingungen Hilfemöglichkeiten abzustimmen und die vorhandenen institutionellen Ressourcen im Gemeinwesen oder Arbeitsfeld koordinierend heranzuziehen.

Aufgabe ist es, ein zielgerichtetes System von Zusammenarbeit zu organisieren, zu kontrollieren und auszuwerten, das am konkreten Unterstützungsbedarf der einzelnen Person ausgerichtet ist und an deren Herstellung die betroffene Person konkret beteiligt wird. Nicht die Qualitäten als Berater/-in allein sind gefragt, sondern die als Moderatoren mit Letztverantwortung, die im Prozess der Hilfe die Bedürfnisse der Klienten einschätzen, die die Planung und Sicherung der Bereitstellung medizinischer und sozialer Dienstleistungen koordinieren, die Prioritäten setzen und ggf. zukünftig Standards erarbeiten bzw. festlegen und für ihre Einhaltung sorgen. Ziel ist eine Qualitätsgewährleistung, die untrennbar verknüpft ist mit der Sicherung von Konsumentenrechten.

www.dgcc.de

Selbsthilfegruppen

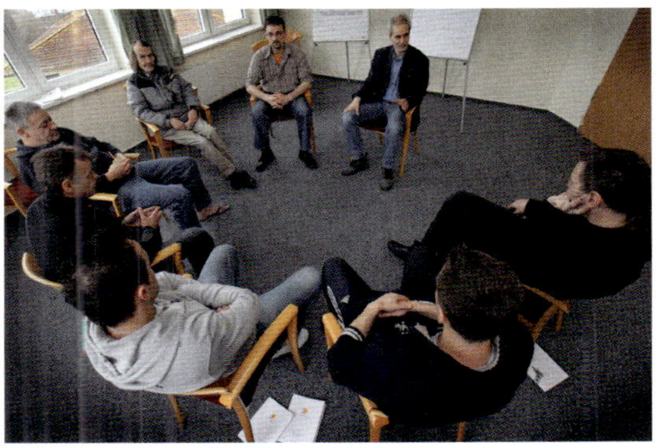

Nach Gesprächen mit den betreuenden Ärzten wenden sich viele Patienten an Selbsthilfegruppen, um sich über ihre Krankheit zu informieren. Hier haben sich Betroffene zusammengefunden. Sie unterstützen einander im Umgang mit ihrer Krankheit, helfen einander mit Tipps, Tricks und Informationen, organisieren gemeinsame Veranstaltungen sowohl mit fachlichen als auch mit geselligen Schwerpunkten und vertreten ihre Anliegen gebündelt in der Öffentlichkeit.

Den Wert und die Bedeutung gut funktionierender Selbsthilfegruppen erkennen auch politische Gremien an. Inzwischen unterstützen einige Städte und Gemeinden die Selbsthilfegruppen, indem sie öffentliche Räumlichkeiten zur Verfügung stellen und/oder Ansprechpartner und Koordinationsstellen für Selbsthilfegruppen finanzieren.

Das Sozialgesetzbuch (s. S. 202) weist auch den Krankenkassen Verantwortung für die Selbsthilfegruppen zu. In § 20c SGB V fordert der Gesetzgeber ausdrücklich die finanzielle Unterstützung von Selbsthilfegruppen.

§ 20c Förderung der Selbsthilfe

(1) 1 Die Krankenkassen und ihre Verbände fördern Selbsthilfegruppen und -organisationen, die sich die gesundheitliche Prävention oder die Rehabilitation von Versicherten [...] zum Ziel gesetzt haben, sowie Selbsthilfekontaktstellen [...]

2 Der Spitzenverband Bund der Krankenkassen beschließt ein Verzeichnis der Krankheitsbilder, bei deren gesundheitlicher Prävention oder Rehabilitation eine Förderung zulässig ist; sie haben die Kassenärztliche Bundesvereinigung und die Vertretungen der für die Wahrnehmung der Interessen der Selbsthilfe maßgeblichen Spitzenorganisationen zu beteiligen. [...]

Bundesministerium der Justiz, Sozialgesetzbuch V, unter www.bundesrecht.juris.de

Außer den Krankenkassen unterstützen Privatpersonen und andere Organisationen die Arbeit der Selbsthilfegruppen. Eine umstrittene Rolle übernehmen hier einige Pharmaunternehmen.

Multiple Sklerose, MS: durch Entzündung hervorgerufene Erkrankung des Nervensystems

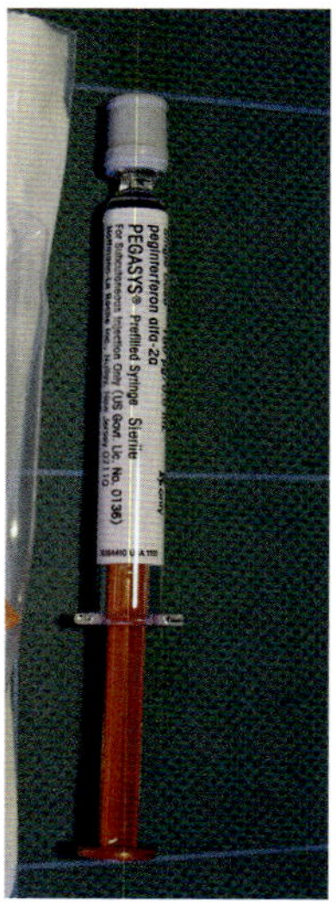

Neben dem Arzt hat die Industrie nun auch den Endverbraucher entdeckt. Dieser Werbeweg scheint noch effektiver zu sein: Ein Patient, bei dem etwa Multiple Sklerose diagnostiziert wird, muss, je nach Krankheitsverlauf, unter Umständen jahrzehntelang Medikamente einnehmen, die das Immunsystem beeinflussen. Und die sind teuer: Zwischen 16000 und über 20000 Euro kostet eine solche Interferontherapie pro Jahr. Dabei stehen sich Medikamente verschiedener Hersteller mehr oder weniger gleichwertig gegenüber. Welcher Patient welches Präparat bekommt, ist letztlich eine Frage der persönlichen Einschätzung. Entsprechend engagieren sich die Unternehmen in Selbsthilfegruppen für MS-Kranke. Aber sie bauen auch eigene Internetplattformen auf oder finanzieren den entsprechenden Arm einer größeren Gesundheitsplattform.

Beispiel Lifeline: Das Gesundheitsportal ist eines der größten in Deutschland – und wird von der Industrie mitfinanziert. Ist das in Ordnung? „Ohne Einrichtungen wie unsere gehen die Patienten mit zahlreichen offenen Fragen vom Arzt nach Hause. Wir stellen hier immerhin eine telefonische Hotline, schriftlichen Expertenrat, Informationen und Diskussionsforen zur Verfügung", sagt Uta Deus [...].

Welchen Einfluss nimmt die Pharmaindustrie nun bei Lifeline? Uta Deus sagt: „Ich garantiere Ihnen, dass Sie, wenn Sie sich bei uns anmelden, keine Werbe- oder sonstige Post der Sponsoren bekommen. Und ich garantiere auch, dass wir selbst keinerlei Einfluss auf den Inhalt der Diskussionsforen nehmen."

In den Foren findet der eigentliche Informationsfluss statt. Hier tauschen Betroffene ihre persönlichen Erfahrungen von Patient zu Patient aus. Und genau hier schalten sich, so heißt es immer wieder, Pharmafirmen auf verdecktem Wege ein, indem sich Mitarbeiter als Patienten ausgeben und in scheinbar persönlichen Erlebnisberichten von positiven Erfahrungen mit dem Präparat ihres jeweiligen Arbeitgebers schwärmen. Es wird auch immer wieder davon berichtet, dass einige Pharmafirmen missliebige Kommentare kurzerhand entfernen. Die Manipulation stößt allerdings an natürliche Grenzen: „Wenn der Einfluss des Sponsors zu offensichtlich wird, ist der Internet-User irgendwann weg" [...]

nach: Frankfurter Allgemeine Sonntagszeitung

Um den Verdacht verdeckter Werbung gezielt zu entkräften, empfiehlt die Nationale Kontakt- und Informationsstelle zur Anregung und Unterstützung von Selbsthilfegruppen NAKOS unter anderem,

- unabhängig von Pharmaunternehmen und Heil-/Hilfsmittelherstellern zu arbeiten,
- die Arbeit an den Interessen der Betroffenen und nicht der Geldgeber auszurichten,
- Transparenz über ihre Finanzierung herzustellen.

Gesundheitsförderung

Präventive, das heißt vorbeugende Maßnahmen (vgl. Kap. 8) sind theoretisch bei bereits vorhandenen chronischen Krankheiten nicht mehr möglich. Mit der steigenden Verbreitung chronischer Krankheiten entfallen also echte Präventionsmaßnahmen. Vielmehr gilt es, im Rahmen der Gesundheitsförderung (vgl. Kap. 9) die vorhandenen Ressourcen zu stärken und die betroffenen Menschen im Umgang mit ihrer Krankheit zu unterstützen.

Die Zahl der Projekte mit dem Schwerpunkt Gesundheitsförderung steigt; viele davon werden als „Good practice"-Beispiele dokumentiert, z. B. unter www.gesundheitliche-chancengleichheit.de, und ermutigen Verantwortliche zur Nachahmung.

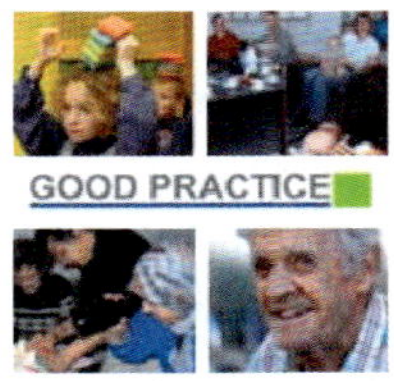

Aufgaben

1. Formulieren Sie Vor- und Nachteile der DMP für die daran beteiligten Personengruppen. Begründen Sie Ihre persönliche Beurteilung.
2. Formulieren Sie Vor- und Nachteile der individuellen telefonischen Beratung im Auftrag der Krankenversicherungen. Begründen Sie Ihre persönliche Beurteilung.
3. Informieren Sie sich über Selbsthilfegruppen in Ihrer Stadt sowie über ihre öffentlichen und privaten Unterstützer.
4. Informieren Sie sich, z. B. unter www.dgcc.de, über die Vorgehensweise des Case Managements und den Case-Management-Regelkreis.
5. In einigen Einrichtungen des Gesundheitswesens arbeiten ausgebildete Case Manager und Case Managerinnen. Überprüfen Sie, ob dies in einer der Einrichtungen in Ihrer Umgebung der Fall ist. Bitten Sie um ein Interview zu seinen bzw. ihren Tätigkeiten.
6. Die Größe einer Selbsthilfegruppe hängt eng mit der Verbreitung der Krankheit, auf die sie sich bezieht, zusammen. Wählen Sie einige Internetseiten von großen Selbsthilfegruppen aus. Beantworten Sie folgende Fragen:
   - Werden Sponsoren genannt?
   - Erkennen Sie einen Einfluss dieser Sponsoren?
   - Welche – möglicherweise unbemerkt bleibenden – Einflussmöglichkeiten können Sie sich vorstellen?
7. Informieren Sie sich über gesundheitsfördernde Maßnahmen für chronisch kranke Menschen in Ihrer Stadt bzw. Region und stellen Sie sie im Unterricht vor.

Zusammenfassung: Chronische Erkrankungen

Chronische Erkrankungen sind diejenigen Erkrankungen, die das Wohlbefinden dauerhaft oder wiederkehrend beeinträchtigen; ebenso zählen solche Störungen der körperlichen Funktionsabläufe dazu, die aufgrund wirksamer Behandlung zunächst noch keine Beschwerden verursachen.

Nahezu alle Organe bzw. Organsysteme können chronisch beeinträchtigt sein; zu den häufigsten chronischen Erkrankungen zählen Arthrose, Demenz, Diabetes mellitus und die Koronare Herzkrankheit.

Verschiedene Entwicklungen führen zu einer steigenden Zahl chronisch erkrankter Menschen. Ein geringes Maß an Bewegung im Alltag sowie fett- und zuckerreiche Nahrungsmittel schädigen die Stoffwechselfunktionen. Hohe Anforderungen im Beruf und Privatleben verursachen Stress, bei einigen Menschen auch psychische Erkrankungen. Da chronische Krankheiten verstärkt im höheren Lebensalter auftreten, steigt ihre Zahl mit der demografischen Entwicklung. Der medizinische Fortschritt ermöglicht für viele Krankheiten bessere Überlebenschancen mit einer höheren Lebensqualität; die Krankheiten lassen sich nicht immer vollständig heilen und entwickeln eine chronische Verlaufsform.

Chronische Krankheiten wirken sich vielfältig aus. Für die Betroffenen verändert sich der Blick auf sich selbst, ihren Alltag und ihre Lebensperspektive. Auch organisatorische, berufliche oder finanzielle Veränderungen können eintreten. Für das soziale Umfeld, in erster Linie die Familie und Freunde, bedeutet eine chronische Erkrankung je nach Ausmaß Rücksicht oder auch pflegerische Unterstützung.

Die Versorgung chronisch kranker Patienten fordert von den Beschäftigten im Gesundheitswesen spezielle Schwerpunkte. Es gilt, die Compliance der Patienten zu fördern und sie zur Therapietreue zu motivieren. Gleichzeitig scheinen wachsende Beeinträchtigungen der Patienten dem ursprünglichen medizinischen Ideal vom Helfen und Heilen zu widersprechen und zwingen die Berufsgruppen zur Auseinandersetzung mit ihrem beruflichen Selbstverständnis.

Die Träger gesundheitlicher und pflegerischer Einrichtungen sehen sich herausgefordert, neue Versorgungsangebote zu entwickeln. Entsprechende Modellprojekte erproben innovative Entwürfe und Formen.

Auch politische Entscheidungen tragen der Zunahme chronisch erkrankter Menschen in der Bevölkerung Rechnung. Sie wirken sich unmittelbar durch konkrete Angebote, z. B. der Pflegeversicherung, oder auch mittelbar, z. B. durch Anpassung der Ausbildungsgesetze, aus.

Die Versorgung chronisch kranker Menschen zielt darauf ab, sie nach anerkannten Leitlinien zu behandeln und damit ihre Lebensqualität und Selbstständigkeit möglichst lange aufrechtzuerhalten. Um Komplikationen und Spätfolgen hinauszuzögern, wirken die Patienten bestmöglich an der Therapie mit. Sie sorgen damit letztlich auch für einen verantwortungsvollen Einsatz der finanziellen Ressourcen im Gesundheitswesen.

Vergleichsweise neue Angebote für chronisch kranke Menschen stellen die Disease-Management-Programme, DMP, dar. Mit ihrer Einwilligung zur Teilnahme erklären sich die Patienten bereit, Untersuchungs- und Beratungstermine wahrzunehmen und die Hinweise in ihrem Alltag umzusetzen. Mit einer regelmäßigen individuellen telefonischen Betreuung durch Fachkräfte werden Patienten bei Fragen oder Unsicherheiten zusätzlich beraten.

Das Case Management ist ein Konzept, welches dazu dient, um vornehmlich chronisch kranke Patienten individuell bei der Orientierung, der Inanspruchnahme sowie der Koordination der unterschiedlichen gesundheitlichen Versorgungsleistungen zu unterstützen.

Der Austausch mit Menschen in vergleichbaren Lebenssituationen erweist sich für viele Patienten bzw. Angehörige als hilfreich für den Umgang mit ihrer Krankheit. Demzufolge unterstützen sowohl Städte und Gemeinden wie auch Krankenkassen die Arbeit von Selbsthilfegruppen.

Hier lassen sich auch Maßnahmen zur Gesundheitsförderung einordnen, die sich weniger darauf richten, Risikofaktoren abzuwehren, als vielmehr vorhandene Fähigkeiten und Ressourcen zu entdecken und zu stärken.

Wiederholungsfragen

1 Was versteht man unter chronischen Erkrankungen?

2 Welche chronischen Erkrankungen wirken sich auf welche Organsysteme aus?

3 Wie entwickelt sich die Anzahl chronisch erkrankter Menschen?

4 Welche Faktoren tragen zu chronischen Erkrankungen bei? Warum und in welcher Weise?

5 Welche Folgen haben chronische Erkrankungen für
a) die Betroffenen,
b) die Angehörigen und Freunde,
c) die Beschäftigten im Gesundheitswesen,
d) die Verantwortlichen für die Organisation des Gesundheitswesens,
e) die Gesellschaft?

6 Welche Ziele möchte man bei der Versorgung chronisch kranker Menschen erreichen?

7 Was versteht man unter Disease-Management-Programmen?

8 Welche Ergebnisse erbrachte die Evaluation der DMP?

9 Was bedeutet Case Management?

10 Wie werden Callcenter in der Versorgung chronisch Erkrankter eingesetzt?

11 Welches sind die Arbeitsschwerpunkte von Selbsthilfegruppen?

12 Welche Chancen und welche Risiken verbinden sich mit der Arbeit der Selbsthilfegruppen?

13 Warum sollten chronisch kranke Menschen bei ihrer selbstständigen Information über ihre Krankheit verschiedene Quellen nutzen?

Internet

www.bkkmedplus.de	Informationsmaterialien zu Teilnahme an einem DMP, BKK-Bundesverband
www.bmfsfj.de	Bundesministerium für Familie, Senioren, Frauen und Jugend
www.bundesversicherungsamt.de	Bundesversicherungsamt
www.dgcc.de	Deutsche Gesellschaft für Case Management
www.gesundheitliche-chancengleichheit.de	Bundeszentrale für gesundheitliche Aufklärung BZgA
www.gesundheitsinformation.de	Institut für Qualität und Wirtschaftlichkeit im Gesundheitswesen
www.iqwig.de	Institut für Qualität und Wirtschaftlichkeit im Gesundheitswesen
www.krebsregister.nrw.de	
www.nakos.de	Nationale Kontakt- und Informationsstelle zur Anregung und Unterstützung von Selbsthilfegruppen
www.pflegeausbildung.de	Bundesministerium für Familie, Senioren, Frauen und Jugend
www.praeventionskonzept.nrw.de	Zentrum für öffentliche Gesundheit des Landesinstituts für Gesundheit und Arbeit (LIGA) NRW e. V.
www.selbsthilfenetz.de	Deutscher Paritätischer Wohlfahrtsverband, Landesverband NRW e. V.
www.versorgungsleitlinien.de	Ärztliches Zentrum für Qualität in der Medizin

7 Einflussfaktoren auf die Gesundheit

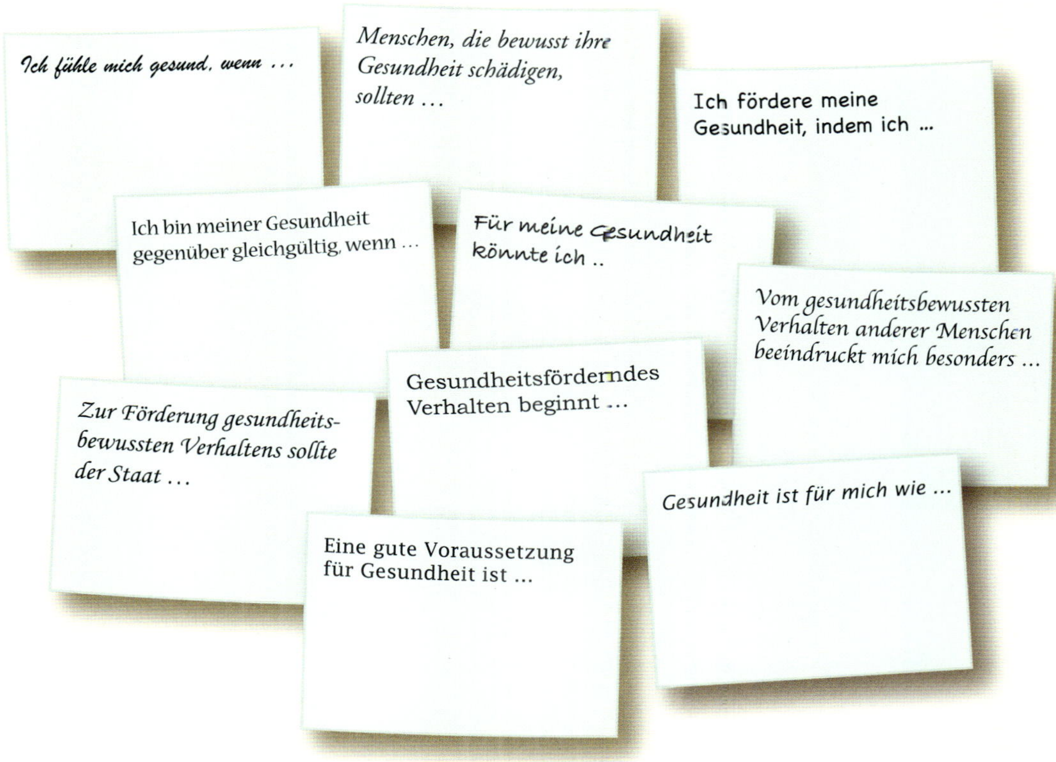

Aufgabe

Vervollständigen Sie die angefangenen Sätze. Tauschen Sie sich über Ihre Ergebnisse aus.

Jeder Mensch erfährt an sich selbst, dass seine persönliche Gesundheit von verschiedenen Faktoren beeinflusst wird. Einige freuen sich über Fitness und Wohlbefinden, andere leiden unter Verletzungen oder Beschwerden im Bewegungsapparat.

Auch beim Blick auf die gesamte Gesellschaft fällt auf, dass Gesundheit unterschiedlich verbreitet ist. Obwohl die Menschen in Deutschland insgesamt gesehen in relativ großem materiellem Wohlstand leben und über ein gut ausgebautes Gesundheitssystem verfügen, ist die Qualität des Gesundheitszustandes über die Bevölkerungsgruppen hinweg nicht gleich verteilt. Die gesundheitliche Situation einiger Bevölkerungsgruppen erweist sich punktuell sogar als nicht zufriedenstellend.

Ein Interesse der Gesundheitswissenschaften besteht darin, die individuellen Erfahrungen zu ordnen und die Einflüsse auf die Gesundheit wissenschaftlich zu erfassen.

Es lassen sich verschiedene Gruppen von Einflussfaktoren auf den Gesundheitszustand von Menschen identifizieren:

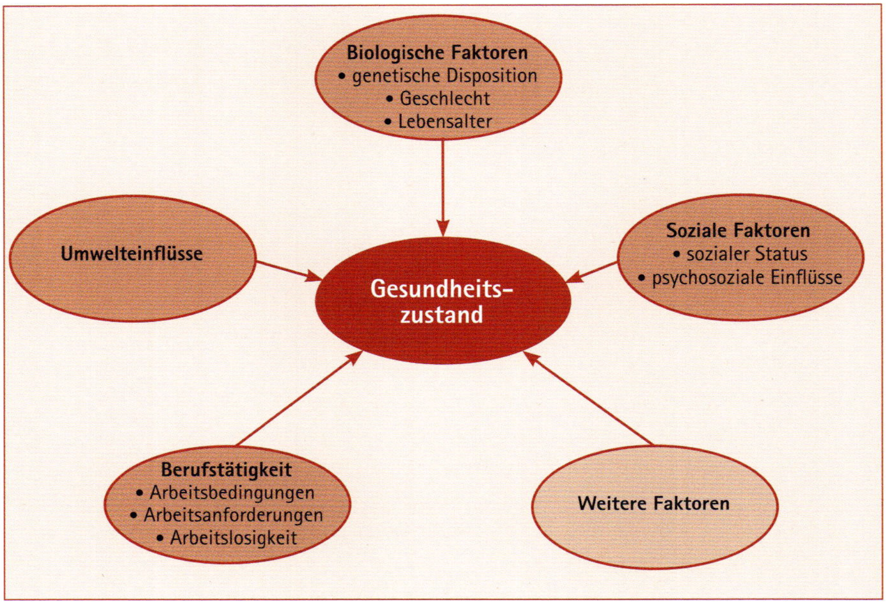

Einflussfaktoren auf den Gesundheitszustand

7.1 Biologische Faktoren

Zu den biologischen Faktoren, welche die Gesundheit beeinflussen, zählen genetische Disposition, Geschlecht und Lebensalter.

7.1.1 Genetische Disposition

Disposition: Ausstattung, Neigung

genetische Disposition: erbliche Veranlagung

Konstitution: Körperbau, körperliche Verfassung

Die genetische Ausstattung eines Menschen wirkt sich auch auf seine Konstitution aus. Dazu zählen einige körperliche Eigenschaften wie auch die Empfänglichkeit für bestimmte Erkrankungen.

Bei verschiedenen Krankheiten, z. B. bei Sehstörungen, ist eine Häufung innerhalb von Familien zu beobachten. Im Volksmund wird dieses Phänomen gern als „Vererbung" bezeichnet. Im rein biologischen Sinn trifft dies nicht immer zu; schließlich gibt es viele Kinder, welche trotz brilletragender Eltern und Großeltern gut ohne Hilfsmittel sehen können. Gleichwohl scheinen für einige Krankheiten begünstigende Faktoren im Erbgut vorzuliegen, welche dann manchmal aus noch ungeklärter Ursache die Krankheit ausbrechen lassen. Diese Voraussetzungen werden für einige Krebserkrankungen diskutiert.

7.1.2 Geschlecht

Befragungen und Messungen ergaben, dass es um die Gesundheit von Frauen und Männern unterschiedlich bestellt ist. Offensichtlich wird dies bereits bei der Lebenserwartung (s. S. 100 f.). Sie beträgt derzeit für neugeborene Mädchen ca. 83 Jahre und für Jungen ca. 78 Jahre. Diese Geschlechterdifferenz sinkt allerdings seit einigen Jahren.

Weiterhin fallen Unterschiede bei der Mortalität (s. S. 93 f.) auf. Statistische Verfahren ermöglichen es, die Werte für Männer und Frauen, z. B. bezüglich verschiedener Todesursachen, zueinander in Beziehung zu setzen.

Mortalitätsverhältnis bei ausgewählten Krankheitsgruppen in Abhängigkeit vom Geschlecht
(Anzahl der verstorbenen Männer je verstorbener Frau; Frauen = 1)

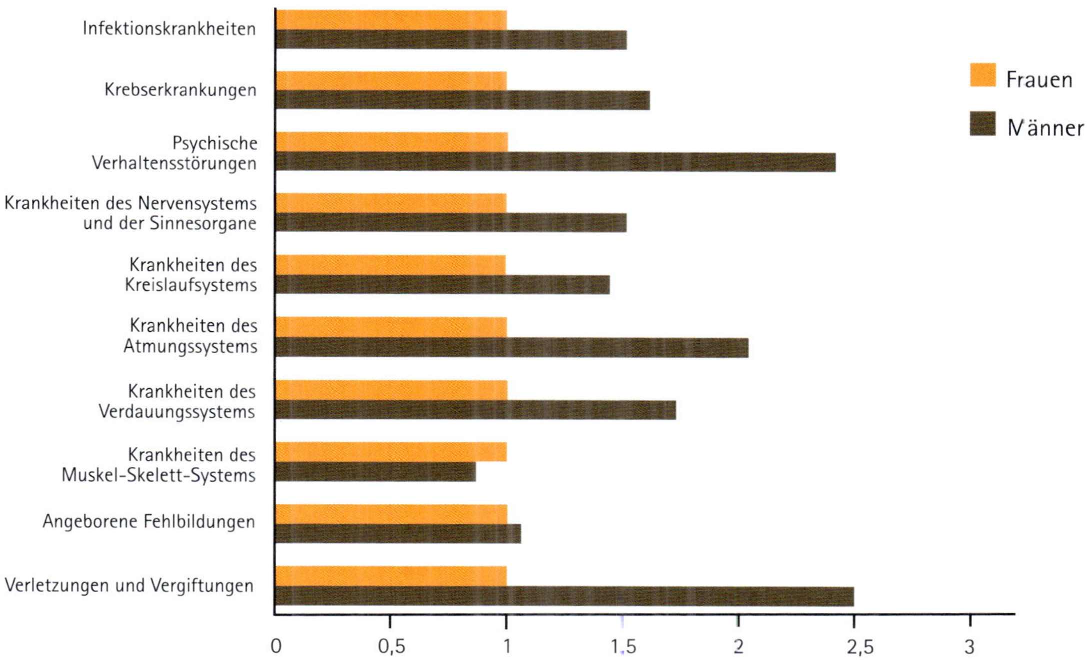

Auswahl nach: Statistisches Bundesamt unter www.gbe-bund.de

Auch das Krankheitsspektrum weist Unterschiede auf. Zu den häufigsten Todesursachen bei den Frauen zählen Herz-Kreislauf-Erkrankungen, Brustkrebs, Darmkrebs und Diabetes mellitus. Bei den Männern gehören zwar ebenfalls Herz-Kreislauf-Erkrankungen, dann aber Lungenkrebs, Prostatakrebs, chronische Lungenkrankheiten und alkoholbedingte Leberschäden zu den Haupttodesursachen.

Besonders deutlich wird der Unterschied an der Zahl tödlicher Verletzungen, Vergiftungen und Selbsttötungen. Sie machen mit einer Zahl von 33 000 4 % aller Todesfälle aus.

Die Hintergründe für die Ursachen geschlechtsspezifischer Differenzen werden vielfältig diskutiert. Frauen und Männer haben verschiedene Vorstellungen von Gesundheit und gesunder Lebensweise und nehmen den eigenen Körper in unterschiedlicher Weise wahr.

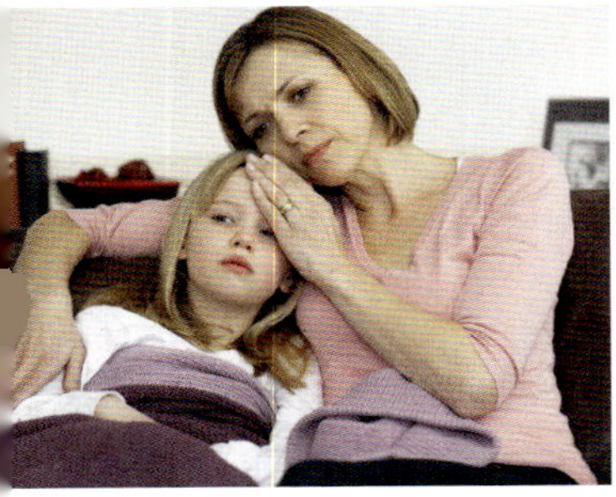

Dies wird zum einen auf körperlich-biologische Bedingungen zurückgeführt. Zu den prägenden Erfahrungen zählen hier für Mädchen die Entwicklung der Brustdrüse und der Beginn der Menstruation, welche zuweilen von mehr oder minder stark ausgeprägten Beschwerden begleitet wird.

Zum anderen fallen geschlechtsspezifisch unterschiedliche soziale Bedingungen, Lebenslagen und Lebensverläufe auf. Auch zu Beginn des 21. Jahrhunderts ist das traditionelle Rollenbild der Geschlechter weit verbreitet. Während Männer mittels Berufstätigkeit die materielle Existenz absichern, stellen Zeiten der Kindererziehung, Teilzeitarbeit und Pflege älterer Angehöriger wesentliche Anteile im Leben von Frauen dar. Diese Unterbrechungen der Berufstätigkeit wirken sich auch auf die wirtschaftliche Situation von Frauen aus. Gleichzeitig begünstigen diese Zeiten möglicherweise die Entwicklung und Stärkung gesundheitlicher Ressourcen, z. B. Festigung sozialer Kontakte, Auseinandersetzung mit gesundheitsrelevanten Informationen, Erwerb pflegerischer Fähigkeiten.

Zum traditionellen Rollenbild gehört ebenso, dass Frauen sich stärker als Männer für gesundheitliche Fragen interessieren und sich entsprechend engagieren, z. B. bei der Pflege, Versorgung und Betreuung kranker Kinder oder anderer Angehöriger.

Daneben diskutieren Fachleute, ob die höhere Risikobereitschaft als Grundlage vieler Unfälle sowie ein generell erhöhtes Erkrankungsrisiko der männlichen Bevölkerung zu dem oben genannten Ungleichgewicht zwischen den Geschlechtern beiträgt.

Die Unterschiede zwischen männlichem und weiblichem Gesundheitszustand und Gesundheitsverhalten fallen so deutlich aus, dass sich zahlreiche Forschungsprojekte und Arbeitskreise mit einem geschlechtergerechten Zugang zur Gesundheit beschäftigen. Die Frauengesundheitsforschung untersucht die Möglichkeiten einer geschlechtsspezifischen gesundheitlichen Versorgung, um damit die gesundheitliche Situation insgesamt zu verbessern.

7.1.3 Lebensalter

Anhand statistischer Daten lassen sich für verschiedene Lebensphasen typische Erkrankungen ermitteln. Sie finden sich im Rahmen der gesundheitlichen Lage (vgl. Kap. 5.3) ausführlicher dargestellt und sind hier kurz zusammengefasst.

Asthma: anfallsweise auftretende Verengung der Atemwege

Neurodermitis: nicht ansteckende Hauterkrankung mit rotem, schuppendem Ausschlag

Rheuma: Gruppe entzündlicher Erkrankungen, vor allem der Gelenke

Kindheit und Jugendalter

Bereits im Kindes- und Jugendalter lässt sich eine Verschiebung des Krankheitsspektrums in der Bevölkerung hin zu einer Zunahme der chronischen Erkrankungen beobachten. Die wichtigsten dieser Krankheiten sind Allergien, Asthma und Neurodermitis, welche insgesamt ca. ein Drittel aller Kinder und Jugendlichen betreffen. Ebenfalls steigen die Zahlen der Kinder und Jugendlichen mit Diabetes mellitus. Rheumatische und Krebserkrankungen machen zwar nur einen geringeren Teil aus, erfordern aber eine zuweilen lebenslang fortzuführende medizinische und psychologische Betreuung.

Außerdem fällt neben den überwiegend körperlich verankerten Krankheiten eine zunehmende Zahl von Gesundheitsstörungen mit psychischem oder sozialem Hintergrund auf. Dazu zählen Essstörungen – sowohl Übergewicht als auch Magersucht oder Bulimie –, Koordinationsstörungen, Depressionen, Aggressionen und der Konsum psychoaktiver Substanzen.

psychoaktiv: das seelische Erleben verändernd

Unabhängig davon stellen Unfälle in der häuslichen Umgebung wie im Straßenverkehr eine häufige Krankheits- und auch Todesursache bei Kindern und Jugendlichen dar.

Erwachsenenalter

Im Erwachsenenalter überwiegen noch diejenigen Erkrankungen, die sich in körperlichen Beschwerden zeigen. Die Zahlen von Krebserkrankungen, Beschwerden des Bewegungsapparates, vor allem Rückenschmerzen (s. S. 353), sowie Herz-Kreislauf-Erkrankungen mit Bluthochdruck und Fettstoffwechselstörungen steigen an.

Höheres Lebensalter

Die bereits im Jugend- oder Erwachsenenalter erworbenen Beeinträchtigungen setzen sich im höheren Lebensalter fort oder entwickeln hier behandlungsbedürftige Spätfolgen bzw. Komplikationen. Hinzu kommt eine Verknüpfung bzw. wechselseitige Beeinflussung verschiedener Krankheiten. So verstärkt eine bestehende Fettleibigkeit die Atemnot, die im Laufe der Zeit mit einer Herzinsuffizienz einhergeht. Dies schränkt den betroffenen Menschen in seiner Beweglichkeit deutlich ein und verursacht weitere Beeinträchtigungen, z. B. Gelenkbeschwerden oder Druckgeschwüre. Ein weiteres Beispiel ist eine durch Hypertonie und Fettstoffwechselstörungen begünstigte Arteriosklerose, welche mit Zunahme des Lebensalters derartig fortschreitet, dass der Mensch eine Apoplexie erleidet.

Herzinsuffizienz: Herzschwäche

Hypertonie: Bluthochdruck

Arteriosklerose: Arterienverkalkung

Apoplexie: Hirninfarkt, Schlaganfall

Unabhängig von den einzelnen Erkrankungen geht mit dem Fortschreiten des Lebensalters eine Beeinträchtigung des Gesundheitszustandes einher. Da das Ausmaß der Erkrankungen steigt, fallen auch Kosten für ihre Behandlung in dieser Altersgruppe entsprechend höher aus.

Soziale Pflegeversicherung
Leistungsempfänger nach Altersgruppen und Pflegestufen

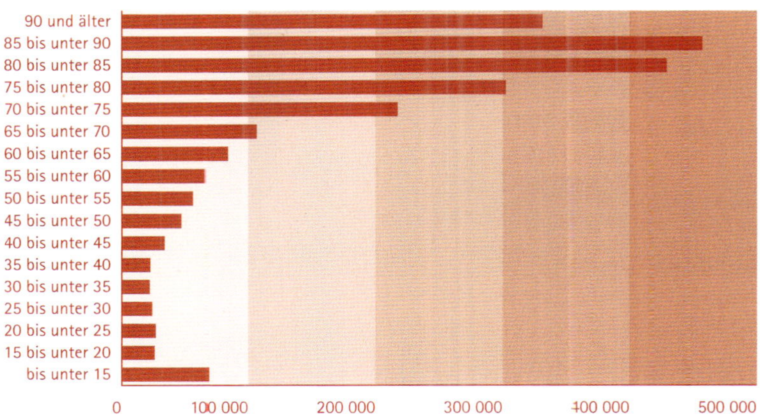

Quelle: Bundesministerium für Gesundheit unter www.bmg.de

Leistungen der Pflegeversicherung werden gezahlt, wenn Personen wegen einer körperlichen, geistigen oder seelischen Krankheit oder wegen Behinderung im Bereich

- der Körperpflege,
- der Ernährung,
- der Mobilität und
- der hauswirtschaftlichen Versorgung

auf Dauer, das bedeutet voraussichtlich für mindestens sechs Monate, in erheblichem oder höherem Maße der Hilfe bedürfen.

Grundsätzlich kann Pflegebedürftigkeit im Sinne des Gesetzes in allen Lebensabschnitten auftreten. Tatsächlich aber steigen die Inanspruchnahme von Leistungen der Pflegeversicherung sowie Behandlungskosten im Alter deutlich an.

Auch ein großer Teil der Ausgaben für die Behandlung von Krankheiten, im Jahr etwa 293 Mrd. Euro, entfällt auf die Gruppe der älteren Menschen.

Die Krankheitskosten pro Kopf der Bevölkerung steigen bei Frauen und Männern überproportional mit dem Alter an, wie die Grafik beispielhaft anzeigt. Ab dem 45. Lebensjahr verdoppeln sich die Pro-Kopf-Ausgaben bei den Männern von Altersklasse zur Altersklasse, bei den Frauen tritt eine entsprechende Verdopplung ab dem 65. Lebensjahr ein.

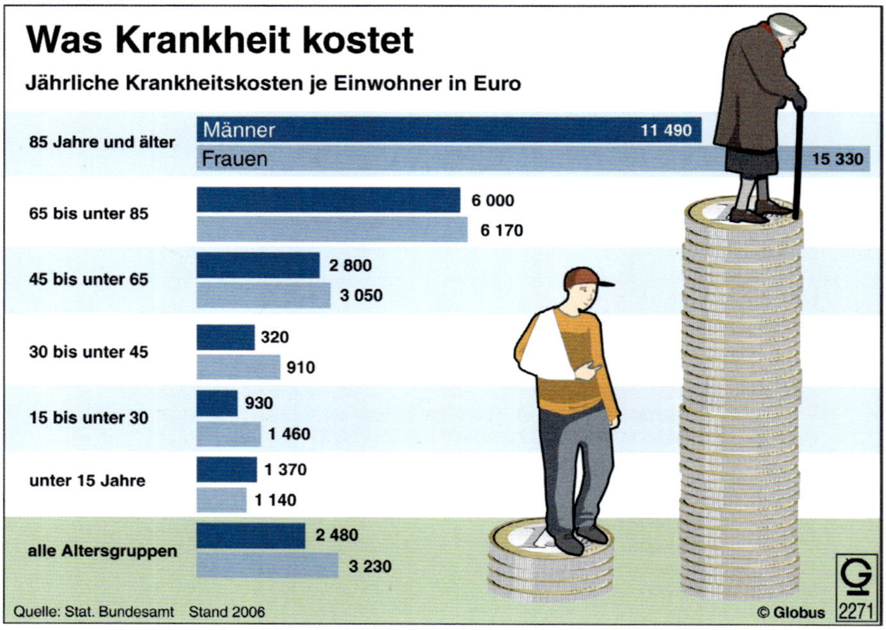

Aufgaben	
1.	Untersuchen Sie in verschiedenen Medien, z. B. Zeitungen, Zeitschriften, Anzeigen, Werbespots, Fernsehserien, die Darstellung von Gesundheit und Krankheit. Analysieren Sie, ob sich „typisch weibliche" und „typisch männliche" Elemente in der Darstellung finden. Formulieren Sie mögliche Ursachen dafür und begründen Sie Ihre Einschätzung.
2.	Wie stellen Sie sich Ihr Leben vor, wenn Sie einmal alt sein werden? Fertigen Sie eine Collage an.
3.	Beobachten Sie die Darstellung von Menschen höheren Lebensalters in den Medien. Vergleichen Sie diese Menschen unter gesundheitlicher Perspektive mit denjenigen, denen Sie im Praktikum begegnen.

7.2 Soziale Faktoren

Die kontinuierliche Datenerfassung der Krankenversicherungen und regelmäßige Erhebungen des Statistischen Bundesamtes ermöglichen eine zuverlässige Betrachtung der biologischen Einflussfaktoren auf die Gesundheit, denn die Kriterien Geschlecht, Lebensalter und genetische Disposition lassen sich eindeutig zuordnen.

Als schwieriger und weitaus aufwändiger erweist sich die Erfassung sozialer Einflussfaktoren. Dazu zählen unter anderem

- die wirtschaftliche Lage,
- die Arbeitsbedingungen und
- die private Lebensführung mit z. B. Ernährung, körperlicher Aktivität, Familiensituation, sozialer Einbindung.

Hier reicht es nicht aus, bereits erfasste Daten zu ordnen und auszuwerten. Es müssen Hintergründe beleuchtet, Hypothesen entworfen, Forschungsdesigns geplant und durchgeführt und die Ergebnisse interpretiert werden. Um zuverlässige Daten zu gewinnen, ist die Forschung zudem auf die Zusammenarbeit mit der Bevölkerung angewiesen. Mit der Etablierung der Gesundheitswissenschaften in Deutschland steigt die Zahl aussagekräftiger Ergebnisse an.

Etablierung: Einrichtung, Aufbau

7.2.1 Sozialer Status

Status: Stand, Position, Zustand

Der soziale Status eines Menschen oder einer Familie, also der Stand und das Ansehen innerhalb der Gesellschaft, hängt weitgehend von vier Faktoren ab.

- Wirtschaftliche Lage: verfügbares Einkommen und Vermögen;
- Bildung: Schul- bzw. Berufsabschluss;
- Macht und Einfluss: Möglichkeiten, gestaltend auf die Umgebung einzuwirken, z. B. durch die berufliche Position oder ehrenamtliches Engagement;
- Prestige: gesellschaftliche Anerkennung für bestimmte Eigenschaften, z. B. Schönheit, oder Leistungen, z. B. im Beruf oder in der Freizeit.

Prestige: Ansehen, Geltung

Die Ausgestaltung und Gewichtung dieser Aspekte unterscheiden sich durchaus zwischen gesellschaftlichen Gruppen. Eltern und Kinder messen den Statusmerkmalen Kleidung oder Smartphone nicht dieselbe Bedeutung und Wertschätzung bei, und Jugendliche streben nicht unbedingt den Besitz von solchen Konsumgütern an, die für Erwachsene prestigeträchtig sind.

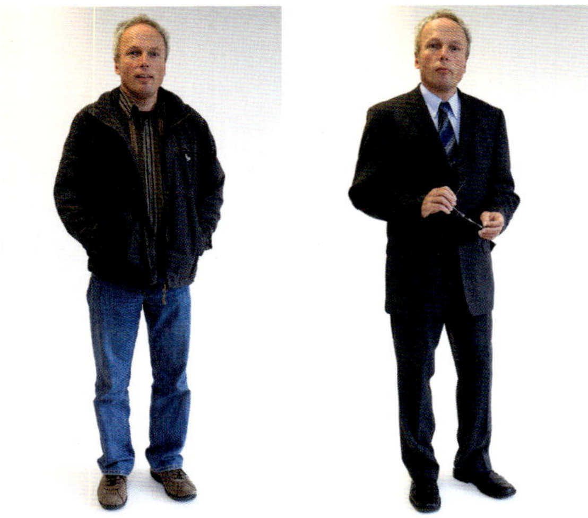

Vom Tellerwäscher zum Millionär?

Auch wenn in den verschiedenen Altersgruppen teilweise unterschiedliche Güter und Eigenschaften als erstrebenswert gelten, so fallen über die Altersstufen hinweg doch Übereinstimmungen innerhalb jeder sozialen Lage auf. Insgesamt weisen diese Orientierungen jeweils in dieselbe Richtung, sodass sich das Bild vom gesellschaftlichen Aufbau aus Unterschicht, Mittelschicht und Oberschicht bis heute bewährt und fortschreiben lässt.

Dabei gilt, dass der soziale Status nicht für das gesamte Leben festgelegt ist. Vielmehr kann er bei Veränderung der Werte innerhalb der Gesellschaft bzw. des näheren sozialen Umfeldes oder der individuellen Merkmale fallen wie auch steigen.

Diese Unterschiede des Sozialstatus werden von Soziologen als „soziale Ungleichheit" bezeichnet. Zahlreiche Studienergebnisse belegen, dass sich die soziale Ungleichheit in der gesundheitlichen Ungleichheit fortsetzt, beispielsweise bei der Prävalenz oder der Mortalität.

Aufgabe

Finden Sie Ergebnisse epidemiologischer Studien, aus denen ein Zusammenhang zwischen sozialer und gesundheitlicher Situation hervorgeht. Präsentieren Sie sie einander in einer Kleingruppe.

Gesundheitliche Belastungen

Zunächst fallen Unterschiede bei den gesundheitlichen Belastungen auf. Sie betreffen das Ausmaß an freiwilliger oder unfreiwilliger eigener Gesundheitsgefährdung, z. B. durch

- unzureichende Körper- und Wohnungshygiene,
- unausgewogene, einseitige Ernährung mit hohem Zucker- und Fettanteil,
- Konsum schädlicher Substanzen, z. B. Nikotin, Alkohol,
- wenig körperliche Bewegung,
- nicht witterungsgerechte Auswahl der Kleidung,
- hohen Stress wegen finanzieller, nicht selten auch existenzieller Sorgen.

Diese Belastungen sind je nach sozialer Schicht unterschiedlich deutlich ausgeprägt. Dies veranschaulicht eine Befragung zu solchen gesundheitlichen Risikofaktoren, welche sich weitgehend durch das eigene Verhalten beeinflussen lassen.

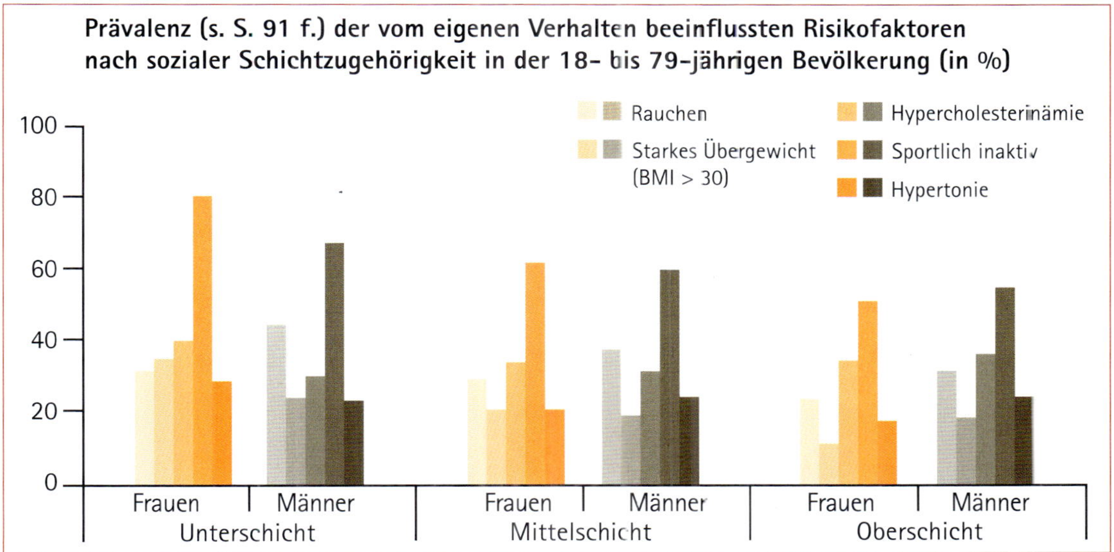

Robert Koch-Institut unter www.gbe-bund.de

Hypercholesterinämie: erhöhter Cholesterin-(Nahrungsfett-)spiegel im Blut

Hypertonie: Bluthochdruck

Bewältigungsressourcen

Die modernen Arbeitsanforderungen verlangen verstärkt Selbstständigkeit, Urteilsfähigkeit und Durchsetzungsvermögen. So gewinnen Menschen mit einem höheren Bildungsgrad möglicherweise das entsprechende Selbstvertrauen und Durchsetzungsvermögen, auch die Anforderungen ihres privaten Lebens, z. B. die der Gesundheit, zu meistern.

Menschen mit einem geringen sozialen Ansehen verfügen dagegen oft über ein geringeres Bildungsniveau. Sie kennen weniger Informationsmöglichkeiten zu gesundheitsrelevanten Themen und nutzen seltener die Angebote durch Mitgliederzeitschriften der Krankenkassen, Fernsehsendungen, Internetportale. Sie haben einen geringeren Kenntnisstand über Ursachen, Folgen und Vorbeugung von Krankheiten.

Oft verfügen sozial schwache Menschen auch über weniger tragfähige Ressourcen zur Bewältigung gesundheitlicher Belastungen. Dies gilt für Kenntnisse und Fähigkeiten über

- Anwendung von Hausmitteln gegen Krankheiten,
- Grundlagen der Ernährung,
- kostengünstige Zubereitung vollwertiger Nahrung.

Eine weitere wichtige Ressource stellen tragfähige soziale Netzwerke dar, die über oberflächliche Kontakte hinaus ganz konkret, z. B. durch Kinderbetreuung, Nahrungszubereitung, die Bewältigung gesundheitlicher Probleme gezielt unterstützen.

Das Schönheitsideal körperlicher Fitness und Sportlichkeit hängt bis zu einem gewissen Ausmaß auch mit gesundheitsorientierter Alltagsgestaltung, z. B. Ernährung und Bewegung, zusammen. Da dieses Ideal auf Angehörige höherer sozialer Schichten offenbar eine größere Motivation ausübt, sind diese Menschen eher bereit, Zeit und Aufwand in ihre körperliche Leistungsfähigkeit zu investieren.

Gesundheitliche Versorgung

Sozial schwächere Menschen nutzen die Angebote und Möglichkeiten des Gesundheitswesens nur unzureichend aus. Bereits bei den Früherkennungsuntersuchungen im Kindesalter fällt ein Teilnahmegefälle analog zum Sozialstatus auf. So entsteht entsprechend der sozialen Situation auch ein Gefälle bei der medizinischen Versorgung.

Teilnahme am Früherkennungsprogramm für Kinder nach Sozialstatus (in Prozent)

Untersuchung	Sozialstatus niedrig	Sozialstatus mittel	Sozialstatus hoch
U 1*	100,0	100,0	100,0
U 2	97,2	97,8	98,2
U 3	91,6	96,1	97,3
U 4	85,9	94,2	96,4
U 5	78,4	92,0	94,4
U 6	71,0	88,5	92,4
U 7	56,5	76,6	82,7
U 7a seit 2008			
U 8	51,7	72,4	79,5
U 9	44,4	63,6	71,6

* Da die U 1 in der Regel unmittelbar nach der Geburt durchgeführt wird, liegt die Teilnahme bei annähernd 100 %.

Senatsverwaltung für Gesundheit und Soziales, Berlin, unter www.rki.de

Es erweist sich für Menschen mit einem geringen Bildungsgrad als schwierig, den Hinweisen der Fachleute, z. B. in der Arztpraxis oder der Apotheke, zu folgen. Sie befürchten möglicherweise, sich durch einfaches Nachfragen zu blamieren. Es resultiert daraus die Gefahr eines möglichen Therapiefehlers mit einer Verschlechterung der gesundheitlichen Situation.

Die drei Faktoren

- gesundheitliche Belastungen,
- Bewältigungsressourcen und
- gesundheitliche Versorgung

Bewältigungsressourcen: Fähigkeiten, Kräfte, Reserven, um bestimmte Anforderungen oder Probleme zu bewältigen

tragen in individueller Gewichtung und Kombination zu Unterschieden im Umgang mit Gesundheit und Krankheit bei. Diese Unterschiede zeigen sich im gesundheitsrelevanten Verhalten, z. B. beim Rauchen oder in der Mitwirkung bei der Therapie einer bestehenden Erkrankung. Unterschiedliches Gesundheits- und Krankheitsverhalten mündet dann in die gesundheitliche Ungleichheit. Dieser Begriff bedeutet, dass mit einer schwächeren sozialen Situation auch eine höhere Krankheitslast einhergeht, oder anders: das soziale Gefälle in der Gesellschaft setzt sich in einem analogen gesundheitlichen Gefälle fort. Inwieweit eine schlechte gesundheitliche Situation dann wiederum auf die soziale Situation einwirkt und diese verschärft, wird in den Gesundheitswissenschaften noch diskutiert.

Veranschaulichen lassen sich diese Zusammenhänge mit folgendem Modell. Gleichzeitig liefert es Hinweise für Ansatzmöglichkeiten der Gesundheitsförderung.

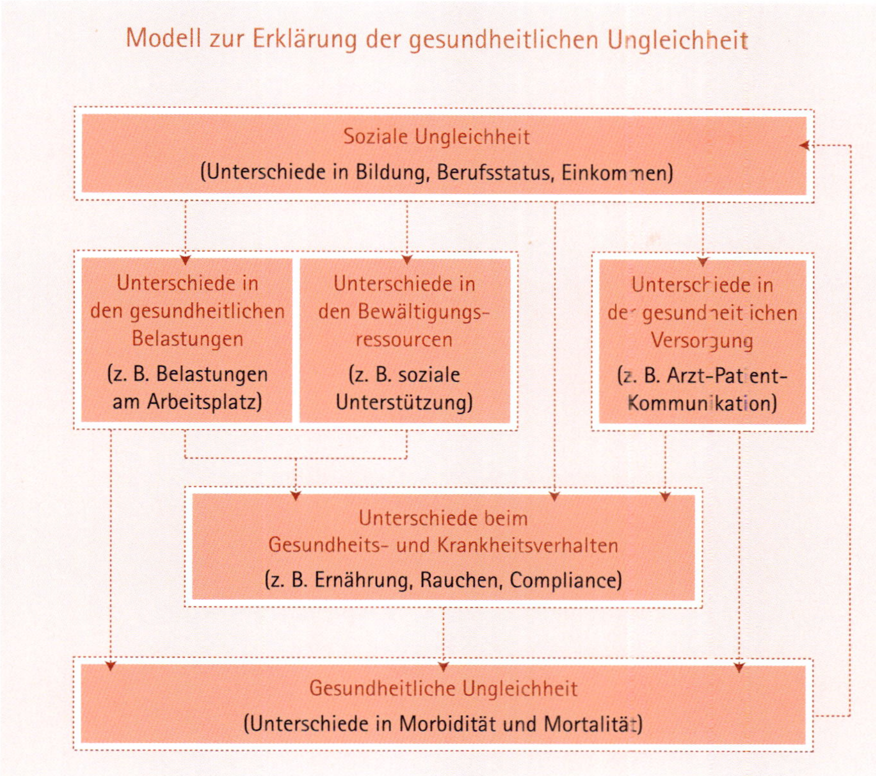

Mielck, A. und Helmert, U. in: Soziale Ungleichheit und Gesundheit. In: Hurrelmann, K., Laaser, U., Razum, O.: Handbuch Gesundheitswissenschaften, Verlag Hans Huber, 2006, S. 619

Compliance: Mitwirkung im Rahmen einer Therapie

7.2.2 Psychosoziale Einflüsse

psychosozial: die Wechselwirkungen zwischen der persönlichen Wahrnehmung und dem seelischen Erleben und dem Verhalten gegenüber anderen Menschen bzw. der Gesellschaft betreffend

Neben dem sozialen Status untersuchen die Gesundheitswissenschaften auch den Zusammenhang zwischen unterschiedlichen Lebensumständen und -gewohnheiten und dem sich daraus ergebenden unterschiedlichen Gesundheitsverhalten.

Kultureller Hintergrund

Als bedeutsam erweist sich der kulturelle Hintergrund. In den westlichen Industrienationen hat sich inzwischen weitgehend ein naturwissenschaftlich geprägtes Verständnis von Krankheit durchgesetzt. In anderen Kulturen wird Krankheit als Strafe höherer Mächte und unausweichliches Schicksal verstanden. Je nach persönlicher Überzeugung entwickeln sich daraus unterschiedliche Bewältigungsstrategien, das heißt, es kommt zu ganz unterschiedlichem Engagement, um die Situation zu verbessern.

Die Sprachkompetenz beeinflusst die Kenntnisse über die Krankheit und oft auch die Bereitschaft, sich an Fachleute zu wenden.

Das kulturell geprägte Rollenverständnis der Geschlechter wirkt sich auf die Selbstständigkeit von Mädchen und Frauen bei der Wahrnehmung ihrer gesundheitlichen Interessen aus, z. B. im Hinblick auf die Nutzung von Hilfsangeboten

Religiöse Bindung

Eine religiöse Bindung eröffnet weitere Bewältigungsstrategien. Die Gewissheit der Geborgenheit in der Liebe Gottes, das Vertrauen in die Kraft des Gebetes und die Hoffnung auf Erlösung lässt göttliches Handeln erfahrbar werden. Auf diese Weise können viele Menschen Belastungen insgesamt leichter, wenn auch nicht ohne Konflikte und Glaubenskrisen, ertragen.

Lebensgewohnheiten

Auch selbst gewählte Lebensgewohnheiten tragen zum gesundheitlichen Zustand bei: Neben dem Genuss legaler oder illegaler Drogen zählen die Ernährung, die Bewegung, die Wohnsituation, die sozialen Kontakte innerhalb und außerhalb der Familie, der Tagesrhythmus und die Gestaltung der Freizeit dazu.

Aufgaben

1. Betrachten Sie die Gesellschaft in Deutschland. Überlegen Sie, welche Eigenschaften oder Fähigkeiten zu einem hohen bzw. niedrigen sozialen Status beitragen. Nennen Sie Beispiele.
2. Zählen Sie bekannte Personen des öffentlichen Lebens auf, deren sozialer Status sich in der Vergangenheit deutlich veränderte. Nennen Sie Ursachen.
3. Überlegen Sie, ob Sie während Ihres Praktikums einen Zusammenhang zwischen sozialer und gesundheitlicher Ungleichheit erlebten. Tauschen Sie sich über Ihre Erfahrungen aus.
4. Analysieren Sie die von Ihnen zusammengetragenen Studienergebnisse zur sozialen Ungleichheit vor dem Hintergrund des Modells von MIELCK.
5. Beschreiben Sie die Tabelle und diskutieren Sie mögliche Ursachen vor dem Hintergrund des Modells zur Entwicklung gesundheitlicher Ungleichheit, s. S. 157.

Entwicklungsverzögerungen und Gesundheitsstörungen bei Einschulungsuntersuchungen – unterschieden nach Sozialstatus

Gesundheitsstörungen	Sozialstatus		
	niedrig	mittel	hoch
Sehstörungen	20,6	14,6	13,0
Sprachstörungen	17,0	6,6	4,1
Beeinträchtigung der geistigen Entwicklung	13,8	2,5	0,8
Psychomotorische Störungen	7,3	2,5	1,4
Adipositas	6,8	4,9	3,3
Hörstörungen	5,8	5,0	5,5
Einnässen, Einkoten und andere psychiatrische Erkrankungen	4,2	2,2	2,3
Emotionale und soziale Störungen	4,1	1,1	0,6
Neurodermitis	5,8	7,5	8,5

Landesgesundheitsamt Brandenburg unter www.gbe-bund.de

psychomotorisch: die von seelischen Faktoren beeinflussten Bewegungsabläufe betreffend

Neurodermitis: nicht ansteckende Hauterkrankung mit rotem, schuppendem Ausschlag

7.3 Berufstätigkeit

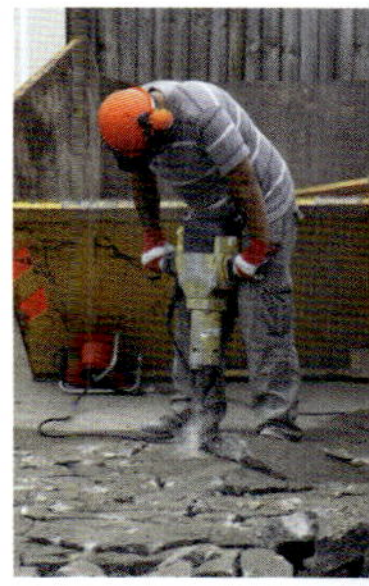

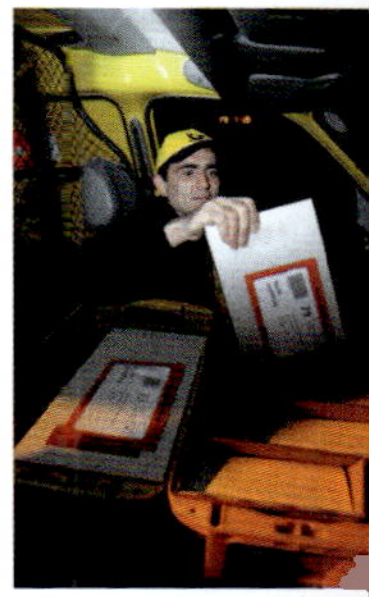

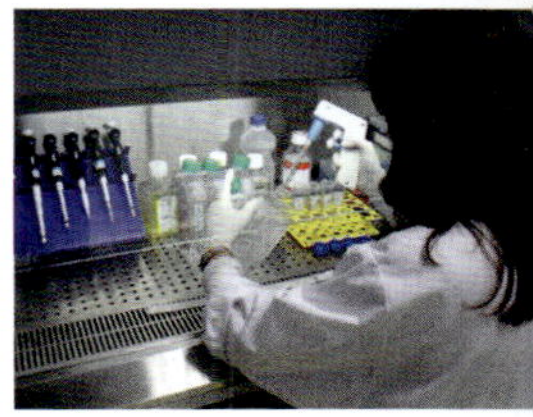

Im Hinblick auf die Berufstätigkeit beeinflussen Arbeitsbedingungen, Arbeitsanforderungen und gegebene bzw. drohende Arbeitslosigkeit die Gesundheit der Beschäftigten.

7.3.1 Arbeitsbedingungen

Mit den Arbeitsbedingungen werden die äußeren Gegebenheiten der beruflichen Tätigkeit erfasst. Diese können sein:

- Lärm, z. B. auf Baustellen;
- extreme Temperaturen, z. B. in der Lebensmittelverarbeitung;
- Umgang mit Stoffen, die eine gesundheitliche Gefährdung bedeuten können, z. B. Chemikalien im Labor;
- Kontakt mit radioaktivem Material, z. B. bei Röntgenaufnahmen;
- Arbeitszeiten, z. B. lang, häufig wechselnd oder nachts, im Schichtdienst.

Zur Minimierung der auf diese Weise bestehenden Gesundheitsgefährdungen gelten in Deutschland das Arbeitsschutzgesetz und das Jugendarbeitsschutzgesetz. Beide sehen eine zeitliche Beschränkung für möglicherweise gesundheitsgefährdende Tätigkeiten – bzw. für Jugendliche einen Ausschluss davon – vor. Außerdem verpflichten die Gesetze die Arbeitgeber dazu, geeignete Schutzmaßnahmen, z. B. Gehörschutz, Handschuhe usw., gegen die am Arbeitsplatz vorhandenen Gefahren zur Verfügung zu stellen.

7.3.2 Arbeitsanforderungen

Unter Arbeitsanforderungen versteht man die zu verrichtenden Tätigkeiten und ihren Anspruch an die Ausführenden. Als die Gesundheit belastend erweisen sich

- eintönige Aufgaben,
- hohe Kontrolle durch die Vorgesetzten,
- geringe Kommunikationsmöglichkeiten und
- wenige Sozialkontakte.

Eine deutlich geringere Beeinträchtigung fällt auf bei hoher Arbeitszufriedenheit, einem gewissen Entscheidungsspielraum, dem Zuwachs eigener Fachkenntnisse, sozialer und finanzieller Anerkennung.

In besonderer Weise bedrückend wirkt auf viele Beschäftigte die Sorge, zukünftigen und steigenden Anforderungen nicht genügen zu können und den Arbeitsplatz zu verlieren.

7.3.3 Arbeitslosigkeit

Belastender noch als eine schlechte berufliche Situation wirkt die Arbeitslosigkeit. Sie ist für die Betroffenen mit einem vielfachen Verlust verbunden:

- Verlust wirtschaftlicher Sicherheit,
- Verlust sozialer Kontakte,
- Verlust gesellschaftlicher Anerkennung,
- Verlust der Tagesstruktur,
- Verlust der selbst empfundenen Wichtigkeit für die Familie und die Gesellschaft.

Bundesagentur für Arbeit

Die durch den Verlust erforderliche Neuorientierung in eine ungewisse Zukunft schlägt sich nach subjektivem Empfinden auch auf die Gesundheit nieder. So empfinden Arbeitslose ihren Gesundheitszustand im Vergleich mit Erwerbstätigen als deutlich schlechter.

Auch bei arbeitslosen Jugendlichen ohne vorausgegangene Ausbildung und Berufstätigkeit treten im Vergleich vermehrt gesundheitlich riskante Lebensgewohnheiten auf. Dazu zählen Nikotin- und Alkoholkonsum, Aggressivität gegenüber sich selbst und anderen, z. B. durch riskante Teilnahme am Straßenverkehr, sozialer Rückzug mit der Gefahr der Vereinsamung und seelischen Beeinträchtigungen.

Die vorhandenen Daten bezüglich des Zusammenhangs zwischen Berufstätigkeit und Gesundheit lassen allerdings auch eine andere, eine umgekehrte Interpretation zu:

Möglicherweise gelingt es körperlich und seelisch gesunden Menschen eher und besser, der Arbeitslosigkeit zu entkommen, als Menschen mit gesundheitlichen Beeinträchtigungen. Vielleicht finden Menschen mit einer stabilen Gesundheit leichter eine anregende und auskömmliche berufliche Tätigkeit oder empfinden die eigene als zufriedenstellend.

Ursache und Wirkung verhielten sich also umgekehrt zueinander. Eine schwache Gesundheit wäre demnach nicht die Folge, sondern die Bedingung bzw. ein auslösender Faktor. Diese Hypothese wird in der Wissenschaft mit Blick auf das Abdriften in eine niedrigere Gesellschaftsschicht als „Drift-Hypothese“ diskutiert.

Aufgaben

1. Informieren Sie sich über das Jugendarbeitsschutzgesetz.
2. Vergleichen Sie die Bedingungen für volljährige und nicht volljährige Schülerinnen und Schüler.
3. Nennen Sie Vorgaben, welche Ihre Gesundheit im Rahmen des Praktikums schützen, und präsentieren Sie sie auf einer Wandzeitung.

7.4 Umwelteinflüsse

Die auf die Gesundheit einwirkenden Umwelteinflüsse sind außerordentlich vielfältig. Sie können beispielsweise an der Entwicklung chronischer Erkrankungen wie Asthma und Allergien beteiligt sein.

Der Einfluss von Umweltfaktoren auf die Gesundheit begründet zahlreiche Gesetze des Umweltschutzes. So werden für gesundheitsgefährdende Stoffe in der Luft, im Trinkwasser, in Nahrungsmitteln und Konsumgütern, z. B. Spielzeug, Grenzwerte festgesetzt. Mitarbeiter von Behörden überwachen die Einhaltung dieser Vorschriften.

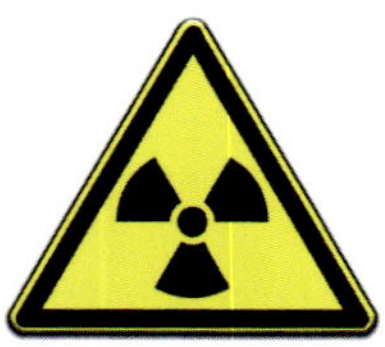

Eine maßgebliche Rolle übernehmen hier das Bundesministerium für Umwelt, Naturschutz und Reaktorsicherheit und das Bundesinstitut für Risikobewertung in Berlin, eine Einrichtung des Bundesministeriums für Ernährung, Landwirtschaft und Verbraucherschutz. Auch Behörden der Bundesländer und Kommunen sowie Hochschulen, Industriebetriebe und private Initiativen beteiligen sich.

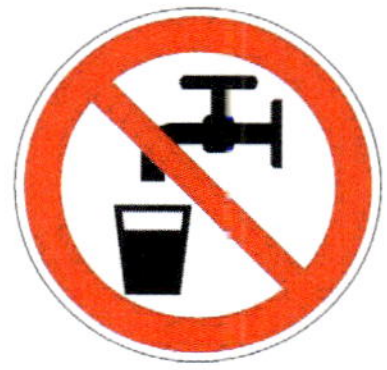

Häufig wird bereits vor der Verabschiedung solcher Grenzwerte das Gefährdungspotenzial, z. B. von Chemikalien im Trinkwasser, auch unter Wissenschaftlerinnen und Wissenschaftlern unterschiedlich eingeschätzt. Die Aufgabe der Politik ist es dann, die oft widerstreitenden Interessen der verschiedenen Beteiligten aufzudecken, gegeneinander abzuwägen und angemessen in der Gesetzgebung zu berücksichtigen.

Gelegentlich fallen gesundheitsschädigende Wirkungen von Düngemitteln, industriellen Abgasen, Farbstoffen, Konservierungsmitteln allerdings erst Jahre nach ihrer Verwendung auf. Die eindeutige Zuordnung und Rückführung gesundheitlicher Beschwerden erfordert dann einen hohen Aufwand.

Ein weiteres Problem besteht darin, dass manche Stoffe isoliert zwar ungefährlich erscheinen, aber im Alltag in durchaus üblichen Kombinationen auftreten, welche dann schädigend wirken. Auch diese Zusammenhänge lassen sich erst im Nachhinein rekonstruieren und erfordern dann die Nachbesserung bestehender Verordnungen.

Ein erst in jüngerer Zeit diskutiertes Gesundheitsrisiko stellt die Gefährdung nicht nur der Atemwege durch Feinstaub dar.

UDE: Studienergebnisse zu Feinstaub und Verkalkung der Herzkranzgefäße

Personen, die an stark befahrenen Straßen wohnen, leiden öfter an einer Verkalkung der Herzkranzgefäße, wodurch das Risiko für einen Herzinfarkt und einen Schlaganfall ansteigt. Das fanden Wissenschaftler der Universitäten Duisburg-Essen und Düsseldorf bei einer Analyse der Heinz Nixdorf Recall Studie heraus. […]

„Das wichtigste Ergebnis unserer Studie ist, dass Menschen, die nahe an einer viel befahrenen Straße wohnen, eine stärkere Arteriosklerose der Herzkranzgefäße – die Blutgefäße, die das Herz versorgen – aufweisen als solche, die weiter entfernt wohnen," sagt Dr. Barbara Hoffmann vom Institut für Medizinische Informatik, Biometrie und Epidemiologie der Universität Duisburg-Essen. „Dies gilt auch, wenn wichtige Risikofaktoren für Herz-Kreislauf-Erkrankungen, wie Rauchen, Bluthochdruck, Diabetes und ein hoher Cholesterinspiegel, berücksichtigt werden."

Recall: Risk Factors, Evaluation of Coronary Calcification, and Lifestyle (Risikofaktoren, Erhebung koronarer Verkalkung und Lebensstil)

Biometrie: Anwendung mathematischer Methoden für Erhebungen und Messungen an Lebewesen

Verglichen mit Studienteilnehmern, die mehr als 200 m entfernt von einer Autobahn oder Bundesstraße wohnen, ist die Chance, eine starke Verkalkung zu haben, erhöht um

- 63 % für diejenigen, die innerhalb 50 m wohnen,
- 34 % für diejenigen, die innerhalb 51–100 m wohnen und
- 8 % für diejenigen, die innerhalb 101–200 m wohnen.

Die Hauptursache für innerstädtische Unterschiede in der Feinstaubkonzentration ist der Verkehr. Feinstäube sind kleine Schwebeteilchen, die unter anderem bei der Verbrennung fossiler Brennstoffe in Industrie und Landwirtschaft und bei der Holzverbrennung entstehen. […]

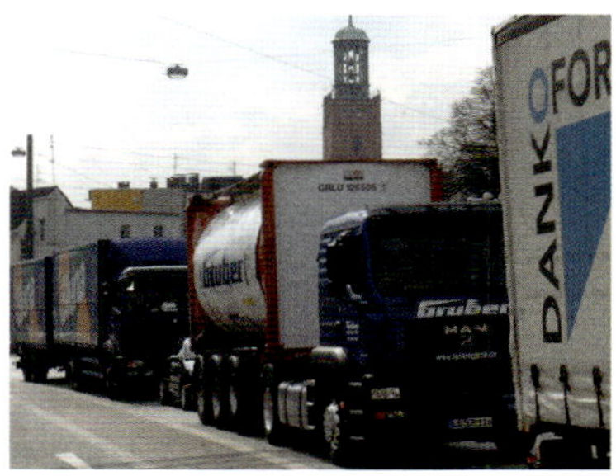

Die Studie wurde durchgeführt im Rahmen der Heinz Nixdorf Recall Studie, die seit 2000 in den drei Städten Mülheim, Essen und Bochum neue Risikofaktoren für Herz-Kreislauf-Erkrankungen untersucht. Insgesamt 4814 zufällig ausgewählte Männer und Frauen im Alter von 45–74 Jahren wurden bei der Erstuntersuchung nach bekannten Risikofaktoren und Vorerkrankungen befragt. Es wurden unter anderem umfangreiche Laboranalysen und Ultraschalluntersuchungen des Herzens und der Gefäße durchgeführt. [...]

nach: Kostka, Beate unter http://idw-online.de

Seither werden die Studienteilnehmer regelmäßig medizinisch untersucht, um Risikofaktoren für Herz-Kreislauf-Erkrankungen zu erforschen.

Aufgaben

1. Notieren Sie fünf Stichwörter, mit deren Hilfe Sie die Pressemitteilung mündlich zusammenfassen.
2. Beantworten Sie die folgenden Fragen:
   a) Welche Konsequenzen im Sinne einer Verbesserung der Gesundheitsbedingungen der Bevölkerung könnten aus der Untersuchung „Feinstaub und Verkalkung der Herzkranzgefäße" gezogen werden?
   b) Welche gesellschaftlichen Interessengruppen wären davon betroffen?
   c) Mit welchen Vor- und Nachteilen könnten diese Konsequenzen verbunden sein?
3. Erarbeiten Sie in Kleingruppen die Position je einer Interessengruppe zu den Konsequenzen der Untersuchung. Entwerfen Sie gewünschte Handlungsschritte und diskutieren Sie sie in Form eines Rollenspiels.
4. „Umweltschutz ist Gesundheitsschutz" lautet der Slogan des Deutschen Grünen Kreuzes. Stellen Sie dies an einem aktuellen Thema der Umweltpolitik dar. Hintergründe finden Sie auf der Homepage des Bundesamtes für Risikobewertung, www.bfr.bund.de.
   Sammeln Sie die Positionen der verschiedenen Interessenvertreter und formulieren Sie eine Position für die Gesundheitswissenschaften zu dem von Ihnen gewählten Problem.

Zusammenfassung: Einflussfaktoren auf die Gesundheit

Die gesundheitliche Situation hängt von vielfältigen Faktoren ab. Die genetische Ausstattung trägt ebenso wie das Alter dazu bei, wobei sich mit steigendem Alter die gesundheitliche Lage im Durchschnitt der Bevölkerung verschlechtert. Die Zahlen über Pflegebedürftigkeit und Behandlungskosten belegen dies. Geschlechtsspezifische Unterschiede ergeben sich aus körperlichen Erfahrungen, den gesellschaftlichen Rollenerwartungen und den Lebensläufen von Männern und Frauen.

Soziale Faktoren wirken sich ebenfalls auf die gesundheitliche Situation aus. Ein niedriger sozialer Status geht mit hohen gesundheitlichen Belastungen, eingeschränkten Bewältigungsressourcen und einer schlechteren gesundheitlichen Versorgung einher und führt zu einem riskanten Gesundheits- und Krankheitsverhalten, welches in eine Verschlechterung der gesundheitlichen Situation mündet.

Auch kulturelle Überzeugungen, religiöse Gewissheit und Alltagsgewohnheiten beeinflussen die gesundheitliche Situation.

Die gesundheitlichen Gefährdungen durch Arbeitsanforderungen und Arbeitsbedingungen, z. B. Lärm, Chemikalien usw., werden durch Gesetze beschränkt. Ein hohes gesundheitliches Risiko birgt jedoch auch die Arbeitslosigkeit. Hier diskutieren Fachleute über Ursache und Wirkung.

Umweltfaktoren in der Luft, im Wasser oder in der Nahrung rufen ebenfalls gesundheitliche Auswirkungen hervor. Politisch vereinbarte Grenzwerte für in hoher Dosierung gefährliche Stoffe werden von Behörden überwacht.

Wiederholungsfragen

1. Welche biologischen Faktoren wirken sich auf die Gesundheit aus?
2. Wovon hängt der soziale Status eines Menschen ab?
3. Wie hängen die soziale und die gesundheitliche Situation zusammen?
4. Welche psychosozialen Faktoren wirken auf die Gesundheit eines Menschen?
5. Welche gesundheitlichen Risiken sind mit dem Arbeitsplatz verbunden?
6. Welcher Zusammenhang besteht zwischen Gesundheit und Arbeitslosigkeit?
7. Wie wirken Umweltfaktoren auf die Gesundheit?

Internet

www.idw-online.de	Informationsdienst Wissenschaft
www.bkfrauengesundheit.de	Bundeskoordination Frauengesundheit
www.bfr.bund.de	Bundesinstitut für Risikobewertung
www.degs-studie.de	Robert Koch-Institut
www.frauengesundheitsportal.de	Bundeszentrale für gesundheitliche Aufklärung
www.gbe-bund.de	Bundesministerium für Gesundheit: Gesundheitsberichterstattung des Bundes
www.geda-studie.de	Robert Koch-Institut
www.gesundheitliche-chancengleichheit.de	Gesundheit Berlin e. V. und Bundeszentrale für gesundheitliche Aufklärung
www.kiggs-studie.de	Robert Koch-Institut
www.maennergesundheitsportal.de	Bundeszentrale für gesundheitliche Aufklärung
www.uk-essen.de/recall-studie	Heinz-Nixdorf-Recall-Studie, Universität Essen

8 Grundlagen der Prävention

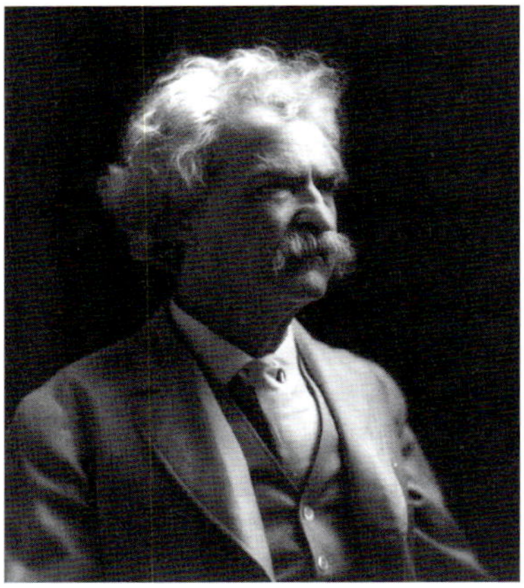

Mark Twain (1835–1910): US-amerikanischer Schriftsteller

Die einzige Methode, gesund zu bleiben,
besteht darin,
zu essen, was man nicht mag,
zu trinken, was man verabscheut,
und zu tun, was man lieber nicht täte.

Mark Twain

Aufgaben

1. Überlegen Sie, welche Maßnahmen zur Förderung von Gesundheit Mark Twain mit dieser Aussage zu seiner Zeit gemeint haben könnte.
2. Diskutieren Sie die Aussage aus heutiger Sicht.

Menschen bemühen sich seit alters her, Krankheiten nicht nur wirksam zu behandeln, sondern bereits ihrer Entstehung und ihrem Auftreten vorzubeugen. Diese Vermeidung von Erkrankungen gewann unter der Bezeichnung Prävention große Bedeutung. Sie bietet deutliche Vorteile:

- Für den einzelnen Menschen geht Gesundheit mit einem deutlich höheren Wohlbefinden als Krankheit einher.
- Für die Volkswirtschaft eines Staates fallen durch eine gesunde Bevölkerung weniger finanzielle Lasten an, denn die Kosten für die Erkennung und Behandlung von Krankheiten werden in vielen Gesellschaften zumindest teilweise von der Allgemeinheit getragen. Diese Kosten bezeichnet man als die direkten Krankheitskosten.
- Auf dem Arbeitsmarkt bedeutet Gesundheit eine höhere Leistungsfähigkeit der Beschäftigten. Durch Krankheit bedingter Arbeitsausfall muss entweder durch Überstunden anderer Mitarbeiter ausgeglichen werden oder zieht einen Produktivitätsverlust nach sich. Die auf diese Weise entstehenden Kosten sind die indirekten Krankheitskosten.

Quarantäne: räumliche Absonderung, Isolierung Ansteckungsverdächtiger oder Erkrankter

Vor dem Hintergrund des biomedizinischen Krankheitsverständnisses (s. S. 54 ff.) lässt sich die Idee der Krankheitsvermeidung dort umsetzen, wo einzelne Krankheitsursachen bzw. Risikofaktoren für ihre Entstehung genau bekannt sind und umgangen werden können. Als äußerst erfolgreich zeigt sich schon lange die Trinkwasserhygiene zur Vermeidung von Seuchen. Speziell ausgestattete Krankenstationen ermöglichen die Quarantäne-Behandlung von Menschen, die von hochgefährlichen Infektionskrankheiten betroffen sind, und vermeiden damit eine Verschleppung der Krankheitserreger. Auch viele Arbeitsschutzbestimmungen der jüngeren Vergangenheit ergeben sich aus entsprechenden Zusammenhängen:

- Mundschutz, Handschuhe usw. verhindern die Krankheitsübertragung bei der Pflege und Behandlung infektiös erkrankter Menschen;
- Gehörschutz im Straßenbau verringert den Risikofaktor Lärm;
- Schutzkleidung in Laboratorien vermindert Gefahren durch Chemikalien;
- Helme auf Baustellen schützen vor Kopfverletzungen;
- Schnittschutzhosen in der Forstwirtschaft verringern das Verletzungsrisiko;
- Verordnungen für Bildschirmarbeitsplätze mindern die Gefährdung der Augen und des Rückens;
- Betriebsärzte überwachen die Gesundheit der Beschäftigten.

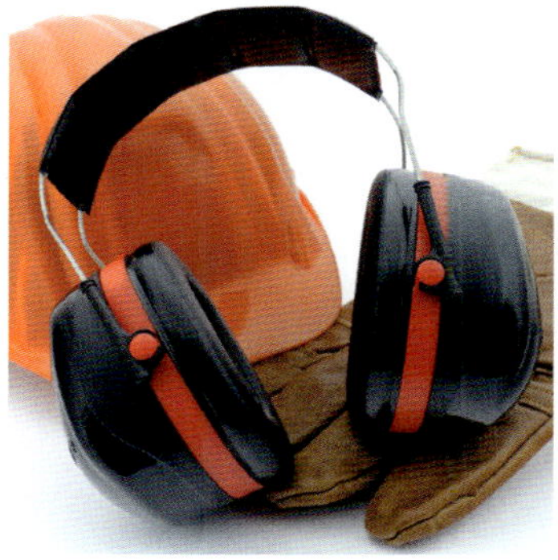

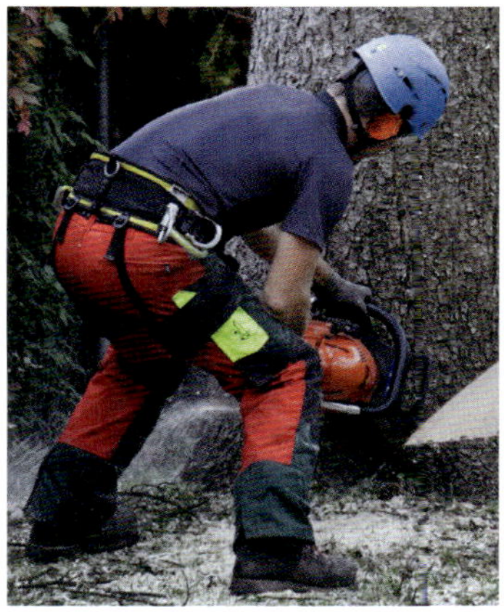

Die Berufsgenossenschaften als Träger der gesetzlichen Unfallversicherung engagieren sich in besonderer Weise dabei, Arbeitsunfälle und Berufskrankheiten zu verhüten.

Prävention verfolgt das Ziel, dass Menschen gesund bleiben. Zu seiner Verwirklichung wurden zahlreiche Ideen und Ansätze entworfen. Hier hat es sich bewährt, die verschiedenen Vorgehensweisen zu unterscheiden: nach ihrem Zeitpunkt und danach, wer für die Durchführung der Maßnahmen verantwortlich ist.

Aufgabe

Informieren Sie sich unter www.bgw-online.de über die Angebote der Berufsgenossenschaft für Gesundheitsdienst und Wohlfahrtspflege über die Präventionsangebote speziell für Berufseinsteiger.

bGw
Berufsgenossenschaft für Gesundheitsdienst und Wohlfahrtspflege

8.1 Zeitpunkt der Präventionsmaßnahmen

8.1.1 Primärprävention

Die Primärprävention will das Auftreten einer Krankheit von vornherein vermeiden, indem die Risiken bzw. Ursachen für diese Krankheit bekämpft oder ausgeschaltet werden. Die Maßnahmen der Prävention setzen schon vor dem Auftreten einer Krankheit ein. Im besten Fall verhindern sie das Auftreten dieser Krankheit damit vollständig. Als bekannteste primärpräventive Maßnahme gilt die aktive Immunisierung, im allgemeinen Sprachgebrauch oft auch als Schutzimpfung bezeichnet.

Immunisierung, hier: Schutz gegen Krankheitserreger

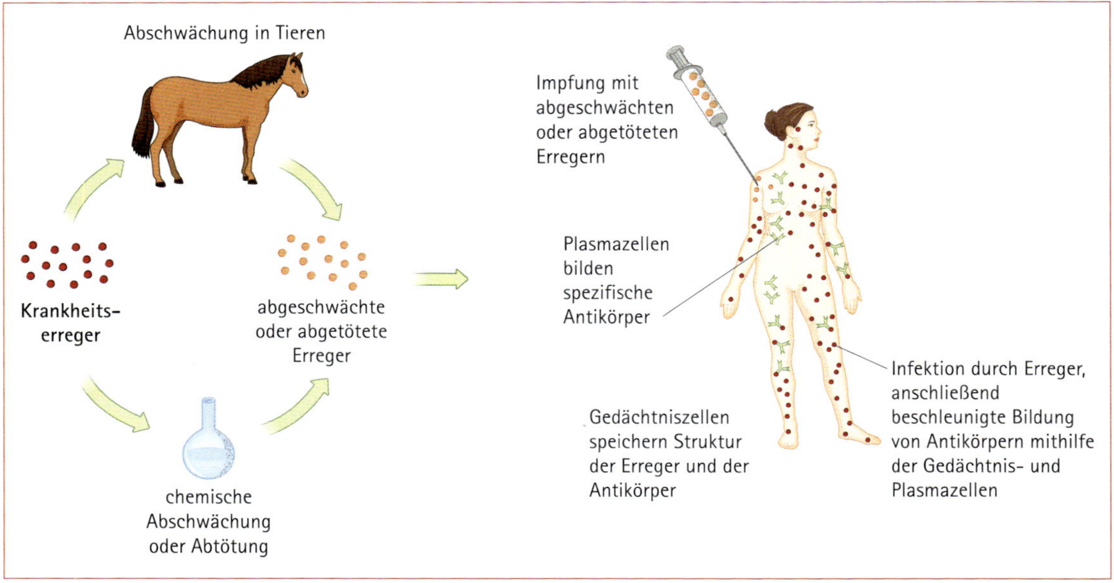

Ablauf der aktiven Immunisierung

Ablauf der aktiven Immunisierung

injizieren: einspritzen

Protein: Eiweiß

Bei der aktiven Immunisierung werden einem gesunden Menschen abgeschwächte oder abgetötete Krankheitserreger injiziert. Die artfremden Proteinstrukturen auf der Oberfläche der Erreger, die Antigene, veranlassen das Immunsystem – genauer: die aus den B-Lymphozyten hervorgegangenen Plasmazellen – zur Vermehrung und Produktion spezifischer Antikörper (s. S. 326). Die B-Gedächtniszellen speichern das Oberflächenmuster „ihres" Antigens. Bei einem erneuten Kontakt mit dem Antigen, z. B. im Rahmen einer Infektion, läuft die spezifische Antikörper-Produktion deutlich beschleunigt ab. Noch bevor sich die Krankheitserreger zu einer den Organismus schwächenden Menge vermehren können, werden sie von den Antikörpern unschädlich gemacht. In diesem Stadium sind erst wenige Körperzellen von den Krankheitserregern infiziert. Diese Zellen werden von anderen Elementen des Immunsystems, den zytotoxischen T-Lymphozyten, vernichtet. Der Mensch erkrankt erst gar nicht und bleibt gesund.

Die passive Immunisierung, umgangssprachlich auch Heilimpfung genannt, setzt nach der Infektion eines Menschen ein. Ihm werden fertige Antikörper injiziert, welche die Krankheitserreger unschädlich machen.

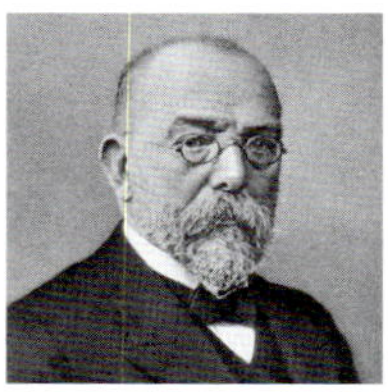

Robert Koch (1843–1910): Arzt und Begründer der Bakteriologie, der Wissenschaft von Aufbau, Lebensweise und Bekämpfung von Bakterien

Impfempfehlungen

Die Ständige Impfkommission STIKO am Robert Koch-Institut, eine Einrichtung des Bundesministeriums für Gesundheit, überprüft die Infektionsraten anhand der epidemiologischen Daten und stellt die als notwendig erachteten Impfungen in einer Empfehlung zusammen. Diese Empfehlungen wurden in den Leistungskatalog der gesetzlichen Krankenversicherungen aufgenommen. Das bedeutet, die Kosten für diese Impfungen werden für gesetzlich Versicherte von den Krankenkassen übernommen. Von Zeit zu Zeit überprüft eine Expertenkommission die Empfehlungen und passt sie an die jeweils aktuellen Gegebenheiten an.

Die erfolgten Impfungen werden in dem international vereinheitlichten Impfpass dokumentiert:

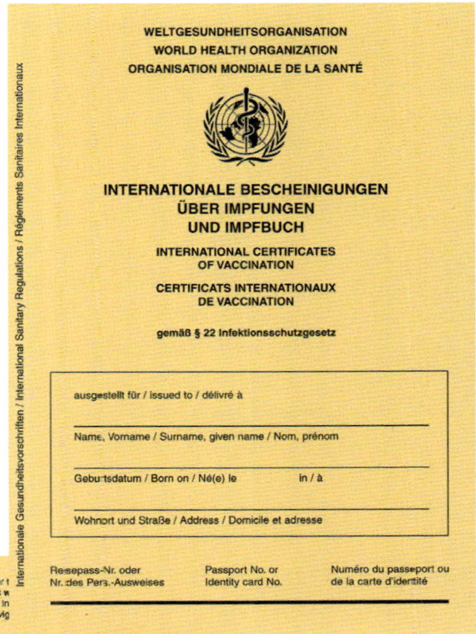

1 Datum der Impfung

2 Handelsname und Chargennummer des Impfstoffes; die Hersteller fügen dem Impfstoff oft kleine Etiketten bei, die in diese Felder geklebt werden.

3 Liste der am häufigsten durchgeführten Impfungen; da die Krankheit, gegen die geimpft wurde, nicht immer aus dem Handelsnamen des Impfstoffs ersichtlich ist, werden hier die entsprechenden Krankheiten angekreuzt.

4 Unterschrift und Stempel des impfenden Arztes

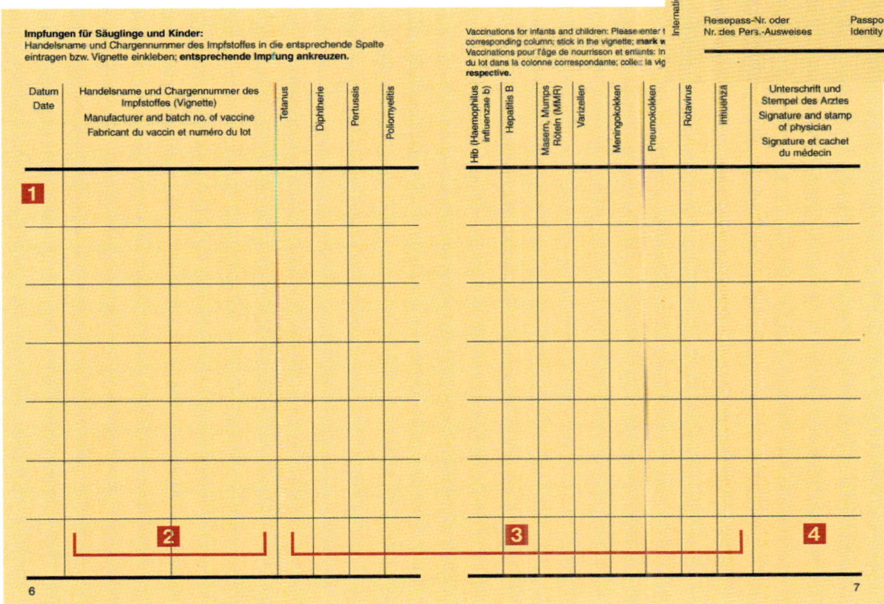

Charge: innerhalb eines Produktionsgangs einer Produktionsserie gefertigte Produkte, z. B. Medikamente

Chargennummer: Ziffernfolge zur genauen Identifikation einer Produktionsserie

Im hinteren Teil des Impfpasses befinden sich Seiten, auf denen die Krankheiten, gegen die geimpft wird, frei notiert werden können, z. B. bei Schutzimpfungen vor Fernreisen.

Impfdiskussion

Da der Impfschutz in Deutschland angeboten und empfohlen wird, aber nicht verpflichtend ist, überlegen viele Menschen, ob sie dieses Angebot für sich bzw. für ihre Kinder nutzen. Diese Unsicherheit wird regelmäßig von den Medien aufgegriffen. Die folgende Veröffentlichung setzt sich mit einigen häufig geäußerten Vorbehalten auseinander.

Die Angst vorm Impfen ist unbegründet – Zahlen sprechen für sich

Viele Eltern halten Impfungen für riskanter als die möglichen Folgen der Krankheiten, vor denen die Impfstoffe schützen sollen. Die Liste der vermuteten Impfschäden ist lang: Wunden an der Einstich-Stelle, Allergien, Hirnschäden. Die Krankheiten dagegen, die das Kind dann durchmachen soll, gelten den besorgten Eltern als natürliche Prozesse, die die Abwehrkräfte stärken sollen. Doch in Wahrheit haben gerade die Kinderkrankheiten wie Masern, Mumps oder Röteln schwerwiegende Folgen. Eine einfache Gegenüberstellung macht das klar: [...] Nach einer MMR [Masern-Mumps-Röteln]-Impfung bekommen 5 von 100 Kindern einen Hautausschlag und Fieber. Bekommen die Kinder dagegen die Masern, liegen 98 von 100 mit Fieber und Pusteln im Bett.

Gefährliche Masernvariante nie nach der Impfung

Fieber und Hautausschlag sind noch vergleichsweise harmlose Begleiterscheinungen. Anders sieht es da schon bei der Hirnentzündung aus. Nach einer MMR-Impfung erkrankt ein Kind von 1 Mio. an einer akuten Hirnentzündung – bei der Masern-Infektion sind es 150 Kinder! [...]

Bei Mumps droht Unfruchtbarkeit

Masern sind nicht die einzige sogenannte Kinderkrankheit, die schwere Folgen haben kann. Eine weitere Erkrankung, gegen die mit dem MMR-Impfstoff geimpft wird, ist Mumps – im Volksmund auch Ziegenpeter genannt. Ein Junge von 1 Mio. bekommt nach der MMR-Impfung eine Hodenentzündung. Bei einer Mumpserkrankung tritt die Hodenentzündung bei jedem dritten Jungen auf. Sie kann die Zeugungsfähigkeit einschränken.

Röteln – Gefahr für das ungeborene Kind

Impfungen schützen auch das ungeborene Leben, etwa die Impfung gegen Röteln. Bei einer Rötelnerkrankung in der Schwangerschaft werden sechs von zehn Ungeborenen schwer geschädigt. [...]

Allergien und Impfen haben nichts miteinander zu tun

STIKO: Ständige Impfkommission

[...] Viele Impfgegner behaupten, aufgrund der vielen Impfungen hätten allergische Erkrankungen, besonders bei Kindern und Jugendlichen in den letzten 30 Jahren erheblich zugenommen. Hier hilft ein deutsch-deutscher Vergleich: In der damaligen DDR gab es eine Impfpflicht für Keuchhusten. Daher lag die Impfrate bei etwa 90 Prozent. In der BRD hingegen war die Impfung bis 1991 von der STIKO nur für Risikokinder empfohlen, nur etwa 10 Prozent der „Wessi-Kinder" sind entsprechend gegen Keuchhusten geimpft worden. [...] Nun waren aber gerade die geimpften Kinder und Jugendlichen der ehemaligen DDR erheblich seltener von Allergien betroffen als die weniger häufig geimpften in der Bundesrepublik.

Mit der Entwicklung eines neuen Impfstoffes und dem Mauerfall nähern sich nun die Impfraten für Keuchhusten in etwa an. Die Allergieraten aber auch. Würden tatsächlich die Impfungen Allergien auslösen, müsste die Allergierate in den neuen Bundesländern analog zur Impfrate sinken. Dass die Allergieraten in den neuen Bundesländern steigen, hat viele Ursachen. Aber eines wird aus diesen Zahlen deutlich: Allergien und Impfungen haben sicher nichts miteinander zu tun.

nach: WDR (Krieft, Katrin) unter www.wdr.de

8.1.2 Sekundärprävention

Die Maßnahmen der Sekundärprävention zielen auf die Erkennung einer Krankheit in ihrem Frühstadium.

Nicht alle Krankheiten können verhindert werden. Allerdings erweisen sich viele Erkrankungen als gut und mit hohen Erfolgsaussichten zu behandeln, wenn sie bereits in einem frühen Stadium erkannt werden. Mit fortgeschrittenem Verlauf steigen die Beschwerden der Betroffenen, Umfang und Aufwand für die Therapie und nicht zuletzt auch die Kosten stark an.

Vor diesem Hintergrund legt die Prävention einen zweiten Schwerpunkt auf die Früherkennung von Krankheiten. Maßnahmen, welche der Früherkennung von Krankheiten dienen, werden als Sekundärprävention bezeichnet. Derzeit ermöglichen die gesetzlichen Krankenkassen die Teilnahme an verschiedenen Früherkennungsuntersuchungen.

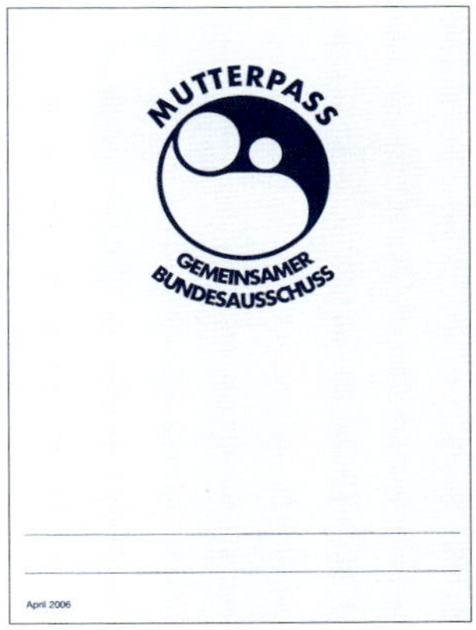

Geburtshilfliche Früherkennung

Im Rahmen der Schwangerenvorsorge, der geburtshilflichen Früherkennung, werden die werdende Mutter und das ungeborene Kind auf gesundheitliche Risiken überwacht. Die Ergebnisse der Untersuchungen werden im Mutterpass dokumentiert. Dort werden Daten zu Vorerkrankungen der Mutter, Status der Röteln-Antikörper, Ergebnisse der Ultraschall-, Blut- und Urinuntersuchungen sowie der Verlauf der Schwangerschaft mit Gewichtszunahme usw. notiert.

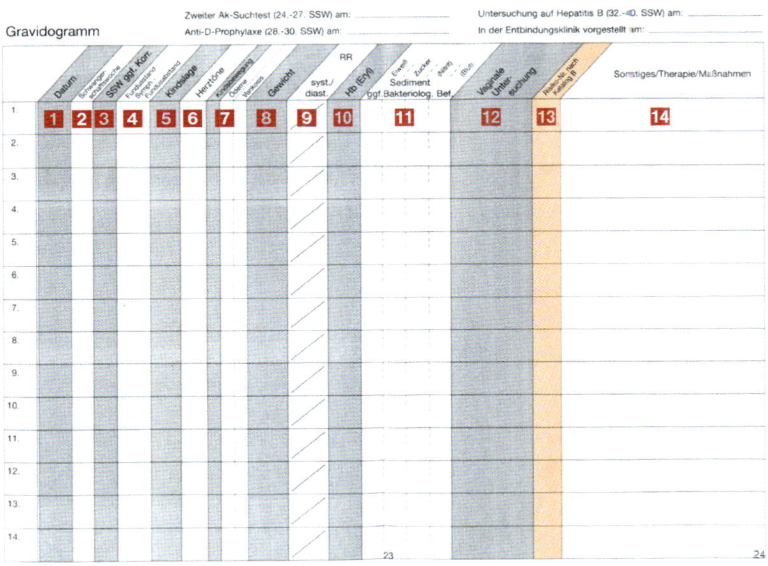

1 Datum der Untersuchung oder Feststellung
2 Angabe der Schwangerschaftswoche
3 eventuelle Korrektur der Schwangerschaftswoche
4 Fundus-Status, Stand der Gebärmutter
5 Kindslage, Position des Kindes
6 Herztöne des Kindes
7 Kindsbewegungen, Ödeme, Krampfadern
8 Gewicht
9 RR, Blutdruck
10 Hämoglobinwert, Eisenwert
11 Sediment, Urinuntersuchungen
12 vaginale Untersuchungsergebnisse
13 Platz für Risikonummern der Vorseite
14 Sonstiges

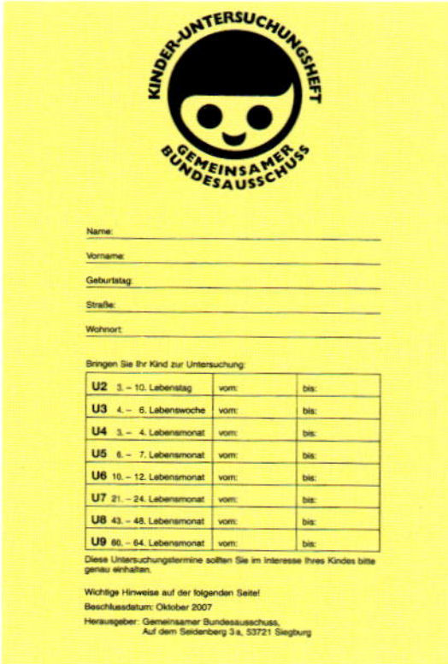

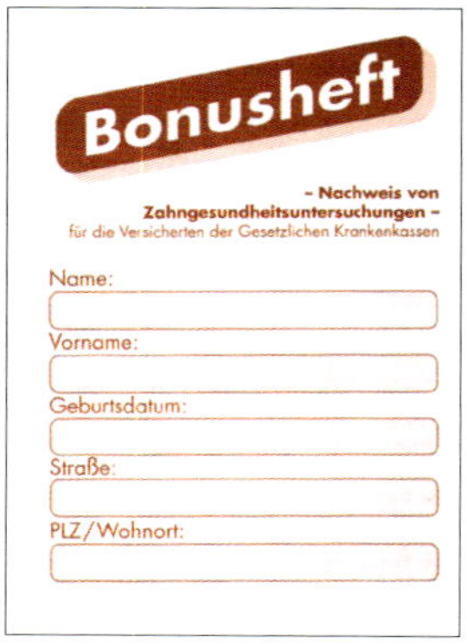

Kinderärztliche Früherkennung

Mögliche Abweichungen von einer gesunden Entwicklung im Kindes- und Jugendalter werden mit elf Untersuchungen – U1/2/3/4/5/6/7/7a/8/9 und J1 – beim Kinderarzt erfasst und in einem gesonderten Heft notiert.

Es besteht keine Pflicht zur Teilnahme an den Früherkennungsuntersuchungen, aber in vielen Bundesländern sind Kinderärzte verpflichtet, diejenigen Kinder, die an einer Früherkennungsuntersuchung teilnahmen, zu melden. Das ermöglicht, die Kinder, die nicht an den entsprechenden Untersuchungen teilgenommen haben, zentral zu ermitteln und ihre Eltern daran zu erinnern, die Untersuchung durchführen zu lassen.

Erfolgt nach der Erinnerung nicht innerhalb von vier Wochen die Früherkennungsuntersuchung, dann werden die zuständigen Jugendhilfeträger darüber informiert. Sie entscheiden dann über ihr weiteres Vorgehen.

Zahnärztliche Früherkennung

Hinzu kommen halbjährliche zahnmedizinische Untersuchungen zur Karies-Früherkennung. Im Erwachsenenalter finden sie einmal jährlich statt. Die Teilnahme an den Untersuchungen wird in einem Bonusheft notiert.

Benötigen gesetzlich Krankenversicherte Zahnersatz, so erhalten sie je nach Befund für die entstehenden Kosten einen Zuschuss von ihrer Krankenkasse in Form eines Festbetrages. Sind im Bonusheft regelmäßige Zahnarztbesuche vermerkt, beteiligen sich die gesetzlichen Krankenversicherungen mit einem höheren Zuschuss.

Weitere Früherkennungsmaßnahmen

Für Erwachsene werden über die genannten Maßnahmen hinaus Untersuchungen zur Früherkennung von Krebs- und Herz-Kreislauf-Erkrankungen angeboten.

Früherkennungsuntersuchungen für Erwachsene

Alter	Frauen	Männer	Häufigkeit
ab 18 Jahre	Vorsorgeuntersuchung beim Zahnarzt zur Feststellung von Erkrankungen bei Zähnen, Mund und Kiefer.		1 x jährlich
ab 20 Jahre	Krebsfrüherkennung: Analyse der Vorgeschichte der Patientinnen, Abstrich vom Gebärmutterhals, Untersuchung der inneren und äußeren Geschlechtsorgane.		1 x jährlich
ab 30 Jahre	Fragen nach Veränderung von Haut oder Brust usw. Zusätzliches Abtasten von Brust und Achselhöhlen. Anleitung zur regelmäßigen Selbstuntersuchung der Brust.		1 x jährlich

Abstrich, hier: Abstreichen der Schleimhaut-Oberfläche mit Watteträger zur Untersuchung der Zellen

Früherkennungsuntersuchungen für Erwachsene			
Alter	**Frauen**	**Männer**	**Häufigkeit**
ab 35 Jahre	Untersuchung mit Schwerpunkt Früherkennung von Herz-Kreislauf- und Nierenerkrankungen sowie von Diabetes mellitus; Analyse der Vorgeschichte der Patienten, körperliche Untersuchung, Überprüfung von Blut-/Urinwerten, Beratungsgespräch		alle 2 Jahre
ab 45 Jahre		Fragen nach Veränderungen der Haut, Untersuchung der äußeren Geschlechtsorgane, Prostata und Lymphknoten	1 x jährlich
50 – 55 Jahre	Beratung zur Früherkennung von Darmkrebs. Tastuntersuchung des Enddarms. Untersuchung auf verborgenes Blut im Stuhl		1 x jährlich
50 – 69 Jahre	Mammographie-Screening in einer zertifizierten medizinischen Einrichtung		alle 2 Jahre
ab 55 Jahre	Beratung zur Früherkennung von Darmkrebs und Wahlmöglichkeit: Test auf verborgenes Blut im Stuhl oder zwei Darmspiegelungen (zweite nach 10 J.)		alle 2 Jahre

Mammographie: Röntgenuntersuchung der Brust

Screening: Reihenuntersuchung einer bestimmten Bevölkerungsgruppe

zertifiziert: amtlich anerkannt, Qualität wurde amtlich bescheinigt

8.1.3 Tertiärprävention

Als tertiärpräventiv bezeichnet man jene Maßnahmen, welche geeignet sind, die Verschlimmerung einer bestehenden Krankheit wie auch mögliche Spätfolgen zu vermeiden oder hinauszuzögern.

Gerade chronische Erkrankungen entwickeln in ihrem oft über Jahre andauernden Verlauf zusätzliche Beeinträchtigungen, oft auch an anderen als den zunächst betroffenen Organen. So z. B. begünstigen starke Schwankungen des Blutzuckerspiegels bei Diabetikern die Schädigung der Kapillargefäße. Vorwiegend an den unteren Extremitäten entstehen auf diese Weise leicht sehr schlecht heilende Wunden, welche nicht selten zu einer Amputation führen (s. S. 304). Bei Diabetikern wären Beispiele für Tertiärprävention die Vermeidung von Blutzuckerschwankungen durch eine angemessene medikamentöse Einstellung oder eine sorgfältige Fußpflege.

chronisch: dauerhaft, anhaltend

Kapillargefäße: sehr feine Blutgefäße, die Arterien mit Venen verbinden

untere Extremitäten: Beine, Füße

Darüber hinaus werden tertiärpräventive Maßnahmen angewendet, um einen Rückfall bzw. das erneute Auftreten derselben Erkrankung zu verhindern, z. B. die Vermeidung eines Re-Infarktes nach einem Herzinfarkt.

Tertiärpräventive Maßnahmen setzen vergleichsweise spät ein, nämlich erst nach dem Auftreten der Krankheit.

Die Tertiärprävention überschneidet sich teilweise mit der Rehabilitation. Allerdings konzentrieren sich die Maßnahmen der Tertiärprävention auf die Krankheit, wohingegen die Rehabilitation auch die psychosoziale und berufliche Wiedereingliederung anstrebt. In der Fachdiskussion werden die Begriffe nicht immer trennscharf verwendet.

Rehabilitation: Wiedereingliederung eines Kranken oder eines Menschen mit Behinderungen in das berufliche und gesellschaftliche Leben

Aufgaben
1. Informieren Sie sich über die aktuell gültigen Empfehlungen bezüglich des Impfschutzes, z. B. auf der Homepage des Robert Koch-Institutes, www.rki.de.
2. Die BzgA initiierte die Kampagne „Deutschland sucht den Impfpass". Informieren Sie sich darüber unter www.impfen-info.de und bereiten Sie eine Präsentation vor. Beurteilen Sie, inwiefern diese Kampagne Jugendliche zur Sorge für ihren Impfschutz motiviert.
3. Nehmen Sie Ihren Impfpass zur Hand und überprüfen Sie Ihren Impfstatus. Beachten Sie, dass Auffrischungsimpfungen nach zehn Jahren empfohlen werden.
4. Sammeln Sie weitere Pro- und Kontra-Argumente zur Impfung. Bereiten Sie in Kleingruppen eine Podiumsdiskussion zum Thema „Schutzimpfung" vor und präsentieren Sie sie im Unterricht.
5. Diskutieren Sie Vor- und Nachteile einer allgemeinen Impfpflicht.
6. Informieren Sie sich, z. B. beim Paul-Ehrlich-Institut, www.pei.de, über die Impfung gegen Humane Papillomviren, HPV. Stellen Sie den Anwendungsbereich, die Wirkungsweise, die Kosten und die Wirksamkeit zusammen.
7. Die Gesundheit Jugendlicher ist in besonderer Weise durch Nikotin, Alkohol, illegale Drogen, Übergewicht und riskantes Verhalten im Straßenverkehr gefährdet (s. S. 107 ff.). Informieren Sie sich über konkrete primärpräventive Angebote in der Nähe Ihres Wohnortes bezüglich dieser Gefahren, und stellen Sie diese vor.
8. Informieren Sie sich, z. B. bei Ihrer Krankenversicherung, nach den genauen Inhalten eines Früherkennungsangebotes für Jugendliche Ihres Alters: Art der Untersuchung, Umfang usw.
9. Finden Sie aktuelle Zahlen zur Teilnahme an Untersuchungen zur Krebsfrüherkennung heraus, z. B. unter www.gbe-bund.de. Analysieren Sie sie und formulieren Sie Hypothesen zu möglichen Ursachen für die Teilnahmequoten.
10. In der jüngeren Vergangenheit fielen Familien auf, in denen Kinder nicht angemessen versorgt wurden. Einige Kinder trugen dadurch massive gesundheitliche Beeinträchtigungen bis hin zum Tod davon. In diesem Zusammenhang wurde die Meldepflicht für die Teilnahme an Früherkennungsuntersuchungen eingeführt. Diskutieren Sie diese Pläne und ihre möglichen Konsequenzen.
11. Stellen Sie tertiärpräventive Maßnahmen zusammen, welche Sie während Ihres Praktikums erlebt haben.
12. Nennen Sie weitere Erkrankungen, bei denen tertiärpräventive Maßnahmen für die Betroffenen angezeigt sind.

8.2 Verantwortungsbereiche für Präventionsmaßnahmen

8.2.1 Verhaltensprävention

Maßnahmen der Verhaltensprävention wollen das durch jeden Einzelnen zu verantwortende Verhalten der Menschen so verändern, dass Krankheiten vermieden werden.

Gesundheitsgefährdendes Verhalten findet sich in den alltäglichen Lebensgewohnheiten vieler Menschen. Dazu zählen die Bereiche Ernährung, Bewegung, Freizeitaktivitäten und Suchtmittelkonsum. In erster Linie sollen Personen durch verhaltenspräventive Maßnahmen dazu motiviert werden, allgemeine oder spezielle Risikofaktoren für bestimmte Erkrankungen abzustellen bzw. auf krankheitsfördernde Gewohnheiten zu verzichten.

Da sich Menschen in verschiedenen Lebenssituationen auf unterschiedliche Weise ansprechen und motivieren lassen, richten sich viele verhaltenspräventive Maßnahmen an jeweils eigene Zielgruppen.

Zu den verhaltenspräventiven Maßnahmen zählen beispielsweise Plakate an Autobahnen mit Hinweisen zu besonnenem Fahrstil.

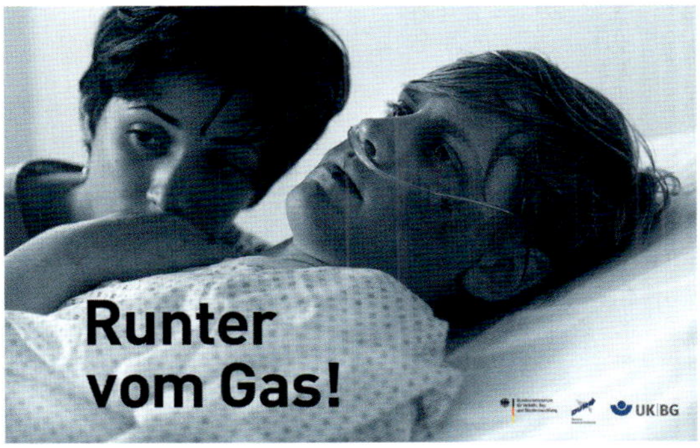
Runter
vom Gas!
UK|BG

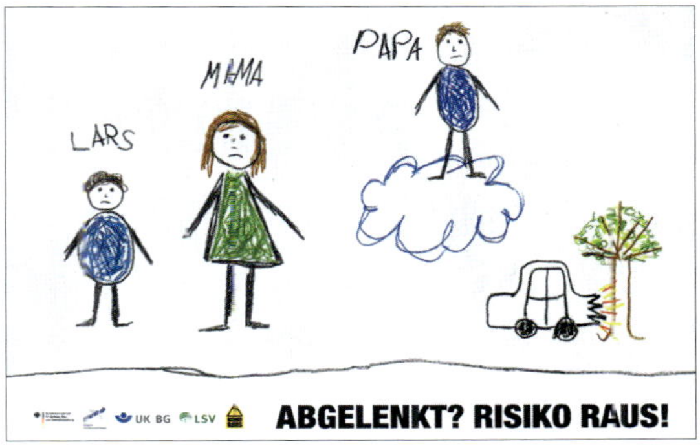
PAPA
MAMA
LARS
ABGELENKT? RISIKO RAUS!

Verhaltensprävention: Plakate zum Verhalten im Straßenverkehr unter www.bmvbs.de

Ebenso zielen die jährlich neu gestalteten Plakate zur HIV-Prävention auf die Verhaltensprävention der Bevölkerung, indem sie zur Benutzung von Kondomen ermutigen.

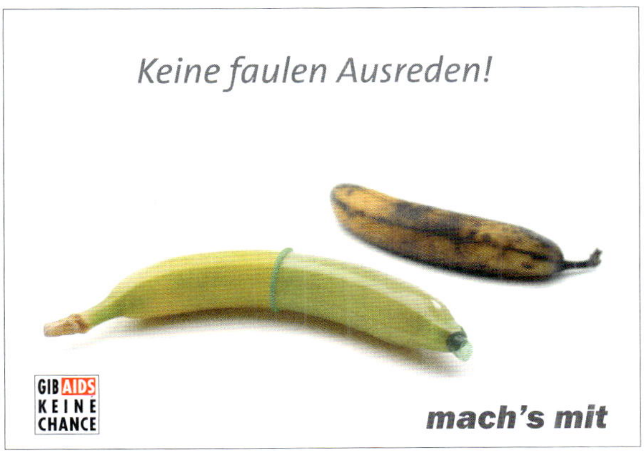
Keine faulen Ausreden!
GIB AIDS
KEINE
CHANCE
mach's mit

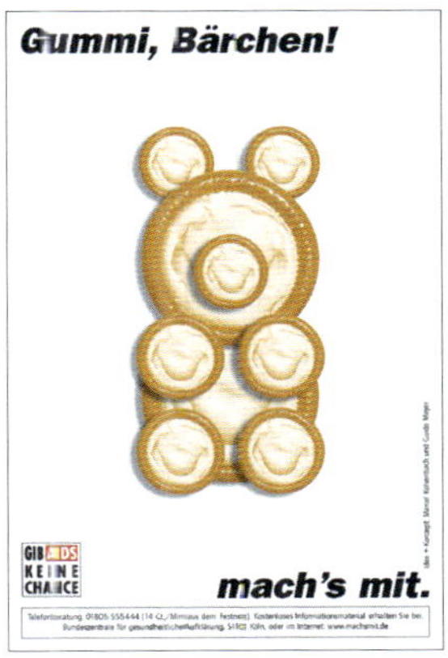
Gummi, Bärchen!
GIB AIDS
KEINE
CHANCE
mach's mit.

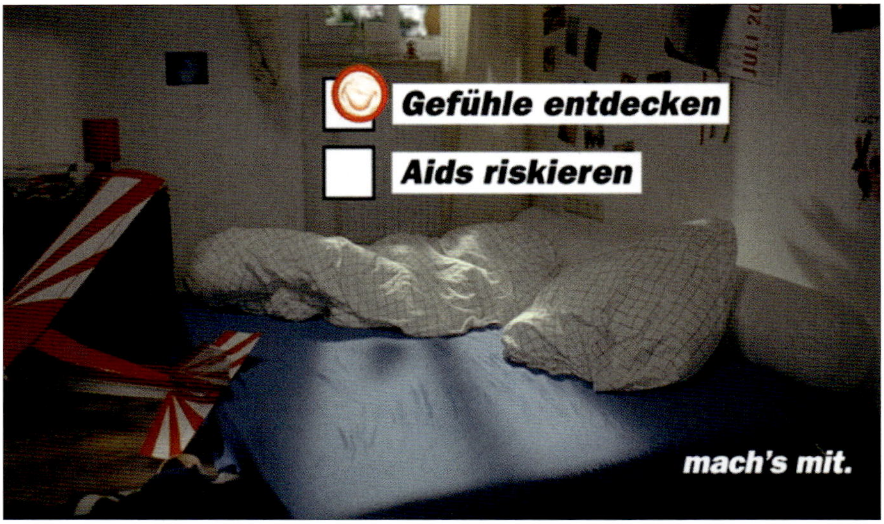

Verhaltensprävention: Plakate zur HIV-Vorbeugung unter www.bzga.de

initiieren: veranlassen

Auch zahlreiche andere verhaltenspräventive Kampagnen werden von der Bundeszentrale für gesundheitliche Aufklärung, BzgA, des Bundesministeriums für Gesundheit, anderen Ministerien, Krankenversicherungen, Medien usw. initiiert.

Eine weitere Gruppe verhaltenspräventiver Maßnahmen stellen die Präventionskurse der Krankenversicherungen dar. Auch Sportvereine, Bürgerzentren und Familienbildungsstätten bieten vor allem im Bereich Bewegung entsprechende Aktivitäten an, deren Kosten teilweise von den Krankenversicherungen bezuschusst werden.

Präventionskurse

Neben unseren vielen Fitnesskursen bieten wir Ihnen zahlreiche Kurse zur Prävention an. Auf unserer Internetseite finden Sie ein großes Angebot an zertifizierten Kursen.

Ihr Vorteil: Wir beteiligen uns an den Kosten und erstatten Ihnen einmal im Jahr 50 % der Kosten, maximal 100 Euro.

Ob Sie sich fithalten oder entspannen wollen oder sich für gesunde Ernährung interessieren – hier finden Sie das passende Angebot in Ihrer Nähe.

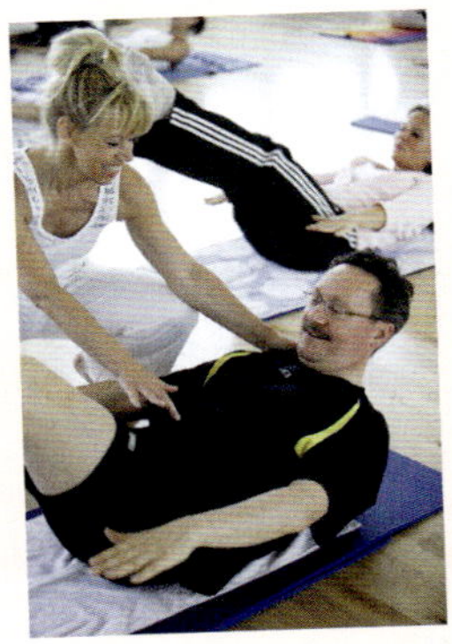

Beispiel Kursangebote einer Krankenversicherung zur Prävention

Einige Krankenversicherungen motivieren ihre Mitglieder, indem sie entsprechendes verhaltenspräventives Engagement mit Bonuspunkten und Sachpreisen belohnen.

Unser Bonusprogramm

Machen Sie mit und sammeln Sie Punkte für Ihre Gesundheit

Wir belohnen gesundheitsbewusste und gesundheitsfördernde Aktivitäten unserer Mitglieder mit Bonuspunkten.

So funktioniert's

Unsere Versicherten sammeln Punkte in ihrem Bonusheft zum Beispiel durch Vorsorgeuntersuchungen, Präventionskurse im Bereich Fitness oder Ernährung. Kinder unter 15 Jahren erhalten besondere Angebote zum Punktesammeln. Anschließend können Sie die Bonuspunkte gegen attraktive Prämien eintauschen.

Beispiel Bonus-Programm einer Krankenversicherung

Auf diese Weise möchte man die Versicherten dazu ermutigen, den Gesundheitsrisiken Bewegungsarmut oder Fehlernährung vorzubeugen. Krankheiten, vor allem des Herz-Kreislauf-Systems, sollen vermieden, zumindest aber hinausgezögert werden.

Auch einige Medien beteiligen sich an der Verhaltensprävention. Sie greifen aktuelle Ereignisse als Grundlage umfassender Berichterstattung auf oder gestalten thematische Reihen, welche über einen längeren Zeitraum informieren und motivieren.

Gesundheitliche Aufklärung möchte Menschen zum Nachdenken über ihre Lebensgewohnheiten anregen. Die Information über die individuellen Möglichkeiten zur Vermeidung von Krankheiten erhöht ihre persönliche gesundheitliche Kompetenz. Im besten Fall überzeugt sie die Menschen, ihr eigenes Verhalten zu verändern und die Risiken zu verringern.

Aufgaben

1. Tragen Sie verhaltenspräventive Angebote Ihrer Krankenversicherung für Ihre Altersgruppe zusammen.
2. Überlegen Sie, bei welcher Gelegenheit Sie schon einmal zur Zielgruppe einer verhaltenspräventiven Maßnahme gehörten. Beschreiben Sie diese Situation und die Wirkung, welche die Maßnahme bei Ihnen persönlich hervorrief. Vergleichen Sie die Wirksamkeit dieser Maßnahme mit einer der oben dargestellten. Begründen Sie Ihre Einschätzung.
3. Informieren Sie sich über verhaltenspräventive Kampagnen zum Verzicht auf das Rauchen für verschiedene Altersgruppen, z. B. unter: www.bzga.de, www.rauch-frei.info, www.justbesmokefree.de. Vergleichen Sie sie.
4. Informieren Sie sich über verhaltenspräventive Kampagnen zur Alkoholprävention für verschiedene Altersgruppen, z. B. unter: www.kenn-dein-limit.info, www.alkoholfrei-sport-geniessen.de, www.null-alkohol-voll-power.de Vergleichen Sie sie.

Aufgaben

5. Informieren Sie sich, z. B. unter www.rki.de/DE/Content/Gesundheitsmonitoring/Gesundheitsberichterstattung/GBEDownloadsK/2012_5_Praevention.pdf;jsessionid=42F4E999CBEFD6D8F76C01D4D6F7A2D8.2_cid290?__blob=publicationFile darüber, welche Personengruppen an Präventionsangeboten teilnehmen – und welche nicht. Formulieren Sie mögliche Ursachen.

8.2.2 Verhältnisprävention

Maßnahmen der Verhältnisprävention richten sich auf eine Verminderung krankheitsfördernder Anteile bei den äußeren Lebensbedingungen.

Die Gesundheit kann sowohl durch eigenes Verhalten wie auch durch verschiedene äußere Lebensumstände gefährdet sein. Die Maßnahmen werden zumeist politisch bzw. gesellschaftlich in Form von Gesetzen und Verordnungen gestaltet. Verhältnispräventive Vorgaben umfassen

- Grenzwerte zur Schadstoffbelastung der Luft durch Industriebetriebe und Autos,
- Trinkwasserhygiene,
- Maßnahmen des Schutzes am Arbeitsplatz vor Lärm und anderen Risikofaktoren,
- ergonomische Arbeitsplatzgestaltung,
- Anpassung des Nahrungsangebots einer Betriebscafeteria an ernährungsmedizinische Erkenntnisse,
- Anschnallpflicht im Auto,
- Gesetze für einen kostenfreien Zugang zu Impfungen und anderen Präventionsmaßnahmen

und Ähnliches mehr. Durch die Festlegung gesundheitlicher Mindeststandards soll für alle Menschen innerhalb des Gemeinwesens das Krankheitsrisiko gesenkt werden.

Derzeit werden verhältnispräventive Maßnahmen bezüglich des Rauchens durchgeführt. Dazu zählt seit dem 1. Januar 2008 das Nichtraucherschutzgesetz. Es verhängt u. a. das generelle Rauchverbot in öffentlichen Gebäuden, z. B. in Schulen und Restaurants ohne abgetrennten Raucherbereich, und legt das Mindestalter für den Erwerb von Tabak auf 18 Jahre fest.

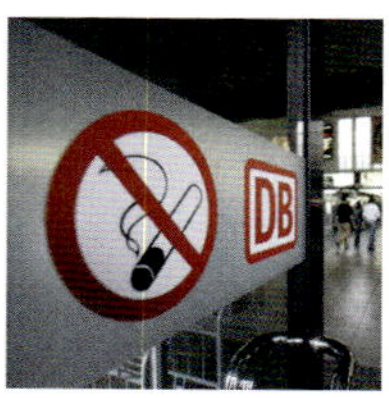

Nichtraucherschutzgesetz: Wo darf noch geraucht werden?

BEHÖRDEN: In allen Behörden und Dienststellen des Bundes sowie der Länder ist das Rauchen untersagt. Abgetrennte Raucherräume sind möglich.

BAHNHÖFE: Das absolute Rauchverbot gilt in allen Nahverkehrs- und Fernzügen. Nur noch in eigenen Bereichen auf Bahnsteigen darf geraucht werden.

GASTSTÄTTEN: In allen Bundesländern gilt in Gaststätten generelles Rauchverbot. Bis zu einer endgültigen Regelung sind Ausnahmen möglich für Gaststätten, die kein zubereitetes Essen anbieten, kleiner als 75 Quadratmeter sind, mit einem Schild als Raucherkneipe gekennzeichnet sind und in denen unter 18-Jährige keinen Zutritt haben. Größere Gaststätten können auch abgetrennte Raucherräume einrichten.

SCHULEN: Ab sofort dürfen unter 18-Jährige keinen Tabak mehr kaufen. An allen Schulen gilt Rauchverbot, im Schulgebäude wie auch auf dem Schulgelände.

STRAFEN: Alle Bundesländer bitten Wirte zur Kasse, die das Rauchen in ihren Räumen nicht verhindern. Auch die Raucher selbst müssen zahlen. Die Strafen sind von Land zu Land unterschiedlich – am teuersten ist unerlaubtes Qualmen in Mecklenburg-Vorpommern: bis zu 10 000 Euro für Kneipiers. Die Bußgelder für Raucher reichen bis maximal 1 000 Euro (Berlin).

Magazin Stern unter www.stern.de
und Bundeszentrale für gesundheitliche Aufklärung unter www.rauchfrei-info.de

Bezüglich der gesundheitsgefährdenden Wirkung der Flatrate-Partys wurde die Bundesregierung verhältnispräventiv tätig.

REGIERUNG ONLINE

Flatrate-Partys sind verboten

Auf Initiative des Bundeswirtschaftsministeriums hat der Bund-Länder-Ausschuss Flatrate-Partys für rechtlich nicht zulässig erklärt. Auf diesen Veranstaltungen zahlt der Gast einen Festpreis und darf dafür unbegrenzt trinken. Wer als Wirt dennoch solche Partys anbietet, muss mit Sanktionen rechnen – bis hin zum Entzug der Gaststättenerlaubnis.

Die Flatrate-Partys zielten darauf ab, Alkohol an Betrunkene auszuschenken. Gewerberechts-Experten halten dies für rechtswidrig. Eine Gesetzesänderung ist für das Verbot der Flatrate-Partys demnach nicht nötig. Die bestehenden Regelungen im Gaststättengesetz reichten aus. Auch Werbung für diese Veranstaltungen sei nicht erlaubt, hieß es im Beschluss.

Die Drogenbeauftragte der Bundesregierung […] begrüßte die deutliche Klarstellung. „Jetzt ist klar, Vollzugsbehörden der Länder können aktiv gegen diese Form von Veranstaltungen zum Betrinken und deren Bewerbung vorgehen", sagte sie.

Behörden, Handel und Gastronomie müssten jetzt die Einhaltung der Gesetze kontrollieren. Einzelne Bundesländer hätten bereits entsprechende Rundschreiben an die Kommunen veranlasst.

Der Staatssekretär im Wirtschaftsministerium […] erklärte dazu: „Ich hoffe, dass wir damit einen unbürokratischen und vor allem schnellen und effektiv durchsetzbaren Beitrag zur Reduzierung des Alkoholkonsums von Jugendlichen und jungen Erwachsenen schaffen konnten."

Bundesregierung unter www.bundesregierung.de

Eine mögliche Verschärfung des Jugendschutzgesetzes im Hinblick auf den Alkoholausschank gehört ebenfalls zu den verhältnispräventiven Maßnahmen. Auch hier werden die Lebensbedingungen so gestaltet, dass sie ein gesundheitliches Risiko, die alkoholbedingten Gesundheitsschäden bei Jugendlichen, verringern.

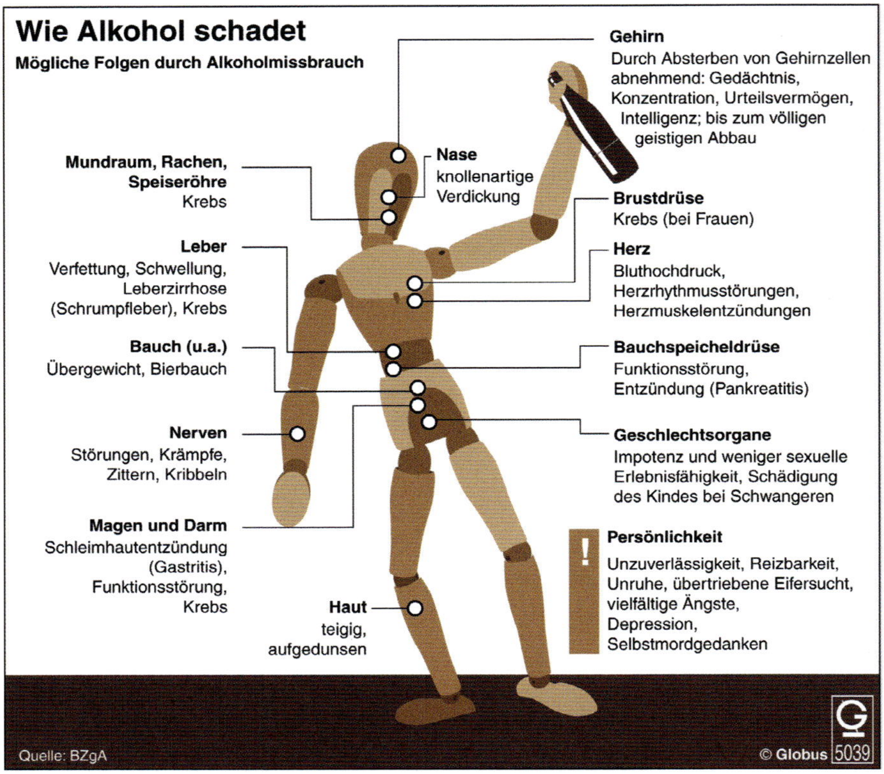

Aufgaben

1. Tauschen Sie sich über den Nichtraucherschutz in Ihrem Praktikumsbetrieb aus.
2. Diskutieren Sie den Nichtraucherschutz an Ihrer Schule. Sammeln Sie Argumente für verschiedene Strategien und erörtern Sie sie in einer Podiumsdiskussion.
3. Entwerfen Sie weitere, möglichst effektive verhältnispräventive Maßnahmen zur Verringerung alkoholbedingter Gesundheitsrisiken.
4. Nennen Sie weitere verhältnispräventive Maßnahmen, von denen auch Sie gesundheitlich profitieren.

8.3 Grenzen der Prävention

Die Präventionsstrategien erbrachten in der Vergangenheit deutlich erkennbare Erfolge. An erster Stelle lassen sich hier die Infektionskrankheiten nennen, deren Prävalenz (s. S. 91 f.) deutlich sank. Neben den Präventionsanstrengungen ist dies auch der Tatsache zu verdanken, dass bei diesen Erkrankungen die Ursachen eindeutig identifiziert werden können und der Lebensstandard vieler Menschen stieg. Er ermöglicht beispielsweise die Verbesserung von Wohnverhältnissen und Ernährung.

Daneben fallen aber auch Grenzen und Nachteile des Präventionskonzeptes auf. Trotz intensiver Aufklärung sinken nicht alle Erkrankungsraten, und Menschen verändern ihr riskantes Gesundheitsverhalten nur teilweise. Dahinter stehen verschiedene Ursachen.

Das Krankheitsspektrum verändert sich (s. S. 103 ff.). Es treten zunehmend Beeinträchtigungen mit multifaktoriellen Ursachen, z. B. Allergien, Krankheiten ohne erkennbaren Auslöser, z. B. Krebserkrankungen, seelische Krankheiten und chronische Krankheiten auf, oft sogar miteinander kombiniert. Da hier selten Risikofaktoren bzw. Auslöser benannt werden können, stößt das Konzept der Prävention für diese Erkrankungen an seine Grenzen: Wo keine eindeutige Ursache bekannt ist, kann sie auch nicht vermieden werden.

multifaktoriell: durch mehrere verschiedene Ursachen hervorgerufen

Darüber hinaus zeigte sich, dass Menschen zwar den Zusammenhang zwischen Risikofaktoren und einer möglicherweise entstehenden Krankheit kognitiv erkennen. Erscheinen diese Risikofaktoren aber eng mit ihrer Lebensweise verknüpft, so sind Menschen nur eingeschränkt oder kaum bereit, auf diese lieb gewordenen oder aus anderen Gründen bewährten Gewohnheiten zu verzichten. So ermöglicht beispielsweise die Zigarette am Arbeitsplatz immer auch eine kleine Pause. Dieser tatsächliche und momentane Gewinn wiegt für viele Raucher schwerer als der Verlust durch eine möglicherweise und in der Zukunft auftretende Erkrankung der Lunge oder der Arterien.

kognitiv: das Erkennen und Denken betreffend

Eine weitere Einschränkung des Präventionskonzepts liegt in einem insgesamt als gering empfundenen Bezug der Empfehlungen zur tatsächlichen Lebenssituation der Menschen. Der Aufruf zur Verhaltensprävention bezieht sich auf einzelne, isolierte Verhaltensweisen; hier vermissen die Adressaten eine Berücksichtigung ihres jeweiligen Alltags.

Auch fiel auf, dass die Abkehr von krank machenden Lebensgewohnheiten durch Ermahnungen oder Drohungen von Fachleuten für einen kurzen Zeitraum durchaus gelingt. Allerdings trägt das Gefälle zwischen anweisenden Fachleuten und ausführenden Bürgern nur eingeschränkt zu einer dauerhaften Motivation der Bevölkerung bei.

Aufgaben

1. Viele Menschen haben gesundheitlich riskante Lebensgewohnheiten. Sie ernähren sich ungesund, konsumieren Nikotin und Alkohol und/oder bewegen sich wenig. Formulieren Sie Vermutungen, warum die Betroffenen an dieser Lebensweise festhalten.
2. Denken Sie an Ihre eigenen Risikofaktoren. Überlegen Sie, auf welche Weise Sie selbst sich zum Verzicht darauf motivieren lassen – und was Sie im Moment daran hindert.

Zusammenfassung: Grundlagen der Prävention

Das Konzept der Prävention beruht auf der Vermeidung von Gesundheitsrisiken. Die Primärprävention zielt darauf ab, bereits die Entstehung von Krankheiten zu verhindern, und die Sekundärprävention beabsichtigt, sie früh zu erkennen. Maßnahmen der Tertiärprävention werden eingesetzt, um einen Rückfall oder eine Verschlimmerung der Krankheit zu vermeiden und Spätfolgen hinauszuzögern.

Verhaltensprävention zielt auf das individuelle Gesundheitsverhalten eines jeden einzelnen Menschen. Zahlreiche, auf unterschiedliche Zielgruppen und Gesundheitsgefährdungen ausgerichtete Maßnahmen motivieren die Adressaten zu einem risikoarmen Verhalten. Die Verhältnisprävention umfasst all jene Maßnahmen, die zumeist behördlich organisiert der Schaffung risikoarmer Umwelt- und Lebensbedingungen dienen.

Die Prävention weist deutliche Erfolge bezüglich der Infektionskrankheiten auf, ihnen stehen die beschränkten Chancen der Prävention bei multifaktoriellen Krankheitsursachen gegenüber. Außerdem erfährt das Präventionskonzept Einschränkungen durch einen gelegentlich geringen Lebensweltbezug und das Kompetenzgefälle zwischen Bevölkerung und Experten. Auch die Frage nach der dauerhaften Motivation der Menschen stellt eine fortwährende Herausforderung dar.

Wiederholungsfragen

1. Was ist das Ziel der Prävention?
2. Wie werden Präventionsmaßnahmen eingeteilt?
3. Was versteht man unter Primär-/Sekundär-/Tertiärprävention? Veranschaulichen Sie dies, indem Sie konkrete Krankheiten auswählen und die Maßnahmen an diesen Beispielen darstellen.
4. Worauf richten sich Maßnahmen der Verhaltensprävention?
5. Welches sind die Kennzeichen verhältnispräventiver Maßnahmen?
6. Welche Umstände begrenzen die Möglichkeiten der Prävention?
7. Welches Verständnis von Prävention liegt dem Zitat Mark Twains vom Anfang des Kapitels zugrunde?

Internet

www.alkoholfrei-sport-geniessen.de	Bundeszentrale für gesundheitliche Aufklärung
www.arbeit-und-gesundheit.de	Deutsche Gesetzliche Unfallversicherung
www.besmart.info	Institut für Therapie- und Gesundheitsforschung gemeinnützige GmbH
www.bgw-online.de	Berufsgenossenschaft für Gesundheitsdienst und Wohlfahrtspflege
www.bmg.bund.de	Bundesministerium für Gesundheit
www.bundeswettbewerb-alkoholpraevention.de	Bundeszentrale für gesundheitliche Aufklärung
www.bzga.de	Bundeszentrale für gesundheitliche Aufklärung
www.dguv.de	Deutsche Gesetzliche Unfallversicherung

www.g-ba.de	Gemeinsamer Bundesausschuss
www.gbe-bund.de	Gesundheitsberichterstattung des Bundes, Statistisches Bundesamt
www.gkv-spitzenverband.de/krankenversicherung/praevention_selbsthilfe_beratung/praevention_und_betriebliche_gesundheitsfoerderung/leitfaden_praevention/leitfaden_praevention.jsp	Interessenvertretung der gesetzlichen Kranken- und Pflegekassen
www.impfen-info.de	Bundeszentrale für gesundheitliche Aufklärung
www.justbesmokefree.de	IFT-Nord Institut für Therapie- und Gesundheitsforschung gemeinnützige GmbH, Kiel
www.kenn-dein-limit.info	Bundeszentrale für gesundheitliche Aufklärung
www.loq.de	ginko-Stiftung für Prävention, Landeskoordinierungsstelle für Suchtvorbeugung in NRW
www.null-alkohol-voll-power.de	Bundeszentrale für gesundheitliche Aufklärung
www.pei.de	Paul-Ehrlich-Institut
www.rauch-frei.info	Bundeszentrale für gesundheitliche Aufklärung
www.rki.de	Robert Koch-Institut
www.rki.de/DE/Content/Gesundheitsmonitoring/Gesundheitsberichterstattung/GBEDownloadsK/2012_5_Praevention.pdf;jsessionid=42F4E999CBEFD6D8F76C01D4D6F7A2D8.2_cid290?__blob=publicationFile	Robert Koch-Institut
www.staygold.eu	Polizeiliche Kriminalprävention der Länder und des Bundes, Zentrale Geschäftsstelle Landeskriminalamt Baden-Württemberg
www.umweltbundesamt.de	Umweltbundesamt
www.unfallkasse-nrw.de	Unfallkasse Nordrhein-Westfalen

9 Grundlagen der Gesundheitsförderung

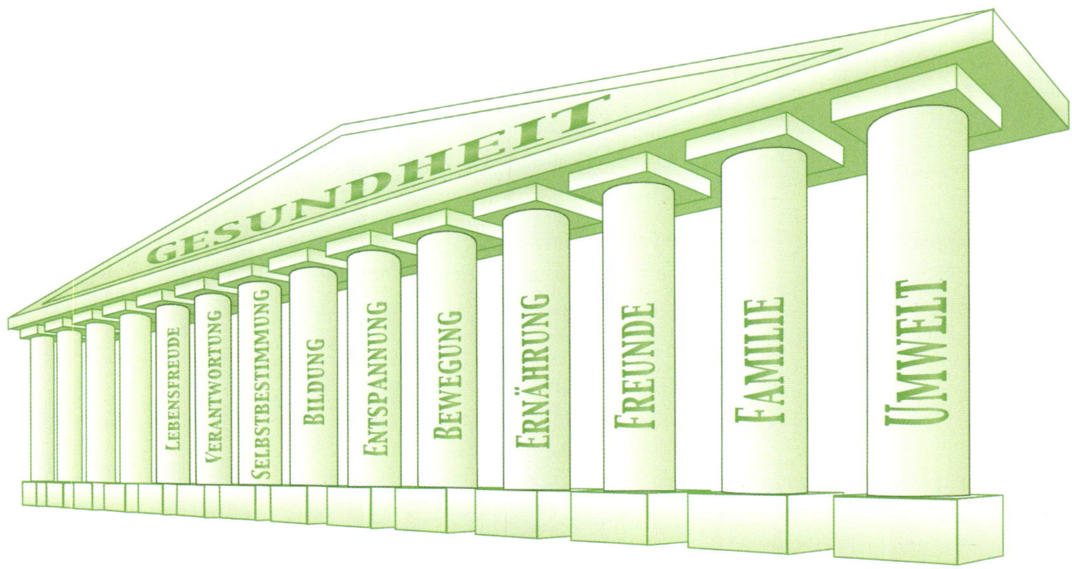

Aufgaben
1. Beschreiben Sie die Zeichnung.
2. Überlegen Sie, welches Verständnis von Gesundheit die Abbildung darstellt.
3. Benennen Sie mögliche weitere Säulen, auf denen die Gesundheit eines Menschen ruht.

9.1 Weiterentwicklung der Prävention

Prävention: Vorbeugung

Defizit: Mangel, Lücke

Im Laufe des 20. Jahrhunderts stießen die Anstrengungen, Gesundheit durch Prävention zu erhalten, an Grenzen. Das Präventionskonzept wies weiterhin Erfolge vor allem im Hinblick auf die Vermeidung von Infektionskrankheiten auf. Bezüglich der Veränderungen des Krankheitsspektrums und des individuellen Gesundheitsverhaltens zeigten sich jedoch Defizite.

Begrenzter Erfolg von Präventionsmaßnahmen

Obwohl man die Bevölkerung durch verschiedene Medien dauerhaft und nachdrücklich zu präventivem Verhalten aufgefordert hatte, zeigten diese Maßnahmen nur begrenzten Erfolg. Viele Menschen veränderten ihr Gesundheitsverhalten nur geringfügig: Nikotin- und Alkoholkonsum sanken nicht wie erwartet, und auch falsche Ernährung und mangelnde Bewegung blieben verbreitet. Es zeigte sich, dass Menschen sehr wohl um ihre Gefährdung wissen, dieses Wissen allein aber nicht für eine deutliche Verhaltensänderung ausreicht.

Multifaktoriell bedingte Erkrankungen

multifaktoriell: durch mehrere, verschiedene Fakten verursacht

Die Fortschritte bei der Erforschung verbreiteter Krankheiten zeigten, dass sich nicht immer eindeutige Ursachen finden lassen. Oft liegen die Auslöser nicht in nur einer Tatsache, sondern in der Verflechtung verschiedener und möglicherweise nur teilweise bekannter Umstände begründet. Diese Zunahme multifaktoriell bedingter Erkrankungen erschwert es der Wissenschaft, eindeutige Handlungsanweisungen zu geben, z. B. zu einem sicher vorbeugenden Verhalten. Dies wirkt sich auch auf die Motivation der Menschen aus. Gefährdete Personengruppen lassen sich nur schwer zu präventivem Verhalten bewegen, wenn der Erfolg zwar wahrscheinlich, aber nicht sicher ist.

Zunahme chronischer Erkrankungen

Die Letalität (s. S. 94) zahlreicher Erkrankungen, z. B. des Herzinfarkts, sinkt. Der medizinische Fortschritt ermöglicht inzwischen sogar eine verlängerte Lebensspanne mit bestimmten Krankheiten. So steigen z. B. die 5-Jahres-Überlebensraten bei Krebserkrankungen deutlich an (s. S. 129).

Spektrum: Häufigkeitsverteilung, Bandbreite

Bei der Beobachtung des Krankheitsspektrums fällt jedoch die Zunahme chronischer Erkrankungen auf. Infolge dieser Entwicklung steigt die Zahl der Menschen, welche bereits mit den Folgen irgendeiner Krankheit leben. Das bedeutet, dass Primär- und Sekundärprävention für diese Krankheiten entfallen. Zur Verbesserung der Gesundheitsqualität reichen die herkömmlichen Präventionsmaßnahmen nicht aus, ergänzende Konzepte sind erforderlich.

Chronische Krankheiten verursachen im Gesundheitswesen hohe Kosten

Die steigenden direkten und indirekten Kosten für chronische Krankheiten belasten Unternehmen zunehmend. Menschen mit chronischen Krankheiten sind für die Mehrheit der nationalen Gesundheitsausgaben und schätzungsweise 40 % der gesamten Fehlzeiten verantwortlich. Die Auswirkungen chronischer Erkrankungen stellen eine zunehmende Belastung für die Gesundheits- und Versorgungssysteme dar, die sich verstärkt auch auf Unternehmen und ihre Mitarbeiter auswirkt (z. B. durch erhöhte Steuern, Beiträge usw.). Ein Grund dafür ist unter anderem, dass sich die Gesundheitskosten für Menschen mit mehr gesundheitlichen Risiken im Verhältnis zur Anzahl der Risiken erhöhen, sogar ohne dass ein chronisches Krankheitsbild besteht.

Bundesverband der Betriebskrankenkassen (BKK) unter www.move-europe.de

Bedeutung der Schutzfaktoren

Bei der Prävention liegt der Schwerpunkt auf der Vermeidung von Risikofaktoren. Im Laufe der Zeit stellte man jedoch fest, dass die Stärkung der Schutzfaktoren den Krankheitsverlauf ähnlich stark verzögert und einschränkt wie das Zurückdrängen einzelner Risikofaktoren. Die Schutzfaktoren erwiesen sich damit als sehr einflussreich auf den Gesundheitszustand eines Menschen.

Paradigma: Muster, beispielhafte Vorstellung

Damit bahnte sich ein Wechsel in der wissenschaftlichen Betrachtung von Krankheit und Gesundheit an, er kommt einem Paradigmenwechsel gleich. Der Blick der Pathogenese (s. S. 54 ff.) fragt: „Was macht den Menschen krank?" Die Prävention schließt daran an und fragt – verkürzt: „Wie lässt sich dies verhindern?" Diese Sichtweise wurde ergänzt und stellenweise abgelöst durch die Betrachtungsweise der Salutogenese (s. S. 56 ff.) und ihrer Frage: „Was erhält den Menschen in seiner individuellen Lebenssituation gesund?“ Die Frage „Wie lässt sich dies unterstützen?“ liegt nahe.

Vor diesem Hintergrund suchte die Wissenschaft nach einer Erweiterung des Präventionskonzeptes, welches

Kompetenz: Fähigkeit, Zuständigkeit

- die individuelle Gesundheitskompetenz berücksichtigt,
- die gesunderhaltenden Faktoren stärkt und
- die Menschen in Industrie- wie Entwicklungsländern gleichermaßen dauerhaft zu gesundheitsgerechtem Verhalten zu motivieren vermag.

Aufgaben

1. a) Sammeln Sie Beispiele für Präventionskampagnen.
   b) Überlegen Sie, welche dieser Kampagnen vermutlich mehr und welche weniger erfolgreich sind, siehe auch Seite 162 ff. Begründen Sie Ihre Einschätzung.

2. Die Einführung von Warnhinweisen auf Zigarettenschachteln zur Prävention nikotinbedingter Schäden rief Kritik hervor.

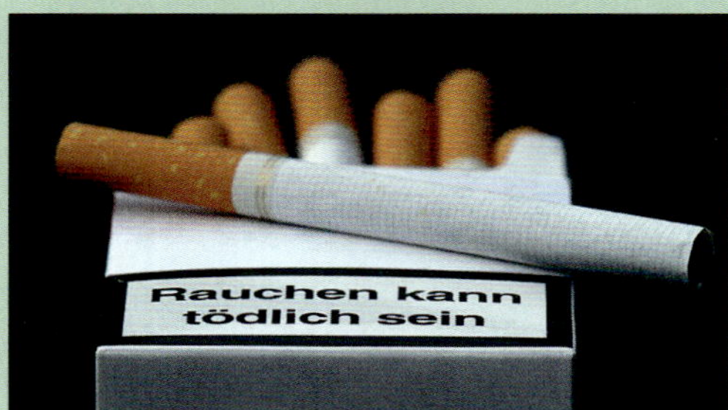

Inzwischen überlegt man in Anlehnung an eine Strategie in Großbritannien und Australien, zusätzlich abschreckende Fotos aufzudrucken.

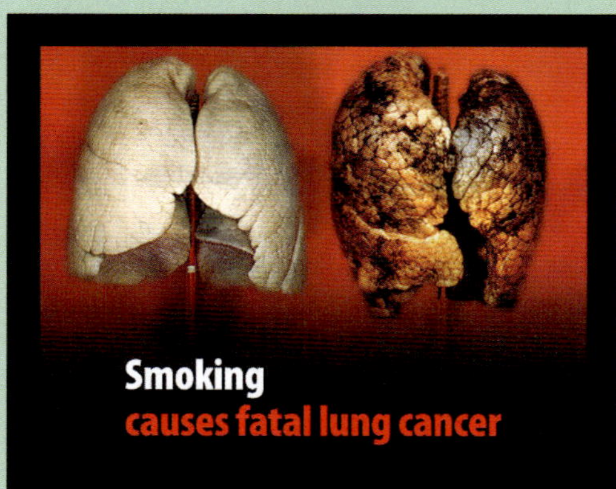

Schätzen Sie die Wirksamkeit dieser Maßnahme ein. Sammeln Sie Argumente für bzw. gegen die Einführung dieser Kennzeichnung und diskutieren Sie sie.

9.2 Entwicklung der Gesundheitsförderung durch die WHO

Auf der Suche nach einer Erweiterung der Prävention entwickelten Expertinnen und Experten aus verschiedenen Wissenschaften das Konzept der Gesundheitsförderung. Dieser Prozess verlief über mehrere Jahre und wurde maßgeblich durch die Weltgesundheitsorganisation WHO vorangetrieben.

Auch wenn die WHO bereits 1946 die Gesundheit sehr weit und umfassend definierte (s. S. 51), so schlug sich dieses Verständnis zunächst kaum in ihren Aktivitäten nieder. Die WHO richtete ihr Augenmerk auf biomedizinische Zusammenhänge. Im Vordergrund standen anfangs krankheitsorientierte primärpräventive Maßnahmen, z. B. Impfprogramme und Safer-Sex-Kampagnen. Um die Krankheitszahlen zu verringern, setzte man auf das Instrument der Gesundheitserziehung, das heißt: Fachleute klärten über Risikofaktoren und daraus resultierende Erkrankungen auf. Aber die Verantwortung und Zuständigkeit für die Gesundheit, auch des einzelnen Menschen, lag weiterhin bei den Spezialistinnen und Spezialisten des Gesundheitswesens, vor allem den Angehörigen medizinisch ausgebildeter Berufsgruppen.

Eine Veränderung dieser Sichtweise deutete sich 1978 mit der internationalen Konferenz der WHO in Alma-Ata an. Der erste Artikel des Abschlussdokuments, der Deklaration von Alma-Ata, lautet:

Alma-Ata: heute Almaty, Kasachstan, damals UdSSR

Die Konferenz bekräftigt nachdrücklich, dass Gesundheit, welche ein Zustand vollständigen körperlichen, geistigen und sozialen Wohlbefindens und nicht nur die Abwesenheit von Krankheit oder Gebrechen ist, ein grundlegendes Menschenrecht ist. Die Erreichbarkeit des höchstmöglichen Gesundheitszustandes ist eines der wichtigsten weltweiten sozialen Ziele, dessen Verwirklichung das Tätigsein vieler anderer sozialer und wirtschaftlicher Bereiche zusätzlich zum gesundheitlichen Sektor erfordert.

Weltgesundheitsorganisation unter www.euro.who.int

Auch wenn die WHO die Gesundheit hier noch als statischen Zustand beschreibt, eine Einschätzung, die sich ebenfalls späterhin wandelte, erweitert sie die Verantwortung für die gesundheitliche Lage. Nicht mehr das Gesundheitswesen allein, sondern auch politische und wirtschaftliche Bedingungen wirken sich auf die Gesundheit aus und werden mit einbezogen.

statisch, hier: feststehend, ohne Zwischenstufen

Daneben benennt die Deklaration in ihrem vierten Artikel ausdrücklich auch die Verantwortung eines jeden einzelnen Menschen:

Menschen haben das Recht und die Pflicht, sich einzeln und gemeinschaftlich an der Planung und Durchführung ihrer gesundheitlichen Versorgung zu beteiligen.

Weltgesundheitsorganisation unter www.euro.who.int

Damit wurde die Förderung der gesundheitlichen Lage als individuelle wie auch gesellschaftliche Aufgabe definiert.

Als wegweisend erwies sich 1986 die WHO-Konferenz in Ottawa. Sie trug den Namen „Erste Konferenz zur Gesundheitsförderung" – „First International Conference on

Ottawa: Hauptstadt Kanadas

Health Promotion". Ihr Abschlussdokument, die Ottawa-Charta, beginnt mit der seither gültigen Definition von Gesundheitsförderung:

Gesundheitsförderung

Gesundheitsförderung zielt auf einen Prozess, allen Menschen ein höheres Maß an Selbstbestimmung über ihre Gesundheit zu ermöglichen und sie damit zur Stärkung ihrer Gesundheit zu befähigen.

Um ein umfassendes körperliches, seelisches und soziales Wohlbefinden zu erlangen, ist es notwendig, dass sowohl Einzelne als auch Gruppen ihre Bedürfnisse befriedigen, ihre Wünsche und Hoffnungen wahrnehmen und verwirklichen sowie ihre Umwelt meistern bzw. verändern können. In diesem Sinne ist die Gesundheit als ein wesentlicher Bestandteil des alltäglichen Lebens zu verstehen und nicht als vorrangiges Lebensziel. Gesundheit steht für ein positives Konzept, das in gleicher Weise die Bedeutung sozialer und individueller Ressourcen für die Gesundheit betont wie die körperlichen Fähigkeiten. Die Verantwortung für Gesundheitsförderung liegt deshalb nicht nur beim Gesundheitssektor, sondern bei allen Politikbereichen, und zielt über die Entwicklung gesünderer Lebensweisen hinaus auf die Förderung von umfassendem Wohlbefinden hin.

Weltgesundheitsorganisation, Regionalbüro für Europa unter www.euro.who.int

Mit dieser Standortbestimmung legt sich die WHO auf verschiedene Grundüberzeugungen fest:

- Die gesundheitliche Lage fällt nicht mehr nur in die Zuständigkeit von Fachleuten, sondern zu einem nicht geringen Teil in die Zuständigkeit der Betroffenen selbst.
- Menschen können und sollen zur Stärkung ihrer Gesundheit befähigt werden.
- Die Gesundheit beschreibt keinen in der Ferne zu erreichenden Zielzustand, sondern ereignet sich im konkreten Alltagsleben der Menschen.
- Das Verständnis von Gesundheit rückt die jeweiligen Stärken und Ressourcen in den Mittelpunkt des Interesses.
- Die Verantwortung für die Gesundheitsförderung liegt nicht nur im Gesundheitssystem, sondern in allen gesellschaftlichen Bereichen.

Ressourcen: Fähigkeiten, Kräfte, Reserven

Die Ausgestaltung dieser Grundüberzeugungen führt die Ottawa-Charta in weiteren Abschnitten aus. In diesem Zusammenhang benennt die Charta auch politische Voraussetzungen, welche noch nicht in allen Ländern verwirklicht sind und formuliert unter der Überschrift „Befähigen und ermöglichen":

Befähigen und ermöglichen

Gesundheitsförderung ist auf Chancengleichheit auf dem Gebiet der Gesundheit gerichtet. Gesundheitsförderndes Handeln bemüht sich darum, bestehende soziale Unterschiede des Gesundheitszustandes zu verringern sowie gleiche Möglichkeiten und Voraussetzungen zu schaffen, damit alle Menschen befähigt werden, ihr größtmögliches Gesundheitspotenzial zu verwirklichen. Dies umfasst sowohl Geborgenheit und Verwurzelung in einer unterstützenden sozialen Umwelt, den Zugang zu allen wesentlichen Informationen, die Entfaltung von praktischen Fertigkeiten als auch die

Möglichkeit, selber Entscheidungen in Bezug auf ihre persönliche Gesundheit treffen zu können. Menschen können ihr Gesundheitspotenzial nur dann weitestgehend entfalten, wenn sie auf die Faktoren, die ihre Gesundheit beeinflussen, auch Einfluss nehmen können. Dies gilt für Frauen ebenso wie für Männer.

Weltgesundheitsorganisation, Regionalbüro für Europa unter www.euro.who.int

Als eine Voraussetzung für den Erfolg der Gesundheitsförderung nennt die Ottawa-Charta die gesundheitliche Chancengleichheit aller Menschen weltweit. Diese wiederum beruht auf

- einer unterstützenden Umwelt,
- Entfaltungsspielraum und
- Informationsgelegenheiten,
- Entscheidungskompetenz.

Nicht zuletzt entscheidend dafür sind die Möglichkeiten der Partizipation, das heißt, Männer wie Frauen können sich an gesundheitlich bedeutsamen, z. B. politischen Entscheidungen beteiligen und diese beeinflussen. Für die Schaffung dieser Voraussetzungen setzen sich die Unterzeichner in der gemeinsamen Verpflichtung zur Gesundheitsförderung im Schlussabschnitt der Ottawa-Charta ein:

Partizipation: Beteiligung, Übernahme von Verantwortung bei der Mitgestaltung; Teilhabe, oft im Zusammenhang mit politisch-gesellschaftlichen Entscheidungen verwendet

Gemeinsame Verpflichtung zur Gesundheitsförderung

Die Teilnehmer der Konferenz rufen dazu auf,

- an einer gesundheitsfördernden Gesamtpolitik mitzuwirken und sich dafür einzusetzen, dass ein eindeutiges politisches Engagement für Gesundheit und Chancengleichheit in allen Bereichen zustande kommt;
- allen Bestrebungen entgegenzuwirken, die auf die Herstellung gesundheitsgefährdender Produkte, auf die Erschöpfung von Ressourcen, auf ungesunde Umwelt- und Lebensbedingungen oder eine ungesunde Ernährung gerichtet sind. Es gilt dabei, Fragen des öffentlichen Gesundheitsschutzes wie Luftverschmutzung, Gefährdungen am Arbeitsplatz, Wohn- und Raumplanung in den Mittelpunkt der öffentlichen Aufmerksamkeit zu stellen;
- die gesundheitlichen Unterschiede innerhalb der Gesellschaften und zwischen ihnen abzubauen und die von den Vorschriften und Gepflogenheiten dieser Gesellschaften geschaffenen Ungleichheiten im Gesundheitszustand zu bekämpfen;
- die Menschen selber als die Träger ihrer Gesundheit anzuerkennen und sie zu unterstützen und auch finanziell zu befähigen, sich selbst, ihre Familien und Freunde gesund zu erhalten. Soziale Organisationen und die Gemeinde sind dabei als entscheidende Partner im Hinblick auf Gesundheit, Lebensbedingungen und Wohlbefinden zu akzeptieren und zu unterstützen;
- die Gesundheitsdienste und ihre Mittel auf die Gesundheitsförderung hin umzuorientieren und auf das Zusammenwirken der Gesundheitsdienste mit anderen Sektoren, anderen Disziplinen und, was noch viel wichtiger ist, mit der Bevölkerung selbst hinzuwirken;
- die Gesundheit und ihre Erhaltung als eine wichtige gesellschaftliche Investition und Herausforderung zu betrachten und die globale ökologische Frage unserer Lebensweisen aufzuwerfen.

Die Konferenzteilnehmer rufen auf, sich in diesem Sinne zu einer starken Allianz zur Förderung der öffentlichen Gesundheit zusammenzuschließen. [...]

Die Konferenz ist der festen Überzeugung, dass dann, wenn Menschen in allen Bereichen des Alltages, wenn soziale Verbände und Organisationen, wenn Regierungen, die Weltgesundheitsorganisation und alle anderen betroffenen Gruppen ihre Kräfte entsprechend den moralischen und sozialen Werten dieser Charta vereinigen und Strategien der Gesundheitsförderung entwickeln, dass dann „Gesundheit für alle" im Jahre 2000 Wirklichkeit werden wird.

Weltgesundheitsorganisation, Regionalbüro für Europa unter www.euro.who.int

Um diesen grundlegenden Perspektivwechsel – von der Prävention zur Ergänzung um Gesundheitsförderung – zu festigen und die Umsetzung auszubauen, berief die WHO Folgekonferenzen mit jeweils eigenen Schwerpunkten ein.

Folgekonferenzen der WHO zur Gesundheitsförderung

Jahr/Ort	Themen und Ziele
1988 Adelaide, Australien	Gleichberechtigter Zugang aller Bevölkerungsgruppen zu den Angeboten des Gesundheitswesens
1991 Sundsvall, Schweden	Blick auf die sich verschlechternde Umweltsituation und deren Auswirkungen auf die Gesundheit
1997 Jakarta, Indonesien	Analyse der Ursachen für die weltweit eher zögerlichen Erfolge im Gesundheitswesen; Vereinbarung für das 21. Jahrhundert: Stärkung der individuellen Handlungsfähigkeit und Steigerung der Investitionen in die Gesundheitsentwicklung, z. B. in Einrichtungen der Gesundheitsförderung
2000 Mexiko-Stadt, Mexiko	Forderung, nationale Aktionspläne zur Gesundheitsförderung zu entwickeln, da die Unterzeichnerstaaten die jeweiligen Konferenzergebnisse mit unterschiedlich ausgeprägter Tatkraft umsetzten
2005 Bangkok, Thailand	Analyse der Auswirkungen der Globalisierung auf die Gesundheit; Forderung nach einem globalen Gesundheitsabkommen
2009 Nairobi, Kenia	Übertragung von Verantwortung auf die Gesellschaft; Stärkung von Gesundheitssystemen; Förderung der Zusammenarbeit zwischen verschiedenen Gesundheitssektoren; Schaffung von Kapazitäten für die Gesundheitsförderung

Aufgaben

1. Lesen Sie den Schlussabschnitt der mehr als 20 Jahre alten „Ottawa-Charta", und formulieren Sie für jeden der genannten Punkte ein Stichwort.
2. Entwerfen Sie für jeden dieser Punkte ein Beispiel für eine mögliche Umsetzung in Ihrem Umfeld.
3. Stellen Sie für Deutschland gesellschaftliche Bereiche zusammen,
   a) in denen die gemeinsame Verpflichtung zur Gesundheitsförderung verwirklicht wurde,
   b) in denen die Verpflichtung noch nicht umgesetzt wurde.

Aufgaben

4. Entwerfen Sie Maßnahmen, mit denen die Gesellschaft in Deutschland den genannten Zielen näher käme.

9.3 Elemente der Gesundheitsförderung

Viele Unterzeichnerstaaten bemühten sich im Anschluss an die WHO-Konferenz in Ottawa, die Forderungen der Ottawa-Charta umzusetzen und die gesundheitliche Situation der Bevölkerung zu verbessern. Dazu bedurfte – und bedarf – es einer Neuorientierung von Menschen gegenüber ihrer Gesundheit.

Schritt 1:
Menschen empfinden ihre eigene Gesundheit als persönlichen Wert, der ihnen Lebensqualität ermöglicht. Gleichzeitig erkennen sie, dass sie selbst durch ihr eigenes Verhalten einen Teil zur Gesundheit beitragen, und sind bereit, Verantwortung dafür zu übernehmen.

Schritt 2:
Menschen stellen fest, dass sie ihre Gesundheit nicht nur durch die Vermeidung von Risiken beeinflussen können. Sie kennen die Bedeutung von Schutzfaktoren und sind in der Lage, diese in ihrem eigenen Leben zu identifizieren.

Schritt 3:
Menschen entwickeln ein Bewusstsein für die Möglichkeiten, ihre persönlichen, sozialen und natürlichen Ressourcen zu stärken.

Schritt 4:
Menschen setzen sich gezielt für die Erweiterung ihrer Ressourcen bzw. ihrer verbliebenen Fähigkeiten ein. Dies geschieht individuell, durch bürgerschaftliches Engagement und politisch.

bürgerschaftliches Engagement: Einsatz und Übernahme von Verantwortung im Rahmen der demokratischen Regeln

Schritt 5:
Menschen gestalten ihre Lebenswelt gesundheitsfördernd, indem sie persönliche wie gesellschaftliche Entscheidungen vor dem Hintergrund ihrer Auswirkungen auf die gesundheitliche Situation treffen.

9.3.1 Empowerment

Empowerment: Bevollmächtigung, Ermächtigung

Gesundheitsförderung umfasst all jene Maßnahmen, welche Menschen dazu befähigen, fördernde Faktoren, Ressourcen in ihrem Leben wahrzunehmen und sich für deren Erhalt bzw. deren Stärkung einzusetzen. Dieses Engagement des Einzelnen bezieht sich gleichermaßen auf innere wie äußere Ressourcen (s. S. 62).

Die Praxis der Gesundheitsförderung legt ihren Schwerpunkt darauf, dieses Bewusstsein und diese Fähigkeiten zu entwickeln und zu fördern. Dazu tragen bei:

- **Bildung:** Menschen kennen Zusammenhänge zwischen ihrem Verhalten und ihrer Gesundheit.
- **Sozialkontakte:** Menschen knüpfen Kontakte, tauschen sich aus und bilden Netzwerke zur wechselseitigen Entlastung.
- **Orientierung:** Menschen finden sich in der Vielfalt der Angebote zur Förderung und zum Erhalt ihrer Gesundheit zurecht und wählen geeignete Unterstützungsmöglichkeiten aus.
- **Selbstwertgefühl:** Menschen genießen und vermitteln Wertschätzung und setzen sich selbstbewusst für ihre Belange ein.
- **Problemlösung:** Menschen analysieren Probleme und verfügen über Möglichkeiten, zu ihrer Lösung beizutragen oder sich über Hilfsangebote zu informieren und sich unterstützend begleiten zu lassen.
- **Partizipation:** Menschen beteiligen sich an der Gestaltung ihrer Lebensbedingungen, z. B. bezüglich ihrer Umwelt, ihrer Stadt, ihres Betriebes.

Partizipation: Beteiligung, Übernahme von Verantwortung bei der Mitgestaltung; Teilhabe, oft im Zusammenhang mit politisch-gesellschaftlichen Entscheidungen verwendet

autonom: selbstständig, unabhängig, frei zur eigenen Entscheidung

Der Einsatz dieser Instrumente beruht auf der Idee, dass der Mensch autonom ist. Er übernimmt Verantwortung und entscheidet selbstbestimmt über sein Leben.

Diese Entfaltung und Stärkung gesund erhaltender und gesund machender Aktivitäten wird auch als Empowerment bezeichnet.

Empowerment beschreibt den Prozess, der Menschen oder Gemeinschaften befähigt, die Entscheidungskompetenz über ihr Leben und ihre Lebensbedingungen zu gewinnen. Dazu zählen Maßnahmen, die es Menschen ermöglichen, ihre Interessen selbstbewusst und eigenverantwortlich zu vertreten und zu gestalten. Menschen hinterfragen die von Medien und Funktionsträgern dargestellte Wirklichkeit kritisch, nehmen ihre demokratische Verantwortung wahr und lassen sich durch vermeintliche Sachzwänge nicht entmündigen.

Als Leitfragen für Prozesse des Empowerment gelten unter anderem:

- Unter welchen Bedingungen gelingt es Menschen, eigene Stärken zusammen mit anderen zu entdecken?
- Was trägt dazu bei, dass Menschen aktiv werden und ihre eigenen Lebensbedingungen gestalten und kontrollieren?
- Was und wie können Fachleute dazu beitragen, diese Selbstorganisation zu unterstützen?

Die Maßnahmen des Empowerments richten sich sowohl nach innen – also auf den einzelnen Menschen – mit dem Ziel, Belastungssituationen aus eigener Kraft bewältigen zu können, als auch nach außen: In diesem Zusammenhang organisieren und nutzen Menschen den Zusammenschluss zu Gruppen, um ihren Angelegenheiten auch politische Durchsetzungskraft zu verleihen.

Durch Empowerment entwickelt der Einzelne ein deutlich höheres Maß an Einflussmöglichkeiten. Gleichzeitig erfordert diese Verantwortung eine engagierte Aktivität der Menschen zum Eintreten für ihre gesundheitlichen Bedürfnisse.

9.3.2 Setting-Ansatz

Setting: Schauplatz, Milieu, Umgebung

Es zeigte sich, dass die Maßnahmen der Gesundheitsförderung und des Empowerments in verschiedenen Zusammenhängen unterschiedlich erfolgreich verlaufen.

Gesundheitsfördernde Angebote verlaufen weniger erfolgreich, wenn sie zeitlich und räumlich isoliert von den üblichen Lebensgepflogenheiten durchgeführt werden, also

- in unbekannter Umgebung,
- mit fremden Menschen,
- als kurzfristiges Ereignis,

beispielsweise ein auf wenige Termine begrenzter Kurs in einer Bildungseinrichtung.

Wesentlich nachhaltiger wirken gesundheitsfördernde Maßnahmen, wenn sie direkt und unmittelbar an die konkreten und alltäglichen Lebensgewohnheiten anknüpfen.

Dieses Konzept nennt man Setting-Ansatz. Dabei bezeichnet der Begriff „Setting" diejenigen Lebensbereiche, in denen Menschen einen großen Teil ihres Alltags verbringen und die einen starken Einfluss auf die Gesundheit ausüben können, z. B. die Schule, der Arbeitsplatz oder das Wohngebiet.

Ein Setting wird einerseits als ein soziales System verstanden, das eine Vielzahl relevanter Umwelteinflüsse auf eine bestimmte Personengruppe umfasst. Es ist andererseits ein System, in dem Bedingungen von Gesundheit und Krankheit auch gestaltet werden können. In erster Linie werden Kommunen, Schulen, Krankenhäuser und Betriebe als Settings bezeichnet.

Grossmann, Ralph/Scala, Klaus: „Setting", in Bundeszentrale für gesundheitliche Aufklärung (Hrsg.): Leitbegriffe der Gesundheitsförderung, 6. Auflage 2006, S. 205

Gesundheitsförderung sollte nach den Empfehlungen der Weltgesundheitsorganisation WHO in Settings stattfinden. Gesundheitsförderung wird damit in die Lebenswelt der Menschen „hineingesetzt". Sie findet im jeweils bedeutsamen alltäglichen Umfeld, also im Kindergarten, in der Schule, am Arbeitsplatz, im Sportverein statt und verbindet sich von hier mit weiteren Lebensbereichen.

Gesundheitsförderungsmaßnahmen, die beim Setting ansetzen, gelten als besonders Erfolg versprechend, denn:

1. Verhaltensänderungen sind nur möglich und langfristig stabil, wenn sie in den Alltag integriert werden können und mit den jeweiligen Gewohnheiten und Werten übereinstimmen.
2. In den Settings können gesundheitsrelevante Rahmenbedingungen gezielt unter Einbeziehung und Mitwirkung der Betroffenen verbessert werden.
3. Die jeweiligen sozialen Gefüge und Organisationsstrukturen werden berücksichtigt und zur besseren Erreichung der Zielgruppen sowie Sicherung langfristiger Erfolge genutzt.

gesundheitsrelevant: bedeutend für Fragestellungen zu gesundheitlichen Themen

Spitzenverbände der Krankenkassen unter www.mds-ev.de

Im besten Fall finden gesundheitsfördernde Angebote dauerhaft und nicht nur punktuell statt. Der Setting-Ansatz wird auch als „Konzept der Lebensweise" bezeichnet, weil er eng an die Lebensweise der Adressaten anknüpft.

9.3.3 Praxis der Gesundheitsförderung

Als Beispiel für die konkrete Umsetzung des Konzepts der Gesundheitsförderung eignet sich ein Angebot des Oldenburger Projekts „MICK“:

MICK – Mädchen kicken mit

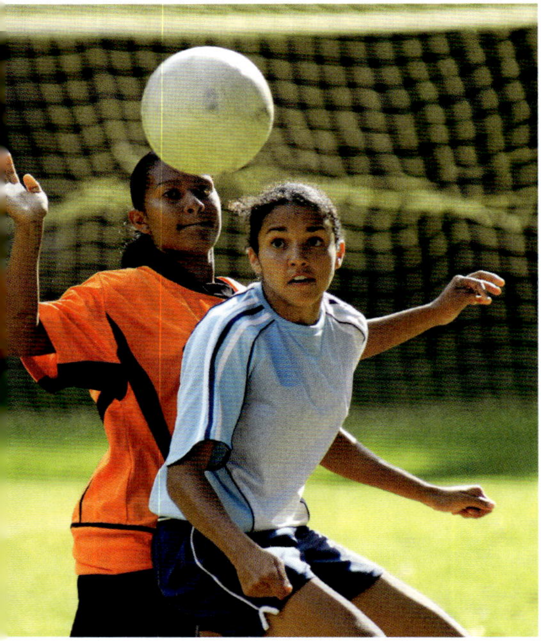

Mädchen mit Migrationshintergrund treiben signifikant weniger Sport als jene ohne Zuwanderungshintergrund. Doch 45 % der Frauen und besonders Mädchen mit Migrationshintergrund würden sportliche Aktivitäten gerne öfter pflegen, wobei vor allem das traditionell eher männlich besetzte Fußballspiel bei den zugewanderten Mädchen sehr beliebt ist.

Mit dem neuen Schuljahr 2009/2010 sind 12 Oldenburger Grundschulen mit Mädchenfußball-AGs an dem Projekt beteiligt. In den vergangenen zwei Jahren haben sich damit mehr als 700 Mädchen am MICK-Projekt beteiligt und jeweils 250 Mädchen kickten beim jährlichen Turnier mit. In sechs Ausbildungslehrgängen konnten über 110 Jugendliche zu Fußballassistentinnen ausgebildet werden. Die Anzahl der fußballspielenden „E- und F- Mädchenmannschaften“ in Oldenburg ist in den vergangenen beiden Jahren deutlich gestiegen. Im Rahmen des MICK-Projektes konnte die erste Mädchenmannschaft eines eigen-ethnischen Vereins (Türkischer Sportverein Oldenburg) in Niedersachsen gegründet werden und nimmt seit der Saison 2008/2009 an den Punktspielen teil. Inzwischen gibt es sechs Mannschaften in der F-Jugend, 12 in der E- und 15 in der D-Jugend. Mit kommunal vernetzten Mädchenfußballprojekten, in denen mehrere Grundschulen und Vereine an einem Standort kooperieren, ist die größte Nachhaltigkeit der Integrationsbemühungen verbunden. Neu gegründete Mannschaften finden schneller Gegner, der gegenseitige Austausch motiviert und fördert die Projektziele.

Um auch Kindern aus finanziell schwachen Elternhäusern den Übergang in den Verein zu ermöglichen, werden in der Anfangsphase die Vereinsbeiträge durch das Projekt übernommen bzw. können durch den Verein erlassen werden. Anschließend wird nach Unterstützern/Sponsoren gesucht, die diese Beiträge auch längerfristig übernehmen können. Eine niedersachsen-weite Regelung zur Übernahme von Vereinsbeiträgen bei Bedürftigkeit wird angestrebt, konnte bislang aber noch nicht umgesetzt werden.

„MICK“ setzt sich aus den vier Bausteinen Mädchenfußball-AGs, Mädchenfußball-Turniere, der Fußballassistentinnenausbildung und den Mädchenfußball-Camps zusammen. So gelingt es MICK, die Mädchen über die Grundschulen in den Stadtteilen für den Fußballsport zu begeistern und in Kooperation mit Vereinen Wege in den organisierten Sport aufzuzeigen. In den Grundschulen wird „MICK“ von den AG- und Projektleitungen in den 3. und 4. Klassen vorgestellt. Interessierte Mädchen können sich dann für ein Halbjahr einer Fußball-AG anschließen. Um die Mädchen auch in die lokalen Sportvereine zu integrieren, kooperieren die beteiligten Grundschulen mit

Vereinen im Stadtteil. Vereinstrainerinnen und -trainer leiten zusammen mit den jugendlichen Fußballassistentinnen (s. u.) des Projektes die Fußball-AGs der Schulen. So besteht schon während der an die Schulen angegliederten AGs der direkte Kontakt zum Verein.

Den zweiten Baustein stellen die Mädchenfußballturniere dar. Sie finden auf den Anlagen der Sportvereine im Rahmen des Projektes als „Höhepunkte" eines Halbjahres statt. Über Schulwettbewerbe bekommen viele Migrantinnen und sozial benachteiligte Mädchen den ersten Zugang zum Fußballspiel. Sie können sich mit anderen Kindern messen und vergleichen, trainieren in Mädchenfußball-AGs und fiebern einem Höhepunkt im Schulleben entgegen. In diesem Rahmen erhalten die Mädchen oft auch erstmals die Möglichkeit, einen Verein und dessen Angebote kennen zu lernen.

Neben den Mädchenfußball-AGs und Fußballturnieren bildet die Ausbildung jugendlicher Mädchen der Klassen 7–10, d. h. überwiegend im Alter von 13–16 Jahren, zu Fußballassistentinnen den dritten Baustein des MICK-Projektes. Jeweils 15–20 Mädchen werden pro Ausbildung an die Arbeit mit Kindern im Sport herangeführt. Die Ausbildung weiblicher Übungsleiterinnen ist in diesem Projekt wichtig, da eine weibliche sportliche Bezugsperson für alle Mädchen und insbesondere für viele Mädchen mit Migrationshintergrund von hoher Bedeutung ist. (...) .

Den vierten Baustein bilden die Fußball-Camps. Ein- oder mehrtägige Camps mit oder ohne Übernachtung ermöglichen es, Gemeinschaft zu erleben und füreinander Verantwortung zu tragen. Die Angebote reichen von Fußball, Geländespielen, kleinen Bewegungsspielen, Bastelangeboten und Rollenspielen bis zu Musikangeboten. Als Unterstützung wirken in den Camps die Fußballassistentinnen mit. Sie leiten selbstständig kleinere Gruppen, betreuen unter Anleitung die jüngeren Mädchen und wirken bei der Programmgestaltung mit.

(...) Das Projekt bietet durch die direkte Ansprache der Mädchen in den Grundschulen und weiterführenden Schulen ein niedrigschwelliges Gesundheitsförderungs- und Integrationsprojekt für (sozial benachteiligte) Mädchen mit Migrationshintergrund durch Sport an. Darüber hinaus strebt es nicht nur die soziale Integration der Mädchen mit Migrationshintergrund an, sondern hat eine klar gesundheitsförderlich ausgerichtete Struktur, die sich auf Bewegungsförderung für sozial Benachteiligte als Projektidee gründet. Gesunde Ernährung wird bei den Mädchenfußballturnieren quasi nebenher vermittelt, indem geschnittenes Obst und Gemüse und gesunde Getränke kostenlos zur Verfügung gestellt werden. Gesundheitsförderlich wirken sich jedoch nicht nur die Bewegung und die Ernährung, sondern auch die Steigerung des Selbstbewusstseins der Mädchen und die Anerkennung der Familie aus. MICK organisiert Elternabende, auf denen über das Projekt und seine positiven Wirkungen auf die Entwicklung der Mädchen und die Möglichkeiten in den Vereinen informiert wird. Auch die Schulen profitieren von dem Projekt. Neben einem zusätzlichen Sportangebot besteht der größte Gewinn in der Anerkennung und der Stärkung des Selbstvertrauens der Mädchen. Diese Stärkung soll sich auch weit über das Fußballspielen hinaus auswirken.

www.gesundheitliche-chancengleichheit.de

Das Projekt „MICK – Mädchen kicken mit" eignet sich, um die bedeutsamen Elemente der Gesundheitsförderung zu veranschaulichen.

Verwirklichung von Gesundheitsförderung in der Praxis	
Element	**Praktische Umsetzung im Beispiel „MICK – Mädchen kicken mit"**
Förderung von Ressourcen	■ gesunde Ernährung während der Camps ■ Bewegungsförderung ■ Einbeziehung von Eltern/Sponsoren
Empowerment	■ Förderung der Sozialkompetenz durch Mannschaftssport ■ erkennbare Beteiligung am Erfolg ■ Förderung des Selbstvertrauens
Setting-Ansatz	■ Einbeziehung der Eltern durch Elternabende ■ Kooperation mit Grundschule und Fußballverein ■ Training findet im Stadtteil statt, in dem sich die Kinder ohnehin aufhalten
Partizipation	■ Gestaltungsmöglichkeit ■ Verantwortung als Fußball-Assistentin
Nachhaltigkeit	■ Langfristige Teilnahme durch Punktspiele in allen Altersklassen ■ Motivation durch Teilnahmemöglichkeit am einmal jährlich stattfindenden Fußballturnier

Es lässt sich unschwer erahnen, dass sich Kinder mit den beschriebenen Fähigkeiten sehr viel verantwortungsvoller und erfolgreicher für die Gestaltung ihrer Lebenswelt und für die Stärkung ihrer Gesundheit einsetzen als Kinder, deren Ressourcen kaum gefördert werden.

Aufgaben

1. Formulieren Sie Voraussetzungen für das Konzept der Gesundheitsförderung, welche
   a) bei den Bürgerinnen und Bürgern,
   b) im Gesundheitswesen,
   c) bei den politisch-gesellschaftlichen Rahmenbedingungen
   vorhanden sein müssen.
2. Sammeln Sie Vor- und Nachteile des Konzepts der Gesundheitsförderung für den Einzelnen wie für die Gesellschaft.

9.4 Vergleich Prävention – Gesundheitsförderung

Bei den Konzepten Prävention und Gesundheitsförderung handelt es sich um zwei einander ergänzende Strategien zur Verbesserung der gesundheitlichen Lage.

Strategie: Vorgehensweise

Der Ansatz der Prävention besteht in der Vermeidung von Krankheiten. Dies soll erreicht werden, indem Menschen über Risikofaktoren bzw. Ursachen für bestimmte Krankheiten aufgeklärt und damit zu einer Verhaltensänderung motiviert werden. Die Grundlage dazu liefert ein pathogenetisch ausgerichtetes Verständnis von Gesundheit (s. S. 54 ff.), also die Frage: Was macht den Menschen krank?

Das Konzept der Gesundheitsförderung macht sich den salutogenetischen Blickwinkel zu eigen (s. S. 56 ff.); es fragt also: Was erhält den Menschen gesund? Unter dieser Fragestellung geht es weniger darum, Krankheiten zu vermeiden, als vielmehr darum, die Schutzfaktoren, also die Ressourcen, zur Bewältigung vielfältiger Belastungen zu stärken. Dies geschieht, indem Menschen befähigt werden, Verantwortung für ihre eigene Gesundheit zu erkennen und in vielfältigen Dimensionen des Alltagslebens wahrzunehmen.

Einige Beispiele veranschaulichen den Unterschied:

Prävention und Gesundheitsförderung im Vergleich

Handlungsebene	Ziel der Prävention: Risiken vermindern Beispiele	Ziel der Gesundheitsförderung: Ressourcen aufbauen und stärken Beispiele
Individuum	■ Konsum von Genussmitteln, z. B. Alkohol und Nikotin, einschränken ■ körperliche Störungen und Gebrechen vermeiden	■ körperliche Widerstandskraft und Leistungsfähigkeit fördern ■ Bildung verbessern, damit Informationen zum Thema Gesundheit leichter zugänglich und verstanden werden
Umwelt	■ Umweltverschmutzung, z. B. Luft, Wasser, Boden, Lärm usw., vermindern	■ besondere lebensfreundliche Aspekte beim Städte- und Landschaftsbau berücksichtigen, z. B. durch Schaffung von Naherholungsgebieten ■ umfassender Tierschutz
Gesellschaft	■ Armut und Arbeitslosigkeit beseitigen ■ soziale Isolation und Einsamkeit vermindern	■ soziale Sicherungssysteme erhalten und ausbauen ■ soziale Einrichtungen und Netzwerke fördern

Prävention erweist sich besonders dort als erfolgreich, wo klar identifizierbare Krankheitsursachen und Risikofaktoren vorliegen. Angesichts der beschriebenen Verschiebung des Krankheitsspektrums hin zu multifaktoriell bedingten Erkrankungen, wird neben der Prävention die Gesundheitsförderung zukünftig an Bedeutung gewinnen.

multifaktoriell: durch mehrere, verschiedene Fakten verursacht

Die hier angewandte strenge Trennung zwischen den Begriffen „Prävention" und „Gesundheitsförderung" dient der Klärung der unterschiedlichen Ansätze. Sie wird hauptsächlich in der fachwissenschaftlichen Diskussion verwandt und erweist sich zur Betrachtung beider Strategien als außerordentlich hilfreich. Im alltäglichen Gebrauch, z. B. in den Medien oder bei Veranstaltungsangeboten, werden die Begriffe gelegentlich unpräzise verwendet oder vermischt.

Aufgabe

Suchen Sie in verschiedenen Medien Mitteilungen zu Prävention und Gesundheitsförderung heraus. Überprüfen Sie, ob die Begriffe „Prävention" und „Gesundheitsförderung" in diesen Texten fachlich korrekt verwendet werden.

9.5 Konsequenzen aus dem Konzept der Gesundheitsförderung

Die Gesundheitsförderung (s. S. 189 ff.) wirkt sich nicht allein auf das private Verhältnis von Menschen zu ihrer Gesundheit aus. Hier fördert und fordert es die so genannte Gesundheitsmündigkeit, die unter dem Begriff der „health literacy" Eingang in die fachwissenschaftliche Diskussion fand. Mit ihrer weiten Perspektive nimmt die Gesundheitsförderung auch Lebensbedingungen über das Gesundheitswesen hinaus in den Blick. Eine verstärkte Umsetzung des Konzeptes der Gesundheitsförderung würde sich demnach auf weitere Lebensbereiche auswirken.

- **Situation im Gesundheitswesen**
  Die Gesundheitsförderung beschränkt sich nicht nur auf Einrichtungen und Expertinnen und Experten des Gesundheitswesens, sondern nimmt auch andere Gesellschaftsbereiche in die Verantwortung. Dies eröffnet einerseits höhere Erfolgsaussichten durch interdisziplinäre Kooperation. Andererseits entfällt für das Gesundheitswesen die alleinige Zuständigkeit für Leistungen im Zusammenhang mit Krankheit und Gesundheit; Macht und Einfluss müssen demnach möglicherweise mit anderen Berufsgruppen geteilt werden.
- **Situation bei den Angeboten gesundheitlicher Dienstleistungen und Produkte**
  Mit dem Ziel, die Ressourcen zu stärken, erweitert die Gesundheitsförderung die Bandbreite des herkömmlichen Leistungsangebots im System der Krankheits- und Gesundheitsversorgung. Es gelangen neue, oftmals ungewohnte Angebote auf den Markt der Gesundheit. So betätigen sich hier beispielsweise Personal Trainer, Sportartikelhersteller, Anbieter von Gewichtsreduktionsveranstaltungen, von Esoterik- und Selbstfindungskursen, des Wellness-Tourismus und viele andere mehr. Hinter dem oft vordergründigen Ziel der Gesundheitsförderung verfolgen sie ebenso massiv eigene wirtschaftliche Interessen. Für die Bevölkerung bedeutet die Vielzahl der Angebote mehr Unübersichtlichkeit, und dies erschwert die Orientierung.
- **Situation in der Politik**
  Die Gesundheitsförderung befähigt Menschen dazu, sich freiwillig, aufgeklärt, selbstbestimmt und mündig für die Belange ihrer gesundheitlichen Situation einzusetzen. Diese Stärkung ermöglicht auch, dass Menschen die Gestaltung ihrer Lebenswelt nicht nur den Politikerinnen und Politikern überlassen, sondern sich in vielfältigen Bereichen selbstbewusst beteiligen. So bietet sich für die Expertinnen und Experten die Gelegenheit, sich mit den Anliegen der Bürgerinnen und Bürger auseinanderzusetzen. Diese Mündigkeit bleibt dann nicht auf die gesundheitlich bedeutsamen Themen beschränkt, sondern erstreckt sich auch auf weitere politische Handlungsfelder.

aufgeklärt: auf die eigene Vernunft bauend

mündig: zur Selbstbestimmung befähigt, unabhängig denk- und entscheidungsfähig

Aufgaben

1. Nennen Sie Personen- oder Berufsgruppen, für die der weitere Ausbau gesundheitsfördernder Maßnahmen Vorteile bietet, und solche, für die er eher nachteilig ist. Begründen Sie Ihre Einschätzung.
2. Informieren Sie sich über Maßnahmen zur Förderung der health literacy bzw. Gesundheitskompetenz, z. B. unter www.leitbegriffe.bzga.de.

Zusammenfassung: Grundlagen der Gesundheitsförderung

Vor dem Hintergrund begrenzter Erfolge der klassischen Prävention entwickelt sich seit den 1970er-Jahren mit der Unterstützung der WHO das Konzept der Gesundheitsförderung. Es wurde 1986 während der WHO-Konferenz in Ottawa als Ottawa-Charta verabschiedet. Verschiedene weltweite Folgekonferenzen verfeinerten das Konzept der Gesundheitsförderung stetig und stimmten es auf die jeweiligen globalen Entwicklungen ab.

Das Konzept der Gesundheitsförderung erweitert die Prävention um die Stärkung der gesund erhaltenden Faktoren, der Schutzfaktoren.

Im Zuge des Empowerments unterstützt die Gesundheitsförderung die Menschen dabei, selbstbestimmt ihre individuellen Ressourcen zu stärken und ihre gesundheitlichen Belange selbstbewusst und ggf. gemeinsam mit anderen Menschen persönlich wie politisch durchzusetzen.

Die Befähigung der Menschen geschieht vorzugsweise in Settings, das sind die alltäglichen Lebensbereiche, in denen Menschen einen großen Teil ihrer Zeit verbringen. Nach dem Setting-Ansatz erweisen sich diejenigen gesundheitsfördernden Maßnahmen als erfolgreich, die in großer räumlicher und organisatorischer Nähe zur Alltagswelt der Betroffenen stattfinden. Ist diese Nähe gegeben, übernehmen Menschen freiwillig Verantwortung für ihre gesundheitliche Situation und setzen sich mit ihrer persönlichen Kompetenz in verschiedenen gesellschaftlichen Bereichen dafür ein.

In diesem Zusammenhang erweitern Menschen auch ihre Gesundheitskompetenz bzw. ihre health literacy.

Die Begriffe „Prävention" und „Gesundheitsförderung" werden im alltäglichen Sprachgebrauch zuweilen unscharf verwendet.

Wiederholungsfragen

1 Warum stagnierten die Erfolge des Präventionskonzepts?

2 Was versteht man unter der Ottawa-Charta?

3 Welche Bedeutung hat die Ottawa-Charta für die Gesundheitsförderung?

4 Welche Schwerpunkte setzt die Ottawa-Charta?

5 Wie wird Gesundheitsförderung definiert?

6 Wie verändert sich unter dem Blickwinkel „Gesundheitsförderung" das Verhältnis von Menschen zu ihrer Gesundheit?

7 Was bedeutet Empowerment?

8 Was versteht man unter einem Setting?

9 Was bedeutet der Setting-Ansatz?

10 Welcher Zusammenhang besteht zwischen Empowerment, Setting-Ansatz, Partizipation, Nachhaltigkeit und Gesundheitsförderung?

11 Wie wirkt sich ein Ausbau gesundheitsfördernder Maßnahmen auf die Gesellschaft aus?

12 Was versteht man unter „health literacy"?

Internet

www.aok-bv.de/imperia/md/aokbv/presse/medienservice/thema/mds__gkv-sv__praeventionsbericht_2010.pdf	AOK-Bundesverband GbR
www.bgf-institut.de/	Institut für Betriebliche Gesundheitsförderung
www.dnbgf.de	Deutsches Netzwerk für Betriebliche Gesundheitsförderung
www.euro.who.int	Regionalbüro Europa der WHO
www.gesundheitliche-chancengleichheit.de	Gesundheit Berlin e. V. und Bundeszentrale für gesundheitliche Aufklärung
www.gkv.info	Gemeinschaftsprojekt der Verbände der gesetzlichen Kranken- und Pflegekassen auf Bundesebene
www.gkv-spitzenverband.de/media/dokumente/krankenversicherung_1/praevention__selbsthilfe__beratung/praevention/2012-09-05_Praeventions_Gesundheitsfoerderungsziele_2013_2018.pdf	GkV-Spitzenverband
www.iga-info.de	Initiative Gesundheit & Arbeit
www.leitbegriffe.bzga.de	Bundeszentrale für gesundheitliche Aufklärung
www.lzg.gc.nrw.de	Landeszentrum Gesundheit Nordrhein-Westfalen
www.mds-ev.de	Medizinischer Dienst des Spitzenverbandes Bund der Krankenkassen e. V. (MDS), z. B. mit Präventionsbericht
www.who.int/en/	Weltgesundheitsorganisation

10 Gesetzliche und gesellschaftliche Rahmenbedingungen für Prävention und Gesundheitsförderung

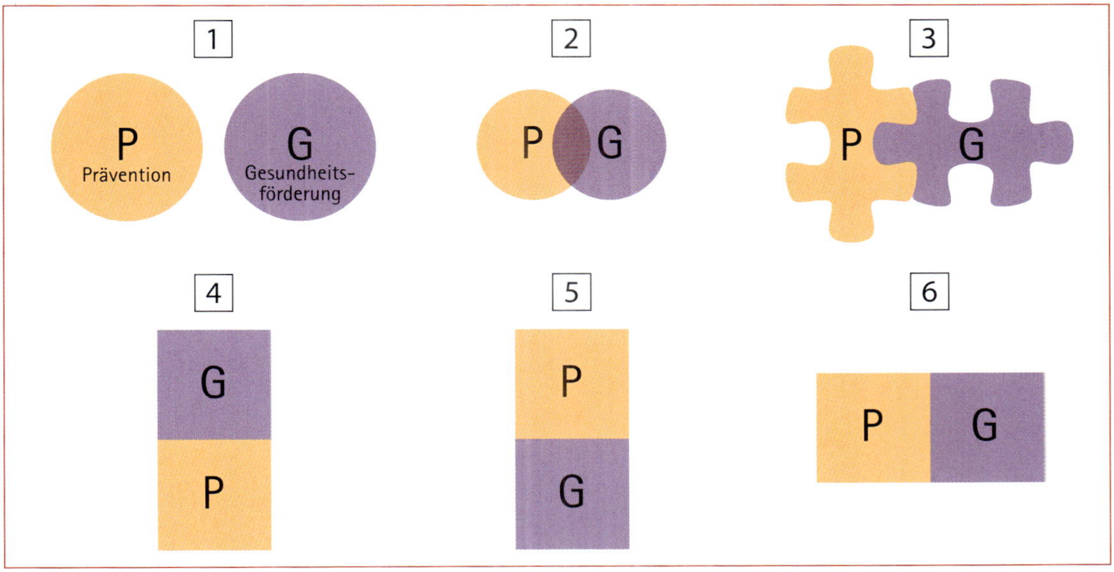

Aufgabe

Betrachten Sie die dargestellten Beziehungsmöglichkeiten zwischen Prävention und Gesundheitsförderung.
Beurteilen Sie vor dem Hintergrund Ihrer Kenntnisse aus den Kapiteln 8 und 9 die Abbildungen und wählen Sie das Ihrer Meinung nach am besten geeignete Bild aus. Begründen Sie Ihre Entscheidung.

Die Kapitel 8 und 9 beschäftigen sich ausführlich mit den unterschiedlichen Strategien von Prävention und Gesundheitsförderung. In der gesundheitspolitischen Diskussion und ihrer Darstellung in vielen Medien werden die beiden Begriffe allerdings nicht immer trennscharf verwendet. In jedem Fall aber bezeichnen sie Maßnahmen, welche Menschen dabei unterstützen, ihren bestehenden Gesundheitszustand zu verbessern, zu erhalten oder eine Verschlechterung zu verhindern.

10.1 Gesetzliche Rahmenbedingungen in der Sozialversicherung

Sozialversicherung: Gefüge aus verpflichtender Kranken-, Arbeitslosen-, Renten-, Unfall- und Pflegeversicherung zur sozialen Absicherung

Prävention und Gesundheitsförderung stellen vergleichsweise junge Bereiche des deutschen Gesundheitswesens dar.

An ihrer Finanzierung beteiligen sich heute die öffentlichen Haushalte, die Sozialversicherung mit gesetzlicher Kranken-, Renten-, Pflege- und Unfallversicherung, die privaten Krankenversicherungen, die Arbeitgeber und die privaten Haushalte.

Die Finanzierung von Prävention und Gesundheitsförderung durch die Zweige der Sozialversicherung ist gesetzlich geregelt. Der Gesetzgeber formuliert diese Verpflichtungen, da die Kosten zur Verhütung gesundheitlicher Beeinträchtigungen deutlich geringer ausfallen als die Kosten für die Folgen von Erkrankungen, z. B. für die Therapie einer Krankheit, die Pflegebedürftigkeit nach einem Unfall oder die vorzeitige Arbeitsunfähigkeit.

Die gesetzlich angeordneten Leistungen zur Prävention und Gesundheitsförderung werden durch politische Entscheidungen im Laufe der Zeit den gesellschaftlichen und epidemiologischen Entwicklungen (s. S. 91 ff.) angepasst.

Reform: Umgestaltung, Neuordnung

Mit jeder Reform der Aufgaben der Sozialversicherung verbindet sich die Frage nach der Finanzierung bestehender und neuer Maßnahmen. Sie wird zwischen den Beteiligten auch unter dem Gesichtspunkt stabiler Beiträge für die Versicherten diskutiert. Die Beiträge werden gezahlt

- für die gesetzliche Krankenversicherung
  mit Einschränkungen je zur Hälfte von Arbeitnehmern und Arbeitgebern,
- für die gesetzliche Rentenversicherung
  je zur Hälfte von Arbeitnehmern und Arbeitgebern,
- für die gesetzliche Pflegeversicherung
  je zur Hälfte von Arbeitnehmern und Arbeitgebern (Ausnahme Bundesland Sachsen: Arbeitnehmer zahlen ca. 75 %, dafür blieb der Buß- und Bettag als Feiertag erhalten),
- für die gesetzliche Unfallversicherung
  - für Arbeitnehmer zu 100 % von den Arbeitgebern,
  - für Kinder in Betreuungseinrichtungen die Träger,
  - für Schüler und Studenten die Träger der Schulen und Hochschulen.

Ein großer Teil der Präventionsleistungen der gesetzlichen Krankenversicherung, z. B. die Impfung, ist allgemein und grundsätzlich geregelt. Die Krankenversicherung erstattet den Leistungserbringern die Kosten ohne vorherige Prüfung bzw. schließt einige Maßnahmen, z. B. die Kosten für die Impfberatung vor Fernreisen, von vornherein aus ihrem Leistungskatalog aus.

Individuelle Leistungen der gesetzlichen Renten- und Pflegeversicherung, z. B. bei drohender Arbeitsunfähigkeit, werden für den einzelnen Patienten ärztlich beantragt, von der gesetzlichen Renten- oder Pflegeversicherung geprüft und ggf. bewilligt.

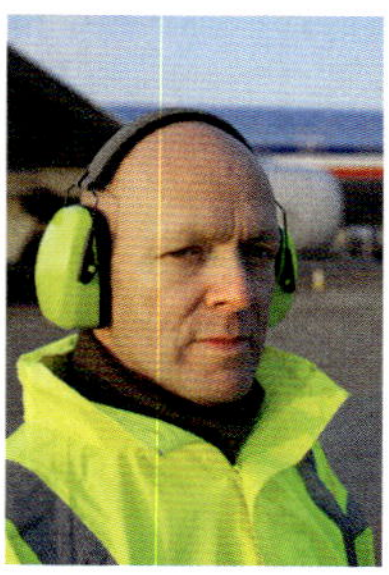

Präventive Leistungen der gesetzlichen Unfallversicherung haben das Ziel, Arbeitsunfälle, Berufskrankheiten und arbeitsbedingte Gesundheitsgefahren zu verhindern sowie für eine wirksame Erste Hilfe zu sorgen. Sie umfassen sicherheitstechnische und arbeitsmedizinische Maßnahmen genauso wie den Gesundheitsschutz, z. B. Anforderungen an die Beleuchtung in Arbeitsräumen. Zu den Aufgaben der gesetzlichen Unfallversicherung gehören Beratung und Überwachung, Forschung, Aus- und Fortbildung sowie Information. Zur Organisation dieser Leistungen sind die jeweiligen Einrichtungen, also die Arbeitgeber oder Träger von Kindergärten, Schulen und Hochschulen, verpflichtet.

Auch die hier vereinbarten Leistungen werden im Laufe der Zeit aktualisiert; sie orientieren sich an den jeweiligen Lebensbedingungen und berücksichtigen die Deklarationen der WHO-Konferenzen (s. S. 185 ff.).

10.1.1 Prävention und Gesundheitsförderung innerhalb der gesetzlichen Krankenversicherung

Von den gesamten Ausgaben für Maßnahmen der Prävention und Gesundheitsförderung übernimmt knapp 40 % die gesetzliche Krankenversicherung (GKV). Dass sie sich damit inzwischen als der größte Geldgeber erweist, ist das Ergebnis einer längeren Entwicklung.

Entwicklung in der Bundesrepublik Deutschland

Im Nationalsozialismus war unter dem Begriff der „Volksgesundheit" das Gesundheitsideal unter anderem an die Zugehörigkeit zur sogenannten „arischen Rasse" gekoppelt worden. Die Erfüllung politisch festgelegter gesundheitlicher Kriterien entschied über den Wert menschlichen Lebens. Die Überzeugung, es gebe „lebensunwertes Leben", gipfelte in der Tötungsmaschinerie der sogenannten „Euthanasie".

Euthanasie: gezielte Ermordung psychisch Kranker und von Menschen mit Behinderungen im 3. Reich

Bei der Neuordnung der Sozialversicherung im Zuge der Gründung der Bundesrepublik Deutschland verzichtete man vor dem Hintergrund dieser Vergangenheit zunächst auf staatlich verankerte Maßnahmen zur Gesunderhaltung der Bevölkerung.

So besaßen Prävention und Gesundheitsförderung zunächst kaum eine Bedeutung. Im Katalog von Leistungen des Gesundheitswesens, deren Kosten die GKV für ihre Versicherten übernahm, fanden sich keine Präventionsmaßnahmen. Der Schwerpunkt lag bei den kurativ ausgerichteten Maßnahmen.

kurativ: heilend, auf die Heilung einer Krankheit zielend

Erst 1970 wurden erstmalig präventive Maßnahmen in den Leistungskatalog der GKV aufgenommen. Es handelte sich hier um Maßnahmen der Sekundärprävention, also Früherkennungsuntersuchungen (s. S. 169 ff.). Sowohl einige Untersuchungen zur Krebsfrüherkennung als auch die ärztliche Beobachtung der Entwicklung im Kindesalter werden seither von den GKV finanziert.

Mit dem Gesundheitsreformgesetz (GRG) 1988 erhielten die gesetzlichen Krankenversicherungen erstmals die Möglichkeit, auch primärpräventive und gesundheitsfördernde Maßnahmen anzubieten bzw. zu finanzieren. So übernahmen einige Krankenversicherungen Leistungen der zahnmedizinischen Kariesprophylaxe. Als sekundärpräventive Maßnahmen kamen ab dem 35. Lebensjahr Früherkennungsuntersuchungen des Herz-Kreislauf-Systems sowie der Nierenfunktion hinzu.

Prophylaxe: Vorbeugung

Prävention und Gesundheitsförderung in der Deutschen Demokratischen Republik

Im Gegensatz zur Bundesrepublik Deutschland verstand die DDR Krankheit nicht als ein Problem, welches ausschließlich der Verantwortung des Individuums zugeordnet wurde, sondern als ein in die Verantwortung des Staates gestelltes Problem. Daraus ergaben sich folgende Unterschiede:

- Der Einzelne hatte ein Recht auf Gesundheit. So hieß es in der Verfassung der DDR: „Der Erhaltung der Gesundheit und Arbeitsfähigkeit der arbeitenden Bevölkerung, dem Schutze der Mutterschaft und der Vorsorge gegen die wirtschaftlichen Folgen von Alter, Invalidität, Arbeitslosigkeit und sonstigen Wechselfällen des Lebens dient ein einheitliches, umfassendes Sozialversicherungswesen."

Entkommerzialisierung: außerhalb des Gewinnstrebens, mit Gesundheit soll kein Gewinn erzielt werden

- Der unentgeltliche Zugang zur Gesundheitsversorgung und die Entkommerzialisierung des Gesundheitswesens sollten realisiert werden.
- Ziel gesundheitspolitischen Handelns bei gleichzeitig bestehender Verpflichtung des Einzelnen war „vorbeugende Gesundheitsfürsorge" zur Erhaltung der Leistungsfähigkeit des Individuums und zur „Steigerung der Produktion" und des „Lebensstandards des Volkes".
- Die Therapie war diesem Ziel nachgeordnet. „Erziehung zur Gesundheit" wurde verbunden mit „hygienischer Volksbildung". Die Vermittlung „hygienischen Wissens" durch Medien, das Deutsche Hygiene-Museum Dresden, und medizinisches Personal wurden als Voraussetzung für den Aufbau eines „demokratischen Gesundheitswesens" verstanden.
- Das Betriebsgesundheitswesen wurde zum zentralen Bestandteil der medizinischen Versorgung: Im Betrieb fest angestelltes Fachpersonal hatte die Aufgabe, zu präventivem Verhalten anzuleiten. Dieses engmaschige und niedrigschwellige System erleichterte allen Berufstätigen den Zugang zur Gesundheitsversorgung.

nach: Bund demokratischer Wissenschaftlerinnen und Wissenschaftler unter www.bdwi.de

Im Einigungsvertrag ist geregelt, dass seit dem 1. Januar 1991 auch in den Bundesländern des ehemaligen DDR-Staatsgebietes das Krankenversicherungsrecht der Bundesrepublik gilt.

Gesetze zur Sozialversicherung

Im Jahr 1989 wurden die rechtlichen Bestimmungen der Sozialversicherung neu geordnet. Das sind diejenigen Gesetze, welche die Rechte und Pflichten der Bürgerinnen und Bürger zur sozialen Absicherung regeln.

Es ergaben sich zwölf Schwerpunkte, die je ein Buch des neu entstandenen Sozialgesetzbuches, SGB, bilden. Jedem der Bücher von SGB I bis SGB XII ordnete man die jeweiligen Gesetze zu.

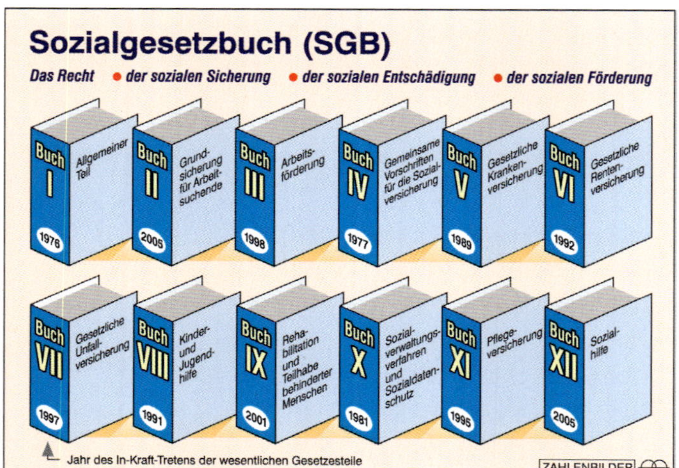
Sozialgesetzbuch (SGB)
Das Recht • der sozialen Sicherung • der sozialen Entschädigung • der sozialen Förderung
Buch I Allgemeiner Teil 1976
Buch II Grundsicherung für Arbeitsuchende 2005
Buch III Arbeitsförderung 1998
Buch IV Gemeinsame Vorschriften für die Sozialversicherung 1977
Buch V Gesetzliche Krankenversicherung 1989
Buch VI Gesetzliche Rentenversicherung 1992
Buch VII Gesetzliche Unfallversicherung 1997
Buch VIII Kinder- und Jugendhilfe 1991
Buch IX Rehabilitation und Teilhabe behinderter Menschen 2001
Buch X Sozialverwaltungsverfahren und Sozialdatenschutz 1981
Buch XI Pflegeversicherung 1995
Buch XII Sozialhilfe 2005
Jahr des In-Kraft-Tretens der wesentlichen Gesetzesteile
ZAHLENBILDER
© Erich Schmidt Verlag 141 080

- SGB I: Allgemeiner Teil
- SGB II Grundsicherung für Arbeitsuchende
- SGB III: Arbeitsförderung
- SGB IV: Gemeinsame Vorschriften für die Sozialversicherung
- SGB V: Gesetzliche Krankenversicherung
- SGB VI: Gesetzliche Rentenversicherung
- SGB VII: Gesetzliche Unfallversicherung
- SGB VIII: Kinder- und Jugendhilfe

- SGB IX: Rehabilitation und Teilhabe behinderter Menschen
- SGB X: Sozialverwaltungsverfahren und Sozialdatenschutz
- SGB XI: Pflegeversicherung
- SGB XII: Sozialhilfe

So finden sich beispielsweise diejenigen Gesetze, die die gesetzliche Krankenversicherung betreffen, im „Sozialgesetzbuch – fünftes Buch" (SGB V).

Primärpräventive Leistungen der Krankenkassen

Das GKV-Reformgesetz 2000 verpflichtete die gesetzlichen Krankenversicherungen im § 20 SGB V ausdrücklich, primärpräventive Maßnahmen zu finanzieren. Dabei sollten in besonderer Weise diejenigen gesundheitlichen Risikofaktoren berücksichtigt werden, welche auf sozialer Ungleichheit beruhen.

SGB V

§ 20 Prävention und Selbsthilfe

(1) Die Krankenkasse soll in der Satzung Leistungen zur primären Prävention vorsehen [...]. Leistungen zur Primärprävention sollen den allgemeinen Gesundheitszustand verbessern und insbesondere einen Beitrag zur Verminderung sozial bedingter Ungleichheit von Gesundheitschancen erbringen. [...]

Bundesministerium der Justiz unter www.bundesrecht.juris.de

Das GKV-Modernisierungsgesetz 2004 ermöglichte den Krankenkassen die Einführung von Bonus-Regelungen, welche gesundheitsbewusstes Verhalten der Versicherten belohnen. Mit der Aussicht auf Kostenerstattung, Sachprämien o. Ä. werden die Versicherten, einzeln oder als Familie, zu gesundheitsorientiertem Verhalten ermutigt.

Bonus: Sondervergütung, Vorteil

Die Bonussysteme kann jede Krankenkasse individuell gestalten. Dabei bewertet sie selbst, mit welchen finanziellen Anreizen sie ihre Versicherten zu gesundheits- und kostenbewusstem Verhalten motiviert. Die Bandbreite reicht dabei von Ermäßigungen bei Zuzahlungen bis hin zu niedrigeren Beiträgen oder Beitragsrückerstattung. Eine weitere Möglichkeit bilden Bonuspunkte, die in einem Bonus-Scheckheft notiert werden und nach einiger Zeit in Sachprämien o. Ä. eingetauscht werden können.

Die Angebote unterscheiden sich bei den verschiedenen Krankenkassen z. B. im Hinblick auf folgende Fragen:

- Welche Maßnahmen werden belohnt?
- Mit welchem Punktwert werden einzelne Maßnahmen belohnt?
- Von welchem Lebensalter an wird die Teilnahme belohnt?
- Wie oft kann die Maßnahme genutzt und angerechnet werden?
- Auf welche Weise erfolgt die „Vergütung"?

Bonuspunkte für Versicherte ab 15

Die folgende Übersicht zeigt Ihnen, für welche Aktivitäten Sie wie viele Bonuspunkte erhalten. Familienangehörige oder Lebenspartnerinnen/Lebenspartner können erworbene Bonuspunkte gemeinsam einlösen.

Früherkennungsmaßnahmen	Bonuspunkte	Anspruch	zulässige Häufigkeit
Zahnvorsorge	150	ab 15 J.	1 x pro Jahr
Professionelle Zahnreinigung	100	ab 15 J.	1 x pro Jahr
Gesundheits-Check-up	150	ab 35 J.	1 x in 2 Jahren
Krebsfrüherkennung bei Frauen	100	ab 20 J.	1 x pro Jahr
Krebsfrüherkennung bei Männern	100	ab 45 J.	1 x pro Jahr

Durch regelmäßige Früherkennungsuntersuchungen können Gefahren für die Gesundheit rechtzeitig erkannt werden. Deshalb übernimmt die Krankenkasse die Kosten für diese Untersuchungen.

Maßnahmen zur Gesundheitsförderung	Bonuspunkte	Anspruch	zulässige Häufigkeit
Bewegung			
Fitness-Training, Wirbelsäulengymnastik	je 100	ab 15 J.	max. 2 Kurse pro Jahr
aktive Mitgliedschaft im Sportverein/ Fitnessstudio, Betriebs-/Hochschulsport	50	ab 15 J.	1 Mitgliedschaft pro Jahr
Ablegen eines Sportabzeichens	100	ab 15 J.	1 x pro Jahr
Ernährung			
Kurse zur vollwertigen Ernährung, Säuglingsernährungskurs	je 100	ab 15 J.	max. 2 Kurse pro Jahr
Gewichtsreduktionskurse	je 100	ab 15 J.	max. 2 Kurse pro Jahr
Stressbewältigung/Entspannung			
Stressbewältigungskurse	je 100	ab 15 J.	max. 2 Kurse pro Jahr
Entspannungskurse	je 100	ab 15 J.	max. 2 Kurse pro Jahr
Raucherentwöhnung			
Raucherentwöhnungskurs	100	ab 15 J.	einmalig
Gesundheitscoaching – Online			
Anmeldung beim Ernährungscoach	100	ab 15 J.	einmalig

Beispiel Bonusprogramm

Leistungen zur betrieblichen Gesundheitsförderung

Das GKV-Wettbewerbsstärkungsgesetz 2007 nahm die betriebliche Gesundheitsförderung als Pflichtleistung der gesetzlichen Krankenversicherung in das SGB V auf.

Neben den Versicherten zahlen die Arbeitgeber Beiträge zur gesetzlichen Krankenversicherung. Auch sie können einen Bonus erhalten, wenn sie in ihrem Unternehmen betriebliche Gesundheitsförderung anbieten. Gleiches gilt für Versicherte, welche an Veranstaltungen zur Gesundheit am Arbeitsplatz teilnehmen.

SGB V § 20a Betriebliche Gesundheitsförderung

(1) Die Krankenkassen erbringen Leistungen zur Gesundheitsförderung in Betrieben (betriebliche Gesundheitsförderung), um unter Beteiligung der Versicherten und der Verantwortlichen für den Betrieb die gesundheitliche Situation einschließlich ihrer Risiken und Potenziale zu erheben und Vorschläge zur Verbesserung der gesundheitlichen Situation sowie zur Stärkung der gesundheitlichen Ressourcen und Fähigkeiten zu entwickeln und deren Umsetzung zu unterstützen. [...]

§ 20b Prävention arbeitsbedingter Gesundheitsgefahren

(1) Die Krankenkassen unterstützen die Träger der gesetzlichen Unfallversicherung bei ihren Aufgaben zur Verhütung arbeitsbedingter Gesundheitsgefahren. Insbesondere unterrichten sie diese über die Erkenntnisse, die sie über Zusammenhänge zwischen Erkrankungen und Arbeitsbedingungen gewonnen haben. [...]

Bundesministerium der Justiz unter www.bundesrecht.juris.de

Die Spitzenverbände der Krankenkassen verständigten sich auf Kriterien und gemeinsame und einheitliche Handlungsfelder für die Umsetzung dieser gesetzlichen Vorgaben und veröffentlichen sie als „Leitfaden Prävention". Den vier vereinbarten Handlungsfeldern Bewegung, Ernährung, Stressbewältigung und Suchtmittelkonsum werden verschiedene Leistungen und Angebote zur Primärprävention und zur betrieblichen Gesundheitsförderung zugeordnet.

Primärprävention nach § 20 Abs. 1 SGB V	Betriebliche Gesundheitsförderung nach § 20a SGB V
Handlungsfelder und Präventionsprinzipien	
Bewegungsgewohnheiten ■ Reduzierung von Bewegungsmangel durch gesundheitssportliche Aktivität ■ Vorbeugung und Reduzierung spezieller gesundheitlicher Risiken durch verhaltens- und gesundheitsorientierte Bewegungsprogramme	Arbeitsbedingte körperliche Belastungen ■ Vorbeugung und Reduzierung arbeitsbedingter Belastungen des Bewegungsapparates
Ernährung ■ Vermeidung von Mangel- und Fehlernährung ■ Vermeidung und Reduktion von Übergewicht	Betriebsverpflegung ■ Gesundheitsgerechte Verpflegung am Arbeitsplatz
Stressbewältigung/Entspannung ■ Förderung individueller Kompetenzen der Belastungsverarbeitung zur Vermeidung stressbedingter Gesundheitsrisiken	Psychosoziale Belastungen (Stress) ■ Förderung individueller Kompetenzen zur Stressbewältigung am Arbeitsplatz ■ Gesundheitsgerechte Mitarbeiterführung
Suchtmittelkonsum ■ Förderung des Nichtrauchens ■ Gesundheitsgerechter Umgang mit Alkohol/Reduzierung des Alkoholkonsums	Suchtmittelkonsum ■ Rauchfrei im Betrieb ■ „Punktnüchternheit" (null Promille am Arbeitsplatz) bei der Arbeit

Leitfaden Prävention unter www.mds-ev.de

Die Krankenkassen verfügen über zwei unterschiedliche Wege, die Zielgruppen mit den Angeboten bekannt zu machen.

Die Maßnahmen können den Zielgruppen in einer Kommstruktur oder in einer Bringstruktur angeboten werden. Bei einer Kommstruktur werden Interessierte durch öffentliche Bekanntmachung auf die Maßnahme aufmerksam gemacht und eingeladen. Beispiele sind:

- allgemeine Öffentlichkeitsarbeit (Tagespresse, Plakate, Veranstaltungsprogramme)
- zielgruppenspezifische Medien (z. B. Versichertenzeitschriften für bestimmte Altersgruppen)
- Direkt-Mailingaktionen (z. B. für Schwangere, Eltern von Kindern bestimmter Altersgruppen etc.)

Bei einer Bringstruktur tragen die Krankenkassen oder die Anbieter die Maßnahmen durch persönliche Ansprache aktiv an die Zielgruppe in deren Lebensumfeld (z. B. Senioreneinrichtungen, Arbeitsagenturen, Beschäftigungs- und Qualifizierungseinrichtungen) heran. Dieses Vorgehen eignet sich insbesondere zur Erreichung sozial benachteiligter Zielgruppen.

www.gkv-spitzenverband.de

Auch wenn die Krankenkassen diese Maßnahmen vollständig oder teilweise finanzieren, so führen sie nur wenige Angebote in Eigenregie durch. Viele Krankenkassen kooperieren mit Sportvereinen, Familienbildungsstätten, Volkshochschulen, Physiotherapeuten, Ernährungsberatern usw. Für die Anerkennung von Maßnahmen in externer Trägerschaft gelten strenge Anforderungen. Sie schreiben ein definiertes Qualitätsniveau fest:

- eine eindeutige Festlegung der Zielgruppe, für die die Maßnahme eingerichtet ist;
- einen wissenschaftlich abgesicherten Nachweis darüber, dass die Maßnahme im beabsichtigten Sinn wirkungsvoll ist – mit entsprechenden Kontrollmöglichkeiten der Krankenkassen;
- eine schriftliche Dokumentation von Inhalt, Aufbau, Methode und Ziel der Maßnahme.

Dies ermöglicht die Vergleichbarkeit der Maßnahmen verschiedener Anbieter. Darüber hinaus sichern diese Anforderungen die gleichwertige Versorgung von Mitgliedern der verschiedenen Krankenkassen.

Überblick

Rückblickend betrachtet entwickelte sich die Gesundheitsförderung nach der Ottawa-Charta 1986 in der Sozialgesetzgebung wie folgt:

Entwicklung der Gesundheitsförderung im Rahmen der Gesetzgebung nach der Ottawa-Charta

1989 **Gesundheitsreformgesetz** (GRG) § 20 SGB V:
Gesundheitsförderung/Krankheitsverhütung

1992 **Gesundheitsstrukturgesetz** (GSG) § 20 SGB V:
Erweiterung um Förderung von Selbsthilfegruppen und Selbsthilfekontaktstellen

1996 **Beitragsentlastungsgesetz** § 20 SGB V:
Krankheitsverhütung

1999/2000 **GKV-Gesundheitsreform** 2000 § 20 SGB V:

- Primäre Prävention, insbes. Beitrag zur Verminderung sozialer Ungleichheit von Gesundheitschancen *(sozialkompensatorischer Ansatz)*
- Betriebliche Gesundheitsförderung (BGF)
- Selbsthilfe-Förderung
- § 43 SGB V: Patientenschulungen
- § 65 SGB V: Verbraucher- und Patientenberatung

2004 **GKV-Modernisierungsgesetz** (GMG):
Förderung primärer Prävention durch ein Bonussystem für Versicherte der GKV

2007 **GKV-Wettbewerbsstärkungsgesetz** (GKV-WSG) § 20 SGB V:
Betriebliche Gesundheitsförderung wird zur Pflichtleistung der Krankenkassen (§ 20a SGB V)

Arbeitskreis Gesundheitsfördernde Hochschulen unter www.gesundheitsfoerdernde-hochschulen.de

10.1.2 Prävention und Gesundheitsförderung außerhalb der gesetzlichen Krankenversicherung

Die Maßnahmen der Gesundheitsförderung reichen auch über das Gesundheitswesen hinaus und berücksichtigen vielfältige Lebensbereiche von Menschen. Demzufolge finden sich die Veranstalter und Träger gesundheitsfördernder Maßnahmen nicht allein im Bereich des Gesundheitswesens bzw. der gesetzlichen Krankenversicherung.

Prävention und Gesundheitsförderung werden ebenso durch die weiteren Zweige der Sozialversicherung geleistet:

- Vermeidung der Frühverrentung, z. B. stationäre Rehabilitation zur Wiederherstellung der Erwerbsfähigkeit, SGB VI – Rentenversicherungsgesetz
- Arbeitsplatzgestaltung, z. B. durch Helmpflicht unter schwebenden Lasten, SGB VII – Unfallversicherungsgesetz
- Kinder- und Jugendhilfe, z. B. durch Ernährung in Kindertagesstätten, SGB VIII – Kinder- und Jugendhilfegesetz

- Teilhabe von Menschen mit Behinderungen, z. B. durch spezielle Bildschirme bei PC-Arbeitsplätzen Sehbehinderter, SGB IX – Gesetz zur Rehabilitation und Teilhabe behinderter Menschen
- Entlastung pflegender Angehöriger, z. B. Finanzierung von Pflegesachleistungen durch einen Pflegedienst für eine Auszeit der pflegenden Angehörigen, SGB XI – Pflegeversicherungsgesetz

Darüber hinaus besteht ein großes Angebot von Veranstaltungen, welches außerhalb der Sozialversicherungen durch die Teilnehmenden finanziert wird, z. B. bei Volkshochschulen und Familienbildungsstätten.

Aufgaben	
1.	Erkundigen Sie sich bei Ihrer Krankenkasse nach Bonusprogrammen zur Prävention und Gesundheitsförderung und stellen Sie sie vor. Ordnen Sie die Maßnahmen des auf S. 204 dargestellten Bonusprogramms fachlich den Begriffen „Prävention" und „Gesundheitsförderung" zu.
2.	Vergleichen Sie die Angebote verschiedener Krankenkassen.
3.	Erfragen Sie bei den Krankenkassen die Resonanz der Versicherten auf die Bonusprogramme. Erkundigen Sie sich auch nach den vermuteten Ursachen.
4.	Ermitteln Sie im „Leitfaden Prävention" der Spitzenverbände der Krankenkassen unter www.gkv-spitzenverband.de/media/dokumente/presse/publikationen/GKV_Leitfaden_Praevention_RZ_web4_2011_15702.pdf die Gesundheitsziele für die Altersgruppe der Jugendlichen. Überprüfen Sie, inwieweit sie in Ihrem Umfeld umgesetzt werden.
5.	Informieren Sie sich über Maßnahmen zur Prävention und Gesundheitsförderung verschiedener Krankenkassen. Überprüfen Sie, ob sie der Kommstruktur oder der Bringstruktur (s. S. 206) zuzuordnen sind.

10.2 Gesundheitspolitische Umsetzung von Prävention und Gesundheitsförderung

Auch außerhalb der Sozialversicherung erweiterte sich infolge der WHO-Konferenzen das Verständnis von Gesundheitsförderung. Verschiedene Träger, z. B. Städte, Gemeinden, Vereine, entwickeln an vielen Orten vielfältige Initiativen zur Verbesserung der gesundheitlichen Situation der Bevölkerung. Damit wuchs der Bedarf nach Vernetzung, Koordination, Steuerung und Überprüfung dieser Maßnahmen.

10.2.1 Gesundheitsziele

Im Jahr 2000 fanden sich unter der Leitung des Bundesministeriums für Gesundheit zahlreiche Akteure im Gesundheitswesen zusammen, darunter Vertreter von Krankenversicherungen, Berufsverbänden, Kommunal- und Landespolitik, Arzneimittelindustrie, Forschungsinstituten, um gemeinsame Gesundheitsziele für Deutschland festzulegen. Dieses Projekt trägt den Namen „gesundheitsziele.de" und ist organisatorisch bei der Gesellschaft für Versicherungswissenschaft und -gestaltung angesiedelt.

Was sind Gesundheitsziele?

Gesundheitsziele sind verbindliche Vereinbarungen der verantwortlichen Akteure im Gesundheitssystem. Sie sind ein Instrument der Gesundheitspolitik im Rahmen von Public-Health-Ansätzen [s. S. 210 ff.], um Verbesserungen der Gesundheitssituation der Bevölkerung zu erreichen. Auf der Grundlage gesicherter Erkenntnisse werden für ausgewählte Zielbereiche Empfehlungen formuliert und Maßnahmenkataloge erstellt, die Beteiligten verpflichten sich zur Umsetzung in ihren Verantwortungsbereichen. Die nachhaltige Entwicklung und Umsetzung von Gesundheitszielen ist als langfristiger Prozess angelegt. Zur Zielbestimmung gehört auch die Festlegung von Zeiträumen für die Umsetzung.

Gesundheitsziele beziehen sich auf die Früherkennung, Behandlung und Rehabilitation konkreter Krankheitsbilder, auf Prävention oder auf die Verbesserung gesundheitsrelevanter Strukturen. Sie integrieren andere gesundheitspolitische Maßnahmen [...]. Gesundheitsziele werden im Konsens von Politik, Kostenträgern und Leistungserbringern, Selbsthilfe- und Patientenorganisationen sowie Wissenschaft erarbeitet. Gesundheitsziele bilden einen gemeinsamen Handlungsrahmen, innerhalb dessen Fachkompetenzen gebündelt und als Wissen bereitgestellt, Ressourcen gezielt und koordiniert eingesetzt, Einzelprojekte zu einer konzertierten Aktion vernetzt werden können.

Im stark gegliederten deutschen Gesundheitswesen profitieren alle von einer solchen konsensuellen Ausrichtung und strategischen Abstimmung.

Gesellschaft für Versicherungswissenschaft und -gestaltung e. V. unter www.gesundheitsziele.de

Akteur: handelnde Person

nachhaltig: dauerhaft, langfristig aufrechtzuerhalten und zu nutzen

integrieren: aufnehmen, einbinden

Konsens: Übereinstimmung, Einwilligung

konsensuell: übereinstimmend, einvernehmlich

Von verbindlichen Gesundheitszielen versprach man sich

- **Orientierung:** Akteure im Gesundheitswesen kennen die Palette der unterschiedlichen Angebote.
- **Transparenz:** Angebote lassen sich vergleichen und in ihrer Wirksamkeit überprüfen.
- **Gemeinsames Problembewusstsein:** Alle Akteure arbeiten auf ein gemeinsam vereinbartes Ziel hin und verfolgen nicht selbst gewählte Interessen.
- **Synergieeffekte:** Durch gemeinsame Aktivitäten verschiedener Beteiligter steigt die Wirksamkeit der Anstrengungen.

Synergieeffekt: positive Wirkung, die sich aus Zusammenschluss oder Zusammenarbeit ergibt

Mit Hilfe ihres Aktionszyklus veranschaulicht die Initiative „gesundheitsziele.de" ihr Vorgehen.

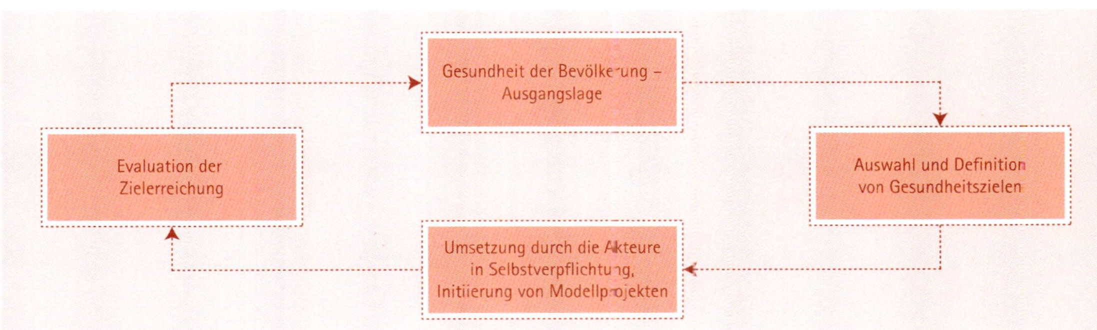

Aktionszyklus gesundheitsziele.de

Dieses Vorgehen soll die Grundlage dafür schaffen, dass politische Maßnahmen zielgenauer eingesetzt, finanzielle und personelle Mittel effizient verwendet und dauerhafte, nachhaltige Erfolge erzielt werden.

effizient: wirkungsvoll im Sinne einer bestmöglichen Ausnutzung der eingesetzten Mittel, Ressourcen

Nationale Gesundheitsziele

gesundheitsziele.de
Forum Gesundheitsziele Deutschland

Inzwischen verständigte man sich auf sieben nationale Gesundheitsziele, welche von 2003 an veröffentlicht wurden:

1. **Diabetes mellitus Typ II:** Erkrankungsrisiko senken, Erkrankte früh erkennen und behandeln.
2. **Brustkrebs:** Mortalität vermindern, Lebensqualität erhöhen.
3. **Tabakkonsum** reduzieren.
4. **Gesund aufwachsen:** Ernährung, Bewegung, Stressbewältigung.
5. **Gesundheitliche Kompetenzen** erhöhen, **Patientensouveränität** stärken.
6. **Depressive Erkrankungen:** verhindern, früh erkennen, nachhaltig behandeln.
7. **Gesund älter werden**

Souveränität: Selbstbestimmung, Unabhängigkeit, Hoheitsgewalt

Verwirklichung der nationalen Gesundheitsziele

Für den Weg zur Verwirklichung der Gesundheitsziele geht man bei jedem Ziel in gleicher Weise vor. Das Verfahren gliederte sich in vier Schritte:
Schritt 1 – die Problemanalyse
Schritt 2 – die Zielformulierung
Schritt 3 – die Planung und Durchführung kurz- und langfristiger Maßnahmen
Schritt 4 – die Evaluation

Evaluation: Überprüfung der Wirkung, des Erfolges

Dieser Prozess verlief am Beispiel des zweiten Gesundheitsziels zur Erkrankung
Brustkrebs: Mortalität vermindern, Lebensqualität erhöhen
folgendermaßen:

Schritt 1 – Problemanalyse

Vor dem fachlichen Hintergrund wird deutlich, dass es sich um ein epidemiologisch bedeutsames Problem handelt:

Brustkrebs stellt die häufigste Krebserkrankung und die häufigste Krebstodesursache bei Frauen dar; etwa jede elfte Frau erkrankt im Laufe ihres Lebens daran. Sachverständige stellten hinsichtlich der Früherkennung sowie Lebensqualität und Lebenserwartung nach der Diagnose Verbesserungsmöglichkeiten fest.

Schritt 2 – Zielformulierung

Man formulierte Hauptziele und gliederte sie in jeweils verschiedene Teilziele:

Für das Gesundheitsziel „Brustkrebs" entstanden acht Hauptziele. Sie beziehen sich mit ihrem jeweiligen Schwerpunkt auf die Früherkennung, die Versorgung der Patientinnen, die Information, die Patientenrechte, die psychische Betreuung, die Rehabilitation, die Datenerfassung und die Forschung. Auszüge lauten:

Hauptziel 1 – Früherkennung/Sekundärprävention

Brustkrebs wird in einem frühen und damit prognostisch günstigen Stadium erkannt.

Teilziel 1.1

Ein flächendeckendes, an den EU-Richtlinien ausgerichtetes Mammographie-Screening-Programm ist eingeführt. [...]

Hauptziel 3 – Information

Das Wissen über die Erkrankung ist bei den Nichtbetroffenen und Patientinnen verbessert. Verständliche, evidenzbasierte, einheitliche, neutrale und umfassende Informationen sind für potenzielle und tatsächlich Betroffene sowie auch für deren Angehörige vorhanden. [...]

Teilziel 3.2

Verständliche Informationen sind für die verschiedenen Zielgruppen verfügbar. Die soziale Schicht, die Ethnizität, kognitive Fähigkeiten wie auch die entsprechenden sprachlichen und kulturellen Anforderungen sind dabei berücksichtigt.

Bundesministerium für Gesundheit unter www.bmg.bund.de

MAMMOGRAPHIE SCREENING PROGRAMM

Mammographie: Röntgenuntersuchung der Brust

Screening: Reihenuntersuchung einer bestimmten Bevölkerungsgruppe

evidenzbasiert: Maßnahmen, deren Wirksamkeit statistisch nachgewiesen wurde

potenziell: denkbar, möglicherweise

Ethnizität: kulturelle Zugehörigkeit

kognitiv: das Erkennen und Denken betreffend

fundiert: begründet, nach wissenschaftlichen Erkenntnissen

Schritt 3 – Planung und Durchführung von Maßnahmen

Im Rahmen der Umsetzung unterschied man zwischen Starter-Maßnahmen, das sind kurzfristig und mit vergleichbar geringem Aufwand durchzuführende Maßnahmen, und längerfristig anzulegenden Vorhaben.

Für das Gesundheitsziel „Brustkrebs" organisierte und finanzierte man innerhalb kurzer Zeit das sogenannte „Brustkrebs-Telefon". Es ergänzt den Krebsinformationsdienst am Deutschen Krebsforschungszentrum Heidelberg. Hier können Patientinnen und Angehörige anrufen und erhalten fundierte und individuelle Informationen zu ihrer Situation. Diese Maßnahme dient auch der Umsetzung des Teilziels 3.2.

Die Umsetzung des Teilziels 1.1 erforderte einen längeren Zeitraum. Zur Verbesserung der Früherkennung wurde nach und nach bundesweit das Mammographie-Screening eingeführt. Frauen im Alter zwischen 50 und 69 Jahren werden im Abstand von zwei Jahren zu einer Röntgenuntersuchung der Brust eingeladen, um Gewebeveränderungen möglichst frühzeitig zu erkennen. Auch für die Beurteilung der Aufnahmen vereinbarte man Qualitätskriterien. Sie erfolgt durch zwei Ärztinnen oder Ärzte mit einem Erfahrungshintergrund von mindestens 5000 Untersuchungen jährlich.

Bezüglich der weiteren Haupt- und Teilziele verfuhr man ähnlich.

Verschiedene Kliniken spezialisieren sich intensiv auf die Versorgung von Patientinnen mit Brustkrebs. Sie erfüllen definierte Voraussetzungen hinsichtlich ihrer Ausstattung, der Qualifikation des Personals und der Anzahl der behandelten Patientinnen. Sie erhielten vom Gesundheitsministerium ein Zertifikat als anerkanntes Brustzentrum. Seither konzentriert man die Versorgung der Patientinnen mit Brustkrebs auf diese Einrichtungen.

Zertifikat: amtliche Bescheinigung

Auch die Berufsgruppen beteiligten sich an der besseren Versorgung der Patientinnen; so entwarfen die Pflegeberufe eine Weiterbildung zur „breast care nurse", zur Pflegeexpertin für Brusterkrankungen.

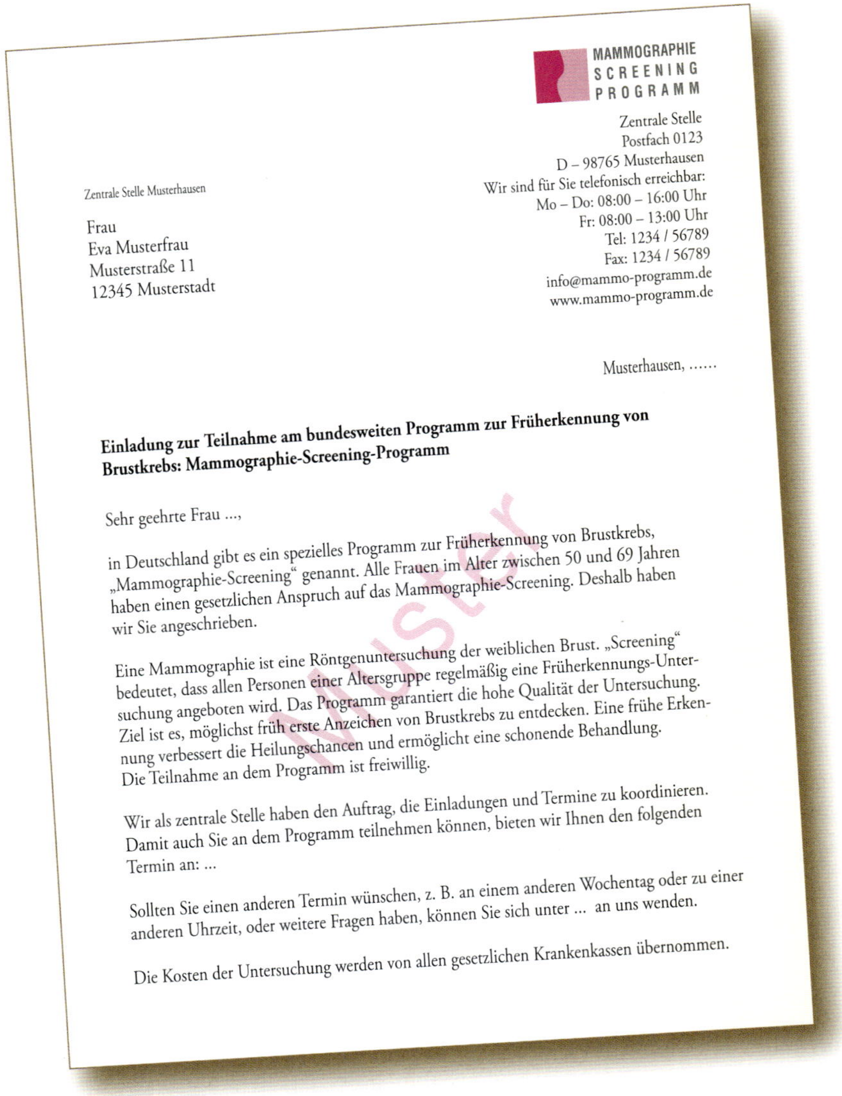

MAMMOGRAPHIE SCREENING PROGRAMM

Zentrale Stelle
Postfach 0123
D – 98765 Musterhausen
Wir sind für Sie telefonisch erreichbar:
Mo – Do: 08:00 – 16:00 Uhr
Fr: 08:00 – 13:00 Uhr
Tel: 1234 / 56789
Fax: 1234 / 56789
info@mammo-programm.de
www.mammo-programm.de

Zentrale Stelle Musterhausen

Frau
Eva Musterfrau
Musterstraße 11
12345 Musterstadt

Musterhausen, ……

Einladung zur Teilnahme am bundesweiten Programm zur Früherkennung von Brustkrebs: Mammographie-Screening-Programm

Sehr geehrte Frau …,

in Deutschland gibt es ein spezielles Programm zur Früherkennung von Brustkrebs, „Mammographie-Screening" genannt. Alle Frauen im Alter zwischen 50 und 69 Jahren haben einen gesetzlichen Anspruch auf das Mammographie-Screening. Deshalb haben wir Sie angeschrieben.

Eine Mammographie ist eine Röntgenuntersuchung der weiblichen Brust. „Screening" bedeutet, dass allen Personen einer Altersgruppe regelmäßig eine Früherkennungs-Untersuchung angeboten wird. Das Programm garantiert die hohe Qualität der Untersuchung. Ziel ist es, möglichst früh erste Anzeichen von Brustkrebs zu entdecken. Eine frühe Erkennung verbessert die Heilungschancen und ermöglicht eine schonende Behandlung. Die Teilnahme an dem Programm ist freiwillig.

Wir als zentrale Stelle haben den Auftrag, die Einladungen und Termine zu koordinieren. Damit auch Sie an dem Programm teilnehmen können, bieten wir Ihnen den folgenden Termin an: …

Sollten Sie einen anderen Termin wünschen, z. B. an einem anderen Wochentag oder zu einer anderen Uhrzeit, oder weitere Fragen haben, können Sie sich unter … an uns wenden.

Die Kosten der Untersuchung werden von allen gesetzlichen Krankenkassen übernommen.

Muster

Kooperationsgemeinschaft Mammographie in der ambulanten vertragsärztlichen Versorgung GbR unter www.mammo-programm.de

- **Schritt 4 – Evaluation**

  Anschließend überprüft man die Erfolge der durchgeführten Maßnahmen und verändert ggf. das Vorgehen.

  Für das Gesundheitsziel „Brustkrebs" zeigen sich erkennbare Erfolge: Eine nennenswerte Zahl von Krebsbefunden wäre ohne das Screening zu diesem Zeitpunkt nicht diagnostiziert worden.

Bei den anderen nationalen Gesundheitszielen wählte man ein vergleichbares Vorgehen.

10.2.2 Bundesvereinigung Prävention und Gesundheitsförderung e. V. (BVPG)

Auch außerhalb der Sozialversicherung engagieren sich zahlreiche Organisationen für Prävention und Gesundheitsförderung. Bereits 1954 gründete sich die Bundesvereinigung Prävention und Gesundheitsförderung e. V. (BVPG). Sie ist ein gemeinnütziger, politisch und konfessionell unabhängiger Verband mit der Geschäftsstelle in Bonn. Zurzeit sind mehr als 120 Organisationen Mitglied der BVPG, darunter vor allem Berufsverbände des Gesundheitswesens, die Spitzenverbände der Krankenkassen, aber auch Bildungseinrichtungen, z. B. der Deutsche Volkshochschul-Verband Forschungseinrichtungen, Gewerkschaften, Sozialverbände, z. B. die Arbeiterwohlfahrt, Selbsthilfegruppen und Behörden. Die Aufnahme setzt einen Arbeitsschwerpunkt im Bereich Prävention und Gesundheitsförderung voraus. Die Bundesvereinigung Prävention und Gesundheitsförderung e. V. finanziert sich aus Beiträgen der Mitglieder sowie durch Sponsoren, mit denen sie projektbezogen zusammenarbeitet, und Zuschüsse des Bundesgesundheitsministeriums.

Die Bundesvereinigung Prävention und Gesundheitsförderung verfolgt das Ziel, die Ausrichtung auf Prävention und Gesundheitsförderung nicht nur im Gesundheitswesen, sondern auch in allen anderen Lebens- und Politikbereichen zu verstärken. Ihre Arbeit gliedert die BVPG in fünf Schwerpunkte:

- Transparenz über die Angebote schaffen,
- Synergien erreichen,
- fachlichen Erfahrungsaustausch ermöglichen,
- gemeinsame Projektarbeit einleiten,
- Qualität sichern.

Synergie: Ergebnissteigerung durch Zusammenwirken verschiedener gleichgerichteter Interessen oder Kräfte

Ihre Aufgabe der Vernetzung und Koordination nimmt die BVPG auf zweierlei Weise wahr. Sie wirkt in gesundheitspolitischen Gremien mit und beeinflusst damit gesundheitspolitische bedeutsame Maßnahmen und Gesetze. Darüber hinaus führt sie eigene Projekte und Veranstaltungen durch, z. B. zum jährlich wiederkehrenden Weltgesundheitstag am 7. April.

Die Beteiligten und die Arbeitsschwerpunkte der BVPG zeigen, dass ihre Arbeit wesentlich breiter und weniger konkret angelegt ist als die von gesundheitsziele.de. Dabei berücksichtigt die BVPG ein umfangreicheres Spektrum von Anbietern und Angeboten und trägt auch auf diese Weise zur Verbreitung und zum Fortschritt von Prävention und Gesundheitsförderung in der deutschen Gesellschaft bei.

10.2.3 Deutscher Präventionspreis

Deutscher Präventionspreis

Seit 2004 schreiben das Bundesministerium für Gesundheit und die Bundeszentrale für gesundheitliche Aufklärung BzgA mit wechselnden Kooperationspartnern jährlich den Deutschen Präventionspreis aus. Die Themen wechseln, sie reichen von Maßnahmen zur „Stärkung der Elternkompetenz in Schwangerschaft und früher Kindheit" (2006) über „Prävention stärken – lokal und regional" (2007), „Gesund aufwachsen – Ganzheitliche Förderung der körperlichen, seelischen und sozialen Entwicklung von

Setting-Ansatz: Einsatz gesundheitsfördernder Maßnahmen in Milieu und Umgebung der Zielgruppe

Vorschulkindern" (2008) und „Gesund aufwachsen – Ganzheitliche Förderung von Grundschulkindern" (2009) über „Gesund aufwachsen – Ganzheitliche Förderung von Heranwachsenden in der Sekundarstufe I" (2010) bis zur „Förderung des Hygieneverhaltens in Kindertagesstätten" (2012).

Um diesen Preis können sich Einrichtungen bewerben, die dem Thema entsprechende Maßnahmen durchführen. Zu den Anforderungen zählen in jedem Jahr der Setting-Ansatz (s. S. 191 f.), eine Vernetzung mit anderen Einrichtungen, dauerhaft angelegte Maßnahmen sowie definierte und überprüfte Ziele.

Bundeszentrale für gesundheitliche Aufklärung

10.2.4 Bundeszentrale für gesundheitliche Aufklärung, BZgA

Prävention und Gesundheitsförderung liegen auch im Interesse staatlicher Gesundheitspolitik; daher wurde 1967 die Bundeszentrale für gesundheitliche Aufklärung, BZgA, gegründet. Ihre Arbeitsschwerpunkte beschreibt sie selbst:

Aufklärungsschwerpunkte der BZgA

Bei der Erfüllung unseres Auftrags orientieren wir uns an den zur jeweiligen Zeit vorhandenen dringlichen Gesundheitsproblemen mit Präventionsrelevanz und den sich weiterentwickelnden Theorien und Methoden der gesundheitlichen Aufklärung.

Unsere derzeitigen Hauptarbeitsrichtungen sind:

1) Wir leisten Beiträge zur Entwicklung und Umsetzung nationaler Aktionspläne und Programme
   - zur Prävention von Infektionskrankheiten, insbesondere HIV/Aids und andere sexuell übertragbaren Krankheiten,
   - zur Suchtprävention (Schwerpunkte Tabak- und Alkoholprävention),
   - zur Förderung der Kinder- und Jugendgesundheit (Gesunde Entwicklung; Ernährung, Bewegung, psychische Gesundheit).
2) Wir erfüllen gesetzliche Aufgaben
   - Sexualaufklärung und Familienplanung (Grundlage: Schwangerschaftskonfliktgesetz (SchkG)),
   - Aufklärung zum Thema Organ- und Gewebespende (Grundlage: Transplantationsgesetz § 2),
   - Aufklärung über die Blut- und Plasmaspende (Grundlage: Transfusionsgesetz § 3 Abs. 4).
3) Wir nehmen nationale Gemeinschaftsaufgaben mit bevölkerungsweiter Wirkung wahr, die zur Umsetzung der Aufklärungsschwerpunkte notwendig sind
   - Evaluation und Qualitätssicherung
   - Koordination und Kooperation

Zielsetzung: Gesundheitsvorsorge und Gesundheitserhaltung

Gesundheitsvorsorge und Gesundheitserhaltung sind die beiden obersten Ziele unserer Arbeit. Durch unsere Maßnahmen und Programme leisten wir einen Beitrag dazu, in unseren inhaltlichen Aufklärungsschwerpunkten Neuerkrankungshäufigkeiten zu senken (Primäre Prävention) und Krankheitsfrüherkennung zu steigern (Sekundäre Prävention) sowie allgemein die Gesundheitspotenziale zu stärken (Gesundheitsförderung). Dazu werden Wissen, Einstellungen und Fähigkeiten der Menschen gestärkt, sich gesund zu verhalten, Risiken zu erkennen und zu vermeiden und so für die eigene und die Gesundheit anderer Verantwortung zu übernehmen.

www.bzga.de

Die inhaltliche Arbeit der Bundeszentrale für gesundheitliche Aufklärung erstreckt sich auf ein weites Themenspektrum.

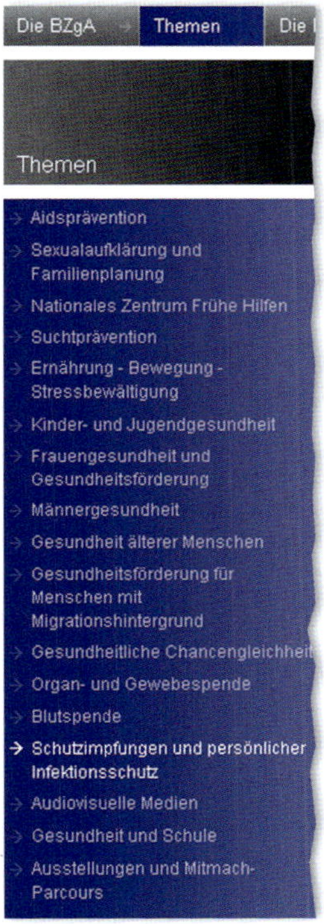

Ausschnitt aus BZgA-Homepage

Zu jedem Thema stehen Informationsmaterialien für unterschiedliche Zielgruppen, Unterrichtsmaterialien und audiovisuelle Medien zur Verfügung. Darüber hinaus erstellt und pflegt die BZgA Datenbanken zu speziellen Themen, z. B. zur gesundheitlichen Chancengleichheit, und veranstaltet Fachtagungen.

Aufgaben

1. Erkundigen Sie sich in Ihrer Umgebung nach Maßnahmen zum Gesundheitsziel „Brustkrebs: Mortalität vermindern, Lebensqualität erhöhen".
   a) Erhielt jemand aus Ihrem persönlichen Umfeld eine Einladung zum Mammographie-Screening? Wie verlief die Untersuchung?
   b) Wo befindet sich das nächste Brustzentrum?
2. Finden Sie heraus, welche weiteren nationalen Gesundheitsziele geplant sind. Stellen Sie den Stand der Umsetzung vor.
3. Auch die Bundesländer verständigten sich auf Gesundheitsziele. Recherchieren Sie dazu die Ziele in Ihrem Bundesland, z. B. unter www.gesundheitliche-chancengleichheit.de.

Aufgaben

4. Stellen Sie das Motto und die Aktionen zum diesjährigen Weltgesundheitstag vor. Überlegen Sie, welches Angebot Ihre Klasse für Ihre Schule vorbereiten kann. Berücksichtigen Sie dabei die vier Planungsschritte zur Verwirklichung von Gesundheitszielen.
5. Recherchieren Sie unter www.deutscher-praeventionspreis.de die Projekte von Preisträgern des Deutschen Präventionspreises und stellen Sie einige vor.
6. Wählen Sie einen der Arbeitsbereiche der BzgA aus und präsentieren Sie Schwerpunkte, Projekte, Materialien der BzgA zu diesem Thema.
7. Im Zuge des organisatorischen und finanziellen Ausbaus von Prävention und Gesundheitsförderung entstanden Initiativen für ein bundesweit geltendes Präventionsgesetz. Informieren Sie sich über den aktuellen Stand.

10.3 Gesundheitsförderung nach dem Setting-Ansatz

In einigen Bundesländern werden spezifische Gesundheitsziele und Präventionskonzepte vereinbart. Der § 20 SGB V betont darüber hinaus, dass die Gesundheitsförderung in besonderer Weise Personengruppen mit sozial bedingten gesundheitlichen Benachteiligungen berücksichtigen soll. Zum einen sammeln sich dort gesundheitliche Lasten überdurchschnittlich stark an (s. S. 153 ff.). Zum anderen erreichen die primärpräventiven Angebote der Krankenkassen, z. B. Kurse zur Bewegungsförderung, eher die Menschen mittlerer und oberer Sozialschichten.

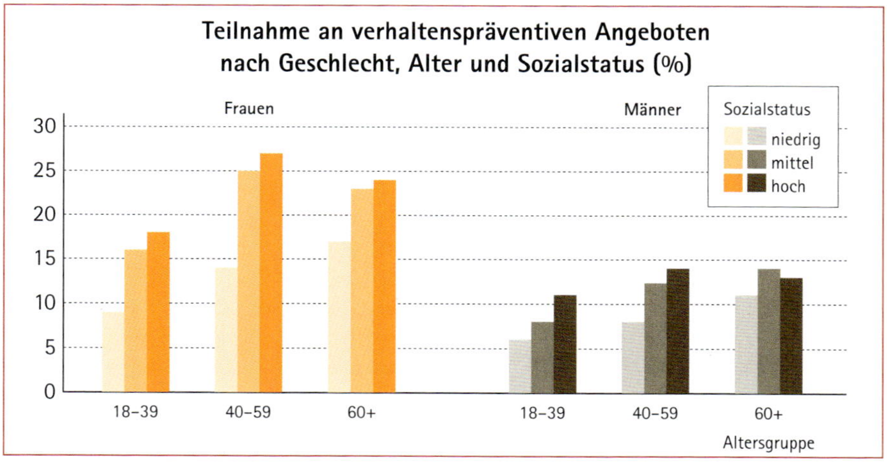

Datenbasis: GEDA 2009

Menschen mit Migrationshintergrund: nach Deutschland eingewanderte Menschen und deren Nachkommen

Untersuchungen ergaben, dass Männer weniger als Frauen, sozial schwache weniger als wohlhabende und ältere weniger als junge Menschen gezielt Prävention betreiben. Auch Menschen mit Migrationshintergrund engagieren sich hier wenig und nutzen Präventionsangebote nur in geringem Umfang.

Um diese Personengruppen in besonderer Weise anzusprechen, empfiehlt die Weltgesundheitsorganisation, WHO, die Arbeit nach dem Setting-Ansatz. Damit sind gesundheitsfördernde Angebote gemeint, die ganz besonders die Gegebenheiten der Lebensräume berücksichtigen, in denen die betroffenen Menschen üblicherweise große Teile ihrer Zeit verbringen.

Im Rahmen des Setting-Ansatzes entwarfen verschiedene gesellschaftliche Organisationen und Einrichtungen Angebote zur Gesundheitsförderung. Einige Projekte werden direkt von der WHO initiiert, andere von regionalen Organisationen entwickelt, und wieder andere von amtlicher Seite ins Leben gerufen. Diese Angebote beabsichtigen gezielt, die gesundheitliche Situation von sich bislang eher schwach an Prävention beteiligenden Menschen zu verbessern und sind im normalen Lebensumfeld der jeweiligen Zielgruppe angesiedelt. Die Maßnahmen finden – z. B. auf einzelne Stadtteile bezogen – in Kindergärten und Schulen, in Jugend- und Familien- und Seniorenzentren sowie in Betrieben statt.

Zu den bekanntesten WHO-Projekten zählt die „Gesunde Stadt"; die in Deutschland beteiligten Städte schlossen sich zum „Gesunde Städte-Netzwerk" zusammen. Regional wachsen Initiativen für eine „Gesunde Schule", und auf kommunaler Ebene gestaltet man ein „Gesundheitsförderndes Krankenhaus". „Gesundheitsfördernde Betriebe" und weitere Settings ergänzen diese Strategie.

Gesunde Städte-Netzwerk
der Bundesrepublik Deutschland

Aufgaben

1. a) Erkundigen Sie sich nach Initiativen zur Gesundheitsförderung in Ihrer Stadt, Ihrem Landkreis, Ihrem Bundesland, z. B. unter www.gesundheitliche-chancengleichheit.de. Berücksichtigen Sie dabei in besonderer Weise die Angebote für jene Bevölkerungsgruppen, die sich nur wenig an Präventionsmaßnahmen beteiligen.
   b) Stellen Sie die verschiedenen Angebote in Ihrer Klasse vor. Laden Sie dazu einen an einer gesundheitsfördernden Maßnahme beteiligten Menschen in Ihren Unterricht ein und bereiten Sie ein Interview mit ihm vor.
2. Recherchieren Sie die Gesundheitsziele Ihres Bundeslandes, z. B. beim Internetauftritt des Gesundheitsministeriums. Wählen Sie eines der Ziele aus und beschreiben Sie die Umsetzung.
3. Wählen Sie eine hinsichtlich der Nutzung von gesundheitsfördernden Maßnahmen benachteiligte Personengruppe aus. Entwerfen Sie Lösungsstrategien für das in der Presseerklärung dargestellte Problem.
4. Bundesweit werden verschiedene Wettbewerbe und Preise zur Gesundheitsförderung nach dem Setting-Ansatz ausgeschrieben.
   - Informieren Sie sich über die Preisträger sowie die prämierten Maßnahmen.
   - Überlegen Sie, inwieweit sie sich für die Umsetzung in Ihrem Umfeld eignen und welche Voraussetzungen dazu erfüllt sein müssten.

Zusammenfassung: Gesetzliche und gesellschaftliche Rahmenbedingungen für Prävention und Gesundheitsförderung

Prävention und Gesundheitsförderung wurden nach Gründung der Bundesrepublik Deutschland erst allmählich in das Leistungsangebot der Sozialversicherung aufgenommen. Gründe liegen in der deutschen Vergangenheit und dem zunächst vornehmlich kurativ ausgerichteten Medizinbetrieb.

Die Gesellschaft der DDR ordnete die Sorge für die Gesundheit nicht nur dem Individuum allein, sondern auch der Fürsorge des Staates zu. Der für die Bürgerinnen und Bürger unentgeltliche Zugang zum Gesundheitswesen und ein umfassendes Betriebsgesundheitswesen sollte neben weiteren Maßnahmen das in der Verfassung verankerte Recht auf Gesundheit gewährleisten.

Die gesetzliche Krankenversicherung der Bundesrepublik Deutschland finanziert erst seit 1970 sekundärpräventive und erst seit 1988, nach der Ottawa-Charta, primärpräventive Maßnahmen. Der Begriff „Gesundheitsförderung" erscheint erst 2000 im § 20 des SGB V. Hier liegt ein besonderer Schwerpunkt auf den gesundheitsfördernden Maßnahmen, die die sozial bedingte Ungleichheit von Gesundheitschancen verringern.

Die Spitzenverbände der Krankenkassen verabredeten in ihrem „Leitfaden Prävention" vier gemeinsame Handlungsfelder und vereinbarten Qualitätskriterien für die Ausgestaltung der von ihnen zumindest teilweise finanzierten Angebote.

Vor diesem Hintergrund bieten Krankenkassen ihren Versicherten Bonusprogramme zur Stärkung gesundheitsfördernden Verhaltens an. Auch zu betrieblicher Gesundheitsförderung werden Arbeitgeber wie Arbeitnehmer motiviert.

Auf politischer Ebene vereinbarte man sieben nationale Gesundheitsziele, welche seit 2003 nach und nach umgesetzt werden.

Zahlreiche Organisationen mit dem Arbeitsschwerpunkt Prävention und Gesundheitsförderung schlossen sich zur „Bundesvereinigung Prävention und Gesundheitsförderung" zusammen. Sie koordiniert die vielfältigen Aktivitäten, organisiert nationale Aktionen zum Weltgesundheitstag und beteiligt sich an der Meinungsbildung in den politischen Gremien.

Der Deutsche Präventionspreis wird jährlich mit wechselnden Themen ausgeschrieben. Er zeichnet Einrichtungen und Projekte aus, die Prävention und Gesundheitsförderung für die jeweilige Zielgruppe dauerhaft, kooperativ und effektiv fördern.

Die Bundeszentrale für gesundheitliche Aufklärung erarbeitet seit 1967 auf nationaler Ebene Grundsätze und Richtlinien für die praktische Gesundheitserziehung und koordiniert und unterstützt die gesundheitliche Aufklärung in vielfältiger Weise.

Die Eigeninitiative zum Engagement für Präventionsmaßnahmen zeigt sich bei den Bevölkerungsgruppen unterschiedlich stark ausgeprägt: Ältere Menschen, Menschen in einer sozial schwachen Lage und Menschen mit Migrationshintergrund beteiligen sich eher weniger, Männer nehmen entsprechende Angebote seltener wahr als Frauen.

Es bildeten sich zahlreiche Initiativen, welche in für die jeweilige Zielgruppe bedeutsamen Settings Angebote zur Gesundheitsförderung arrangieren. Sie orientieren sich auf das Wohn- und Arbeitsumfeld einzelner Menschen wie auch auf Lebensbereiche, in denen sich alle Familienmitglieder erreichen lassen.

Neben einzelnen Projekten stehen lokale oder regionale Netzwerke, z. B. zur Gesundheitsförderung in einer ganzen Stadt oder einem Schulbezirk

Wiederholungsfragen

1. Wie verlief die Verankerung von Prävention und Gesundheitsförderung in den sozialen Sicherungssystemen der Bundesrepublik und der DDR?
2. Welche Bedeutung hatten und haben Maßnahmen der Prävention und Gesundheitsförderung im Leistungskatalog der gesetzlichen Krankenversicherung?
3. Welche Elemente umfasst die Sozialversicherung? In welchen Bereichen findet dort ebenfalls Prävention und Gesundheitsförderung statt?
4. Was fordert der Gesetzgeber in § 20 SGB V bezüglich der Maßnahmen zu Prävention und Gesundheitsförderung?
5. Wie geht die Initiative gesundheitsziele.de zur Erreichung ihrer Ziele vor?
6. Welche nationalen Gesundheitsziele wurden vereinbart?
7. Welches sind die Arbeitsschwerpunkte der „Bundesvereinigung Prävention und Gesundheitsförderung"?
8. Was versteht man unter dem Deutschen Präventionspreis?
9. Welche Aufgaben erfüllt die Bundeszentrale für gesundheitliche Aufklärung?
10. Welche Bevölkerungsgruppen beteiligen sich in welchem Umfang an Maßnahmen der Prävention und Gesundheitsförderung?
11. Welche gesellschaftlichen Institutionen engagieren sich für Prävention und Gesundheitsförderung in Deutschland?

Internet

www.aok-bv.de/imperia/md/aokbv/presse/medienservice/thema/mds_gkv-sv_pr_ventionsbericht_2010.pdf

www.bkk.de/arbeitgeber/betriebliche-gesundheitsfoerderung/ – Bundesverband der Betriebskrankenkassen: betriebliche Gesundheitsförderung

www.bug-nrw.de – Ministerium für Schule und Weiterbildung des Landes Nordrhein-Westfalen

www.bundesrecht.juris.de – Bundesministerium der Justiz

www.bvpraevention.de – Bundesvereinigung Prävention und Gesundheitsförderung e. V.

www.bzga.de	Bundeszentrale für gesundheitliche Aufklärung
www.deutscher-praeventionspreis.de	Bundesministerium für Gesundheit, Bundeszentrale für gesundheitliche Aufklärung
www.dnbgf.de	Deutsches Netzwerk für Betriebliche Gesundheitsförderung
www.dguv.de	Deutsche Gesetzliche Unfallversicherung
www.gesunde-staedte-netzwerk.de	Gesunde Städte-Netzwerk
www.gesundheit.nrw.de	Ministerium für Arbeit, Gesundheit und Soziales des Landes Nordrhein-Westfalen
www.gesundheitliche-chancengleichheit.de	Bundeszentrale für gesundheitliche Aufklärung
www.gesundheitsziele.de	Gesellschaft für Versicherungswissenschaft und -gestaltung e. V.
www.gkv.info	Gemeinschaftsprojekt der Verbände der gesetzlichen Kranken- und Pflegekassen auf Bundesebene
www.gkv-spitzenverband.de/media/dokumente/presse/publikationen/GKV_Leitfaden_Praevention_RZ_web4_2011_15702.pdf	GkV-Spitzenverband
www.infoline-gesundheitsfoerderung.de	Hessisches Ministerium für Arbeit, Familie und Gesundheit und RKW Kompetenzzentrum, eine Einrichtung des RKW Rationalisierungs- und Innovationszentrums der Deutschen Wirtschaft e. V.
www.kindergesundheit-info.de	Bundeszentrale für gesundheitliche Aufklärung
www.mds-ev.de	Medizinischer Dienst des Spitzenverbandes Bund der Krankenkassen e. V. (MDS), z. B. mit Präventionsbericht
www.praeventionskonzept.nrw.de	Landeszentrum Gesundheit Nordrhein-Westfalen

11 Absicherung der Gesundheits- und Krankenversorgung

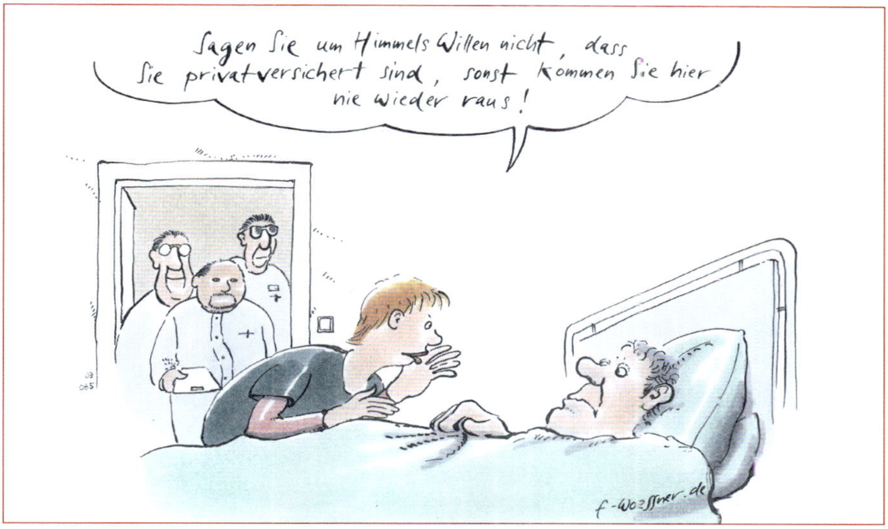
Sagen Sie um Himmels Willen nicht, dass Sie privatversichert sind, sonst kommen Sie hier nie wieder raus!
f-woessner.de

Aufgaben

1. Beschreiben Sie die Zeichnung und überlegen Sie, worauf der Zeichner mit diesem Cartoon hinweisen möchte.
2. Stellen Sie sich vor, Sie sind krank und benötigen Leistungen des Gesundheitswesens. Überlegen Sie, was Ihnen wichtig ist, damit Sie sich gut versorgt fühlen. Halten Sie Ihre Ergebnisse fest und diskutieren Sie sie.

11.1 Gesellschaftliche Grundlagen

Die Gesundheit der Bevölkerung besitzt sowohl für jeden Menschen wie auch für die gesamte Gesellschaft einen hohen Wert. Für den Einzelnen ist sie mit Wohlbefinden und Lebensqualität verbunden. Der Gesellschaft bietet sie die Grundlage für wirtschaftliches Wachstum und sozialen Frieden. Daher verstehen zahlreiche Staaten die Sorge für die Gesundheit nicht nur als eine rein persönliche private Angelegenheit. Vielmehr wird die Verantwortung für die Gesundheit als eine – zumindest teilweise – gesellschaftliche Aufgabe gesehen.

sozialer Frieden: die verschiedenen gesellschaftlichen Gruppen akzeptieren einander; Konflikte wiegen gering und gefährden nicht das Wohl der gesamten Gesellschaft

Bei der Warenproduktion und bei Dienstleistungen entscheiden zumeist Angebot und Nachfrage über den Erfolg eines Produktes am Markt. Qualität, Service und Preis beeinflussen den Absatz an diejenigen Kunden, welche in der Lage sind, dieses Produkt zu erwerben. Daneben gibt es immer auch Menschen, die dieses Produkt nicht besitzen. Es mag sein, dass sie es sich nicht kaufen können, z. B. aus finanziellen Gründen, oder weil ein Anbieter nicht in erreichbarer Nähe ist oder weil sie das Produkt gar nicht kennen. Vielleicht wollen sie es sich nicht kaufen, z. B. weil sie es nutzlos oder hässlich finden oder weil sie ihr Geld anderweitig verwenden möchten.

Dies lässt sich am Beispiel der Handynutzung zeigen: Viele Menschen haben eines oder mehrere Mobiltelefone, andere besitzen keines. Unter den Handybesitzern unterscheiden sich die Ansprüche an die Qualität und die Ausstattung stark. Dies hängt von den eigenen finanziellen Möglichkeiten und der Wichtigkeit eines Handys für das persönliche Leben ab. Möglicherweise spielt auch die Netzabdeckung eines bestimmten Anbieters eine Rolle.

Sektor: Bereich, Teil eines Ganzen

Übertrüge man dieses freie Spiel der Kräfte auch auf den Gesundheitssektor, ließen sich nach einiger Zeit sehr unterschiedliche Versorgungsbedingungen beobachten.

- Größere Städte beispielsweise üben für die Betreiber von Gesundheitseinrichtungen eine größere Anziehungskraft aus als kleinere, denn dort gibt es mehr Menschen, die diese Angebote nutzen (s. S. 14 f.). Für die Bewohnerinnen und Bewohner ländlicher Gegenden wären einzelne Gesundheitsleistungen nur nach weiten Anfahrtswegen, die nicht alle Menschen problemlos auf sich nehmen können, zu erreichen. Es entstünden regionale Ungleichheiten.
- Darüber hinaus können oder wollen nicht alle Menschen vergleichbare finanzielle Mittel für ihre Gesundheit einsetzen. Es wäre mit einer Verstärkung des sozialen Gefälles bei der Gesundheit zu rechnen.
- Das Wissen über die Möglichkeiten gesundheitlicher Versorgung ist, je nach Bildungsstand, unterschiedlich verbreitet. Ohne gezieltes Vorgehen durch Gesetzgeber, Krankenkassen, Gesundheitsämter usw., z. B. mit Informationsangeboten oder schulärztlichen Untersuchungen, wären Personen mit geringen Bildungschancen von vornherein benachteiligt (s. S. 153 ff.).

Eine derartige Entwicklung birgt Risiken für eine Gesellschaft, beispielsweise im Hinblick auf die soziale, aber auch die wirtschaftliche Entwicklung, denn eine größere Zahl kranker bzw. arbeitsunfähiger Einwohnerinnen und Einwohner beeinträchtigt die Wirtschaftleistung.

Niveau: Stufe, Rang, Ebene

Vor diesem Hintergrund setzen sich zahlreiche Staaten zum Ziel, der gesamten Bevölkerung auf möglichst hohem Niveau eine gleichwertige Gesundheitsversorgung anzubieten, also unabhängig von der regionalen Lage, den finanziellen Möglichkeiten und dem Bildungsstand eines Menschen.

In den meisten Ländern überlässt man das Angebot gesundheitlicher Dienstleistungen sowie ihre Inanspruchnahme nicht ausschließlich dem Markt zwischen Leistungserbringern und Kunden. Stattdessen verständigte man sich auf organisatorische und finanzielle Eingriffe des Staates. Auch in Deutschland wirken staatliche Verordnungen und Organisationen im Gesundheitssystem regulierend mit.

Zur Gewährleistung der gesundheitlichen Versorgung der Bevölkerung stehen einer Gesellschaft bzw. einem Staat verschiedene Mittel zur Verfügung.

Ein verbreitetes und bewährtes Instrument ist die Einrichtung und Unterstützung einer gesetzlichen Krankenversicherung. Die verpflichtende Mitgliedschaft ermöglicht, dass Menschen die Leistungen zur Sicherung oder Wiederherstellung ihrer Gesundheit je nach Notwendigkeit und unabhängig von der eigenen finanziellen Situation in Anspruch nehmen können.

Die einzelnen Regelungen innerhalb der gesetzlichen Krankenversicherung werden weitgehend vom Gesetzgeber, also dem Parlament, vorgeschrieben. Im Laufe der Zeit verändern sich die gesellschaftlichen und wirtschaftlichen Bedingungen, z. B. die Lebensformen der Menschen, das Krankheitsspektrum (s. S. 103 ff.). So werden diese Bestimmungen von Zeit zu Zeit, oft im Rahmen einer umfangreichen Gesundheitsreform, den aktuellen Verhältnissen angepasst, um das Ziel der angemessenen Gesundheitsversorgung zu erreichen. Beispiele für solche Veränderungen s. S. 201.

Parlament: gewählte Volksvertretung mit gesetzgebender Funktion in Deutschland der Bundestag

Über die Unterstützung einer gesetzlichen Krankenversicherung hinaus kann ein Staat mit weiteren Maßnahmen das angestrebte Niveau des Gesundheitswesens sicherstellen:

- Die Landeskrankenhauspläne regulieren das Versorgungsangebot, z. B. die Anzahl der Krankenhäuser und Krankenhausbetten.
- Die finanzielle Förderung von Forschungsprojekten, z. B. für neue Therapien, eröffnet bessere Heilungschancen.
- Die Bereitstellung von Gebäuden, Ausstattung, Personal o. Ä. ermöglicht die Erprobung neuer Versorgungsangebote, z. B. betreute Wohngemeinschaften alter Menschen.
- Die Formulierung von Ausbildungs- und Prüfungsordnungen für Berufe im Gesundheitswesen gewährleistet die Versorgung durch qualifiziertes Personal.

Aufgaben

1. Beschreiben Sie Vor- und Nachteile von staatlichem Einfluss auf das Gesundheitswesen
   a) für die Leistungsempfänger,
   b) für die Leistungserbringer.
2. Recherchieren Sie die Überzeugungen und Ziele der verschiedenen politischen Parteien zu der Frage „Welche Bedeutung soll der Staat bei der Organisation des Gesundheitswesens haben?"

11.2 Entwicklung der Ausgaben im Gesundheitssystem

11.2.1 Gesamtausgaben

Die Ausgaben für die gesundheitliche Versorgung steigen in Deutschland seit Jahren an. Sie betrugen 1992 noch 157,9 Mrd. € und erhöhten sich – bei einer etwa gleichbleibenden Einwohnerzahl von 82 Millionen – in den folgenden 19 Jahren um 85 %, sodass sie sich im Jahr 2011 auf insgesamt 293 Mrd. € beliefen. Damit entsprachen die Ausgaben im Jahr 2011 11,3 % des Bruttoinlandsproduktes, also der gesamten Wirtschaftsleistung, in Höhe von ca. 2 570 Mrd. €. Das heißt: Mehr als jeder neunte in Deutschland erwirtschaftete Euro fließt in das Gesundheitswesen. Bezogen auf die Bevölkerungszahl bedeutet dieser Wert Gesundheitsausgaben von etwa 3 590 € je Einwohner (1992: 1 960 €).

Bruttoinlandsprodukt, Abk. BIP: Gesamtwert aller Waren und Dienstleistungen, die in einem Jahr innerhalb der Landesgrenzen eines Staates hergestellt bzw. erbracht werden

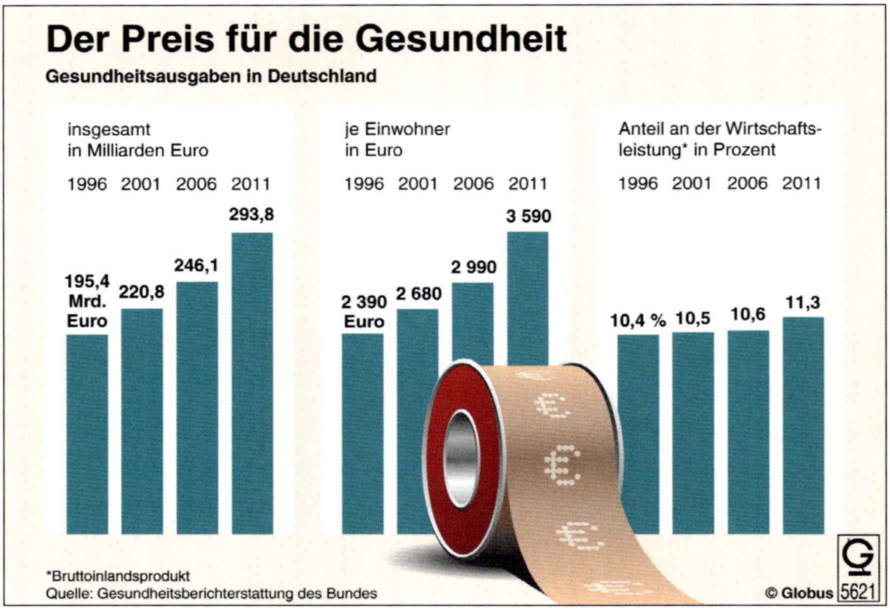

11.2.2 Ausgabenträger

Den größten Teil der Ausgaben übernimmt mit über 168,5 Mrd. € pro Jahr die gesetzliche Krankenversicherung. Finanziert werden die gesetzlichen Krankenversicherungen aus dem am 1. Januar 2009 eingeführten Gesundheitsfonds (s. S. 226). Der Anteil der privaten Krankenversicherung (s. S. 227 f.) beläuft sich auf ca. 28 Mrd. €. Der Staat bezuschusst die Gesundheitsausgaben aus Steuermitteln in Milliardenhöhe.

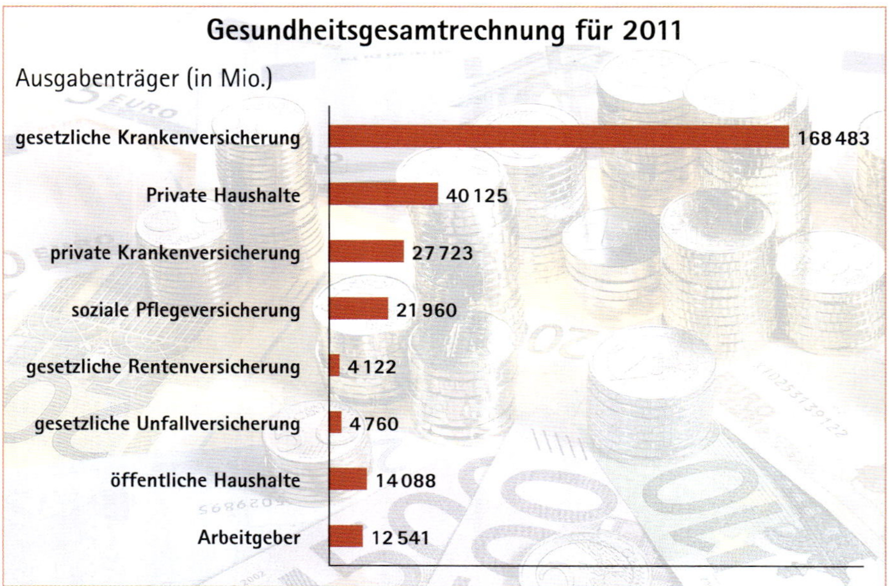
Gesundheitsgesamtrechnung für 2011
Ausgabenträger (in Mio.)
gesetzliche Krankenversicherung 168 483
Private Haushalte 40 125
private Krankenversicherung 27 723
soziale Pflegeversicherung 21 960
gesetzliche Rentenversicherung 4 122
gesetzliche Unfallversicherung 4 760
öffentliche Haushalte 14 088
Arbeitgeber 12 541

Ausgaben nach Ausgabenträgern gegliedert

Über 40 Mrd. € tragen die privaten Haushalte, das entspricht etwa 400 € je Einwohner und Jahr. Diese Summe fällt an für Zuzahlungen, Eigenanteile, Kosten für rezeptfreie Arzneimittel und Ähnliches.

Gesetzliche Krankenversicherung (GKV)

Die gesetzliche Krankenversicherung (GKV) in Deutschland ist eine Pflichtversicherung; sie bietet Schutz für ca. 90 % der Bevölkerung. Die Versicherungspflicht beginnt mit der Aufnahme eines Beschäftigungsverhältnisses. Ebenfalls versicherungspflichtig sind z. B. Personen, die Arbeitslosengeld, Arbeitslosenhilfe o. Ä. beziehen, Personen, die in Einrichtungen der Jugendhilfe zu einer Erwerbstätigkeit befähigt werden sollen, und viele andere mehr.

Damit soll sichergestellt werden, dass alle in Deutschland lebenden Bürgerinnen und Bürger einen Versicherungsschutz bei Krankheit genießen und im Krankheitsfall nicht durch die zum Teil sehr hohen Kosten finanziell überfordert werden.

Der Versicherungsschutz der GKV gilt nicht nur für ihre Mitglieder, sondern erweitert sich auch auf ihre Familienangehörigen, sofern diese über kein oder nur ein geringes eigenes Einkommen verfügen.

Die Höhe der einkommensabhängigen Beträge steigt mit dem Arbeitseinkommen bis zur Beitragsbemessungsgrenze (2013: 47 250 € jährlich) und ist unabhängig von individuellen Faktoren wie z. B. dem Gesundheitszustand oder der Kinderzahl. Jemand mit einem Arbeitseinkommen von 50 000 € bezahlt denselben Betrag wie jemand, dessen Arbeitseinkommen z. B. 60 000 € beträgt.

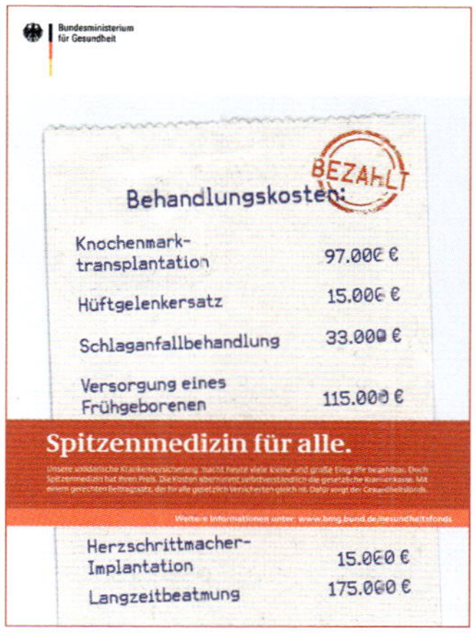
Bundesministerium für Gesundheit
BEZAHLT
Behandlungskosten:
Knochenmark-transplantation
97.000 €
Hüftgelenkersatz
15.000 €
Schlaganfallbehandlung
33.000 €
Versorgung eines Frühgeborenen
115.000 €
Spitzenmedizin für alle.
Herzschrittmacher-Implantation
15.000 €
Langzeitbeatmung
175.000 €

Behandlungskosten verschiedener therapeutischer Eingriffe

Beispiel: 60 000 € Arbeitseinkommen jährlich

Bei einem Arbeitseinkommen in drei aufeinanderfolgenden Jahren oberhalb der Versicherungspflichtgrenze besteht die Möglichkeit, in die private Krankenversicherung zu wechseln.

52 200 € — **Versicherungspflichtgrenze**

47 250 € — **Beitragsbemessungsgrenze**

Bis zur Beitragsbemessungsgrenze steigt der Beitrag z. B. zur Krankenversicherung dem Arbeitseinkommen entsprechend an.
Oberhalb dieser Grenze bleibt der Beitrag konstant.

Arbeitseinkommen: jährliches Bruttoeinkommen, also Einkommen vor Abzug der Steuern und Sozialversicherungsbeiträge

Beitragsbemessungsgrenze: Einkommensgrenze, oberhalb derer der Beitrag zur GKV nicht mehr prozentual ermittelt, sondern durch einen Festbetrag ersetzt wird

Überschreitet das Einkommen in drei aufeinanderfolgenden Jahren die Versicherungspflichtgrenze (2013: 52 200 € jährlich), so endet die Versicherungspflicht. Zwar kann man als „freiwillig Versicherter" mit einem Festbeitrag Mitglied der GKV bleiben und die Vorteile, z. B. die kostenlose Familienversicherung, nutzen. Alternativ dazu hat man jedoch die Möglichkeit, sich privat gegen Krankheit zu versichern.

Fonds: viele Menschen bzw. Anleger zahlen Geld in einen „Topf"; aus diesem werden verschiedene Maßnahmen, Vorhaben, Projekte finanziert

Mit Einführung des Gesundheitsfonds 2009 werden 7,3 % vom Bruttoeinkommen aller Beitragspflichtigen an den Gesundheitsfonds abgeführt; der Arbeitgeber zahlt noch einmal denselben Betrag. Außerdem wird ein Beitrag von 0,9 % zusätzlich erhoben, den der Arbeitnehmer allein tragen muss. Der Gesamtbeitrag beträgt 2013 also 15,5 % vom Bruttoeinkommen.

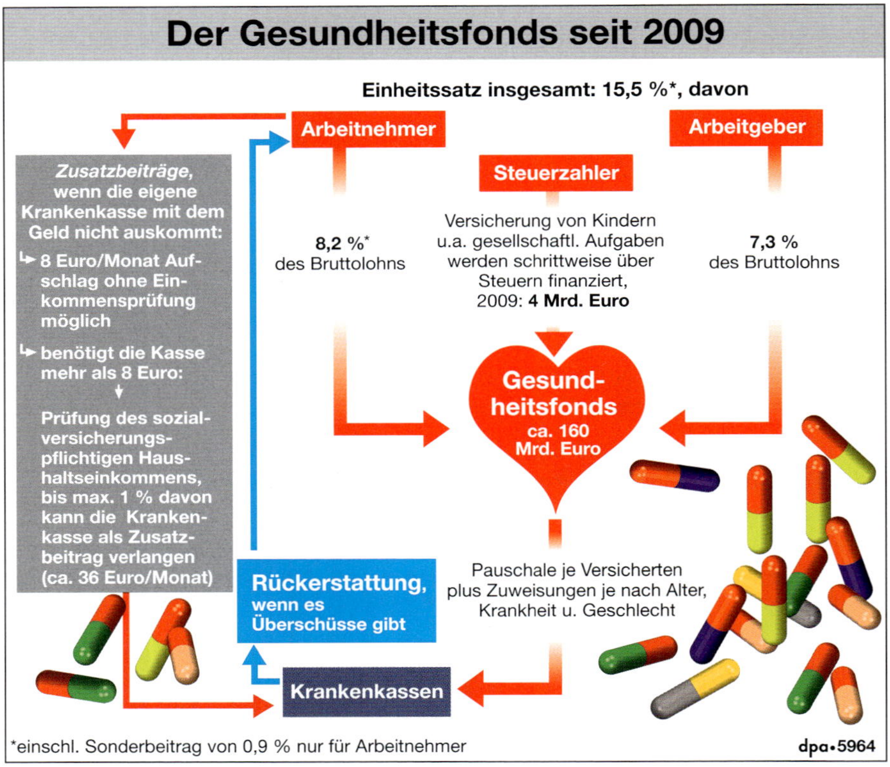

Es bestehen Einflussmöglichkeiten:

- Der Staat besitzt die Möglichkeit, mit Zuschüssen aus Steuermitteln den Beitragssatz zu senken.
- Jede gesetzliche Krankenkasse hat die Möglichkeit, bis zu einer bestimmten Höchstgrenze weitere Zusatzbeiträge zu erheben.

Die im Gesundheitsfonds gesammelten Beiträge werden nach einem bestimmten Schlüssel an die verschiedenen gesetzlichen Krankenversicherungen verteilt.

Mit der Mitgliedschaft in der GKV erwirbt der Versicherte kostenlosen Anspruch auf die zumeist gesetzlich festgelegten Leistungen, z. B. Art und Umfang bestimmter Untersuchungen und Therapiemaßnahmen. Allerdings fällt hier oft eine zwischen Gesetzgeber und Krankenversicherung vereinbarte Zuzahlung an, z. B. für Medikamente oder einen Krankenhausaufenthalt.

Wie alle weiteren Regelungen zur GKV finden sich auch diese im Fünften Buch des Sozialgesetzbuches, SGB V (s. S. 202). Dort heißt es:

§ 1 Solidarität und Eigenverantwortung

Die Krankenversicherung als Solidargemeinschaft hat die Aufgabe, die Gesundheit der Versicherten zu erhalten, wiederherzustellen oder ihren Gesundheitszustand zu bessern. Die Versicherten sind für ihre Gesundheit mitverantwortlich; sie sollen durch eine gesundheitsbewusste Lebensführung, durch frühzeitige Beteiligung an gesundheitlichen Vorsorgemaßnahmen sowie durch aktive Mitwirkung an Krankenbehandlung und Rehabilitation dazu beitragen, den Eintritt von Krankheit und Behinderung zu vermeiden oder ihre Folgen zu überwinden. Die Krankenkassen haben den Versicherten dabei durch Aufklärung, Beratung und Leistungen zu helfen und auf gesunde Lebensverhältnisse hinzuwirken.

§ 2 Leistungen

(1) Die Krankenkassen stellen den Versicherten die [...] genannten Leistungen [...] zur Verfügung, soweit diese Leistungen nicht der Eigenverantwortung der Versicherten zugerechnet werden. [...]

(4) Krankenkassen, Leistungserbringer und Versicherte haben darauf zu achten, dass die Leistungen wirksam und wirtschaftlich erbracht und nur im notwendigen Umfang in Anspruch genommen werden.

Bundesministerium für Arbeit und Soziales unter www.sozialgesetzbuch-bundessozialhilfegesetz.de

Seit einiger Zeit bieten verschiedene Leistungserbringer auch Maßnahmen an, die nicht in den Katalog der GKV aufgenommen wurden. Neben Eingriffen der sogenannten Schönheitschirurgie gehören dazu beispielsweise die Impfberatung vor Fernreisen, die Untersuchung der sportlichen Leistungsfähigkeit und andere mehr. Sie werden als Individuelle Gesundheitsleistungen (IGel) mit den Patienten direkt abgerechnet.

Private Krankenversicherung (PKV)

Personen mit einem Einkommen oberhalb der Versicherungspflichtgrenze in drei aufeinanderfolgenden Jahren (s. S. 225) können – statt sich freiwillig in der GKV zu versichern – eine private Krankenversicherung (PKV) abschließen. Für diese Form des Versicherungsschutzes entscheiden sich ca. 10 % der Bevölkerung. Die Höhe der Beiträge richtet sich individuell nach Geschlecht, Lebensalter und Gesundheitszustand; außerdem werden für jedes Familienmitglied Beiträge gezahlt, die sich ebenfalls am jeweiligen Krankheits- und Kostenrisiko orientieren.

Wie bei anderen Versicherungen auch, lässt sich der Leistungskatalog wählen. Einige Tarife mit hohen Beiträgen bieten umfangreiche Maßnahmen an, andere beschränken sich bei geringeren Beiträgen auf die Grundversorgung oder erfordern eine deutliche Eigenbeteiligung der Versicherten.

Die erbrachten Leistungen rechnet der Leistungserbringer – meistens mit einem höheren Betrag als für gesetzlich Versicherte – direkt mit dem Patienten ab; die PKV erstattet ihren Versicherten anschließend die Auslagen.

Sozialgesetzbuch: in zwölf Einzelbücher eingeteilte Sammlung aller Gesetze zur sozialen Sicherung (s. S. 202)

Solidarität: Zusammengehörigkeitsgefühl, Einstehen verschiedener (gesellschaftlicher) Gruppen füreinander

Solidargemeinschaft: Grundlage des sozialen Netzes in Deutschland; Menschen mit finanziellem Auskommen ermöglichen durch Steuern und Sozialversicherungsbeiträge Sozialleistungen an die wirtschaftlich schlechter Gestellten: „Die Starken treten für die Schwachen ein."

Rehabilitation: hier Wiedereingliederung eines Kranken oder von Menschen mit Behinderungen in die Gesellschaft

Kostenrisiko: Gefahr bzw. Wahrscheinlichkeit, dass durch diesen Menschen Kosten für die Versicherung entstehen, z. B. durch Risikofaktoren oder Vorerkrankungen

Vergleich GKV – PKV		
	Gesetzliche Krankenversicherung	**Private Krankenversicherung**
Aufnahme	■ Aufnahmezwang: Die GKV muss jeden Kunden unabhängig vom Gesundheitszustand aufnehmen und versichern. ■ Es gilt die sogenannte 55er-Regel, nach der ab dem 55. Lebensjahr die Aufnahme verweigert werden kann.	■ Die privaten Krankenversicherungen nehmen ihre Mitglieder entsprechend den Aufnahmebedingungen auf. Einmal aufgenommen, darf die Versicherung dem Mitglied nicht mehr kündigen. Ausnahmen: Vor Vertragsschluss bekannte gesundheitliche Beeinträchtigungen o. Ä. wurden nicht bekannt gegeben oder Beiträge nicht bezahlt. ■ Die PKV muss einen Basistarif anbieten, zu dem sich jeder versichern kann.
Wer darf sich versichern?	■ Arbeitnehmer mit einem Bruttoeinkommen bis zu einer festgelegten Versicherungspflichtgrenze (2013: 52 200 €) müssen in der GKV versichert sein. ■ Besser verdienende Arbeitnehmer, Freiberufler und Beamte können freiwillig beitreten.	■ Arbeitnehmer, deren Bruttoeinkommen in drei aufeinanderfolgenden Jahren oberhalb der festgelegten Versicherungspflichtgrenze liegt, können sich privat versichern. ■ Freiberufler, Beamte und Studenten können sich unabhängig vom Einkommen privat versichern.
Familie	■ Ehepartner und Kinder (bis 25 Jahre) ohne bzw. mit nur geringem Einkommen von max. 365 € sind kostenlos mitversichert.	■ Ehepartner und Kinder müssen immer selbstständig krankenversichert werden.
Kosten	■ Arbeitgeber und Arbeitnehmer leisten einen Beitrag. Der Beitrag der Arbeitnehmer ist höher als der der Arbeitgeber. ■ Bis zu einer festgelegten Grenze können von den Arbeitnehmern weitere Zusatzbeiträge erhoben werden.	■ Der Beitrag richtet sich nach Alter, Geschlecht, Gesundheitszustand und Tarif, unabhängig vom Einkommen.
Leistungen	■ Gesetzlich vorgeschriebene Grundversorgung ■ Die Leistungen der gesetzlichen Krankenkassen sind nahezu gleich. ■ Einige Kassen bieten darüber hinaus Zusatzleistungen an.	■ Abhängig vom gewählten Tarif: vom Basisschutz bis zum Topschutz. Der Basisschutz ist mit den Leistungen der gesetzlichen Kassen vergleichbar.
Abrechnung	■ Die Abrechnung erfolgt zwischen Arzt und Krankenkasse.	■ Der Arzt stellt dem Versicherten eine Rechnung aus. Dieser kontrolliert und bezahlt sie. Nach Einreichung der Rechnung erstattet die Krankenversicherung die Kosten.
Beitragsrückerstattung	■ In der Regel selten möglich. ■ Einige Krankenkassen bieten Beitragsrückerstattungen an, wenn ein Jahr lang keine Leistungen in Anspruch genommen wurden.	■ Je nach Versicherung und Tarif werden bei Nichtinanspruchnahme von Leistungen Beiträge erstattet.

nach: www.krankenversicherung.net

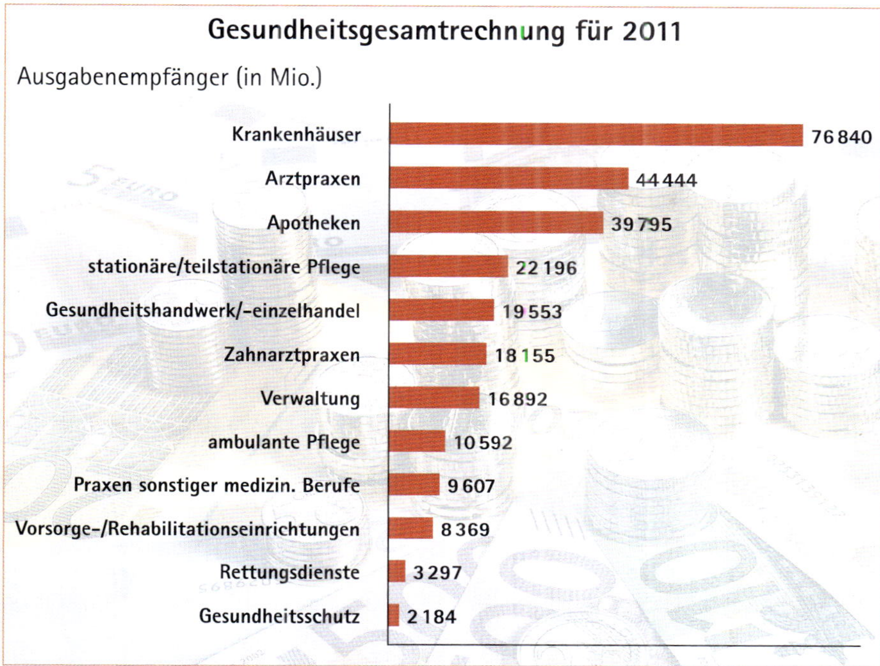
Gesundheitsgesamtrechnung für 2011
Ausgabenempfänger (in Mio.)
Krankenhäuser
76 840
Arztpraxen
44 444
Apotheken
39 795
stationäre/teilstationäre Pflege
22 196
Gesundheitshandwerk/-einzelhandel
19 553
Zahnarztpraxen
18 155
Verwaltung
16 892
ambulante Pflege
10 592
Praxen sonstiger medizin. Berufe
9 607
Vorsorge-/Rehabilitationseinrichtungen
8 369
Rettungsdienste
3 297
Gesundheitsschutz
2 184

Ausgaben nach Versorgungseinrichtungen gegliedert

Die Einrichtungen der ambulanten Gesundheitsversorgung in Deutschland spielen auch finanziell eine wichtige Rolle. Auf sie entfiel im Jahre 2011 fast die Hälfte der gesamten Ausgaben (144,1 Mrd. €). Vom Ausgabenvolumen her betrachtet, waren Arztpraxen (44,4 Mrd. €), Apotheken (39,8 Mrd. €) und Zahnarztpraxen (18,1 Mrd. €) die bedeutsamsten ambulanten Einrichtungen.

Im stationären und teilstationären Sektor wurden 107,4 Mrd. € aufgewendet. Zu den (teil-)stationären Einrichtungen gehören Krankenhäuser (76,8 Mrd. €), die Einrichtungen der (teil-)stationären Pflege (22,2 Mrd. €) sowie die Vorsorge- und Rehabilitationseinrichtungen, auf die 8,4 Mrd. € entfielen.

ambulant: Versorgung, bei der der Patient den Leistungserbringer aufsucht, nicht an eine Krankenhausaufnahme gebunden

stationär: gesundheitliche Versorgung im Rahmen des Aufenthaltes in einer Einrichtung, z. B. im Krankenhaus

Aufgaben

1. Als Alternative zum aktuellen System mit gesetzlicher und privater Krankenversicherung wird eine für die gesamte Bevölkerung verpflichtende Gesundheitsprämie („Kopfpauschale") diskutiert. Informieren Sie sich über dieses Konzept und benennen Sie Vor- und Nachteile eines solchen Systems.
2. Eine weitere Alternative stellt die für alle verpflichtende Bürgerversicherung dar. Informieren Sie sich auch über dieses Konzept und benennen Sie die Vor- und Nachteile.
3. Schätzen Sie die weitere Entwicklung von Einnahmen und Ausgaben im Gesundheitswesen ein. Begründen Sie Ihre Einschätzung mit aktuellen Zahlen, z. B. der Krankenversicherungen oder des Statistischen Bundesamtes.

11.3 Ethische Grundlagen

11.3.1 Gesellschaftliche Wertvorstellungen

konkret: tatsächlich, auf eine unmittelbare Situation bezogen

identisch: übereinstimmend, völlig gleich

Die politisch-gesellschaftlichen Grundlagen liefern die Rahmenbedingungen für die konkrete Versorgung von Patienten, wie sie täglich in den Einrichtungen des Gesundheitswesens geschieht. Die Ausgestaltung dieser Rahmenbedingungen kann dann aber auf unterschiedliche Weise erfolgen. Die Versorgung von Patienten fordert immer auch Entscheidungen der Fachkräfte, welche trotz gleicher Rahmenbedingungen nicht immer identisch ausfallen. So verläuft ein Besuch zweier Arztpraxen wegen derselben Beschwerden nicht immer in derselben Weise.

Die Unterschiede reichen von Fragen der Praxisorganisation über den Umgang mit Patienten bis hin zur Auswahl von Maßnahmen bei bestimmten Beschwerden.

- Ermöglicht die Terminvergabe in der Praxis, dass die Patienten in aller Regel zur vereinbarten Zeit an die Reihe kommen?

  Oder:

  Mutet die Organisation des Ablaufs den Patienten lange Wartezeiten zu, um möglichen Leerlauf bei Terminabsagen auszugleichen?
- Begegnen die Beschäftigten den Patienten neutral und kühl?

  Oder:

  Interessieren sie sich für die individuelle Situation der Patienten?

Arthrose: durch Verschleiß begünstigte, nicht entzündliche Erkrankung der Gelenke

- Empfiehlt man einem adipösen Patienten mit schmerzhafter Arthrose im Kniegelenk, zunächst – trotz Schmerzen bei der Bewegung – das Gewicht zu reduzieren und sich erst anschließend ein künstliches Kniegelenk einsetzen zu lassen?

  Oder:

  Verzichtet man zunächst auf den eigenen Beitrag des Patienten und bietet ihm zuerst die Operation an, in der Hoffnung, dass er in schmerzfreiem Zustand erfolgreicher sein Körpergewicht durch Bewegung reduzieren wird?

Bei diesen und vielen anderen Entscheidungen orientieren sich Menschen, auch die Beschäftigten im Gesundheitswesen, an ihren jeweiligen Wertvorstellungen. Sie werden im Laufe der Entwicklung durch die Kultur und die individuellen Erfahrungen geprägt; daher lassen sich gesellschaftliche und persönliche Werte unterscheiden.

Die gesellschaftlichen Werte sind in Europa durch eine Vielzahl von Gesetzen geschützt. Sie werden zuweilen infrage gestellt, diskutiert und verändert. Nicht selten scheinen sich einige dieser gesellschaftlichen Wertvorstellungen sogar zu widersprechen, z. B.

- eine weitreichende Handlungsfreiheit des Menschen, aber das Verbot, in vielen gastronomischen Betrieben zu rauchen;
- eine erstklassige Versorgung bei Krankheit oder Pflegebedürftigkeit, aber der Wunsch, möglichst geringe Beiträge zur Krankenversicherung zu zahlen,
- die Unantastbarkeit menschlicher Würde, aber das Interesse, in das Erbgut menschlicher Embryonen gezielt einzugreifen.

Die Klärung dieser Fragen berührt die elementaren Fragen und Vorstellungen über den Wert menschlichen Lebens sowie die Möglichkeiten und Grenzen seines Schutzes. Sie beschäftigen die Menschheit seit ihrem Bestehen und werden einem Teilgebiet der Philosophie, der Ethik, zugeordnet. Ethische Überlegungen beschäftigen sich mit Maßstäben für gutes und schlechtes Handeln und fragen nach allgemein verbindlichen Normen und Werten. Da das menschliche Handeln zielgerichtet ist, lassen sich diese Überlegungen mit IMMANUEL KANT, dem bedeutenden Philosophen, reduzieren auf die Frage „Was soll ich tun?".

elementar: grundlegend, wesentlich

Ethik: Regeln der Lebensführung; philosophisch: Lehre vom Wollen und Handeln des Menschen vor seinen Normen und Werten

11.3.2 Prinzipien der Bioethik

Infolge des rasanten Fortschritts in der Biologie und der Medizin entwickelte sich innerhalb der Ethik bald ein Schwerpunkt mit dem Namen Bioethik. Er befasst sich mit dem verantwortungsvollen Umgang des Menschen mit dem Leben. Er reicht vom Umgang mit der Natur über biotechnische Anwendungen, z. B. das Klonen von Lebewesen, und die Gentechnologie bis zur Gesundheits- und Krankenversorgung. Die Bereiche Schwangerschaftsabbruch, Reproduktionsmedizin, Organtransplantation, Intensivmedizin, Sterbebegleitung werfen Fragen auf, die sich nicht eindeutig beantworten lassen. Sie eröffnen unterschiedliche Handlungsmöglichkeiten mit zahlreichen Vor- und Nachteilen.

Die Bioethik versucht nun, eine gesellschaftliche Übereinkunft zum verantwortungsvollen Umgang mit dem Leben in seinen verschiedenen Stadien zu finden. Ihre Ergebnisse liefern die Grundlage für verschiedene Entscheidungen in der Wissenschaft, in der Politik und im Alltag.

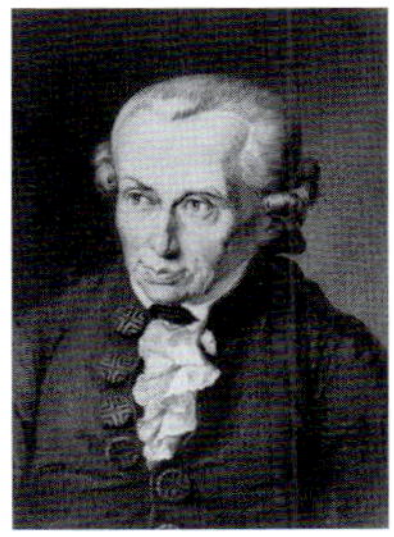

IMMANUEL KANT (1724–1804): einer der wegweisenden Philosophen der Aufklärung; durch seine Schriften wurden viele Denkansätze über das menschliche Sein, über Gott, über die Vernunft und über die Verantwortung, die ein Mensch für seine Taten hat, neu gesehen

Prinzipien der Bioethik

Vor dem Hintergrund des beschleunigten technologischen Fortschritts drängten bioethische Fragen im vergangenen Jahrhundert verstärkt in die Diskussion. 1979 formulierten die amerikanischen Bioethiker TOM L. BEAUCHAMP und JAMES F. CHILDRESS auch heute noch gültige vier grundlegende bioethische Prinzipien:

- **Prinzip der Achtung der Autonomie**
  Medizinische Eingriffe zu diagnostischen und/oder therapeutischen Zwecken werden nicht einfach und ohne Weiteres vom Fachpersonal durchgeführt. Sie bedürfen der Einwilligung durch den Patienten. Patienten haben das Recht, über die entsprechenden Maßnahmen angemessen informiert und über Vor- und Nachteile aufgeklärt zu werden.
- **Prinzip des Nicht-Schadens**
  Aus medizinischen Eingriffen entsteht für den Patienten kein unverhältnismäßiger Schaden. Mögliche Nebenwirkungen einer Maßnahme wiegen deutlich geringer als der absehbare Nutzen.
- **Prinzip des Wohltuns, der Fürsorge**
  Medizinische Maßnahmen zielen auf das Wohlergehen des Patienten. Es kommen nur solche Maßnahmen in Betracht, welche eine Verschlimmerung der Situation verhindern oder eine Besserung herbeiführen.

Stadium: Entwicklungsstufe, Entwicklungsabschnitt

Prinzipien: Grundsätze

Autonomie: Selbstständigkeit, Unabhängigkeit, Willensfreiheit

- **Prinzip der Gerechtigkeit**
  Medizinische Leistungen stehen allen Bürgern gleichermaßen zur Verfügung. Der Zugang zu den Leistungen orientiert sich an der individuellen Notwendigkeit und nicht an anderen Merkmalen, z. B. Sympathie, Reichtum, Geschlecht usw.

Allerdings lassen sich diese Prinzipien, so eindeutig sie auf den ersten Blick aussehen, nicht immer zweifelsfrei anwenden. Gelegentlich erscheinen auch Widersprüche zwischen den Prinzipien.

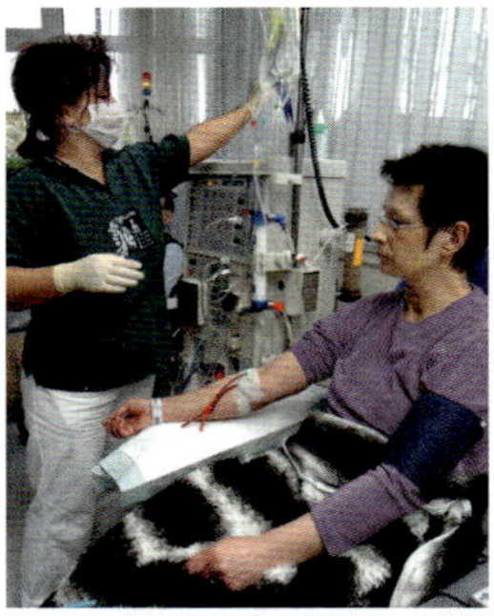

Fallbeispiel 1: Kathrin Berg und Manuela Kaiser

Kathrin Berg, 22, Medizinstudentin, wurde mit nur einer Niere geboren. Infolge eines Motorradunfalls musste ihr diese entfernt werden. Manuela Kaiser, 42, ist verheiratet und Mutter von vier Kindern im Alter zwischen 6 und 13 Jahren. Durch eine Lungenentzündung erlitt sie ein akutes Nierenversagen. Beide Frauen sind seither dreimal in der Woche auf die Dialysebehandlung angewiesen und hoffen dringend auf eine Spenderniere. Welche der beiden Patientinnen erhält die nächste verfügbare Niere?

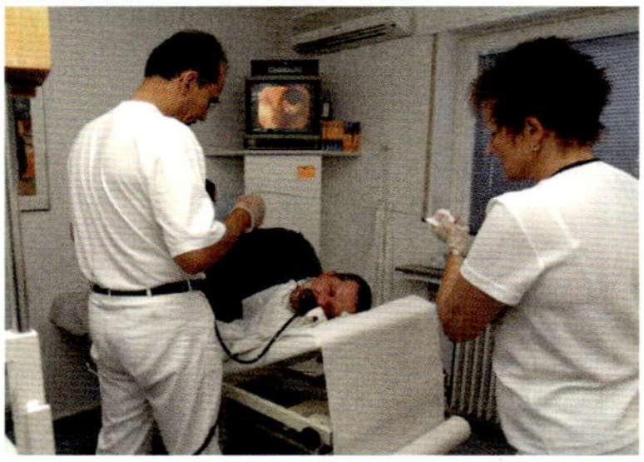

Fallbeispiel 2: Thomas Stock

Thomas Stock, 52, ist sei vielen Jahren Alkoholiker; er brach bereits verschiedene Maßnahmen zur Therapie seiner Sucht ab. Zum wiederholten Mal kommt er mit akutem Magenbluten ins Krankenhaus, und der Blutverlust über die alkoholbedingten Magengeschwüre entwickelt sich lebensbedrohlich. Man kann versuchen, die Blutung durch Druck über eine spezielle Sonde zu stillen. Es besteht aber auch die Möglichkeit, im Rahmen einer Magenspiegelung die Blutung mit besonderen Medikamenten zu stoppen. Diese Medikamente sind sehr teuer, und die Maßnahme verlief bislang nur bei einem Teil der Patienten erfolgreich. Für welche Therapie entscheidet man sich bei Herrn Stock?

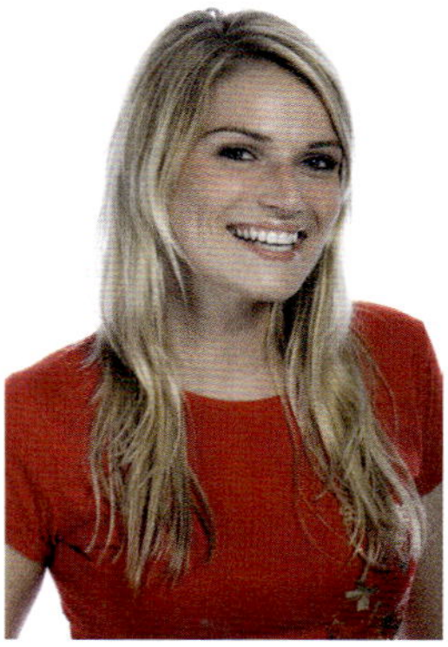

Fallbeispiel 3: Miriam Hansen

Miriam Hansen, 34, ist Pressesprecherin ihres Unternehmens und legt viel Wert auf ihr Äußeres. Die Diagnose Brustkrebs erschüttert sie stark. Im Rahmen der geplanten Operation soll zunächst eine Gewebeprobe analysiert und je nach Befund über das Ausmaß der Gewebeentnahme entschieden werden. Frau Hansen erklärt, mit nur einer Brust habe das Leben keinen Sinn mehr für sie. Während der Operation wird festgestellt, dass sich der Tumor schon in einem fortgeschrittenen Stadium befindet. Eine Chance auf Heilung besteht nur bei der Amputation der Brust. Welche therapeutischen Maßnahmen werden eingeleitet?

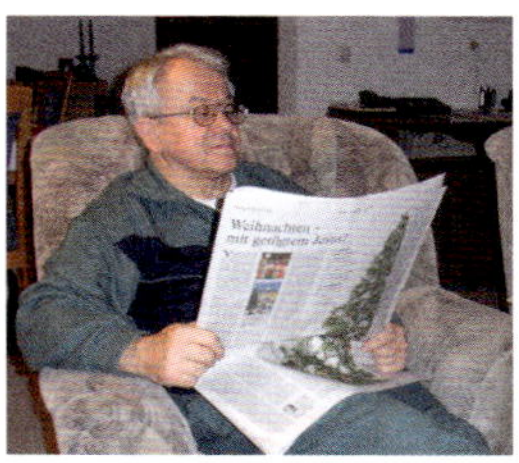

Fallbeispiel 4: Robert Stein

Robert Stein, 82, leidet neben Herzschwäche und Diabetes mellitus auch an Arthrose im rechten Hüftgelenk. Er ist geistig rege und normalgewichtig, hält sich aber überwiegend in seinem Lieblingssessel auf. Seine Schmerzen empfindet er als unangenehm. Aufgrund seiner Begleiterkrankungen birgt der operative Einsatz eines künstlichen Hüftgelenks einige Risiken. Soll auch das hohe Lebensalter Herrn Steins die Entscheidung für oder gegen eine Operation beeinflussen?

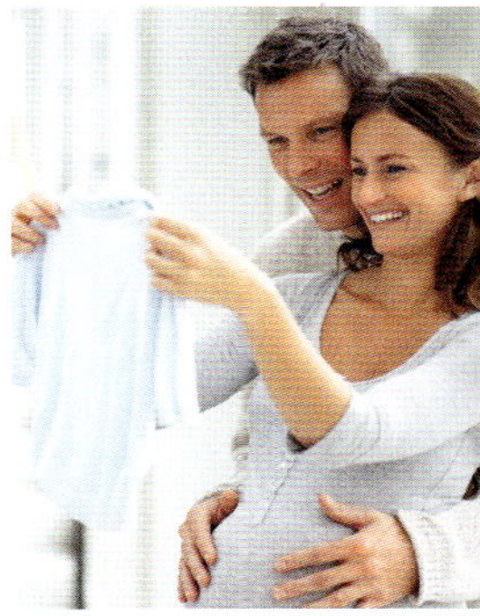

Fallbeispiel 5: Nina und Jens Lauer

Nina und Jens Lauer, beide 36, erwarten ihr drittes Kind. Da mit dem Alter der Mutter statistisch die Rate der Fehlbildungen beim Neugeborenen steigt, wurde ein Bluttest für Schwangere entwickelt. Mit ihm untersucht man etwa in der Mitte der Schwangerschaft die Menge bestimmter Eiweiße im Blut. Fallen hier besonders hohe oder auch besonders niedrige Werte auf, so ist die Wahrscheinlichkeit, dass eine Beeinträchtigung des Ungeborenen vorliegt, hoch. Diese Abweichungen können aber auch auf harmlose Ursachen zurückzuführen sein und weisen nicht zwingend auf eine Behinderung des Kindes hin. Neben diesen falsch positiven Ergebnissen sind auch falsch negative möglich, das heißt, die Werte erweisen sich als normal, und gleichzeitig liegt eine Beeinträchtigung des Kindes vor. Nina und Jens Lauer wissen nicht, ob dieser Test durchgeführt werden soll. Wie verläuft das Beratungsgespräch bei der Frauenärztin?

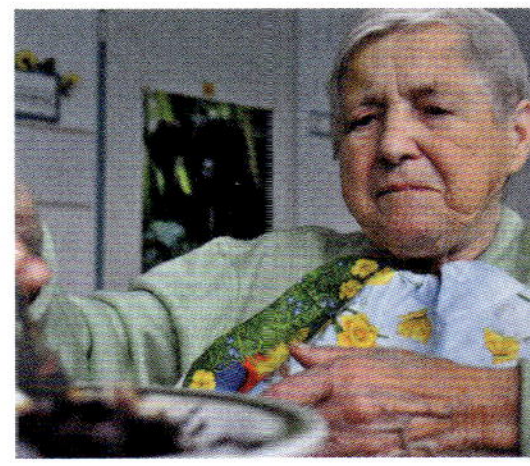

Fallbeispiel 6: Gertrud Wegener

Gertrud Wegener, 87, leidet an Alzheimer-Demenz. Sie ist räumlich und zeitlich nicht orientiert; unter Anleitung übernimmt sie kleinere Tätigkeiten, z. B. ihre Körperpflege. Seit einigen Tagen verweigert sie die Nahrungsaufnahme. Auch wenn ihr die Mahlzeiten gereicht werden, schiebt sie das Besteck beiseite und verschließt den Mund. Um ihren Ernährungszustand sicherzustellen, ist eine Nahrungssonde durch die Bauchdecke, eine sogenannte PEG, hilfreich. Wird Frau Wegener eine solche Sonde erhalten?

PEG – perkutane endoskopische Gastrostomie: Ernährungssonde, die durch die Bauchdecke direkt in den Magen eingelegt wird.

Aufgaben
1. Recherchieren Sie den Kategorischen Imperativ nach IMMANUEL KANT. Finden Sie Übereinstimmungen bzw. Unterschiede zu den bioethischen Prinzipien.
2. Wählen Sie in Kleingruppen eines der Fallbeispiele aus und identifizieren Sie die bioethischen Prinzipien, die Ihr Fallbeispiel berührt.
3. Entwerfen Sie Rollen zu Personen, die in die vorliegende Situation einbezogen sein könnten, z. B. Patient, Angehörige, Ärztin/Arzt, Vertreter einer Krankenkasse usw. Sammeln Sie Argumente für die jeweilige Perspektive in der dargestellten Situation. Stellen Sie Ihre Ergebnisse in Form eines Rollenspiels dar.

Apparatemedizin: hohes Ausmaß an Nutzung medizintechnischer Geräte, scheinbarer Vorzug der Gerätenutzung gegenüber dem unmittelbar zwischenmenschlichen Kontakt

11.3.3 Deutscher Ethikrat

Auch der technologische Fortschritt in Forschung und Wissenschaft, z. B. im Bereich der Gentechnik oder der Apparatemedizin, trägt dazu bei, dass sich immer neue bioethische Fragen stellen. Auf der Grundlage des Ethikratgesetzes vom 16. Juli 2007 konstituierte sich der Deutsche Ethikrat im April 2008.

Deutscher Ethikrat

§ 2 Aufgaben

(1) Der Deutsche Ethikrat verfolgt die ethischen, gesellschaftlichen, naturwissenschaftlichen, medizinischen und rechtlichen Fragen sowie die voraussichtlichen Folgen für Individuum und Gesellschaft, die sich im Zusammenhang mit der Forschung und den Entwicklungen insbesondere auf dem Gebiet der Lebenswissenschaften und ihrer Anwendung auf den Menschen ergeben. Zu seinen Aufgaben gehören insbesondere:

1. Information der Öffentlichkeit und Förderung der Diskussion in der Gesellschaft unter Einbeziehung der verschiedenen gesellschaftlichen Gruppen;

2. Erarbeitung von Stellungnahmen sowie von Empfehlungen für politisches und gesetzgeberisches Handeln; [...]

Deutscher Ethikrat unter www.ethikrat.org

In den Ethikrat werden Expertinnen und Experten verschiedener Fachrichtungen berufen. Sie repräsentieren z. B. naturwissenschaftliche, medizinische, theologische, soziale, wirtschaftliche, rechtliche Belange oder sind auf andere Weise mit ethischen Fragen der Lebenswissenschaften vertraut. Die Mitglieder des Ethikrats beleuchten ethische Probleme aus unterschiedlichen Perspektiven und formulieren dazu Stellungnahmen. Ihre Empfehlungen dienen als Grundlage für politische Entscheidungen. So beschäftigt sich der Deutsche Ethikrat unter anderem mit folgenden Themen:

- **Biobanken**
  Wie können der Nutzen von Biobanken, z. B. Erforschung von Ursachen und Behandlung von Krankheiten, und die Risiken, z. B. Verletzung des Datenschutzes beim Zugriff auf höchst persönliche Daten, gegeneinander abgewogen werden?
- **Ressourcenallokation im Gesundheits- und Sozialwesen**
  Nach welchen Kriterien können und sollen die begrenzten Ressourcen, z. B. finanzielle Mittel, im Gesundheitswesen nutzbar gemacht und verteilt werden?
- **Staatliche Verantwortung für gesunde Ernährung**
  In welchem Maß trägt der Staat Verantwortung für eine angemessene Ernährung von Kindern? Inwiefern berührt und begrenzt diese Verantwortung elterliche Erziehungsentscheidungen?
- **Neuroenhancement**
  Ist es vertretbar, dass auch Gesunde zur Leistungssteigerung Medikamente nehmen, die für die Behandlung bei psychischer Krankheit, Demenz oder Aufmerksamkeitsstörungen entwickelt wurden? Wozu könnte es führen, wenn implantierte Elektroden, die gezielt Hirnfunktionen wie Motorik, Sprache und Stimmung beeinflussen können, bei Gesunden angewendet werden?

Biobank: Sammlung von Proben menschlicher Körpersubstanzen, z. B. Gewebe, Blut, DNA, die mit personenbezogenen Daten ihrer Spender verknüpft werden können

Allokation: Verteilung, Zuweisung, z. B. von Geld, Gütern

Enhancement: Steigerung, Verbesserung, Vergrößerung

Demenz: Verfall der geistigen Leistungsfähigkeit

Motorik: Gesamtheit der Bewegungsabläufe

Aufgaben

1. Informieren Sie sich über die aktuell vom Ethikrat bearbeiteten Themen. Wählen Sie eines aus und stellen Sie den aktuellen Stand der Diskussion dar. Bereiten Sie eine Podiumsdiskussion in Ihrer Klasse vor.
2. Bilden Sie Kleingruppen und diskutieren Sie eine der folgenden ethischen Fragen. Bereiten Sie die Präsentation Ihres Ergebnisses in Ihrer Klasse vor.
   a) Wie kann die Zahl der Organtransplantationen erhöht werden? Sollen jene Patienten bevorzugt werden, die sich selbst zur Organspende bereit erklärten?
   b) Wann beginnt menschliches Leben? Darf man Stammzellen zu Forschungszwecken nutzen und anschließend vernichten?
   c) Wer darf genetische Informationen über gesundheitliche Risiken einfordern, z. B. für Arbeits- oder Versicherungsverträge?
   d) Welche gesundheitlichen Risiken und welche Leistungen übernimmt die Solidargemeinschaft, und welche Ansprüche fallen in die individuelle Verantwortung?

11.3.4 Charta der Rechte hilfe- und pflegebedürftiger Menschen

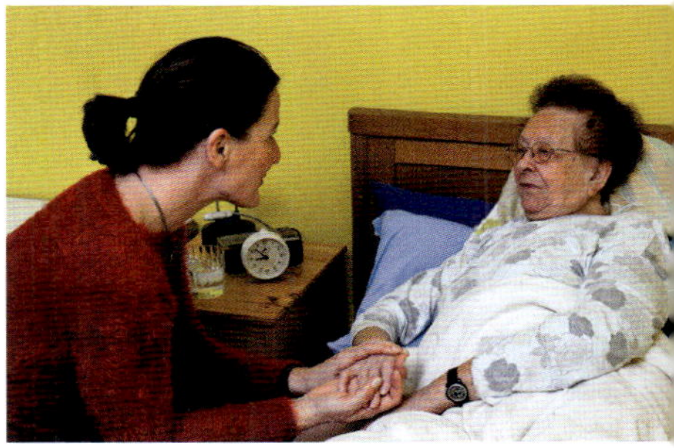

Die Anzahl der pflegebedürftigen Menschen in Deutschland steigt. Als eine Folge der Hilfebedürftigkeit ergibt sich oft, dass diese Menschen ihre Rechte nur noch eingeschränkt wahrnehmen können oder möchten. Einige befürchten, nach Fragen oder Beschwerden Nachteile bei ihrer Versorgung hinnehmen zu müssen. Meldungen über häusliche Gewalt gegenüber Pflegebedürftigen und Qualitätsmängel in Altenheimen nähren diese Sorge.

Gewalt gegen Senioren

Häusliche Gewalt gegen Senioren ist nach wie vor ein Tabu. Dabei leiden Pflegebedürftige oft unter ihren Angehörigen. Aufklärung ist gefragt.

„Ich weiß, dass es unverzeihlich ist“, berichtete die Frau unter Tränen. „So etwas tut man nicht“. Sie tat es trotzdem immer wieder: Sie schlug ihre alte, verwirrte Mutter, wenn diese widersprach oder nicht gehorchen wollte; oder wenn sie wieder in Schlappen und Morgenmantel beim Bäcker nebenan gewesen war. Immer dann, wenn sie noch stärker überfordert war als üblich mit der Betreuung der kranken Frau.

Schläge gegen Menschen, die eigentlich Pflege brauchen, sind ein großes, viel zu wenig beachtetes Problem. Der Missbrauch von Kindern ist hierzulande ein Thema geworden. Häusliche Gewalt gegen Alte dagegen ist nach wie vor ein Tabu. Dabei sind pflegebedürftige Alte ihren Angehörigen meist ebenso hilflos ausgesetzt wie Kinder, und die Pflegenden kommen aus der Spirale von Überlastung, Verzweiflung und Aggression kaum von allein heraus.

Auch in Pflegeheimen sei Gewalt ein ernstes Problem, „in der häuslichen Pflege aber ist es oft richtig schlimm“, sagt der Münchner Sozialarbeiter Claus Fussek, der sich seit Jahren für das Thema engagiert.

Süddeutsche Zeitung (Bernd, Christa)

Um die Situation pflegebedürftiger Menschen auch in dieser Hinsicht zu verbessern, beriefen die für Gesundheit und Senioren zuständigen Bundesminister en 2003 einen „Runden Tisch Pflege“ ein. Etwa 200 Expertinnen und Experten aus allen Verantwortungsbereichen der Altenpflege beteiligten sich und veröffentlichten im Herbst 2005 die „Charta der Rechte hilfe- und pflegebedürftiger Menschen“.

runder Tisch: symbolische Sitzordnung einer Konferenz mit Vertretern verschiedener Institutionen, die gleichberechtigt einen Kompromiss vereinbaren wollen

Charta: Satzung, grundlegende Vereinbarung

Sie beschreibt die Rechte derjenigen Menschen, welche Hilfe und Pflege benötigen. Gleichzeitig formuliert sie damit Normen und Werte für die Durchführung von Pflege, Versorgung und Betreuung. Sie dient als Leitlinie für Menschen und Institutionen, die Verantwortung gegenüber Pflegebedürftigen übernehmen, im häuslichen Bereich ebenso wie für den Betrieb einer Einrichtung oder durch politische Entscheidungen.

Die ethischen Grundsätze werden in acht Artikeln zusammengefasst:

Artikel 1: Selbstbestimmung und Hilfe zur Selbsthilfe

Jeder hilfe- und pflegebedürftige Mensch hat das Recht auf Hilfe zur Selbsthilfe sowie auf Unterstützung, um ein möglichst selbstbestimmtes und selbstständiges Leben führen zu können.

Artikel 2: Körperliche und seelische Unversehrtheit, Freiheit und Sicherheit

Jeder hilfe- und pflegebedürftige Mensch hat das Recht, vor Gefahren für Leib und Seele geschützt zu werden.

Artikel 3: Privatheit

Jeder hilfe- und pflegebedürftige Mensch hat das Recht auf Wahrung und Schutz seiner Privat- und Intimsphäre.

Artikel 4: Pflege, Betreuung und Behandlung

Jeder hilfe- und pflegebedürftige Mensch hat das Recht auf eine an seinem persönlichen Bedarf ausgerichtete, gesundheitsfördernde und qualifizierte Pflege, Betreuung und Behandlung.

Artikel 5: Information, Beratung und Aufklärung

Jeder hilfe- und pflegebedürftige Mensch hat das Recht auf umfassende Informationen über Möglichkeiten und Angebote der Beratung, der Hilfe, der Pflege sowie der Behandlung.

Artikel 6: Kommunikation, Wertschätzung und Teilhabe an der Gesellschaft

Jeder hilfe- und pflegebedürftige Mensch hat das Recht auf Wertschätzung, Austausch mit anderen Menschen und Teilhabe am gesellschaftlichen Leben.

Artikel 7: Religion, Kultur und Weltanschauung

Jeder hilfe- und pflegebedürftige Mensch hat das Recht, seiner Kultur und Weltanschauung entsprechend zu leben und seine Religion auszuüben.

Artikel 8: Palliative Begleitung, Sterben und Tod

Jeder hilfe- und pflegebedürftige Mensch hat das Recht, in Würde zu sterben.

Bundesministerium für Familie, Senioren, Frauen und Jugend unter www.bmfsfj.de

Ein umfangreicher Kommentar ergänzt diese Artikel und benennt die konkreten Auswirkungen auf den Alltag der Pflegebedürftigen.

Zum Artikel 2 „Körperliche und seelische Unversehrtheit, Freiheit und Sicherheit" lautet ein Auszug:

Sie haben das Recht, vor körperlicher Gewalt wie beispielsweise Festhalten und Festbinden, Schlagen, Verletzen und Zufügen von Schmerzen, vor unerwünschten medizinischen Eingriffen sowie vor sexuellen Übergriffen geschützt zu werden. Niemand darf sich Ihnen gegenüber missachtend, beleidigend, bedrohend oder erniedrigend verhalten. Dazu gehört auch, dass man Sie stets mit Ihrem Namen anzureden hat.

Bundesministerium für Familie, Senioren, Frauen und Jugend unter www.bmfsfj.de

Der Artikel 4 beschäftigt sich mit „Pflege, Betreuung und Behandlung" und versichert:

Maßnahmen zur künstlichen Ernährung (Magensonden, Infusionen) dürfen nur mit Ihrer ausdrücklichen Zustimmung und nur aufgrund eines Abwägungsprozesses zwischen medizinischen, pflegerischen, ethischen und rechtlichen Aspekten erfolgen. Gegebenenfalls muss die Zustimmung einer von Ihnen bevollmächtigten Person oder der gesetzlichen Betreuerin bzw. des Betreuers eingeholt werden. Sie können erwarten, dass anerkannte ethisch-rechtliche Richtlinien zum Umgang mit Ernährungsproblemen beachtet werden.

Bundesministerium für Familie, Senioren, Frauen und Jugend unter www.bmfsfj.de

Inzwischen beschäftigen sich viele Einrichtungen damit, die Anforderungen der Charta in ihrem Bereich umzusetzen. Auch erste erfolgreiche Ergebnisse wurden veröffentlicht; sie reichen von Ideen in den Wohnbereichen über Maßnahmen im Management bis hin zur Entwicklung eines bundesweiten Verzeichnisses aller Altenheime mit Informationen für Verbraucherinnen und Verbraucher zu Leistungen und Bewertungen der Lebensqualität.

Aufgaben

1. Beschreiben Sie ein Erlebnis aus Ihrem Praktikum, welches eine ethische Fragestellung berührte. Tauschen Sie sich in Kleingruppen über Ihre Erfahrungen aus.
2. Prüfen Sie, inwieweit sich die bioethischen Prinzipien in der „Charta der Rechte hilfe- und pflegebedürftiger Menschen" wiederfinden.

11.3.5 Berufsordnungen

Über Normen und Werte im Rahmen der unmittelbaren Patientenversorgung denkt man auch innerhalb einzelner Berufsgruppen schon sehr lange nach. Als eines der ältesten Zeugnisse gilt der Eid des Hippokrates.

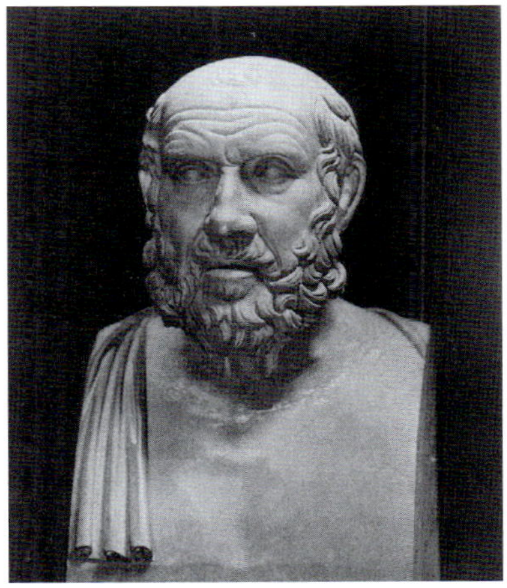

Hippokrates von Kos (460–377 v. Chr.): Arzt im antiken Griechenland, gilt als Begründer der Medizin als eigene Wissenschaft; ihm wird der Eid zugesprochen, was aber nicht eindeutig belegt ist

Eid des Hippokrates

Ich schwöre bei Apollon, dem Arzt, und Asklepios und Hygieia und Panakeia und allen Göttern und Göttinnen und rufe sie zu Zeugen an, dass ich diesen Eid und diese Vereinbarung nach meinem besten Vermögen und Urteil erfüllen werde.

Ich werde den, der mich diese Kunst gelehrt hat, gleich meinen eigenen Eltern achten, ihm Anteil geben an meinem Hab und Gut und in der Not ihm geben, was er braucht. Seine Söhne werde ich als meine Brüder betrachten und sie in dieser Kunst unterweisen, wenn sie sie erlernen wollen, ohne Entgelt und ohne vertragliche Verpflichtung.

An der Unterweisung, am Vortrag und jeder sonstigen Belehrung werde ich meine Söhne und die Söhne meines Lehrers teilnehmen lassen, auch die Schüler, die den Vertrag und den Eid geleistet haben nach ärztlichem Brauch, sonst aber werde ich das ärztliche Wissen an niemanden weitergeben.

Meine Verordnungen werde ich zum Nutzen der Kranken treffen nach meinem besten Vermögen und Urteil, vor Schädigung und Unrecht aber werde ich sie bewahren.

Ich werde niemandem ein tödlich wirkendes Gift verabreichen, auch nicht, wenn man mich darum bittet, auch werde ich keinen Rat dazu erteilen. Ebenso werde ich keiner Frau ein abtreibendes Mittel geben.

Rein und heilig werde ich mein Leben und meine Kunst bewahren.

Auch werde ich Steinleidende nicht operieren, sondern dies den Männern überlassen, die solches als Gewerbe betreiben.

In welche Häuser ich auch immer eintrete, ich werde sie nur zum Nutzen der Kranken betreten und mich dabei jeden vorsätzlichen Unrechts und jeder schädigenden Handlung enthalten, insbesondere jeder geschlechtlichen Handlung an Frauen und Männern, an Freien und Sklaven.

Was ich bei der Behandlung oder auch außerhalb der Behandlung vom Leben der Menschen sehe oder höre, worüber draußen niemals gesprochen werden darf, darüber werde ich schweigen, da ich dergleichen als Geheimnis erachte.

Der Eid wurde im fünften Jahrhundert vor Beginn unserer Zeitrechnung notiert; sein Ursprung verliert sich im Dunkel der Geschichte. Zunächst verbreitete er sich im römischen Reich, später über ganz Europa. Im Mittelalter wurde er von der Mehrzahl der Ärzte geleistet.

Der Eid des Hippokrates wird von Ärztinnen und Ärzten heute nicht mehr gesprochen; auch besitzt er keine rechtliche Bedeutung. Gleichwohl benennt er bereits einige Grundsätze auch heutiger medizinischer Ethik. Im Jahr 1948 wurde der Eid vom Genfer Gelöbnis abgelöst.

Kodex: Sammlung von Gesetzen

Der Weltbund der Pflegenden, ICN, formulierte 1953 erstmalig einen Ethikkodex. In der gültigen Fassung heißt es in der Präambel:

ICN: International Council of Nurses, Zusammenschluss von zahlreichen nationalen Berufsverbänden zum Weltverband der beruflich Pflegenden

Präambel: Einleitung einer Urkunde, Vorwort

universell: umfassend, weit gespannt

Präambel

Pflegende haben vier grundlegende Aufgaben:

Gesundheit zu fördern, Krankheit zu verhüten, Gesundheit wiederherzustellen, Leiden zu lindern. Es besteht ein universeller Bedarf an Pflege.

Untrennbar von Pflege ist die Achtung der Menschenrechte, einschließlich des Rechts auf Leben, auf Würde und auf respektvolle Behandlung. Sie wird ohne Unterschied auf das Alter, Behinderung oder Krankheit, das Geschlecht, den Glauben, die Hautfarbe, die Kultur, die Nationalität, die politische Einstellung, die Rasse oder den sozialen Status ausgeübt.

Die Pflegende übt ihre berufliche Tätigkeit zum Wohle des Einzelnen, der Familie und der sozialen Gemeinschaft aus; sie koordiniert ihre Dienstleistungen mit denen anderer beteiligter Gruppen.

Deutscher Berufsverband für Pflegeberufe unter www.dbfk.de

Die Angehörigen weiterer Berufe im Gesundheitswesen benennen in ihren Berufsordnungen ebenfalls ethische Grundsätze für ihre Arbeit. Sie finden sich zumeist in den Veröffentlichungen der Berufsverbände (s. S. 32 ff.).

11.3.6 Leitbilder

Nicht nur einzelne Berufsgruppen vereinbaren ethische Prinzipien für ihre Arbeit. Für die berufsübergreifende Zusammenarbeit in den verschiedenen Einrichtungen des Gesundheitswesens veranlassten viele Träger den Entwurf eines speziell auf ihre Einrichtung bezogenen Leitbildes. Es verdeutlicht Beschäftigten, Patienten und Angehörigen die Grundsätze der Arbeit in dieser Einrichtung. Damit berührt es naturgemäß auch ethische Aspekte.

Die Arbeit des Kinderhospiz St. Nikolaus in Bad Grönenbach/Allgäu steht unter folgendem Leitbild:

Kinderhospiz: Einrichtung, in der unheilbar kranke Kinder bis zu ihrem Tod begleitet werden

Unser Leitbild

Das Kinderhospiz St. Nikolaus dient Familien mit lebensbegrenzt erkrankten Kindern. Die Begleitung der betroffenen Kinder und deren Familie unter den Gesichtspunkten der Entlastung, der ganzheitlichen medizinischen Versorgung, der professionellen Pflege, der psychosozialen und spirituellen Hilfestellung ist dabei unser Ziel.

Wir sind dem Hospizgedanken verpflichtet. Der Respekt vor dem Leben und vor der Würde des Menschen, die Achtung, Sensitivität und eine positive Einstellung im Umgang mit den Menschen sind uns wichtig.

Unser Handeln ist vom christlichen Weltbild geprägt, wir sind offen für Menschen anderer Religionen und Weltanschauungen.

Unsere Arbeit wird im Team kooperativ gestaltet. Wir möchten unsere Leistungen transparent machen. Wir bemühen uns um einen Austausch mit Berufsgruppen und Institutionen, die mit schwer kranken und trauernden Menschen befasst sind.

Ziel unserer Öffentlichkeitsarbeit ist die Thematisierung von Krankheit, würdevollem Sterben, Tod und Trauer in der Gesellschaft.

Wir verpflichten uns durch regelmäßige Reflexion und durch ein strukturiertes Konzept der Weiterbildung zu einer ständigen Verbesserung unserer Arbeitsweise.

In unserer Arbeit wird der Wandel in Kirche, Gesellschaft sowie auch im Gesundheitswesen berücksichtigt.

Kinderhospiz St. Nikolaus unter www.kinderhospiz-allgaeu.de

Aufgaben

1. Ermitteln Sie die ethischen Prinzipien, die den genannten Berufsordnungen zugrunde liegen.
2. Recherchieren Sie unter www.bundesaerztekammer.de den Text des Genfer Gelöbnisses und vergleichen Sie ihn mit dem Eid des Hippokrates.
3. Identifizieren Sie die ethischen Prinzipien im Leitbild des Kinderhospizes St. Nikolaus.
4. Benennen Sie die ethischen Prinzipien im Leitbild Ihrer Praktikumseinrichtung.
5. Sammeln Sie weitere Themen aus der aktuellen Diskussion, welche sich mit bioethischen Fragen beschäftigen. Recherchieren Sie die Hintergründe und präsentieren Sie sie.

11.3.7 Ethische Prinzipien in der alltäglichen Patientenversorgung

Trotz aller Vereinbarungen und Verpflichtungen zu ethisch vertretbarem Handeln werfen konkrete Situationen im Alltag oft die Frage nach der Anwendung der ethischen Prinzipien auf. Nicht selten konkurrieren sie mit organisatorischen oder finanziellen Anforderungen, der eigenen Bequemlichkeit und anderen Hemmnissen.

Derartige Konflikte treten auch bei der gesundheitlichen Versorgung auf. Auch sie können Gegenstand gesundheitswissenschaftlicher Forschung sein.

Ärzte diskriminieren Kassenpatienten systematisch

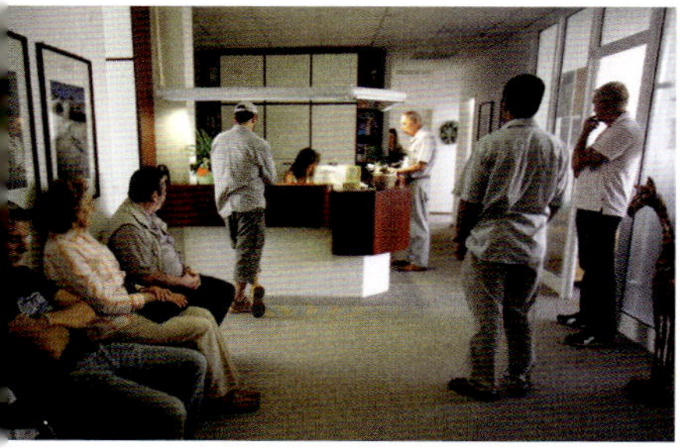

Hamburg – Gesetzlich Versicherte müssen auf Termine beim Facharzt deutlich länger warten als Privatpatienten. Das hat eine Umfrage der AOK Rheinland/Hamburg in ihrer Region ergeben. Die AOK hatte im Juni mehr als 800-mal testweise in Praxen angerufen. Dabei gaben sich die Mitarbeiter bei einem ersten Anruf als gesetzlich Versicherte aus. Später riefen sie als vermeintliche Privatpatienten an. Dabei fragten sie nach einem normalen Untersuchungstermin. Einen Notfall gaben sie nicht an.

Die Ergebnisse sind eindeutig – und zeigen, was die alltägliche Erfahrung ohnehin nahelegt: Mitglieder der gesetzlichen Krankenkassen müssen deutlich mehr Geduld beweisen, bis sie einen Termin beim Facharzt bekommen. Am schwierigsten ist es demnach, zu einem Kardiologen durchzudringen. Dort müssen Kassenpatienten im Schnitt rund 71 Tage warten, Privatpatienten 19. Bei den Radiologen sind es für gesetzlich Versicherte 46 Tage, für Privatpatienten sieben. Die Augenärzte vergeben nach 37 Tagen Termine an ihre Kassenpatienten, an die private Kundschaft nach 16.

„Das Verhalten mancher Fachärzte ist äußerst ärgerlich", sagt Wilfried Jacobs, Chef der AOK Rheinland/Hamburg. Daran werde sich jedoch nichts ändern, solange es keine wirkungsvollen Sanktionsmöglichkeiten gebe. „Die Kassen sollten das Recht bekommen, nicht mehr mit Fachärzten zusammenarbeiten zu müssen, die gesetzlich Versicherten keine zeitnahen Termine geben", sagt Jacobs.

Bereits im April hatte der SPIEGEL berichtet, einer Umfrage des Wissenschaftlichen Instituts der AOK zufolge müssten 25 Prozent der gesetzlich Versicherten mindestens zwei Wochen lang auf einen Termin beim Arzt warten. Bei Privatversicherten mit akuten Beschwerden traf dies der Umfrage zufolge nur für knapp acht Prozent der Patienten zu.

Privatpatienten sind für Ärzte lukrativer

Die schlechtere Versorgung der Kassenpatienten hat nichts damit zu tun, dass es zu wenig Ärzte gibt. In Deutschland sind genügend Mediziner vorhanden – abgesehen von wenigen Gebieten in Ostdeutschland. Generell kann von Ärztemangel jedenfalls keine Rede sein. Denn insgesamt ist die Zahl der Kassenärzte in den vergangenen 20 Jahren kontinuierlich gestiegen, um 40 Prozent auf mehr als 137.000.

Dass Kassenpatienten größere Probleme haben, einen Facharzttermin zu bekommen, hängt mit dem Gesundheitssystem zusammen. Während die meisten Kassenleistungen streng reglementiert sind, können die Mediziner mit individuellen Zusatzangeboten sowie beim Behandeln von Privatpatienten ordentlich Geld verdienen. Für Privatpatienten können sie oft mehr als doppelt so hohe Rechnungen stellen wie bei Mitgliedern von gesetzlichen Krankenkassen. Die Folge: weniger ärztliche Dienstleistungen für gesetzlich Versicherte, mehr Engagement für Privatpatienten.

Schätzungen zufolge erwirtschaften viele Ärzte 30 Prozent ihres Einkommens allein mit Privatpatienten - und das, obwohl sich nur zehn Prozent der Deutschen zu dieser privilegierten Gruppe zählen. Bei manch einem niedergelassenen Mediziner in Ballungsgebieten sind es gar 50 Prozent der Umsätze.

www.spiegel.de

Aufgaben

1. Beschreiben Sie das Experiment.
2. Die oben beschriebene Untersuchung der AOK Rheinland/Hamburg befeuert eine heftige öffentliche Diskussion zur Gerechtigkeit in der medizinischen Versorgung. Stellen Sie Argumente für und gegen das in vielen Arztpraxen beobachtete Verhalten zusammen und beachten Sie dabei die bioethischen Prinzipien. Berücksichtigen Sie dabei sowohl die Situation der gesetzlich wie auch die der privat versicherten Patienten

Machtsprache spart Zeit – Wie Ärzte Patienten abwimmeln

Wenn das Wartezimmer voll ist, drängen Ärzte Patienten gern mit unverständlichen Fachwörtern oder belehrenden Vorträgen aus dem Behandlungszimmer. Das hat Tim Peters, Magister Artium der Germanistischen Linguistik an der Ruhr-Universität Bochum, mittels einer verdeckten Studie in 52 Düsseldorfer Hausarztpraxen aufgedeckt.

Da für langwierige Überzeugungsarbeit, etwa für eine bestimmte Therapie, keine Zeit sei, müssten sich die Ärzte anders durchsetzen. Diese Machtausübung erfolgt über sprachliche Abläufe und Kommunikationsprozeduren zwischen Arzt und Patient, teilt die Hochschule mit. Für seine Magisterarbeit analysierte Peters 100 versteckt aufgezeichnete Gespräche von Hausärzten mit als Patientinnen geschulten Studentinnen.

Die Ärzte hatten sich einige Monate vor den Besuchen schriftlich bereit erklärt, sich zu Studienzwecken heimlich aufzeichnen zu lassen. Jeder Arzt bekam zwei fingierte Patientenbesuche, einen von einer ängstlich-drängenden Kopfschmerzpatientin und einen von einer neutral akzeptierenden.

In den meisten Konstellationen ließen sich Machtmanifestationen finden. So ließ der Arzt in einem exemplarischen Fall seine Patientin häufig nicht ausreden. Anstatt ihre Ausführungen anzuhören, unterbrach er sie mehrfach und klopfte ihr Gesundheitsproblem mittels Ja/Nein-Fragen ab. Als sie die von ihm favorisierte Therapie – eine Spritze – ablehnte, fragte er lauter werdend immer wieder nach, warum sie ablehnte. Die Spritze pries

favorisieren: bevorzugen

Magister Artium: Hochschulabschluss in einem geisteswissenschaftlichen Studiengang

Linguistik: Wissenschaft von der Sprache und ihrer Anwendung

Manifestation: das Sichtbarwerden

Kompetenz: Fähigkeit, Zuständigkeit

verbal: mit Worten

argumentativ: mit stichhaltigen, überzeugenden Beweggründen

paternalistisch: bevormundend

kooperativ: zusammenarbeitend, gemeinsam

er ihr unter Nennung für sie unverständlicher Fachwörter und Wirkstoffbezeichnungen wiederholt an. So verdeutlichte er seine Fachkompetenz und setzte sie verbal unter Druck, um seine Therapiewahl durchzusetzen.

Als Gründe für die Machtausübung durch Ärzte macht Peters vor allem Zeit- und Arbeitsersparnis aus. Würde der Arzt den Patienten in die Entscheidungs- und Therapiefindung einbeziehen, würde das länger dauern. Der Arzt müsste den Patienten im Falle unterschiedlicher Auffassungen, welche Therapie die richtige ist, argumentativ von seiner Wahl überzeugen. Wählt er aber einen paternalistischen, eher unkooperativen Ansatz, der die psychosozialen Wünsche des Patienten ausblendet und rein an Symptomen orientiert ist, spart er Zeit und Energie. „Die heute oft geforderte kooperative Entscheidungsfindung findet oft nicht statt“, betont Peters. [...]

Westfalenpost 9. Februar 2008

Aufgaben

1. Notieren Sie zehn Stichwörter, mit deren Hilfe Sie den Zeitungsartikel zusammenfassen.
2. Überlegen Sie, ob und in welcher Situation Sie schon einmal als Patientin/Patient, Angehörige/Angehöriger oder Praktikantin/Praktikant eine Ausübung von Macht durch die Beschäftigten im Gesundheitswesen erlebten. Beschreiben Sie diese.
3. Entwerfen Sie Handlungsmöglichkeiten für Patienten, die sich in einer solchen Situation befinden. Erproben Sie die Handlungsmöglichkeiten in einem Rollenspiel.
4. Vielleicht haben Sie in Ihrem Praktikum auch selbst schon einmal – beabsichtigt oder unbeabsichtigt – Macht ausgeübt. Berichten Sie. Betrachten Sie Ihr Verhalten vor dem Hintergrund des Prinzips der Autonomie. Überlegen Sie, welche Rahmenbedingungen zu dieser Situation führten und welche Bedingungen andere Handlungsweisen ermöglicht hätten.

Zusammenfassung: Absicherung der Gesundheits- und Krankenversorgung

Angesichts der großen Bedeutung von Gesundheit für das Individuum wie für die Gesellschaft überlassen die meisten Staaten das Gesundheitswesen nicht dem freien Markt. Staatliche Organisationen greifen regulierend ein, um die gesundheitliche Versorgung der Bevölkerung auf einem vereinbarten Niveau sicherzustellen. Gesetzliche Regelungen betreffen z. B. den Leistungskatalog der gesetzlichen Krankenversicherungen, die Rahmenbedingungen für Versorgungsangebote, die Ausbildungs- und Prüfungsordnungen in den Gesundheitsberufen und anderes mehr.

Die Ausgaben in Deutschland für das Gesundheitswesen steigen an – in den vergangenen 16 Jahren um rund 85 % auf bundesweit 293 Mrd. € bzw. gut 3 590 € je Einwohner.

Den Großteil der Kosten übernimmt die gesetzliche Krankenversicherung (GKV). Hier sind etwa 90 % der Bundesbürger versichert. Der Beitragssatz richtet sich für die Pflichtversicherten nach ihrem Erwerbseinkommen; Menschen mit einem Einkommen oberhalb der Beitragsbemessungsgrenze können freiwillig in der GKV versichert bleiben.

An zweiter Stelle der Ausgabenträger stehen die privaten Haushalte; sie beteiligen sich durch Zuzahlungen, Eigenanteile und die Finanzierung von Produkten oder Leistungen, die nicht durch die Krankenkassen übernommen werden, z. B. für Medikamente bei Erkältungskrankheiten oder individuelle Gesundheitsleistungen (Igel).

Die privaten Krankenversicherungen (PKV) rangieren an dritter Stelle der Ausgabenträger. Sie bieten etwa 10 % der Bundesbürger Versicherungsschutz. Die Beiträge hängen von individuellen Faktoren ab: Alter, Geschlecht, Gesundheitszustand, Vorerkrankungen, Risikofaktoren. Seit Einführung des Gesundheitsfonds 2009 müssen die PKV jedem Interessierten einen Basistarif anbieten.

Die Ausgaben für die ambulante Versorgung liegen höher als für die der stationären. Ärztliche Leistungen und Waren machen jeweils gut ein Viertel der Gesamtausgaben aus.

Fortschritte in der Forschung und der Technologie werfen zunehmend Fragen nach moralisch zulässigen Handlungsweisen auf. Innerhalb der Ethik, dem Teil der Philosophie, der sich mit sittlichem Handeln beschäftigt, bildete sich ein eigener Schwerpunkt für die Biowissenschaften. Er behandelt Fragen nach dem verantwortungsvollen Umgang mit dem Leben im Allgemeinen und mit dem menschlichen Leben im Besonderen. Dafür gelten vier bioethische Prinzipien: das Prinzip der Autonomie, das Prinzip des Nicht-Schadens, das Prinzip der Fürsorge und das Prinzip der Gerechtigkeit.

Mit der Anwendung und Ausgestaltung dieser Prinzipien beschäftigen sich politische, berufsständische und institutionelle Organisationen. Sie formulieren Überzeugungen und Maßnahmen, die als Orientierungshilfen und Pflichten für die Fachkräfte im Gesundheitswesen dienen und gleichzeitig die Rechte hilfe- und pflegebedürftiger Menschen beschreiben. In jeder konkreten Situation gilt es erneut, sie im Sinne des Patientenwohls abzuwägen und einzusetzen.

Wiederholungsfragen

1 Warum nimmt der Staat in Deutschland Einfluss auf das Gesundheitssystem?

2 Worin unterscheiden sich Konsumgüter und Dienstleistungen von Gesundheitsprodukten und -dienstleistungen?

3 Wie können staatliche Organisationen das Gesundheitswesen steuern?

4 Wie entwickelten sich bislang die Ausgaben für das Gesundheitswesen? Warum?

5 Wer beteiligt sich in welchem Umfang an den Kosten des Gesundheitssystems?

6 Worin unterscheiden sich die gesetzliche und die private Krankenversicherung?

7 Worauf verteilen sich die Ausgaben für die gesundheitliche Versorgung?

8 Welcher Zusammenhang besteht zwischen Ethik und dem Gesundheitswesen?

9 Was versteht man unter „Bioethik“?

10 Welches sind die bioethischen Prinzipien?

11 Welche Patientenrechte beschreibt die „Charta der Rechte hilfe- und pflegebedürftiger Menschen"?

12 Welchen Zweck erfüllen Berufsordnungen im Bereich der Ethik?

13 Worin unterscheidet sich eine Berufsordnung von einem Leitbild?

Internet

Internetadressen der einschlägigen Berufsverbände s. S. 32–38

www.biva.de	Bundesinteressenvertretung der Nutzerinnen und Nutzer von Wohn- und Betreuungseinrichtungen im Alter und bei Behinderung (BIVA) e. V.
www.destatis.de	Statistisches Bundesamt
www.drze.de	Deutsches Referenzzentrum für Ethik in den Biowissenschaften
www.dza.de	Deutsches Zentrum für Altersfragen
www.ekd.de/bioethik/bioethik.html	Evangelische Kirche in Deutschland
www.ethikrat.org	Deutscher Ethikrat
www.gesch.med.uni-erlangen.de/links/	Links zu biomedizinischen Forschungsstellen und Datenbanken
www.heimverzeichnis.de	Verzeichnis von Altenheimen mit Informationen für Verbraucherinnen und Verbraucher zu Leistungen und Bewertungen der Lebensqualität
www.kritische-bioethik.de	InteressenGemeinschaften Kritische Bioethik Deutschland
www.pflege-charta.de	Informationen zur Umsetzung der Charta der Rechte hilfe- und pflegebedürftiger Menschen
www.verbraucherzentrale-bremen.de/beratung/gesundheit/patientenlexikon.html	Verbraucherzentrale Bremen e. V., Kleines Lexikon der Patientenrechte

12 Koronare Herzkrankheit – KHK

Unter Koronarer Herzkrankheit, KHK, versteht man die Verengung der Herzkranzgefäße, Koronararterien, die den Herzmuskel mit Blut versorgen. Daraus folgt eine verminderte Durchblutung, sie führt zu einem Sauerstoffmangel im Herzmuskelgewebe und bei einem Verschluss einer Koronararterie zum Herzinfarkt.

12.1 Anatomie und Physiologie des Herz-Kreislauf-Systems

Anatomie: Wissenschaft vom Aufbau des Organismus

Physiologie: Wissenschaft von den biologischen, chemischen, physikalischen Vorgängen im Organismus

Kohlenstoffdioxid: CO_2

Das Herz und die Blutgefäße bilden zusammen das Herz-Kreislauf-System. Das Herz ist ein Hohlmuskel, der als Kreislaufpumpe das Blut durch den ganzen Körper pumpt. Die Blutgefäße sind die Transportwege, auf denen das Blut in beinahe alle Teile des Organismus gelangt. Mit der Beförderung des Blutes durch den gesamten Körper gewährleistet das Herz-Kreislauf-System die Versorgung nahezu aller Körperzellen mit Sauerstoff und Nährstoffen sowie den Abtransport von Kohlenstoffdioxid sowie Abfall- und Abbauprodukten des Zellstoffwechsels.

12.1.1 Blutgefäße

Kontraktion: Zusammenziehen von Muskelfasern, Verkürzung und Verdickung des Muskels

Lumen: Innendurchmesser einer Röhre

Arteriolen: kleine Arterien, die den Übergang zu den Kapillaren bilden

porös: durchlässig

Diffusion: Stoffaustausch zum Ausgleich von Konzentrationsunterschieden

Venolen: kleine Venen, die den Übergang zu den Kapillaren bilden

Bei den Blutgefäßen unterscheidet man Arterien, Kapillaren und Venen.

Arterien transportieren das Blut vom Herzen weg. Die größten Arterien sind diejenigen, die dem Herzen am nächsten liegen: die Aorta und die Lungenschlagader. Die Arterienwände sind aus drei Schichten aufgebaut, von denen die mittlere Schicht die dickste ist. Sie besteht bei den herznahen Arterien überwiegend aus elastischen Fasern, in den herzfernen Arterien vorwiegend aus Muskelfasern. Durch Kontraktion oder Entspannung dieser Muskeln lässt sich die Weite ihres Lumens regulieren und damit der Strömungswiderstand, der Blutdruck und die Durchblutung der jeweiligen Organe beeinflussen. In ihrem Verlauf verzweigen sich die Arterien zu sogenannten Arteriolen und weiter zu mikroskopisch kleinen Kapillaren.

Die Kapillarwände sind sehr fein und bestehen aus nur einer Zellschicht auf einer Basalmembran, dem Endothel. Durch diese poröse Zellschicht können Stoffe zwischen dem Blutgefäßsystem und dem umliegenden Gewebe ausgetauscht werden.

Je nach Sauerstoffbedarf des Gewebes besitzen die Organe unterschiedlich viele Kapillaren. Muskeln und Nieren verfügen über sehr dichte Kapillarnetze. Vorwiegend aus Bindegewebe bestehende Bereiche, z. B. Sehnen und Fettgewebe, haben nur wenige Kapillaren. Völlig kapillarfrei sind nur die oberste Hautschicht, die Augenlinse, die Hornhaut, der Gelenkknorpel und der Zahnschmelz. Sie werden über Diffusionsvorgänge aus den umgebenden Geweben oder Flüssigkeiten, z. B. die Gelenkschmiere oder den Speichel, versorgt. Die Kapillaren sammeln sich zunächst zu Venolen und anschließend zu den größeren Venen.

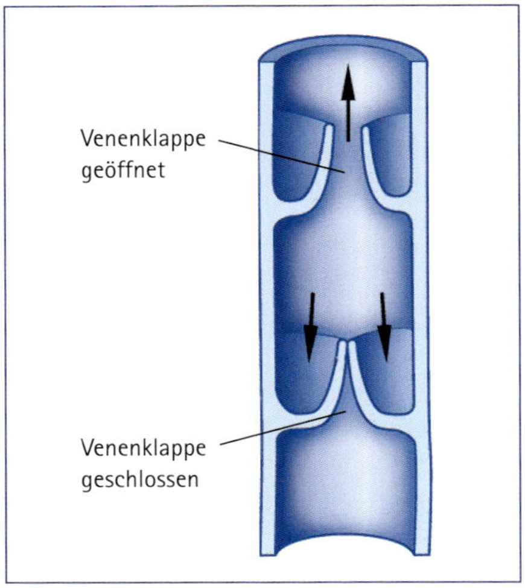

Venenklappen

Venen führen das Blut aus den Kapillaren zum Herzen zurück. Wegen des geringeren Drucks in ihrem Inneren sind die Wände der Venen dünner als die der Arterien. Einige Venen, vor allem die der Beine, besitzen im Abstand von einigen Zentimetern Vorsprünge der inneren Gewebsschicht. Diese Venenklappen wirken wie Ventile und begünstigen den venösen Blutfluss auch gegen die Schwerkraft. Die größten Venen sind die obere und die untere Hohlvene, welche ebenfalls herznah gelegen sind.

Ein geringer Teil, etwa 10 %, der vom Kapillarsystem ins Gewebe abgeführten Flüssigkeit gelangt nicht unmittelbar ins Blutgefäßsystem zurück. Sie sammelt sich als Lymphe in einem eigenen Gefäßsystem, reinigt dort die Zwischengewebsflüssigkeit von Fremdkörpern und Krankheitserregern und fließt erst danach ins venöse System.

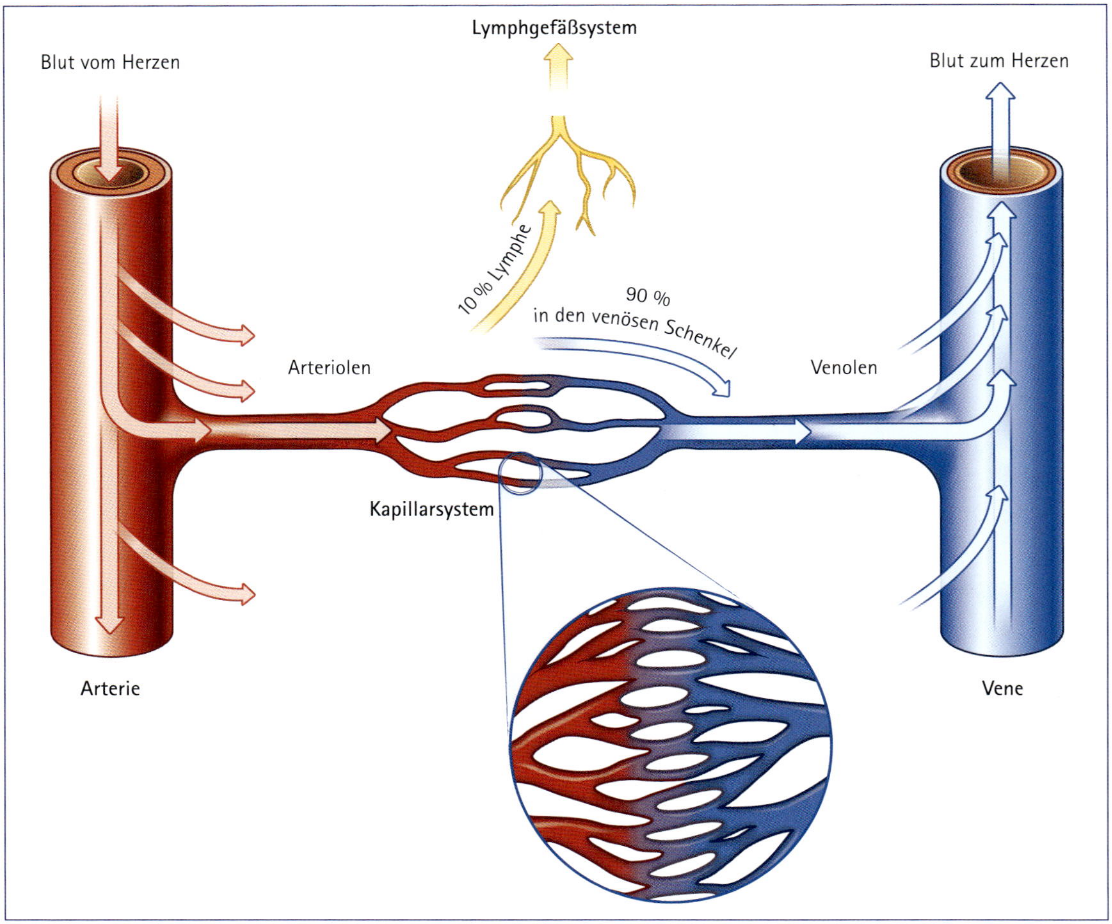

Flüssigkeitstransport in Blut- und Lymphgefäßen

12.1.2 Blutkreisläufe

Der menschliche Körper besitzt zwei Blutkreisläufe. Für jeden der beiden Kreisläufe übernimmt eine der beiden funktionell gleichen Herzhälften die Funktion des Motors, der Pumpe.

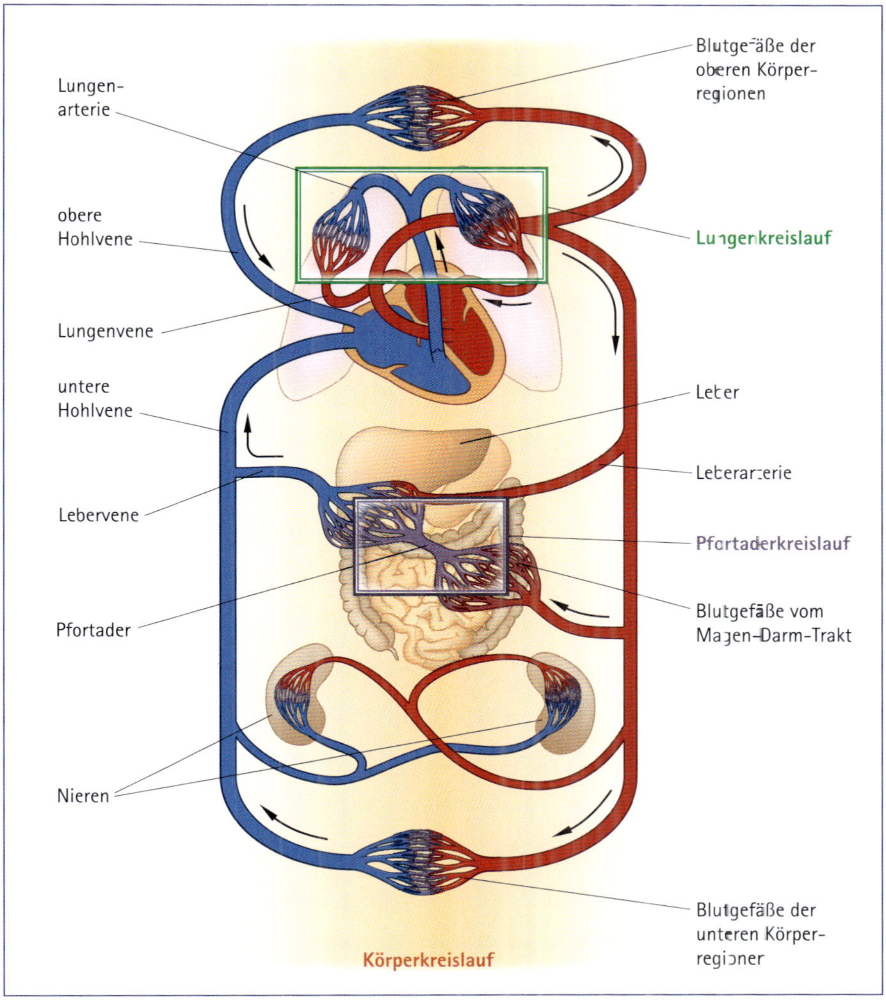

Blutkreisläufe des Körpers

Lungenkreislauf

Der Lungenkreislauf wird auch als kleiner Kreislauf bezeichnet. Er dient der Aufnahme von Sauerstoff ins Blut und der Abgabe von Kohlenstoffdioxid aus dem Blut an die Atemluft.

In der rechten Herzhälfte sammelt sich das Blut aus den Venen des Körpers. Durch die Lungenarterien wird es zur Lunge befördert. Auf diesem Weg verästeln sich die arteriellen Gefäße. Sie führen das kohlenstoffdioxidreiche Blut an die Lungenbläschen heran. Durch die hauchdünne Kapillarwand dringt Kohlenstoffdioxid aus dem

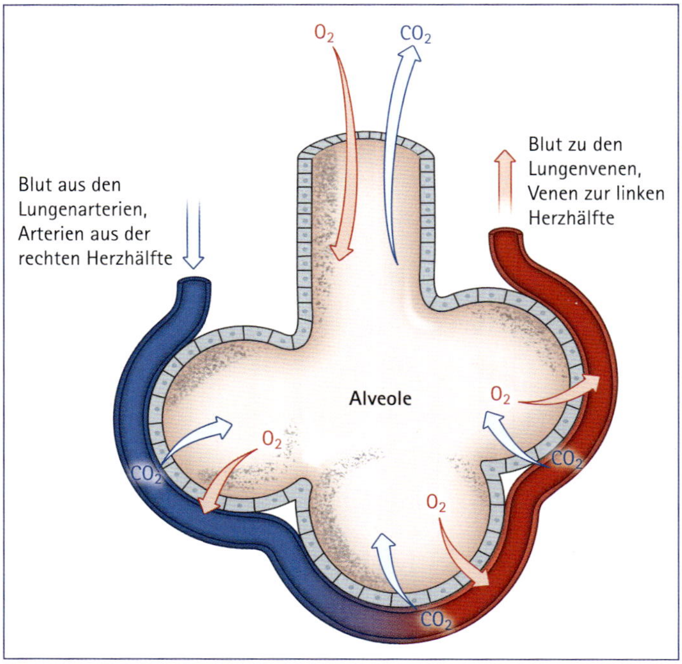

Gasaustausch in den Kapillaren des Lungenkreislaufs

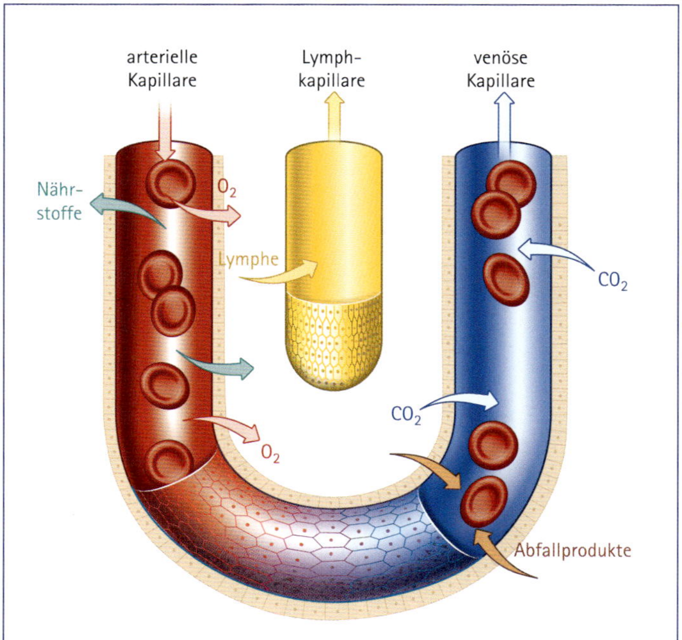

Gas- und Stoffaustausch in den Kapillaren des Körperkreislaufs

Blut in die Lungenbläschen und damit in die Atemluft. Umgekehrt gelangt Sauerstoff aus der Atemluft in die Blutkapillaren. Die Kapillaren sammeln sich und transportieren das sauerstoffreiche Blut über die Lungenvenen zur linken Herzhälfte zurück.

Im Lungenkreislauf führen die Arterien sauerstoffarmes und die Venen sauerstoffreiches Blut.

Körperkreislauf

Der Körperkreislauf wird auch als großer Kreislauf bezeichnet. Er dient der Versorgung der Körperzellen mit Sauerstoff und Nährstoffen sowie dem Abtransport von Kohlenstoffdioxid und anderen Abfallprodukten des Zellstoffwechsels.

In der linken Herzhälfte sammelt sich das sauerstoffreiche Blut und wird von dort aus durch die Aorta und weitere sich verzweigende Arterien in alle Organe des Körpers transportiert. In den Kapillargeflechten findet der Stoffaustausch statt. Sauerstoff diffundiert durch die Kapillarwände ins Gewebe, Kohlenstoffdioxid nimmt den umgekehrten Weg. Nährstoffe, Vitamine, Hormone, Stoffwechsel- und Abfallprodukte wechseln – je nach Konzentrationsgefälle – ebenfalls vom Blut ins Gewebe oder umgekehrt.

Auch diese Kapillaren vereinigen sich zu Venen. Die obere Hohlvene sammelt das venöse Blut aus Kopf, Hals, Schultern, Armen und Händen, die untere Hohlvene führt das Blut aus den Organen der unteren Körperhälfte zur rechten Herzhälfte zurück. Der Körperkreislauf endet im rechten Herzvorhof.

Im Körperkreislauf führen die Arterien sauerstoffreiches und die Venen sauerstoffarmes Blut.

Pfortaderkreislauf

Das venöse Blut aus dem Magen-Darm-Trakt, den Bauchorganen Magen, Bauchspeicheldrüse, Milz, Dünn- und Teilen des Dickdarms, fließt nicht unmittelbar in die untere Hohlvene, sondern sammelt sich zunächst in einer großen Vene, der Pfortader. Diese führt das durch die Verdauungsprozesse nährstoffreiche Blut in die Leber. Das Pfortaderblut vermischt sich mit dem sauerstoffreichen Blut der Leberarterie und gelangt durch die Leberkapillaren in die Leberzellen. Die Leberzellen bauen Nahrungsbausteine, z. B. Kohlenhydrate und Aminosäuren, zu körpereigenen Stoffen um. Giftstoffe aus der Nahrung oder als Endprodukte des körpereigenen Stoffwechsels werden verändert oder abgebaut. Im Anschluss an diese biochemischen Prozesse fließt das Blut über die Lebervene in die untere Hohlvene und damit in den Körperkreislauf zurück.

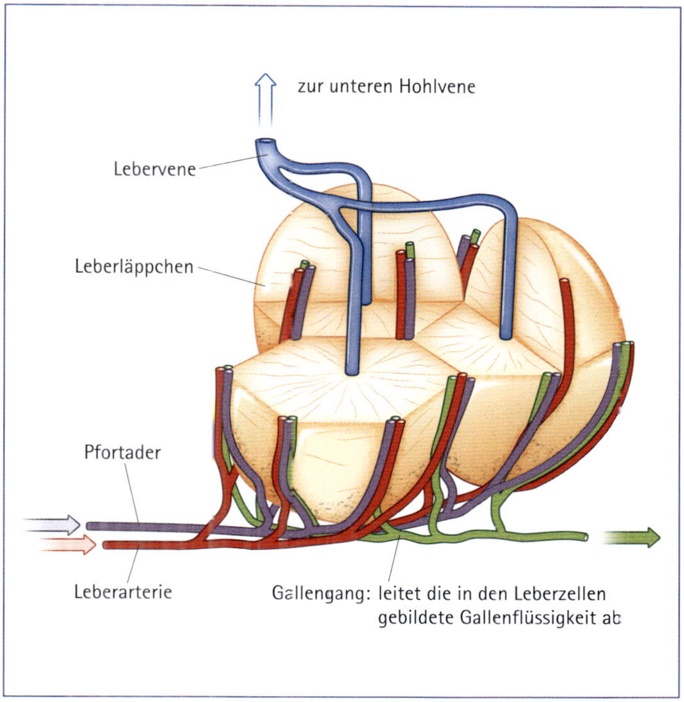

Leberläppchen: Blutfluss im Pfortaderkreislauf

12.1.3 Anatomie des Herzens

Das menschliche Herz, Cor, wiegt etwa 300 g und ist so groß wie eine geschlossene Faust. Es befindet sich im Brustkorb zwischen den beiden Lungenflügeln. Seine Längsachse verläuft schräg, sodass das Herz zu etwa zwei Dritteln in der linken Brustkorbhälfte und zu einem Drittel in der rechten Brustkorbhälfte liegt.

Herzhöhlen

Die Herzscheidewand, Septum, teilt das Herz in eine rechte und eine linke Hälfte. Jede der beiden funktionell gleichen Hälften besteht aus zwei Hohlräumen: dem kleineren und muskelschwächeren Vorhof, Atrium, und der größeren, muskulöseren Kammer, Ventrikel. Danach unterteilt man auch die Herzscheidewand in die Vorhofscheidewand und die Kammerscheidewand.

Die Vorhöfe nehmen das Blut aus den herznahen Venen, der oberen bzw. unteren Hohlvene und den Lungenvenen, auf und geben es an die Kammern ab. Die Herzkammern nehmen das Blut aus den Vorhöfen auf und geben es an die herznahen Arterien, die Lungenarterie und die Aorta, ab. Auf der inneren Oberfläche der Herzkammern fallen dickere Muskelwülste, die Papillarmuskeln, auf. An ihnen sind die Sehnenfäden der Segelklappen befestigt.

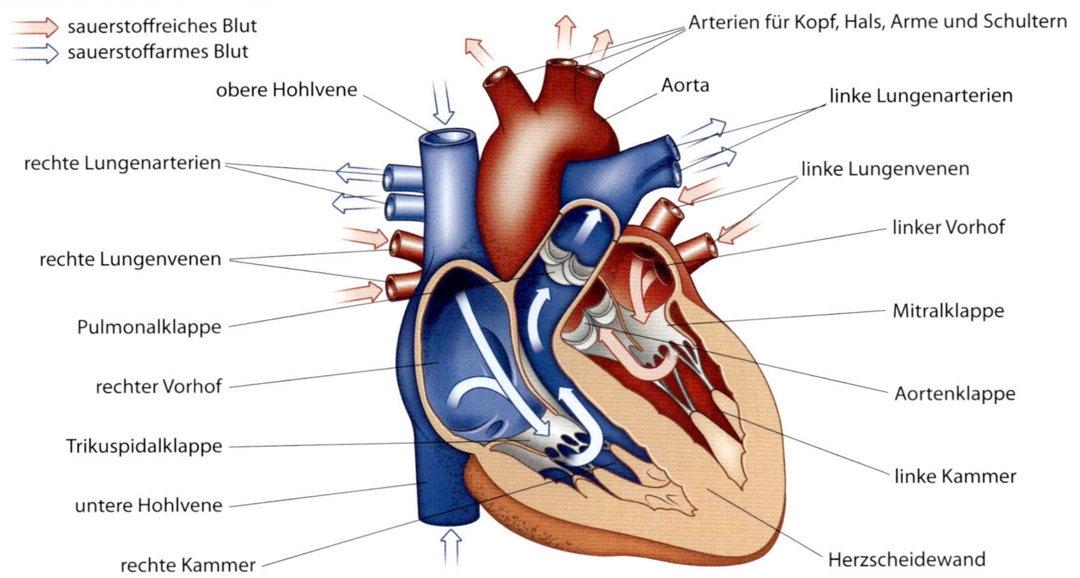

Längsschnitt durch das Herz

Herzklappen

Die Herzkammern werden an ihren Ein- und Ausgängen von den Herzklappen verschlossen. Auch wenn sich die Eingangsklappen zwischen Vorhof und Kammer von den Ausgangsklappen zwischen Kammer und den größten Arterien in ihrem Bau unterscheiden, so dienen doch alle vier Klappen demselben Zweck. Jede Klappe lässt sich vom Blutstrom nur in eine Richtung aufdrücken. Entsteht ein Druck von der anderen Seite, so verschließt die Klappe die Öffnung der Herzkammer und verhindert, dass Blut zurückfließt. Die Herzklappen gewährleisten also, dass das Blut nur in die vorgesehene Richtung gepumpt wird – ähnlich einem Fahrradventil, durch das Luft in den Schlauch, nicht aber heraus gelangt. Man spricht in diesem Zusammenhang auch von der Ventilfunktion der Herzklappen. Die Herzklappen bestehen aus einer Bindegewebsschicht, die mit Endokardgewebe (s. S. 251) überzogen ist.

Endokard:
Herzinnenhaut

Die Eingangsklappen der Herzkammern liegen zwischen den Vorhöfen und den Kammern und heißen deswegen auch Vorhof-Kammer-Klappen oder Atrio-Ventrikular-Klappen. In der rechten Herzhälfte ragen drei Segel in die Öffnung, daher spricht man von der dreizipfligen Segelklappe bzw. Trikuspidalklappe. Die Segelklappe der linken Herzhälfte verfügt über zwei Segel und erinnert an eine Bischofsmütze, eine Mitra. Sie heißt deshalb Mitralklappe. An den Zipfeln der Segel setzen feine Sehnenfäden an, die mit ihrem anderen Ende in muskulären Vorsprüngen der Herzkammern, den Papillarmuskeln, verankert sind. Diese Sehnenfäden erschlaffen, wenn die Segelklappen sich öffnen und Blut aufgrund der Schwerkraft und der Vorhofkontraktion aus den Vorhöfen in die Kammern einströmt. Spannt sich die Kammermuskulatur an und erhöht damit den Druck im Inneren der Kammer, so wirken die Sehnenfäden wie Haltetaue. Sie verhindern das Zurückschlagen der Segel und damit den Rückfluss des Blutes aus den Kammern in die Vorhöfe.

Die Herzklappen an den Ausgängen der Kammern heißen wegen ihrer Beschaffenheit Taschenklappen. Taschenartige Mulden ragen in die Öffnung zwischen Herzkammern und großen Schlagadern. Wird das Blut je nach Körperhaltung zumeist gegen die Schwerkraft aus den Kammern ausgetrieben, so weichen die Taschen zurück. Endet der Blutstrom aus den Kammern, so „sackt" das Blut der Arterien in die Mulden zurück und verschließt diese. Die Taschenklappen erhielten ihre Namen nach den nachfolgenden Blutgefäßen: So heißt die rechte Taschenklappe Pulmonalklappe, die linke heißt Aortenklappe.

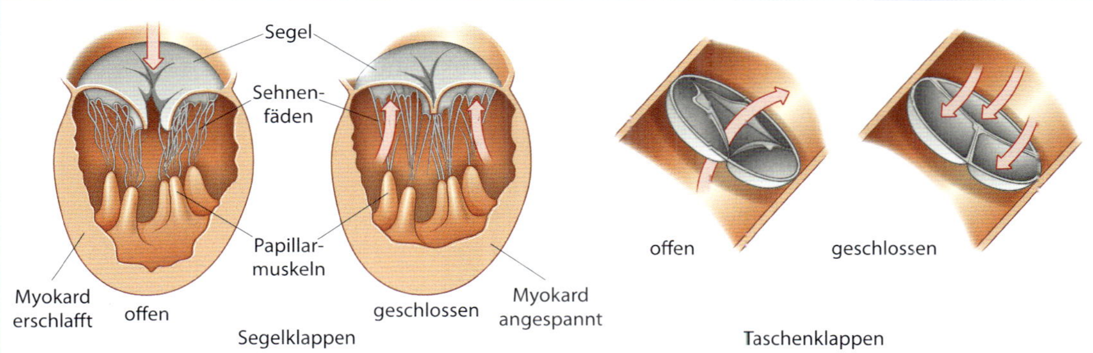

Aufbau und Funktionsweise der Herzklappen

Herzwand

Die Herzwand ist ähnlich wie die Wände der Blutgefäße aufgebaut.

Die Herzinnenhaut, das Endokard, weist eine Dicke von weniger als 1 mm auf. Sie kleidet alle Herzhöhlen wie eine Tapete aus. Die äußerst glatte Oberfläche gewährleistet einen ungehinderten Blutfluss ohne Verwirbelungen und Gerinnselbildung.

Die Herzmuskelschicht, das Myokard, ermöglicht die Kontraktion des Herzens und damit seine Pumpleistung. Je nach Beanspruchung in den verschiedenen Abschnitten des Herzens ist das Myokard unterschiedlich dick: in den Vorhöfen nur etwa 1 mm, in der rechten Kammer 2–4 mm und in der linken Kammer wegen des aufzuwendenden Drucks für den Transport in den Körperkreislauf deutlich mehr: etwa 8–11 mm.

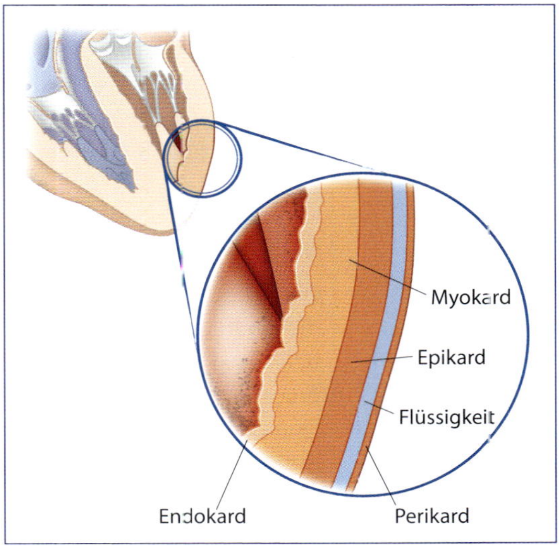

Aufbau der Herzaußenschicht mit Herzbeutel

Die Herzaußenschicht besteht aus dem zweiblättrigen – doppelwandigen – Herzbeutel: Das Epikard, ebenfalls nur etwa 1 mm dick, umschließt das Myokard. Zwischen ihm und dem äußeren Blatt des Herzbeutels, dem Perikard, befinden sich wenige Milliliter klarer Flüssigkeit. Sie verringert die Reibungskräfte, die durch die fortwährende Herzaktion sowie die Lageveränderung des Herzens entstehen und das Gewebe sonst schädigten.

12.1.4 Physiologie des Herzens

Herzzyklus

Bei körperlicher Ruhe schlägt das Herz eines gesunden Erwachsenen etwa 60- bis 80-mal in der Minute, man spricht auch von einer Herzfrequenz von 60–80/min. Bei Säuglingen beträgt sie 140/min und bei Kindern je nach Alter etwa 100/min. „Herzschlag" meint dabei die sich wiederholende Abfolge von

- Entleerung der Kammern in den Lungen- bzw. Körperkreislauf und
- Füllung der Kammern mit Blut aus den Vorhöfen.

Die Systole, Entleerung der Kammern, dauert bei einer Herzfrequenz von 70/min etwa 0,2 Sekunden. Diese Phase lässt sich unterteilen in die Anspannungs- und die Austreibungsphase.

In der Anspannungsphase sind die Kammern mit Blut gefüllt, das Myokard der Kammern kontrahiert sich, die Segelklappen schlagen zurück und verschließen die Kammereingänge. Die Taschenklappen sind geschlossen.

In der Austreibungsphase spannt sich die Kammermuskulatur weiter an und erhöht damit den Druck im Inneren. Er übersteigt den Druck in den Arterien, die Druckdifferenz öffnet die Taschenklappen, und die Kammern werfen ihren Inhalt von etwa 70 ml Blut aus.

Die Diastole, Füllung der Kammern, dauert etwa 0,8 Sekunden. Diese Phase lässt sich unterteilen in Entspannungs- und Füllungsphase. In der Entspannungsphase erschlafft das Myokard, und der Druck in den Kammern sinkt unter den Druck in den Arterien, die Taschenklappen schließen sich.

In der Füllungsphase sinkt der Kammerdruck auch unter den Druck in den Vorhöfen, die Segelklappen öffnen sich, und die Kammern füllen sich erneut mit Blut aus den Vorhöfen. Außerdem trägt die Kontraktion des Vorhofmyokards zur Füllung der Kammern bei.

Blutdruck

Die Druckveränderungen beim Wechsel zwischen Systole und Diastole wirken bis in die herzferneren Arterien fort. Bei der Messung des arteriellen Blutdrucks am Oberarm oder am Handgelenk lassen sich zwei Werte – der systolische und der diastolische Blutdruckwert – ermitteln, z. B. 120/80 mmHg. Dabei entspricht 120 mmHg dem Druck des strömenden Blutes auf die Gefäßwände während der Austreibungsphase; der systolische Blutdruck ist also 120 mmHg. Während der Erschlaffung liegt der Druck bei 80 mmHg; der diastolische Blutdruck beträgt also 80 mmHg.

mmHg – lies: Millimeter Quecksilbersäule; in nicht medizinischen Bereichen veraltete Maßeinheit für den Druck; der Druck wird auf eine Quecksilbersäule umgeleitet, deren Anstieg wird in mm gemessen

Für den Ruhe-Blutdruck gelten folgende Normwerte:

Normwerte für Ruhe-Blutdruck			
		systolischer Wert	**diastolischer Wert**
Erwachsene	Normalwert	100–140 mmHg	< 85 mmHg
	Grenzbereich	140–160 mmHg	85–90 mmHg
	Bluthochdruck, Hypertonie	> 160 mmHg	> 90 mmHg
Kinder	Normalwert	90 mmHg	60 mmHg

Abweichungen vom Normalwert lassen auf Beeinträchtigungen des Herzens, der Blutgefäße oder des Flüssigkeitshaushalts schließen. So weist eine Hypertonie, ein erhöhter Blutdruck, auf eine krankhafte Veränderung der Arterienwände hin bzw. begünstigt diese (s. S. 255 f.).

Erregungsbildung und -leitung des Herzmuskels

Bei der Transplantation eines Herzens fällt auf, dass es, wenn es aus dem Körper entfernt und in einer Nährlösung aufbewahrt wird, für eine begrenzte Zeit weiterhin schlägt. Die elektrischen Impulse für die Kontraktion und Erschlaffung des Myokards entstehen also unabhängig vom Nervensystem und im Herzen selbst. Im Hinblick auf die Erregungsbildung ist das Herz also autonom, das heißt unabhängig und selbsttätig.

Transplantation: Entnahme von funktionstüchtigen Organen, Zellen oder Gewebe aus einem Organismus und zumeist operatives Einsetzen in einen anderen

Verantwortlich dafür ist eine Gruppe spezialisierter Herzmuskelzellen mit der Fähigkeit zur Erregungsbildung und -leitung. Die Zellen bilden ein System mithilfe dessen die Erregungsimpulse rhythmisch gebildet und nach einem immer gleichen Schema über den Herzmuskel verbreitet werden, sodass sich Vorhöfe und Kammern abwechselnd, rechtes und linkes Myokard aber zeitgleich und parallel kontrahieren. Diese geordnete Koordination der Muskelaktivität trägt maßgeblich zu einer effektiven Pumpleistung des Herzens bei.

effektiv: wirkungsvoll, Wirkung zeigend

fungieren: arbeiten, wirken

Der wichtigste Zellverband bei der Erregungsbildung ist der Sinusknoten. Er liegt im rechten Vorhof und fungiert als natürlicher Schrittmacher. Er bestimmt beim gesunden Menschen die Herzfrequenz.

Die elektrischen Impulse des Sinusknotens werden über nachgeordnete Erregungszentren, den AV-Knoten mit seinem rechten und linken Kammerschenkel, die His-Bündel und die Purkinje-Fasern, über den Herzmuskel verteilt und mit der Kontraktion der jeweiligen Myokard-Abschnitte beantwortet.

Auch wenn das Myokard autonom arbeitet, so besteht durchaus die Möglichkeit, dass andere Organsysteme, z. B. das Nervensystem oder das Hormonsystem, die Erregungsbildung und -leitung beeinflussen können, z. B. in Stresssituationen.

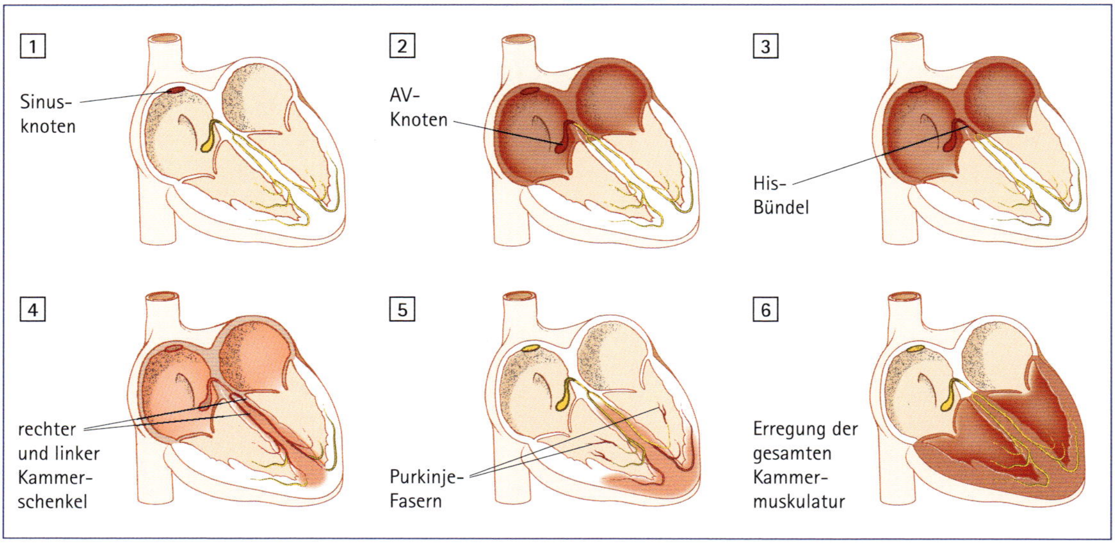

Erregungsbildung und -leitung am Herzmuskel

Herzrhythmusstörungen, also die Abweichungen von Herzfrequenz oder -rhythmus, haben ihren Ursprung zumeist in einer Veränderung der Erregungsbildung oder -leitung. In Abhängigkeit von der genauen Ursache erhalten Patienten mit Herzrhythmusstörungen einen Herzschrittmacher (s. S. 261).

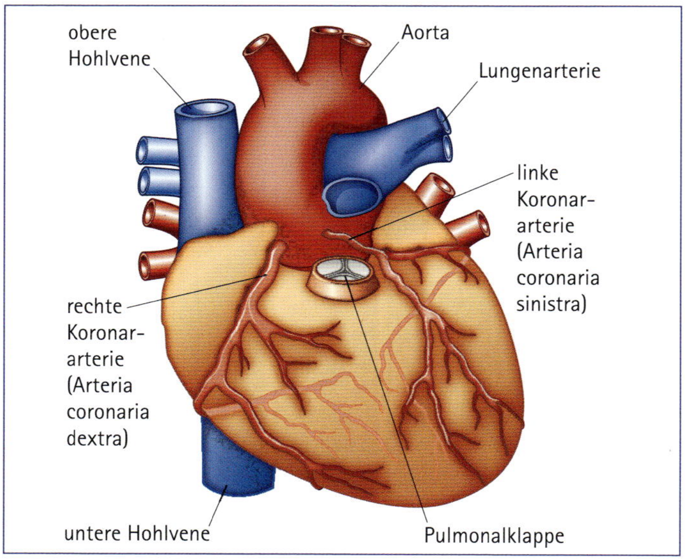

Verlauf der Koronararterien

Blutversorgung des Herzens

Auch wenn das Blut fortwährend durch das Herz strömt, versorgt es damit keineswegs die einzelnen Zellen der eigenen Gewebsschichten. Dies geschieht durch zwei kleine Arterien, die von der Aorta unmittelbar nach deren Austritt aus dem Herzbeutel abzweigen. Sie verzweigen sich kranzartig über das Herz und heißen daher Herzkranzarterien bzw. Herzkranzgefäße: rechte bzw. linke Koronararterie oder Arteria coronaria dextra bzw. sinistra. Sie decken den Blutbedarf des Herzens von immerhin 5 % des gesamten Pumpvolumens. Das kapilläre Blut sammelt sich in den parallel zu den Arterien verlaufenden Venen und fließt in den rechten Vorhof.

12.1.5 Untersuchungsmöglichkeiten

Neben der Ermittlung der Herzfrequenz in Form der Pulsmessung, des Blutdruckes und der Herztöne mittels Stethoskop stehen verschiedene apparative Verfahren zur Untersuchung der Herztätigkeit zur Verfügung.

apparativ: unter Einsatz medizinischer Geräte

Extremitäten: Arme und Beine

EKG: Das Elektrokardiogramm misst über Elektroden, die an den Extremitäten und auf der Brustwand angelegt werden, die elektrische Spannungsänderung während der Herzzyklen. Es ermöglicht einen Rückschluss auf die Erregungsbildung und -leitung der elektrischen Impulse am Herzmuskel und damit über Herzrhythmusstörungen sowie die Tätigkeit der Arbeitsmuskulatur. Das Belastungs-EKG zeichnet die Herzaktivität während definierter, vorher festgelegter körperlicher Belastung auf.

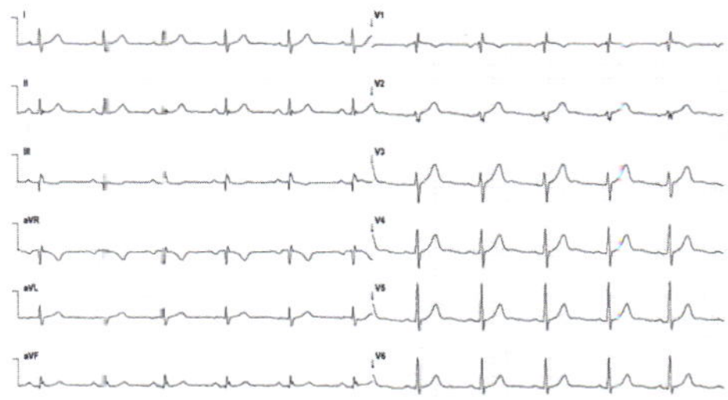

Echokardiographie: Mithilfe von Ultraschallwellen können Herzklappen und Herzkammern untersucht werden. Sonderformen sind die Doppler-Untersuchung zur Analyse des Strömungsverlaufs in den jeweiligen Gefäßen und die Ultraschalluntersuchung über die Speiseröhre zur genaueren Untersuchung einzelner Gewebeabschnitte.

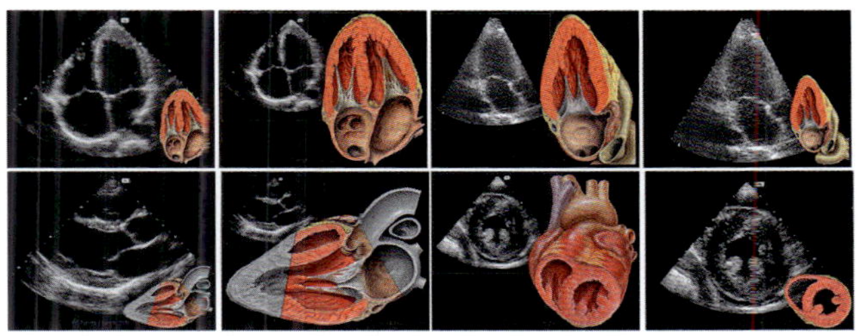

Koronarangiographie: Ein kleiner Schlauch, ein Katheter wird über die Leistenarterie in den Körper eingebracht und gegen den Blutstrom bis in die Koronararterien vorgeschoben. Nach der Injektion einer für Röntgenstrahlen undurchlässigen Substanz lässt sich mithilfe eines Röntgengerätes eine Verengung der Herzkranzgefäße darstellen. Gegebenenfalls können über diesen Katheter auch Maßnahmen zur Weitung des betroffenen Gefäßes eingesetzt werden.

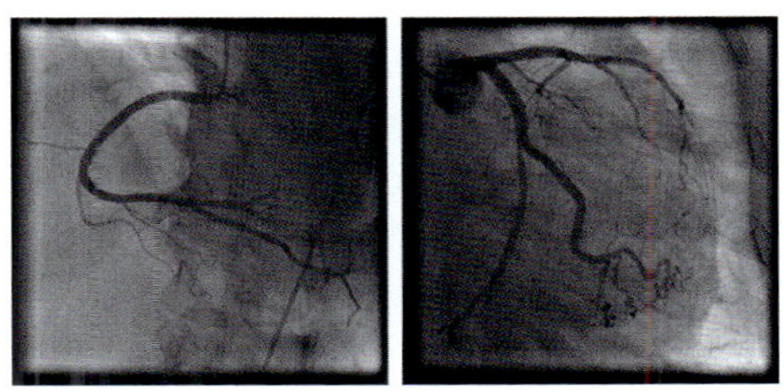

12.2 Krankheitsbild der Koronaren Herzkrankheit

Dem Krankheitsbild der Koronaren Herzkrankheit, KHK, liegen arteriosklerotische Veränderungen der Koronararterien zugrunde.

sklerotisch: verengt und verhärtet aufgrund von Ablagerungen

12.2.1 Verlauf der Arteriosklerose

Die Arteriosklerose, auch Atherosklerose genannt, entwickelt sich langsam über Jahre hinweg. Übergewicht, Hypertonie, Rauchen, Diabetes mellitus, genetische Disposition und die ungünstige Zusammensetzung des Cholesterins im Blut wirken als Risikofaktoren.

Neu entdeckter Mechanismus erklärt, warum Übergewicht das Herz-Kreislauf-Erkrankungsrisiko erhöht

Potsdam-Rehbrücke – Unter Führung des Deutschen Instituts für Ernährungsforschung (DIfE) hat ein Wissenschaftlerteam einen bislang unbekannten molekularen Mechanismus aufgedeckt, der erklären kann, warum krankhaftes Übergewicht mit einem erhöhten Risiko für Herz-Kreislauf-Erkrankungen verbunden ist. Wie die Forscher zeigen, führt der bei krankhaftem Übergewicht erhöhte Insulinspiegel zu einem verminderten Spiegel des atrialen natriuretischen Peptids (ANP). Hierbei handelt es sich um einen Botenstoff, der im Herz gebildet wird und blutdrucksenkend wirkt. Die Erkenntnisse liefern neue Ansatzpunkte, um neuartige Medikamententherapien für Herz-Kreislauf-Erkrankungen zu entwickeln. (...) Der Botenstoff ANP wird vom Herzen ausgeschüttet, sobald die Zellen der rechten Herzvorhofwand aufgrund eines zu hohen Blutvolumens gedehnt werden. Das Peptidhormon hemmt das Durstgefühl, wirkt entspannend auf die glatte Muskulatur der Gefäße und führt gleichzeitig dazu, dass verstärkt Harn ausgeschieden wird. Über alle drei Mechanismen trägt das ANP somit dazu bei, das Blutvolumen und damit den Blutdruck zu senken und schützt auf diese Weise vor Herz-Kreislauf-Erkrankungen.

Seit längerem beobachten Wissenschaftler weltweit, dass die ANP-Spiegel besonders bei stark übergewichtigen Menschen sehr niedrig sind. Eine Beobachtung, die bislang nicht erklärt werden konnte. „Eigentlich würde man erwarten, dass die ANP-Spiegel gerade bei krankhaft übergewichtigen Menschen erhöht sind, da sie zu Bluthochdruck neigen und ANP vom Körper freigesetzt wird, um den Blutdruck zu senken", sagt Erstautorin Olga Pivovarova. „Unsere Ergebnisse liefern nun erstmals einen Einblick in die zu Grunde liegenden molekularen Mechanismen und geben somit eine Erklärung für das Phänomen". Wie die Wissenschaftler zeigen konnten, führen chronisch erhöhte Insulinspiegel – wie sie bei krankhaftem Übergewicht häufig zu beobachten sind – zu einer verstärkten Produktion von ANP-Abbau-Rezeptoren im Fettgewebe. Das ANP bindet an diese Rezeptoren und wird so regelrecht „weggefischt", so dass es seine schützende blutdrucksenkende Wirkung nicht mehr entfalten kann.

www.idw-online.de

Die genannten Risikofaktoren verändern Zusammensetzung und Fließeigenschaften des Blutes, fördern die Wirbelbildung an den Gefäßwänden und schädigen die Innenwand der Arterien, das Endothel. Um diese Schäden zu beheben, lagern sich Blutplättchen, Bindegewebsfasern und Fett-Eiweiß-Verbindungen ein. Sie verdicken die Arterienwände, verhärten sie und verringern damit die Elastizität und den Innendurchmesser der Gefäße. Eine derartige Verhärtung heißt auch Sklerose.

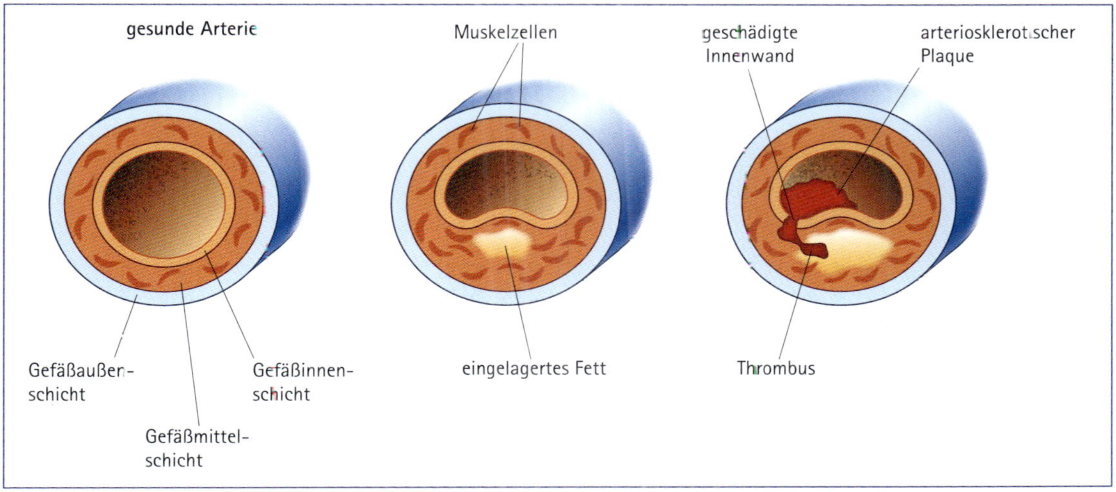

Entwicklung eines arteriosklerotischen Plaques

Die Vergrößerung des arteriosklerotischen Plaques fördert Verwirbelungen im Blutfluss. Bei bereits bestehender Einengung der Arterie, einer Stenose, führen diese Blutgerinnsel oder auch die durch den Blutstrom abgerissenen Teilchen eines Plaques zum Verschluss der Arterie. Die Blut- und damit die Sauerstoffversorgung des nachfolgenden Gewebes wird unterbrochen, die Zellen sterben ab.

Plaque: Ablagerung

Die Arteriosklerose lässt sich nicht isoliert bei nur einem Organ beobachten, sondern betrifft das gesamte Arteriensystem. Symptome und Folgen der Arteriosklerose:

Arteriosklerose zeigt sich an allen Organen	
Arterien …	**Symptome und Folgen**
… des Gehirns	Schlaganfall, Demenz
… der Nieren	Niereninsuffizienz, Dialysepflicht
… der Füße und Beine	Absterben der Haut an den Gliedmaßen, nicht heilende Wunden, Amputation
… des Herzens	Koronare Herzkrankheit, Herzinfarkt

Insuffizienz: eingeschränkte Funktionsfähigkeit

Dialyse: Blutwäsche, Entfernung von harnpflichtigen Substanzen und Wasser aus dem Blut

12.2.2 Symptome

Durch Arteriosklerose an den Koronararterien verschlechtert sich die Sauerstoffversorgung des Herzmuskels schleichend. Je nachdem, welche Bereiche der Gefäße von den Veränderungen zuerst und am stärksten betroffen sind, zeigen sich unterschiedliche Symptome.

Symptom: Zeichen, Anzeichen einer Krankheit

Ist das Erregungsbildungs- oder -leitungssystem beteiligt, so fallen zunächst Herzrhythmusstörungen auf. Sie machen sich bei den Patienten als „Herzstolpern" bemerkbar. Als Folge der unzureichenden Koordination zwischen Füllung und Austreibung der Herzkammern entsteht eine kurzfristige Mangelversorgung des Körpers mit Sauerstoff. Das Gehirn reagiert am empfindlichsten, und somit beschreiben Patienten nicht selten Schwindel- oder Ohnmachtsanfälle als Begleiterscheinungen.

Angina pectoris

Sinkt die Sauerstoffversorgung des Herzmuskels durch die Koronarsklerose, die Verdickung und Verhärtung der Koronararterien, deutlich ab, so treten bei körperlicher Anstrengung, Aufregung oder beim Aufenthalt in großer Kälte anfallsartige Schmerzen in der Herzgegend auf. Sie sind mit einem Gefühl der Enge in der Brust verbunden, welches diesen Beschwerden ihren Namen gab. Man spricht von Angina pectoris, Brustenge.

Stellen sich die durch den Sauerstoffmangel bedingten Schmerzen nur bei Belastung ein, so handelt es sich um eine stabile Angina pectoris, treten sie auch in Ruhe auf, so liegt eine instabile Angina pectoris vor. Die Gefahr, dass die verengte Arterie durch ein kleines Blutgerinnsel verstopft wird, steigt.

Herzinfarkt

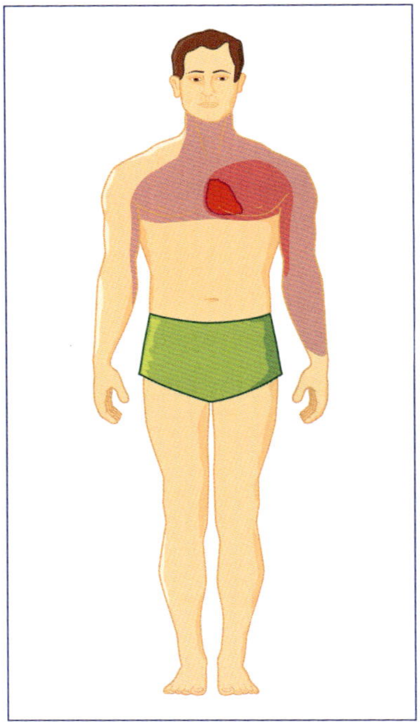

Schmerzausstrahlung bei Angina pectoris

Vernichtungsschmerz: akut auftretende, sehr heftige Schmerzen

Bei einem Herzinfarkt stirbt als Folge des Verschlusses einer Koronararterie das von ihr versorgte Herzmuskelgewebe ab.

Durch das Absterben von Gewebe infolge des Sauerstoffmangels entstehen starke Schmerzen in der Brust, die sich bis in den Unterkiefer und den linken Arm ausbreiten können. Atemnot, Kaltschweißigkeit, Schwindel, Ohnmacht können diesen Vernichtungsschmerz begleiten.

Abhängig vom Ausmaß und der Lokalisation der Schädigung entstehen lebensgefährliche Herzrhythmusstörungen oder Schocksymptome. Der Körper ersetzt das abgestorbene Muskelgewebe im Zuge der Wundheilung durch Narbengewebe. Dieses Bindegewebe ist zwar fest, vermag sich aber nicht zu kontrahieren. Die Kontraktionskraft des Herzens sinkt und damit auch seine Auswurfleistung während der Systole, es entsteht eine mehr oder minder ausgeprägte Herzschwäche, eine Herzinsuffizienz.

12.2.3 Diagnostik

Ein Herzinfarkt lässt sich ohne größeren Aufwand durch die Schilderung der Beschwerden in Kombination mit einem EKG feststellen. Mit dem Absterben von Herzmuskelzellen gelangen spezielle Enzyme ins Blut des Patienten. Bei der Blutuntersuchung fallen erhöhte Werte dieser Enzyme auf, sie untermauern die Diagnose Herzinfarkt.

Das gesamte Ausmaß einer Koronaren Herzkrankheit, welches das Risiko für einen weiteren Herzinfarkt beeinflusst, lässt sich mithilfe verschiedener apparativer Verfahren (s. S. 255) erkennen.

12.2.4 Therapie

Wegen der ausgesprochen hohen Komplikationsrate des akuten Herzinfarkts – jeder dritte Betroffene stirbt, bevor er das Krankenhaus erreicht hat – ist unverzügliches Handeln erforderlich. Bereits im Notarztwagen oder unmittelbar nach Eintreffen im Krankenhaus werden die Möglichkeiten einer Lyse-Therapie ausgelotet: Mithilfe hochwirksamer Medikamente versucht man, das Blutgerinnsel aufzulösen, den Blutfluss durch die Koronararterie und damit die Sauerstoffversorgung wiederherzustellen.

Lyse: das Auflösen, Trennen

Bei einer bereits diagnostizierten KHK zielt die medikamentöse Therapie darauf ab, mögliche Beschwerden zu lindern und das Fortschreiten der Krankheit hinauszuzögern. Um einer Gerinnselbildung vorzubeugen, nehmen Patienten sogenannte Thrombozytenaggregationshemmer, z. B. Acetylsalicilsäure, ein. Sie verhindern das Zusammenballen von Thrombozyten. Weiterhin stehen Wirkstoffe zur Weitstellung der Herzkranzarterien, zur Verringerung des Blutdrucks und der Herzfrequenz zur Verfügung.

Thrombozyten: Blutplättchen, Blutzellen, die maßgeblich an der Blutgerinnung beteiligt sind

Aggregation: Ballung, Anhäufung

Liegen im Rahmen einer KHK bereits ausgedehnte Stenosen vor, so kann man versuchen, den betroffenen Gefäßabschnitt mithilfe eines in die Arterie eingeführten Ballons aufzudehnen. Gegebenenfalls setzt man einen Stent als Gefäßstütze ein. Das feine röhrenförmige Metallgeflecht wird ebenso wie der Ballon über einen Herzkatheter eingeführt und verhindert zumeist die Entwicklung eines Gefäßverschlusses.

Stenose: Verengung, z. B. eines Blutgefäßes, eines Darmabschnitts

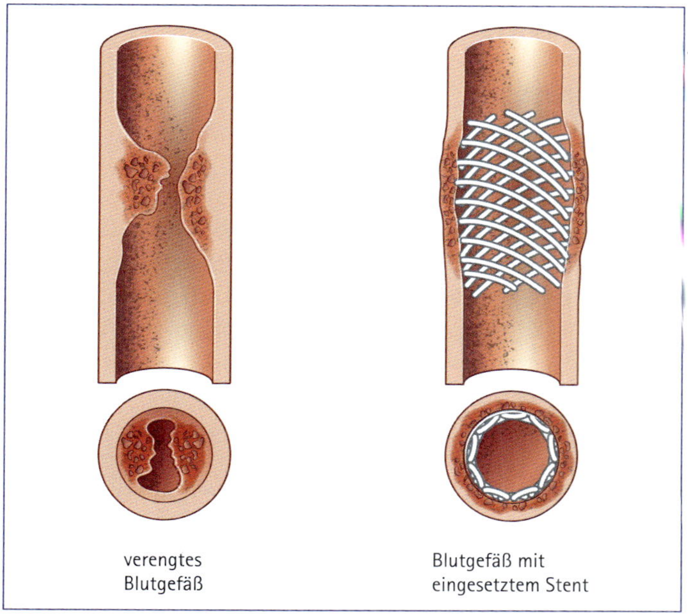

Gefäßaufdehnung mithilfe eines Stents

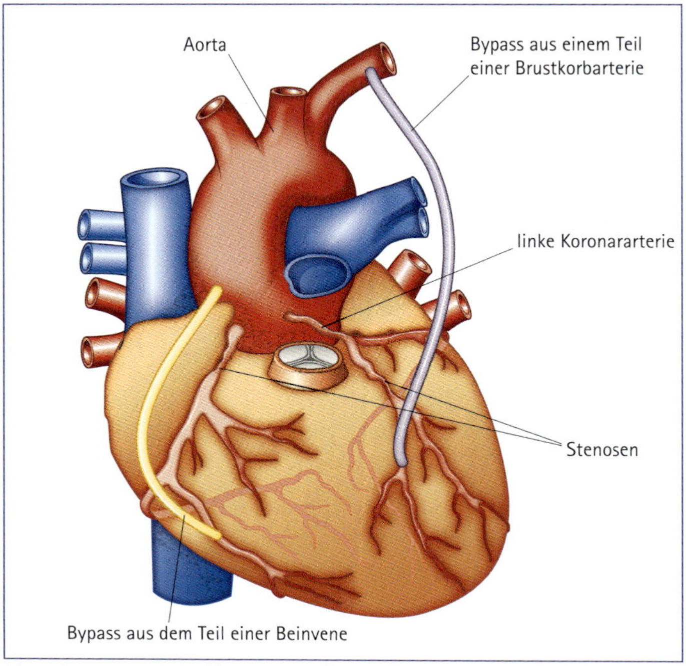

Umgehung verengter Koronararterien mithilfe von Bypässen

Bei einer Verengung mehrerer Koronararterien besteht die Möglichkeit, durch Einsatz einer künstlich geschaffenen Gefäßverbindung die Engstelle über diesen Bypass zu umgehen. Für diese Bypässe können körpereigene Arterien, z. B. aus dem Brustkorb, oder Venen, z. B. Beinvenen, aber auch synthetischer, d. h. aus Kunststoff hergestellter, Gefäßersatz verwendet werden.

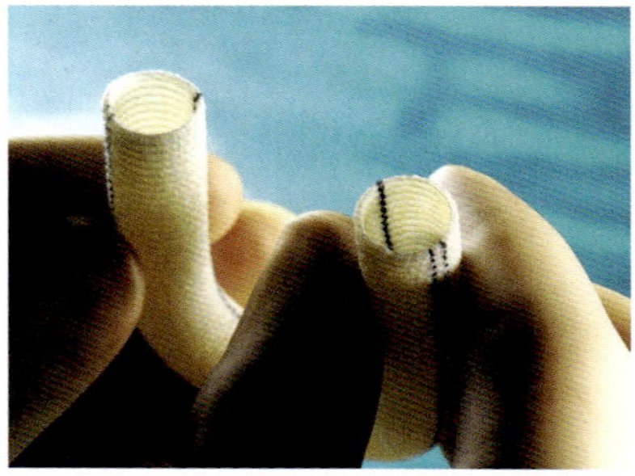

Künstliche Gefäßprothese

12.3 Menschen mit KHK

12.3.1 Epidemiologie

In den Industrienationen zählt die Koronare Herzkrankheit zu den häufigsten Todesursachen im Erwachsenenalter. Als akute Komplikation einer Koronaren Herzkrankheit spielt der Herzinfarkt eine vorrangige Rolle. Mit zunehmendem Alter steigt die Häufigkeit der Koronaren Herzkrankheit stark an. In Deutschland sinkt jedoch seit Beginn der 1980er-Jahre die Sterblichkeit an Koronarer Herzkrankheit. Dieser Rückgang ist nicht über alle Altersgruppen gleich verteilt; in den höheren Altersgruppen steigt die Sterblichkeit. Über alle Altersgruppen hinweg sterben mehr Männer als Frauen an einer Koronaren Herzkrankheit. Während vor allem im jüngeren Alter eine deutlich höhere KHK-Sterblichkeit der Männer gegenüber den Frauen besteht, kommt es in den höheren Altersgruppen zu einer Angleichung.

Die gegenwärtige Veränderung der Bevölkerungsstruktur mit einer Zunahme des Anteils älterer Personen infolge von steigender Lebenserwartung und niedriger Geburtenrate kann zu einem weiteren zahlenmäßigen Anstieg der Koronaren Herzkrankheit in der Bevölkerung führen.

Verschiedene Studien zur Verbreitung der Koronaren Herzkrankheit lassen folgende Zusammenhänge erkennen:

- Männer sind häufiger betroffen als Frauen;
- bei Rauchern wird öfter eine KHK diagnostiziert als bei Nichtrauchern;

- die KHK ist bei Menschen mit geringerem Bildungsniveau weiter verbreitet als bei Menschen mit einem höheren Bildungsabschluss;
- nahe Verwandte mit KHK erhöhen die Wahrscheinlichkeit einer eigenen Erkrankung;
- Fettstoffwechselstörungen mit der Folge hoher Blutfettwerte begünstigen die Entwicklung einer KHK;
- Bluthochdruck fördert das Fortschreiten der KHK;
- eine KHK entwickelt sich häufiger bei Menschen mit geringer körperlicher Aktivität;
- Überernährung und Adipositas mit einem Body-Mass-Index (s. S. 314) von mehr als 25 kg/m^2 wirken als starker Risikofaktor für die Entstehung einer KHK.

12.3.2 Situation von Menschen mit KHK

Schon im allgemeinen Sprachgebrauch besitzt das Herz eine besondere Bedeutung, die es eng mit der Lebensfähigkeit schlechthin verbindet. Beeinträchtigungen der Herzfunktion berühren je nach ihrem Ausmaß nicht selten die Frage nach Lebensbedrohung und Überlebenschance.

Da sich eine KHK schleichend entwickelt, fällt es vielen Patienten im Anfangsstadium schwer, ihre Erkrankung angemessen bei ihrer Alltagsgestaltung, z. B. im Hinblick auf Ernährung und Bewegung, zu berücksichtigen.

Im Verlauf einer KHK lässt die körperliche Leistungsfähigkeit allmählich nach und wirkt sich auf den Alltag und die Berufstätigkeit aus. Herzschmerzen zeigen sich anfänglich nur als Druck im Brustraum, können sich aber bis hin zu Vernichtungsschmerzen entwickeln, die bei Patienten mit einem Gefühl der Todesangst einhergehen. Ebenso befürchten viele Patienten in einem fortgeschrittenen Stadium der KHK eine akute Verschlimmerung mit dauerhaften Einschränkungen, z. B. durch einen Herzinfarkt.

Die medikamentöse Therapie lindert die Beschwerden nicht immer sofort; gegebenenfalls wirkt erst die Kombination verschiedener Substanzen, die zunächst erprobt werden. Das bedeutet für den Patienten, dass er sich aktiv an der Therapie beteiligen, Untersuchungen wahrnehmen, Symptome beobachten und evtl. auch protokollieren muss.

Im Fall bedrohlicher Herzrhythmusstörungen werden bei einigen Patienten medizinische Apparate eingesetzt. Ein Herzschrittmacher übernimmt die Funktion des Sinusknotens, wenn das Herz zu langsam schlägt oder längere Pausen auftreten. Ein implantierbarer Cardioverter, ein im Rahmen einer Operation einzupflanzender Defibrillator, unterbricht mit Stromstößen Attacken lebensbedrohlichen Herzrasens. Die Abhängigkeit des eigenen Lebens von einem solchen Gerät und seiner Funktionstüchtigkeit empfinden viele Patienten als belastend.

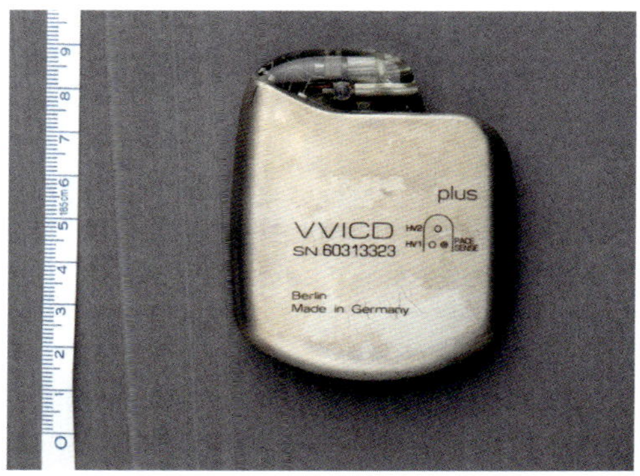

Kombinierter Herzschrittmacher und Cardioverter

12.4 Prävention

Wegen der weiten Verbreitung in der Bevölkerung und der erheblichen Kosten für das Gesundheitswesen besitzt die Prävention der KHK eine große Bedeutung. Sie erstreckt sich auf jeden Zeitpunkt im Hinblick auf die Erkrankung.

Primärprävention

Die Primärprävention zielt auf die Verminderung bzw. das Ausschalten der unter 12.3.1 genannten Risikofaktoren.

Neben verschiedenen Trägern organisieren oder unterstützen vor allem der öffentliche Gesundheitsdienst (s. S. 24 ff.) und Krankenkassen Angebote zum Nichtraucher-Training, zur Verringerung des Körpergewichts, zu gesundheitsbewusster Ernährung, aber auch zum konstruktiven Umgang mit Stress und zur Stärkung der Bewegungsfreude.

Einige Angebote richten sich an spezielle Personengruppen, andere dagegen stehen der gesamten Bevölkerung offen.

Sekundärprävention

Damit die frühzeitige Erkennung einer KHK nicht dem Zufall überlassen bleibt, ermöglichen die gesetzlichen Krankenkassen ihren Versicherten seit einiger Zeit die regelmäßige und kostenlose Untersuchung des Herz-Kreislauf-Systems im Rahmen des „Check-up 35", der Gesundheitsuntersuchung in der gesetzlichen Krankenversicherung (s. S. 203).

Tertiärprävention

Zahlreiche Selbsthilfegruppen bieten KHK-Patienten die Möglichkeit, sich mit ebenfalls Betroffenen über ihre Erkrankung auszutauschen. Darüber hinaus gründeten einige von ihnen eigene Sportgruppen, in denen speziell ausgebildete Übungsleiter zur Beibehaltung oder Steigerung der körperlichen Leistungsfähigkeit anleiten. Diese „Herz-" oder auch „Koronar-Sportgruppen" können ebenso bei den ortsansässigen Sportvereinen, Krankenhäusern oder Rehabilitationskliniken angesiedelt sein.

Logo „Koronarsport" des Landessportbundes NRW

Die an KHK erkrankten Patienten haben die Möglichkeit, an Disease-Management-Programmen DMP (s. S. 137 ff.) teilzunehmen.

Strukturierte Behandlungsprogramme: Eine Information für Patienten

Bei Ihnen wurde eine chronische Erkrankung diagnostiziert. Im Rahmen eines strukturierten Behandlungsprogramms (Disease-Management-Programm) möchte Ihre Krankenkasse Ihnen helfen, besser mit krankheitsbedingten Problemen umzugehen und Ihre Lebensqualität zu verbessern. Die Teilnahme an diesem Programm sichert Ihnen eine optimale Behandlung, spezielle Informationen sowie eine umfassende ärztliche Betreuung. Nutzen Sie dieses Angebot Ihrer Krankenkasse mit all seinen Vorteilen.

Ihre individuelle Betreuung bildet den Schwerpunkt dieser Behandlungsprogramme. Ihr betreuender Arzt wird Sie intensiv beraten, ausführlich informieren und Ihnen gegebenenfalls qualifizierte Schulungen ermöglichen. So lernen Sie Ihre Krankheit besser verstehen und können gemeinsam mit Ihrem Arzt Ihre individuellen Therapieziele festlegen und aktiv an der Behandlung Ihrer Erkrankung mitwirken.

Die wesentlichen Therapieziele bei Koronarer Herzkrankheit sind, dass

- Ihr Herzinfarktrisiko gesenkt,
- die Entwicklung von Herzbeschwerden vermieden wird und
- Ihre Belastungsfähigkeit erhalten bleibt. [...]

Im Rahmen der Programme sorgen alle Beteiligten dafür, dass Sie eine auf Ihre persönliche Situation abgestimmte Behandlung erhalten, die auf gesicherten wissenschaftlichen Erkenntnissen beruht.

Aufgrund der gesetzlichen Grundlagen werden in den Programmen auch bestimmte Arzneimittelwirkstoffe zur Behandlung genannt, deren positiver Effekt und Sicherheit erwiesen ist und die deshalb im Rahmen Ihrer Behandlung vorrangig verwendet werden sollen. Dazu gehören:

- Betablocker ggf. in Kombination mit Nitraten und/oder Kalzium-Antagonisten (Blutdrucksenker),
- ACE-Hemmer (Blutdrucksenker, Therapie der Herzschwäche),
- Statine (Blutfettsenker),
- Thrombozytenaggregationshemmer (Gerinnungshemmer).

Allgemeine Ortskrankenkasse unter www.aok-gesundheitspartner.de

Im Rahmen der Qualitätssicherung melden die Arztpraxen die Befunde zur gesundheitlichen Situation der teilnehmenden Patienten an die Krankenkassen zurück. Diese Daten ermöglichen die Beurteilung der durchgeführten Maßnahmen, z. B. im Hinblick auf Nutzen und Kosten, und den Vergleich zwischen Patienten, welche sich an dem DMP beteiligen und solchen, welche dies nicht tun. Auswertungen bezüglich des DMP „Koronare Herzkrankheit" zeigen, dass bei den beteiligten Patienten sowohl die Risikofaktoren, z. B. das Rauchen, wie auch die Komplikationsrate z. B. akute Angina pectoris, sanken. Außerdem verbessern sich sowohl die medikamentöse Versorgung als auch das Gesundheitsverhalten der Patienten.

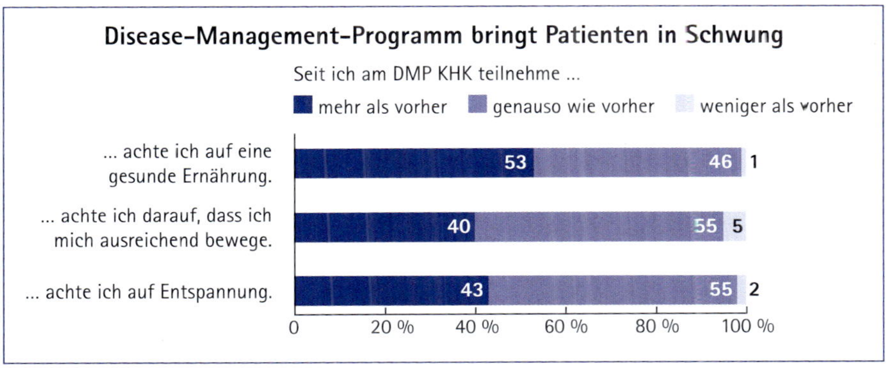

nach: www.aok-gesundheitspartner.de, aus: Gesundheit und Gesellschaft 6/06, mit freundlicher Genehmigung des KomPart-Verlags

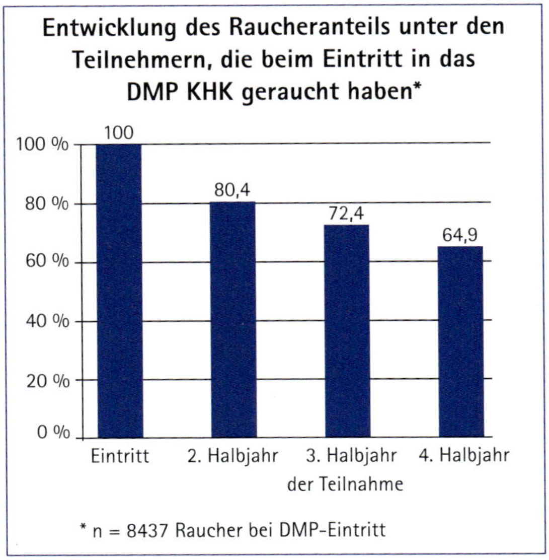

nach: www.aok-gesundheitspartner.de, mit freundlicher Genehmigung des AOK-Bundesverbandes

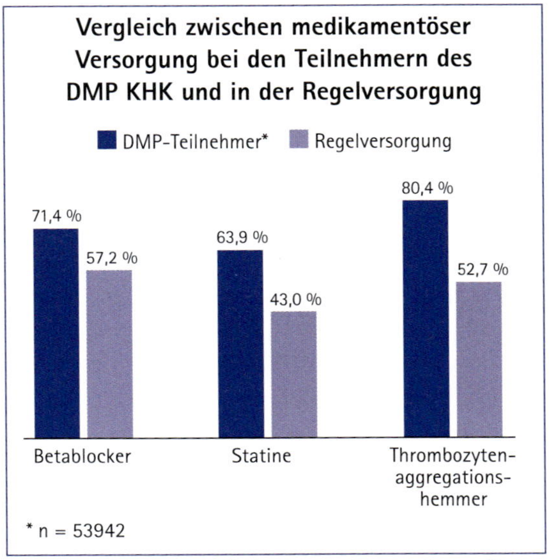

nach: www.aok-gesundheitspartner.de, aus: Gesundheit und Gesellschaft 9/08, mit freundlicher Genehmigung des KomPart-Verlags

Zusammenfassung: Koronare Herzkrankheit – KHK

Das Herz pumpt als Motor der Blutkreisläufe das Blut in alle Körperbereiche. Arterien führen das Blut vom Herzen weg und verzweigen sich zu feinen Kapillaren. Durch die hauchdünnen Kapillarwände werden Gase, z. B. Sauerstoff, und chemische Substanzen, z. B. Glukose, zwischen Blut und umliegendem Gewebe ausgetauscht. Kapillaren sammeln sich zu Venen, über die das Blut zum Herzen zurückbefördert wird.

Im Lungenkreislauf fließt das Blut aus der rechten Herzkammer über die Lungenarterien in die Lunge. Hier gibt der Körper Kohlenstoffdioxid aus dem Blut an die Atemluft ab und nimmt Sauerstoff auf. Nach dieser äußeren Atmung gelangt das Blut über die Lungenvenen zum linken Vorhof des Herzens zurück.

Der Körperkreislauf beginnt in der linken Herzkammer und transportiert das Blut zu allen Zellen des Körpers, welche auf diese Weise Sauerstoff und Nährstoffe erhalten und Abfallprodukte ihres Stoffwechsels abgeben. Über die großen Körpervenen fließt das Blut zum rechten Herzvorhof zurück.

Im Pfortaderkreislauf sammeln sich die Venen des Verdauungstraktes und führen das nährstoffreiche Blut zunächst zur weiteren Verarbeitung der Nährstoffe in die Leber. Anschließend gelangt es in den venösen Abschnitt des Körperkreislaufs.

Das Herz ist ein Hohlmuskel aus zwei funktionell gleichen Hälften. Jede Hälfte besteht aus einem Vorhof und einer Kammer. Diese Herzhöhlen besitzen an ihren Ausgängen Klappen mit Ventilfunktion: Segelklappen zwischen Vorhöfen und Kammern und Taschenklappen am Übergang zwischen den Kammern und den großen Arterien.

Die Herzwand ist dreischichtig aufgebaut. Zwischen dem Endokard und dem inneren Blatt des Herzbeutels befindet sich die Herzmuskelschicht, das Myokard, welches für die Kontraktionsleistung des Herzens verantwortlich ist. Das Myokard wird über die Koronararterien, die ersten Abgänge der Aorta, mit Blut versorgt.

Die Pumpleistung des Herzens stellt sich als ein dauerhafter Wechsel von Füllung und Entleerung der Herzkammern dar. Die einzelnen Abläufe im Rahmen der Diastole und der Systole lassen sich zur Diagnostik von Herzerkrankungen genauer analysieren.

Den Impuls zur Kontraktion des Myokards erhält das Herz nicht vom Nervensystem, sondern bildet ihn in spezialisierten Muskelzellen im Sinusknoten selbst. Dies bezeichnet man auch als die Autonomie des Herzmuskels. Ein fein abgestimmtes System der Erregungsleitung gewährleistet, dass sich beide Herzhälften synchron, Vorhöfe und Kammern aber minimal zeitversetzt kontrahieren.

Zur Diagnostik der Herzerkrankungen stehen verschiedene Verfahren zur Verfügung. Nach der Befragung des Patienten bezüglich seiner Beschwerden und der klinischen Untersuchung haben sich EKG, Echokardiographie und Koronarangiographie für viele Krankheitsbilder bewährt.

Arteriosklerotische Veränderungen an den Arterienwänden wirken sich auf alle betroffenen Organe aus. Am Herzen führen sie zur Koronaren Herzkrankheit (KHK). Durch zunehmende Verengung der Herzkranzgefäße wird das Myokard unzureichend durchblutet. Dies macht sich als Schmerzen im Brustkorb bemerkbar, zunächst nur bei körperlicher Belastung und später auch in Ruhe. Im schlimmsten Fall kommt es zu einem dauerhaften Verschluss einer Koronararterie, zu einem Herzinfarkt. Das damit verbundene Absterben von Muskelgewebe birgt die große Gefahr auch lebensbedrohlicher Komplikationen.

Verschiedene Therapieverfahren versuchen, die Gefäßverengung zu verlangsamen, aufzuhalten oder operativ zu umgehen.

Patienten mit einer Koronaren Herzkrankheit sehen sich durch ihre Krankheit einer Vielzahl von Anforderungen ausgesetzt. Der schleichende Beginn erschwert die realistische Auseinandersetzung mit der Krankheit und den wünschenswerten Änderungen des Lebenswandels. Später kommen körperliche Einschränkungen mit psychosozialen Folgen und die Ungewissheit über den weiteren Verlauf hinzu.

Angesichts der hohen Verbreitung der KHK in der Bevölkerung liegt hier ein Schwerpunkt der Präventionsarbeit. Unterschiedliche Träger bieten zahlreiche Maßnahmen zur Primär- und Tertiärprävention an. Früherkennungsuntersuchungen gehören zu den sekundärpräventiven Angeboten der gesetzlichen Krankenversicherungen.

Um die medizinische Versorgung dieser Patienten nach einheitlichen und wissenschaftlich vereinbarten Leitlinien zu gewährleisten, können Patienten an Disease-Management-Programmen teilnehmen. Erste Erhebungen zeigen eine Verbesserung der gesundheitlichen Situation bei den teilnehmenden Patienten.

Wiederholungsfragen

1. Welche Funktionen erfüllen die verschiedenen Blutgefäße?
2. Welche Blutkreisläufe durchziehen den menschlichen Körper?
3. Wie ist das Herz aufgebaut?
4. Was versteht man unter einem Herzzyklus?
5. Was meint man mit dem Begriff „Autonomie des Herzmuskels"?
6. Wie ist die Herzwand einschließlich ihrer Blutversorgung aufgebaut?
7. Welche diagnostischen Verfahren sind bei Herzerkrankungen verbreitet?
8. Welches sind die Risikofaktoren für eine KHK?
9. Wie verläuft die KHK?
10. Was bedeutet die Diagnose KHK für die betroffenen Patienten?
11. Welche präventiven Maßnahmen werden zur Vermeidung der KHK angeboten?
12. Welche Bedeutung haben DMP für Patienten mit KHK?

Internet

www.dag-selbsthilfegruppen.de	Deutsche Arbeitsgemeinschaft Selbsthilfegruppen e. V.
www.gesundheitsinformation.de	Institut für Qualität und Wirtschaftlichkeit im Gesundheitswesen
www.gkv.info	AOK-Bundesverband, BKK Bundesverband, IKK e. V., Spitzenverband der landwirtschaftlichen Sozialversicherung, Knappschaft, Verband der Ersatzkassen e. V.
www.herzstiftung.de	Deutsche Herzstiftung e. V.
www.patienten-information.de	Bundesärztekammer, Kassenärztliche Bundesvereinigung
www.rki.de	Robert-Koch-Institut
www.versorgungsleitlinien.de/patienten/khkinfo	Bundesärztekammer, Arbeitsgemeinschaft der Wissenschaftlichen Medizinischen Fachgesellschaften, Kassenärztliche Bundesvereinigung

Internetseiten der Krankenkassen zur Patienteninformation

Verknüpfende Aufgaben

1 a) Beschreiben Sie die folgenden Daten der GEDA-Studie zur Epidemiologie der KHK.

b) Formulieren Sie mögliche Ursachen für Ihren Befund.

c) Analysieren Sie den Datensatz vor dem Hintergrund des Modells der sozialen Ungleichheit nach MIELCK, vgl. S. 157.

Lebenszeitprävalenz von koronarer Herzerkrankung			
Gesamt (Frauen und Männer)			**8,2 %**
Frauen gesamt	**6,7 %**	**Männer gesamt**	**9,9 %**
18–29 Jahre	**0,7 %**	**18–29 Jahre**	**0,5 %**
Untere Bildungsgruppe	1,2 %	Untere Bildungsgruppe	0,2 %
Mittlere Bildungsgruppe	0,4 %	Mittlere Bildungsgruppe	0,8 %
Obere Bildungsgruppe	1,1 %	Obere Bildungsgruppe	–
30–44 Jahre	**0,9 %**	**30–44 Jahre**	**2,2 %**
Untere Bildungsgruppe	–	Untere Bildungsgruppe	4,8 %
Mittlere Bildungsgruppe	1,4 %	Mittlere Bildungsgruppe	2,1 %
Obere Bildungsgruppe	0,4 %	Obere Bildungsgruppe	1,2 %
45–64 Jahre	**4,3 %**	**45–64 Jahre**	**9,6 %**
Untere Bildungsgruppe	7,4 %	Untere Bildungsgruppe	13,9 %
Mittlere Bildungsgruppe	4,0 %	Mittlere Bildungsgruppe	10,6 %
Obere Bildungsgruppe	2,1 %	Obere Bildungsgruppe	6,6 %
ab 65 Jahre	**18,4 %**	**ab 65 Jahre**	**28,2 %**
Untere Bildungsgruppe	23,6 %	Untere Bildungsgruppe	33,1 %
Mittlere Bildungsgruppe	13,6 %	Mittlere Bildungsgruppe	30,1 %
Obere Bildungsgruppe	14,2 %	Obere Bildungsgruppe	21,8 %

nach: rki 2012

2 Beschreiben Sie die aktuellen Kampagnen des Bundesministeriums für Gesundheit zur Vermeidung von Erkrankungen des Herz-Kreislauf-Systems.

3 Im November eines jeden Jahres veranstaltet die Herzstiftung eine so genannte Herzwoche. Informieren Sie sich, z. B. unter www.herzstiftung.de über die Angebote der vergangenen bzw. bevorstehenden Herzwoche in Ihrer Region.

4 Beschreiben Sie Angebote und Kampagnen verschiedener Träger zur Prävention der KHK in Ihrer Region. Ordnen Sie diese Angebote der Primär-, Sekundär- bzw. Tertiärprävention zu.

5 Überlegen Sie, inwieweit die Präventionsangebote zur KHK, siehe Aufgaben 2 und 3, auch Elemente der Gesundheitsförderung umfassen, und stellen Sie sie dar.

6 Bilden Sie Arbeitsgruppen, und informieren Sie sich zum Umfang der Disease-Management-Programme für Patienten mit KHK und ihre Nutzung bei verschiedenen Krankenkassen.

7 Recherchieren Sie weitere Informationen zum Risiko von Herzerkrankungen im Kindes- und Jugendalter. Beschreiben Sie Ursachen und Präventionsmöglichkeiten.

Unsportliche Kinder bekommen eher Herzkrankheiten

Berlin – Forscher haben bei Jugendlichen, die sich als Kinder wenig sportlich betätigt hatten, erste Anzeichen für Herzkrankheiten festgestellt. Bei einem Teil der untersuchten Jugendlichen zeigten sich drei oder mehr Anzeichen eines metabolischen Syndroms, das für Herzerkrankungen und Diabetes anfällig macht. Jugendliche, die in ihrer Kindheit bewegungsfaul waren, waren demnach fünf- bis sechsmal anfälliger für ein metabolisches Syndrom als Jugendliche, die sich in ihrer Kindheit viel bewegten.

unter www.welt.de

Metabolisches Syndrom: Kombination von Adipositas, Bluthochdruck, Insulinresistenz und Fettstoffwechselstörung; oft Folge eines Lebensstils mit Überernährung und Bewegungsmangel.

Herzinfarkt auch bei Jugendlichen

Mannheim (wst). – Auch junge Erwachsene oder sogar Jugendliche können einen Herzinfarkt erleiden, hat Professor Hans-Jürgen Becker von der Deutschen Herzstiftung Kollegen gewarnt.

Dabei kommen nicht nur massive angeborene Fettstoffwechselstörungen als Risiko für einen frühen Infarkt infrage. Zunehmend hätten Kardiologen auch junge Infarktpatienten infolge eines akuten Kokaingenusses zu behandeln, sagte Becker auf einer Pressekonferenz zum Kardiologenkongress in Mannheim.

Ärzte Zeitung unter www.aerztezeitung.de

8 Die Deutsche Herzstiftung bietet einen Online-Test zur Ermittlung des individuellen Herzinfarkt-Risikos unter www.herzstiftung.de/Herzinfarkt-Risiko-Test.php an.

- Führen Sie den Test für sich selbst durch.
- Notieren Sie die vom Test erfassten Risikofaktoren.
- Überzeugen Sie ein Familienmitglied von einer Teilnahme und vergleichen Sie Ihre Ergebnisse.
- Diskutieren Sie mögliche Ursachen und berücksichtigen Sie dabei die Risikofaktoren.

9 a) Fassen Sie die Pressemitteilung auf S. 256 mit eigenen Worten zusammen.

b) Stellen Sie den beschriebenen Mechanismus in Form eines Flussdiagramms dar.

13 Chronisch obstruktive Lungenerkrankung – COPD

COPD: chronic obstructive pulmonary disease

Unter der chronisch obstruktiven Lungenerkrankung versteht man einen Sammelbegriff für verschiedene Krankheiten, die mit einer lang andauernden Entzündung der Bronchien, Husten und Auswurf und einer Verengung der unteren Atemwege einhergehen.

13.1 Anatomie und Physiologie des Atmungssystems

Anatomie: Wissenschaft vom Aufbau des Organismus

13.1.1 Obere Atemwege

Physiologie: Wissenschaft von den biologischen, chemischen, physikalischen Vorgängen im Organismus

Das Atmungssystem lässt sich in die oberen und die unteren Atemwege unterteilen. Zu den oberen Atemwegen gehören die Nase, die Nasennebenhöhlen und der Rachen. Zu den unteren Atemwegen zählen der Kehlkopf, die Luftröhre, die Bronchien und die Lunge.

Die Aufgabe des Atmungssystems besteht darin, die sauerstoffreichere Umgebungsluft in die Lungenbläschen zu befördern.

Kohlenstoffdioxid: CO_2

Dort werden Sauerstoff und Kohlenstoffdioxid zwischen dem Luftweg und dem Blut ausgetauscht; anschließend wird die kohlenstoffdioxidreiche Ausatmungsluft über die Atemwege aus dem Körper hinaustransportiert.

Nase

Zur Nase gehört nicht nur das äußerlich sichtbare, knorpelige Nasenskelett, sondern auch die ungleich größere Nasenhöhle innerhalb des Schädels, die nach unten von Gaumen und Oberkieferknochen begrenzt wird.

In die mit Schleimhaut ausgekleidete Nasenhöhle münden verschiedene Hohlräume: die Nasennebenhöhlen. Die Stirnhöhlen, die Keilbeinhöhle, die Siebbeinzellen und die beiden Kieferhöhlen als luftgefüllte Hohlräume innerhalb einiger Schädelknochen sorgen für ein geringeres Gesamtgewicht des Knochens. Außerdem dienen die Nasennebenhöhlen als Resonanzräume bei der Stimmbildung. Bei einer Erkältung schwellen auch die Schleimhäute der Nasennebenhöhlen an und bilden mehr Sekret. Somit verändert sich die Stimme des Betroffenen in der für einen Infekt charakteristischen Weise.

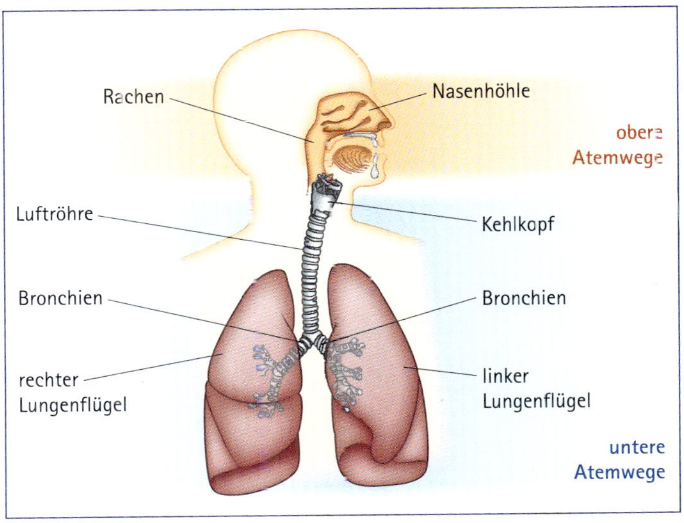

Atmungstrakt

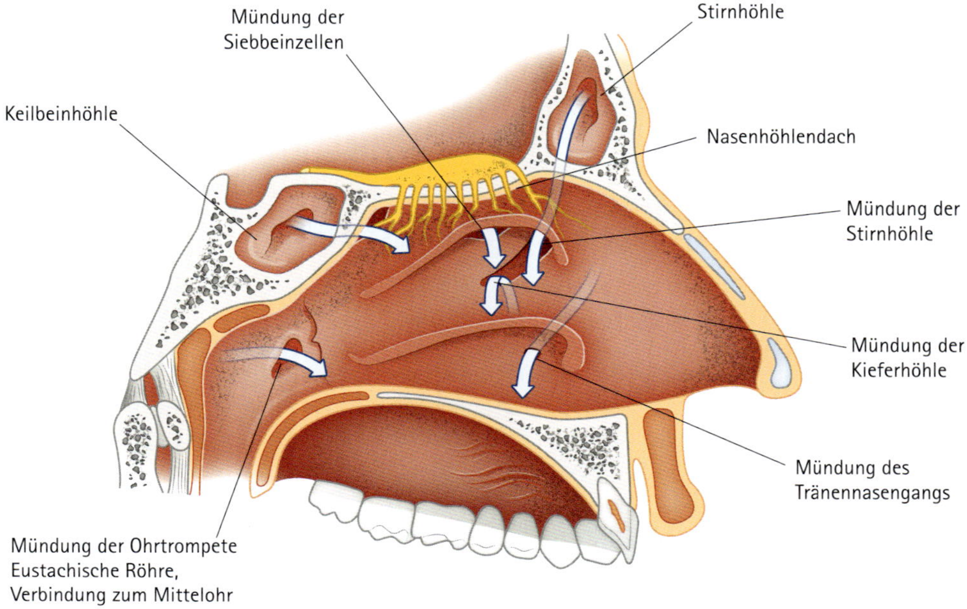

Nasenhöhle mit Verbindungen zu den Nasennebenhöhlen, Tränennasengang und Mittelohr

Auch der Tränennasengang, über den die Tränenflüssigkeit aus dem inneren Augenwinkel abfließt, mündet in die Nasenhöhle. Daher muss man sich beim mit gesteigerter Tränenproduktion verbundenen Weinen die Nase putzen.

In den hinteren Teil der Nasenhöhle mündet die Ohrtrompete oder Eustachische Röhre. An ihrem anderen Ende mündet sie ins Mittelohr und ermöglicht dort einen Luftdruckausgleich, da die Ohrtrompete beim Schlucken belüftet wird.

Fortgesetztes Schlucken lindert die durch Veränderungen des Luftdrucks auftretenden Ohrenschmerzen; einige Menschen kauen daher während eines Fluges Kaugummi.

Rachen

Nach hinten mündet die Nasenhöhle in den Rachen. Die Rachen- und Gaumenmandeln aus lymphatischem Gewebe dienen der Abwehr von Erregern.

lymphatisch: zum Lymphsystem gehörig

Im Rachen kreuzen sich der über die Nase verlaufende Luftweg und der über den Mund verlaufende Speiseweg. Unterhalb des Rachens schließt sich der Kehlkopf an. Er bietet die Möglichkeit zum Verschluss der Atemwege, damit beim Schlucken keine Nahrung in die Luftröhre gelangt.

13.1.2 Untere Atemwege

Kehlkopf

Der Kehlkopf besteht aus verschiedenen, teilweise gelenkig miteinander verbundenen Knorpeln. Beim Schlucken senkt sich der Kehldeckel auf den Kehlkopf, verschließt somit die unteren Luftwege und verhindert das Eindringen von Fremdkörpern.

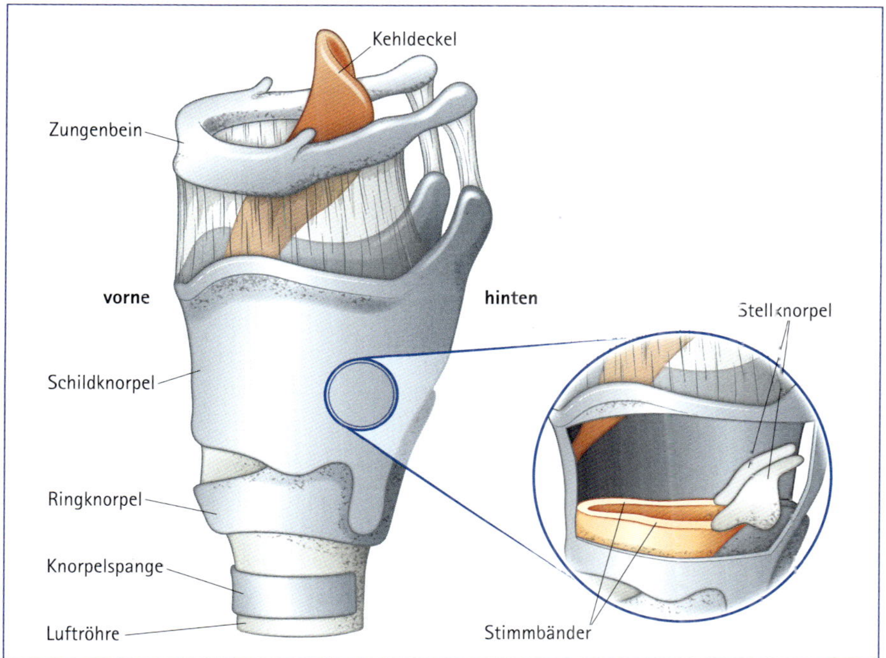

Aufbau des Kehlkopfes

Als weitere wichtige Funktion übernimmt der Kehlkopf die Stimmbildung. Die den Kehlkopf innen auskleidende Schleimhaut bildet innerhalb des Schildknorpels zwei Faltenpaare. Die zur Mitte gelegenen Ränder des unteren Faltenpaares, die Stimmbänder, geraten durch den Luftstrom bei der Ausatmung in Schwingung; es entstehen Töne. Die Spannung der Stimmbänder – und damit der Abstand zwischen ihnen, die Größe der Stimmritze – lässt sich durch Muskelbewegungen an den Stellknorpeln verändern, sodass die Stimme in variabler Höhe und Lautstärke erklingen kann.

Durch hormonelle Veränderungen in der Pubertät wächst der Kehlkopf, bei Jungen stärker als bei Mädchen. Die Stimmbänder werden länger, die Stimme wird tiefer, bei Jungen um etwa eine Oktave, bei Mädchen etwa um eine Terz.

Der Hustenreflex dient der Reinigung der Atemwege. Gelangt ein Fremdkörper, z. B. ein Krümel, in den Kehlkopf, so verkleinern die Stimmbänder unter starker Spannung die Stimmritze. Durch die reflektorische Anspannung der Bauchmuskulatur entsteht ein hoher Druck in den Atemwegen, welcher dann abrupt entweicht und den Fremdkörper in den Rachen befördert. Der Kehlkopf geht unterhalb des Ringknorpels in die Luftröhre über.

reflektorisch: durch einen Reflex hervorgerufen, nicht einer bewussten Steuerung unterworfen

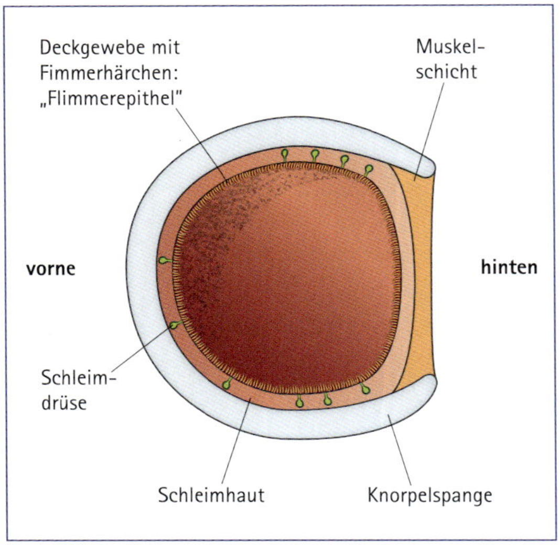

Querschnitt durch die Luftröhre in Höhe einer Knorpelspange

Luftröhre

Die Luftröhre besteht auf ca. 11 cm Länge aus 16 bis 20 hufeisenförmigen Knorpelspangen. Sie stellen sicher, dass der Unterdruck innerhalb der Luftröhre während der Ausatmung die Luftröhre nicht verschließt. Die Enden der Knorpelspangen sind durch Muskelzellen miteinander verbunden. Sie ermöglichen die Veränderung des Innendurchmessers innerhalb der Luftröhre und damit die Menge der durchströmenden Luft.

An ihrem unteren Ende teilt sich die Luftröhre in zwei Hauptbronchien.

Bronchien

Nach wenigen Zentimetern teilt sich der rechte Hauptbronchus in drei Äste für die drei Lappen des rechten Lungenflügels, der linke in zwei Äste für die zwei Lappen des linken Lungenflügels. Diese Äste teilen sich fortwährend weiter; insgesamt lassen sich etwa 20 Teilungsschritte beobachten bis hin zu den kleinsten Verzweigungen. Auf diese Weise entsteht der Bronchialbaum.

Ist der Aufbau der Haupt- und Lappenbronchien noch ähnlich wie bei der Luftröhre, so sind die kleinen Bronchien, die Bronchiolen, einfacher und mit dünneren Wänden aufgebaut. Anstelle der Knorpelspangen sind zunächst noch Knorpelplättchen und später nur Muskelfasern in die Wand eingelagert, um den Innendurchmesser zu regulieren.

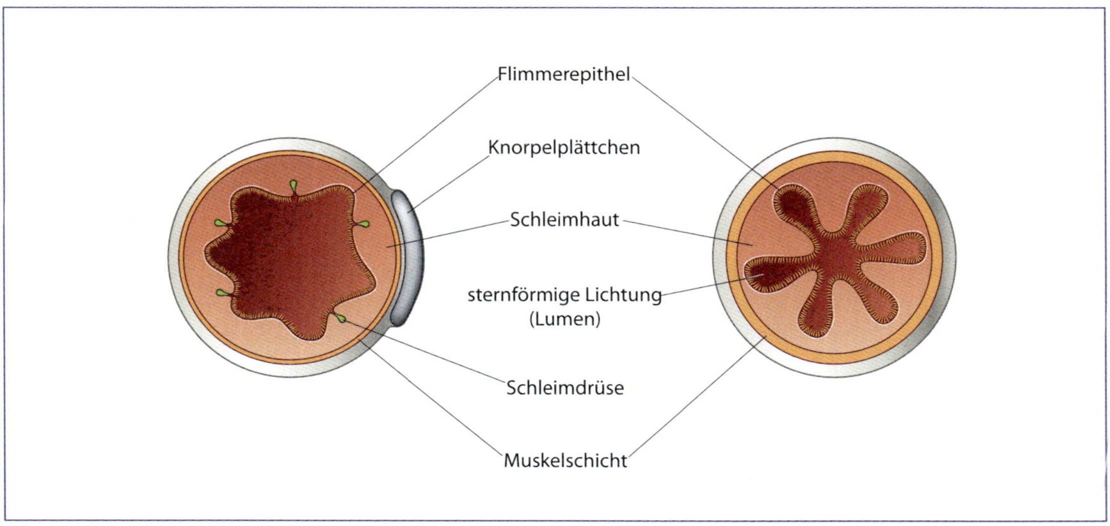

Querschnitt durch einen Lappenbronchus *Querschnitt durch einen Bronchiolus*

Das Ende des Bronchialbaumes bildet das atmende Lungengewebe, die Lungenbläschengänge.

Lunge

Die kleinsten Bronchien enden blind in einem Gang mit traubenförmigen Aussackungen, den Lungenbläschen, den Alveolen. Die Alveolen sind von einem sehr feinen Kapillargeflecht des Lungenkreislaufs umsponnen (s. S. 275). Der arterielle Teil der Kapillaren führt als feinste Verzweigung der Lungenarterie das kohlenstoffdioxidreiche Blut heran, wogegen der venöse Teil der Kapillaren das dann sauerstoffreiche Blut über die Lungenvenen zum Herzen zurückführt.

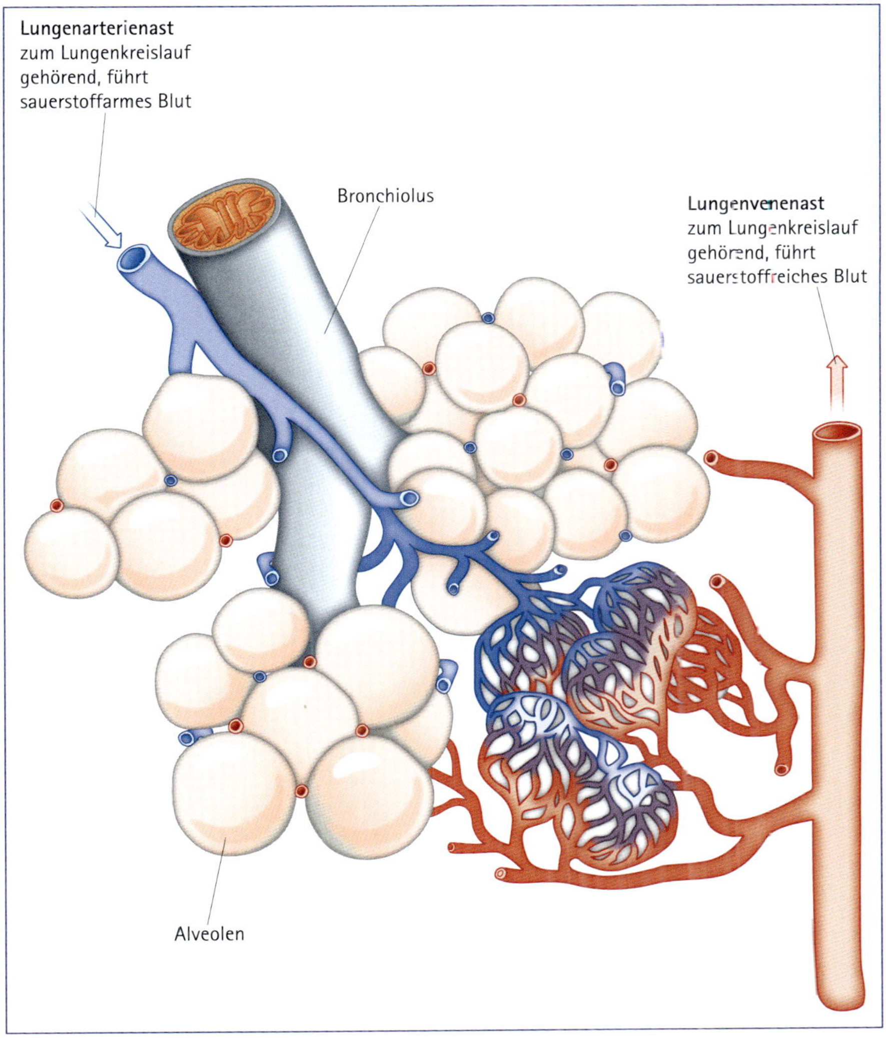

Alveolen mit Kapillarnetz

Blut und Luft sind in diesem Kapillargeflecht nur noch durch die Blut-Luft-Schranke, eine Gewebsschicht von weniger als 1/1000 mm Dicke, getrennt.

Insgesamt wird die Anzahl der Alveolen eines Erwachsenen auf 300 bis 400 Mio., die gesamte Atemfläche auf etwa 100 m^2 geschätzt.

Blutversorgung der Lunge

Die Sauerstoffversorgung des Lungengewebes geschieht – ähnlich wie beim Herzen – nicht durch das hindurchströmende Blut. Die Blutversorgung der Lunge erfolgt über die von der Aorta abzweigenden Bronchialarterien, die parallel zu den Hauptbronchien in den rechten und linken Lungenflügel eintreten. Nach der Verzweigung zum Kapillargeflecht sammeln die Venen das sauerstoffarme Blut und führen es durch die Bronchialvenen aus den Lungenflügeln heraus und über die obere Hohlvene zum Herzen zurück. In der Lunge befinden sich also Blutgefäße sowohl des Lungen- als auch des Körperkreislaufs (s. S. 247 f.).

Innere Oberfläche der Lunge

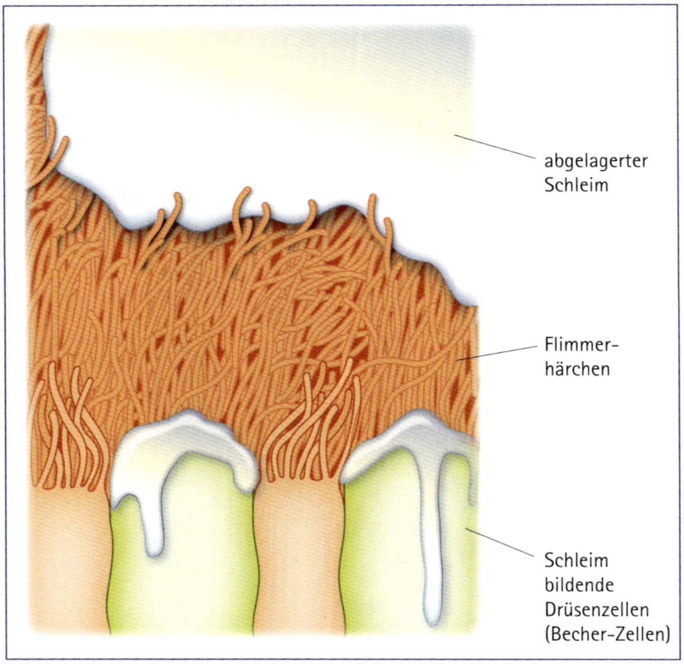

Flimmerhärchen und Schleimzellen

Nach innen sind die Atemwege von einer Zellschicht aus Deckgewebe mit Flimmerhärchen und eingestreuten Schleimzellen ausgekleidet.

Die Flimmerhärchen befördern den Schleim sowie eingelagerte Fremdkörper in Richtung Nasenhöhle und können abgehustet werden.

Äußere Oberfläche der Lunge

Nach außen überzieht das Lungengewebe eine hauchdünne Gewebsschicht, das Lungenfell. An der Eintrittstelle von Bronchialarterien, -venen und Bronchien schlägt es um und bildet einen zweiten Überzug, das Rippenfell. Das Rippenfell kleidet die Brustwand und das Zwerchfell aus.

Lungenfell und Rippenfell sind die beiden Blätter des Brustfells, der Pleura. Im sehr schmalen Zwischenraum zwischen den Pleurablättern, dem Pleuraspalt, befinden sich wenige Milliliter Flüssigkeit, um die Reibung zwischen dem Lungen- und dem Rippenfell bei Atem- und sonstigen Bewegungen zu minimieren. Außerdem besteht im Pleuraspalt ein geringer Unterdruck. Er verhindert das Zusammenfallen der Lunge während der Ausatmung. Auf diese Weise haftet das Lungenfell und damit die Lunge fest am Rippenfell an und folgt passiv den Bewegungen des Brustkorbes bei der Ein- und Ausatmung (s. S. 276).

13.1.3 Physiologie der Atmung

Gasaustausch

In den Alveolen trennt nur noch die Blut-Luft-Schranke die Atemluft vom Kapillarblut.

Da sich die Konzentrationen von Sauerstoff bzw. Kohlenstoffdioxid beiderseits der Blut-Luft-Schranke unterscheiden, besteht ein Konzentrationsgefälle. Aufgrund physikalischer Gesetzmäßigkeiten gleichen sich die Unterschiede der Gase aus. So diffundiert der Sauerstoff aus den Luftwegen in das Kapillarblut und das Kohlenstoffdioxid aus dem Blut in die Alveolen.

Damit wechselt auch die Zusammensetzung der Luft in den Atemwegen.

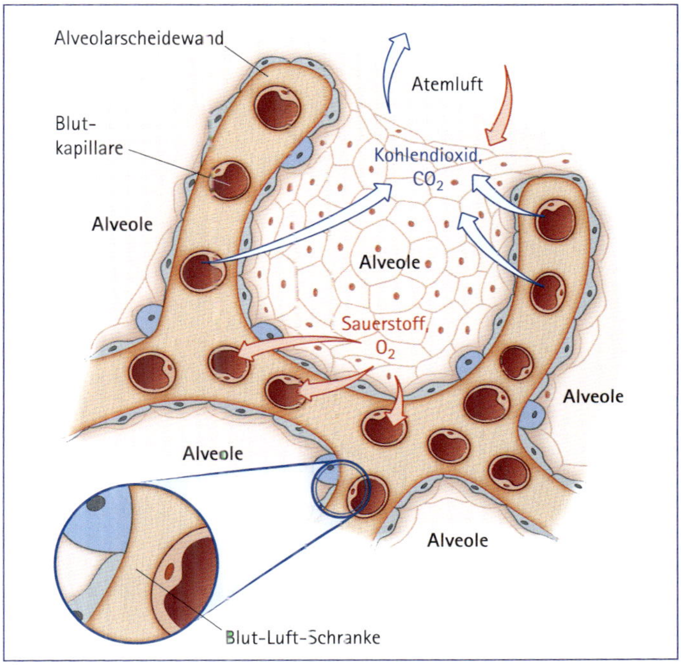

Schnitt durch eine Alveole, Blut-Luft-Schranke mit Gasaustausch

In der Atemluft gelöste Gase bei			
Einatmung		**Ausatmung**	
78 %	Stickstoff	78 %	Stickstoff
21 %	Sauerstoff	17 %	Sauerstoff
0,03 %	Kohlenstoffdioxid	4 %	Kohlenstoffdioxid
1 %	Edelgase	1 %	Edelgase

Ungefähre Zusammensetzung der Atemluft

diffundieren: gleichmäßige Vermengung zum Ausgleich von Konzentrationsunterschieden

Die in der Ausatmungsluft enthaltene Menge an Sauerstoff reicht aus, um bei einem Atemstillstand mithilfe der Mund-zu-Mund- oder Mund-zu-Nase-Beatmung die Sauerstoffversorgung zu gewährleisten.

Atemmechanik

Der Luftstrom während der Ein- und Ausatmung kann von der Lunge nicht aktiv gesteuert werden. Diese Aufgabe übernehmen die Muskeln des Brustkorbes, im Wesentlichen die inneren und äußeren Zwischenrippenmuskeln und das Zwerchfell. Das Zwerchfell trennt als quer verlaufende, kuppelförmige Muskelplatte den Brustraum, Thorax, vom Bauchraum, Abdomen.

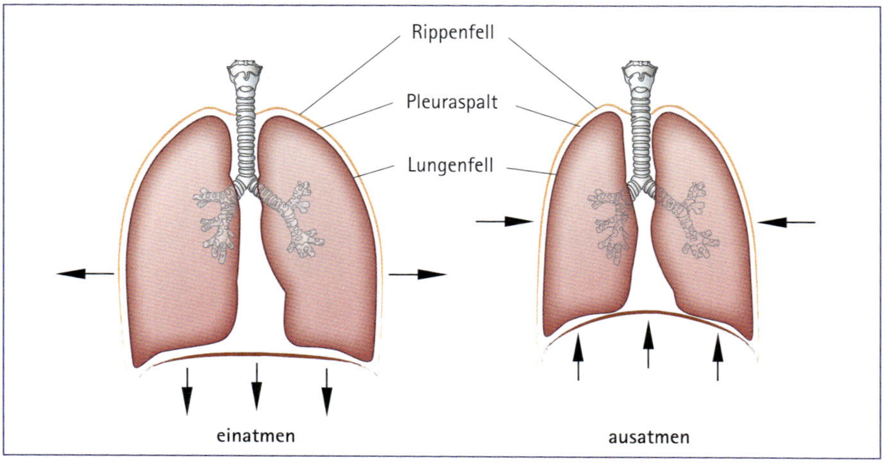

Bewegung und Volumen des Brustkorbes bei der Atmung

kontrahieren: zusammenziehen

Spannt sich das Zwerchfell an, so senkt es sich ab; zusätzlich kontrahieren sich die äußeren Zwischenrippenmuskeln und heben die Rippen an. Der Brustkorb erweitert sich und vergrößert sein Volumen. Bedingt durch den Unterdruck im Pleuraspalt, folgt die Lunge dieser Bewegung; auch in ihrem Inneren entsteht ein Unterdruck, sodass Atemluft einströmt. Dieser Vorgang heißt Inspiration. Bei erhöhtem Sauerstoffbedarf, z. B. bei körperlicher Aktivität oder durch krankheitsbedingte Luftnot, unterstützen die Schultermuskeln die Thoraxbewegung bei der Inspiration. Dazu nehmen Menschen ohne nachzudenken eine atemerleichternde Haltung ein: sitzend, leicht vornübergebeugt und mit aufgestützten Armen. In Anlehnung an die Kutscherposition auf Pferdekutschen heißt diese Haltung auch Kutschersitz.

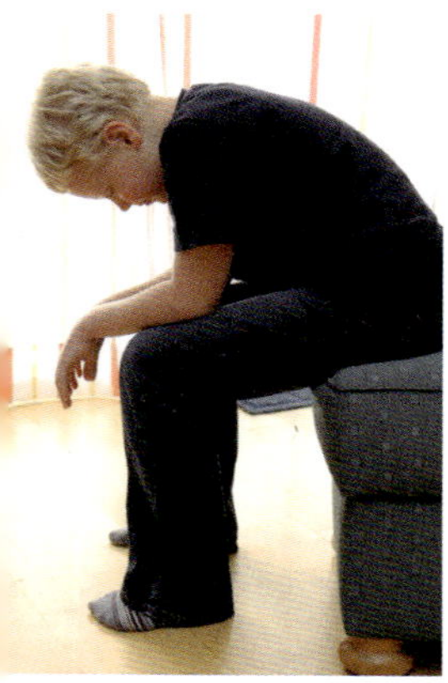

Kutschersitz

Wenn sich das Zwerchfell entspannt, wölbt es sich nach oben, gleichzeitig kontrahieren sich die inneren Zwischenrippenmuskeln und verringern damit das Thoraxvolumen. Gemeinsam mit der eigenen Elastizität des Bronchialbaums verkleinert sich auch das Volumen innerhalb der Lunge, die Atemluft entweicht in der Ausatmung. Diese Exspiration kann bei Bedarf, z. B. beim Husten oder Niesen, durch die Bauchmuskeln unterstützt werden. Bei der sogenannten Bauchpresse drücken die Baucheingeweide unter das Zwerchfell und verstärken damit die Ausatmung. Unterstützend wirken außerdem die Hals- und Schultermuskeln; sie heißen daher auch Atemhilfsmuskulatur.

Atemvolumina

Mit jedem Atemzug bewegt ein Erwachsener bei körperlicher Ruhe etwa 500 ml Luft. Bei etwa 15 Atemzügen pro Minute und einem Atemzugvolumen von 500 ml ergibt sich ein Atemminutenvolumen von ungefähr 7,5 l.

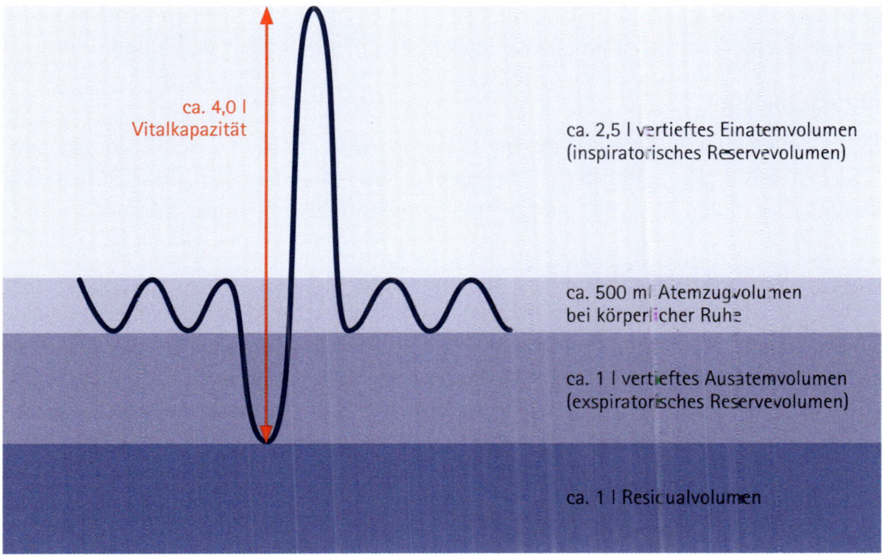

Atemvolumina eines Erwachsenen

inspiratorisch: das Einatmen betreffend

exspiratorisch: das Ausatmen betreffend

Das nach einer normalen Einatmung noch mögliche vertiefte Einatemvolumen, das inspiratorische Reservevolumen, liegt je nach Körpergröße bei 2,5 l. Auch nach einer normalen Ausatmung lässt sich mit größerer Anstrengung weitere Luft aus den Atemwegen entleeren; das exspiratorische Reservevolumen liegt bei etwa 1 l. Darüber hinaus befindet sich ein weiterer Liter Luft in den Atemwegen, welcher auch bei maximaler Ausatmung nicht entweicht, das Residualvolumen.

Als Vitalkapazität gilt jene Luftmenge, die zwischen maximaler Einatmung und maximaler Ausatmung bewegt werden kann. Sie gibt Auskunft über die Dehnungsfähigkeit von Brustkorb und Lunge. Bei einem gesunden Erwachsenen liegt sie bei etwa 4,0 l je Atemzug.

Regulation der Atmung

Unterschiede bei der körperlichen Aktivität wie auch bei der seelischen Anspannung erfordern eine darauf abgestimmte Sauerstoffversorgung des Körpers.

Rezeptor: Empfänger, Messfühler

pH-Wert: chemisches Maß für die saure oder basische Wirkung einer Lösung

Die Regulation von Atemfrequenz und Atemtiefe erfolgt im Atemzentrum im verlängerten Mark, einem Teil des Gehirns. Im Atemzentrum registrieren mechanische Rezeptoren den Dehnungszustand der Atemwege und leiten als Folge die entsprechende Gegenbewegung ein. Chemische Rezeptoren messen den pH-Wert des Blutes, registrieren die Konzentration von Sauerstoff und Kohlenstoffdioxid im Blut sowie mögliche Abweichungen vom Normalwert. Gegebenenfalls wird dann die Atemtätigkeit reguliert und an diese Bedingungen angepasst.

13.1.4 Untersuchungsmöglichkeiten

apparativ: unter Einsatz medizinischer Geräte

Neben der Befragung und Untersuchung des Patienten stehen auch apparative Untersuchungsverfahren des Atmungstraktes und seiner Funktion zur Verfügung.

Blutgasanalyse

Eine arteriell oder kapillar gewonnene Blutprobe wird auf die Konzentration der verschiedenen Blutgase untersucht. Das Ergebnis liefert Aussagen zur Qualität des Gasaustausches in den Alveolen und über die Sauerstoffversorgung des Körpers.

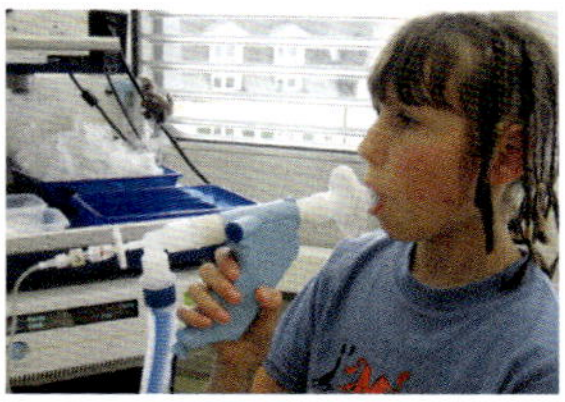

Lungenfunktionsprüfung

Die Dehnbarkeit von Brustkorb und Lunge sowie die verschiedenen Atemvolumina lassen sich mit der Lungenfunktionsprüfung – Spirometrie – untersuchen. Patienten atmen über eine mit einem Spirometer verbundene Maske; auf diese Weise werden Menge und Druck der Atemluft innerhalb definierter Zeitabschnitte bei normaler und vertiefter Atmung sowie bei Atemstößen gemessen.

Bronchoskopie

Ähnlich wie andere Körperhöhlen lässt sich der Atmungstrakt mithilfe eines Endoskops untersuchen. Das Endoskop für die Atemwege, das Bronchoskop, wird durch den Mund eingeführt und kann bis in die Bronchien vorgeschoben werden, um die Schleimhaut zu begutachten und gegebenenfalls mit einer kleinen Zange Proben des Bronchialschleims bzw. des oberflächlichen Gewebes zur weiteren Untersuchung zu entnehmen.

Radiologische Verfahren

Die Röntgenaufnahme des Thorax gilt bei der Diagnostik von Atemwegserkrankungen vielfach als Routineuntersuchung. Da verschiedene Gewebearten und Gewebsveränderungen, z. B. bei Lungenkrebs, eine unterschiedliche Durchlässigkeit für Röntgenstrahlen aufweisen, lassen sich auf diese Weise Flüssigkeitsansammlungen, Entzündungen und andere Abweichungen erkennen.

Weitere Verfahren unter Nutzung radioaktiver Strahlen verfeinern die Befunde: z. B. die Computertomographie oder die Szintigraphie, bei der die Anreicherung zuvor verabreichter radioaktiver Substanzen im Körper gemessen wird.

13.2 Krankheitsbild der Chronisch obstruktiven Lungenerkrankung

obstruktiv: verengt

13.2.1 Verlauf

Die Bezeichnung COPD umfasst verschiedene chronische Lungenerkrankungen, die durch gleichartige Symptome gekennzeichnet sind. Als Sammelbegriff gilt sie für jene entzündlichen Erkrankungen, die lange andauern und mit einer Verengung, Obstruktion, der Atemwege einhergehen. Zur COPD zählen einigen Einteilungen zufolge die chronische Bronchitis und das Lungenemphysem.

Eingeatmete Schadstoffe, zu 90 % aus Zigarettenrauch, reizen die Bronchialschleimhaut zu vermehrter Schleimproduktion. Die Flimmerhärchen büßen ihre Fähigkeit zum Abtransport des Bronchialschleims ein. In der rauchfreien Zeit während der Nacht erholen sich im Anfangsstadium der Erkrankung die Flimmerhärchen wieder, sodass ein Teil des Bronchialschleims morgens abgehustet werden kann. Mit diesem Raucherhusten geht weißlicher Auswurf einher. Der nicht hinausbeförderte Schleim versackt in den unteren Bronchialabschnitten und bietet Krankheitserregern einen idealen Nährboden. Als Folge dieser Entzündung schwillt die Schleimhaut weiter an, Flimmerhärchen gehen zugrunde, die Schleimproduktion steigt, die Bronchien verengen sich, es stellen sich pfeifende Atemgeräusche bei der Ausatmung ein.

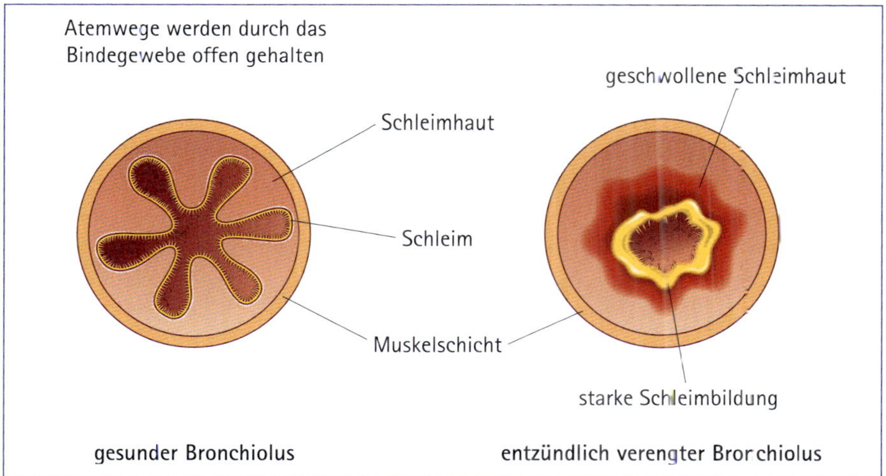

Veränderungen der Bronchialwand bei chronischer Bronchitis

Die Blut-Luft-Schranke wird weniger durchlässig, der Gasaustausch ist erschwert. Es kommt zu vermehrtem Husten und zu Luftnot bei geringer körperlicher Belastung.

Im weiteren Verlauf verdickt sich die Bronchialschleimhaut weiter, die Bronchialmuskulatur verkrampft sich und verengt damit die Atemwege noch stärker. Durch die Verengung steigt der Widerstand bei der Ausatmung, es bleibt vermehrt Luft in den Alveolen zurück. In der Folge bilden sich die Alveolarscheidewände zurück, die traubenförmigen Alveolen verschmelzen zu einer Blase. Es entwickelt sich eine Überblähung der Lunge, das Lungenemphysem.

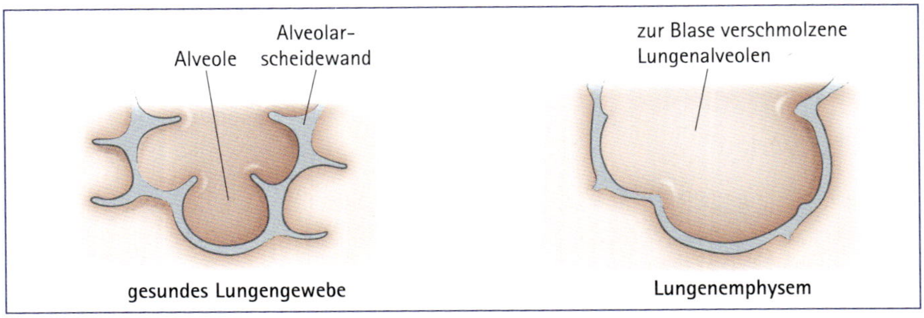

Schnitt durch Alveolargewebe bei gesundem Lungengewebe und bei einem Lungenemphysem

Durch den Rückgang der Alveolarscheidewände verringert sich die für den Gasaustausch zur Verfügung stehende Oberfläche der Alveolen deutlich, die Sauerstoffversorgung des Körpers sinkt.

13.2.2 Symptome

Der sogenannte Luftstau ist eines der Hauptsymptome der COPD: Eingeatmete Luft bleibt wegen einer chronischen Verengung der Atemwege in der Lunge gefangen und kann nicht mehr vollständig ausgeatmet werden, es bleibt immer Restluft zurück. Diese verhindert, dass die Lunge mit frischer, sauerstoffreicher Luft gefüllt wird – dem Körper fehlt damit unter Belastung der Sauerstoff für die Bewältigung körperlicher Arbeit. Die Patienten klagen über Atemnot, zunächst bei körperlicher Belastung, später bereits im körperlichen Ruhezustand, worauf viele Patienten ihre körperlichen Aktivitäten reduzieren. Durch die Inaktivität verringert sich die Muskulatur, die Kondition nimmt ab, die Belastbarkeit und die Lebensqualität sinken weiter. Im Spätstadium verfärben sich die Haut und die Schleimhäute bläulich; die Patienten zittern und sind unruhig. Bei fortgesetzten Infekten und Sauerstoffmangel im Körper kann die künstliche Beatmung notwendig werden, von der Patienten im fortgeschrittenen Stadium der COPD nur schwer zu entwöhnen sind. Durch die Belastung für die rechte Herzhälfte entwickelt sich nicht selten ein Herzstillstand.

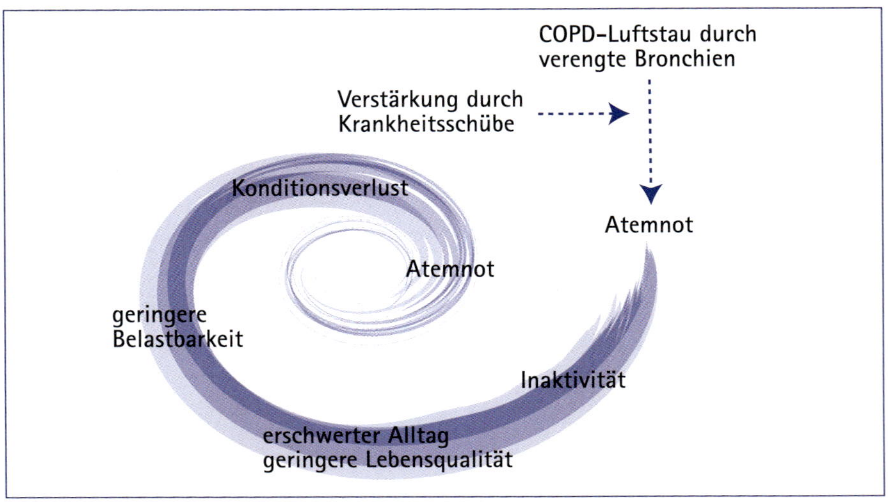

13.2.3 Diagnostik

Die von den Patienten berichtete Krankheitsgeschichte und die körperliche Untersuchung mit den Symptomen Atemnot sowie Blaufärbung der Finger und Zehen als Zeichen eines Sauerstoffmangels legen die Diagnose COPD nahe. Eine Röntgenaufnahme des Thorax bestätigt den Befund. Die Lungenfunktionsprüfung, die Spirometrie, zeigt eine deutlich erniedrigte Einsekundenkapazität bei maximaler Ausatmung, das heißt, innerhalb der ersten Sekunde der Exspiration entweicht deutlich weniger Volumen als bei einem gesunden Menschen.

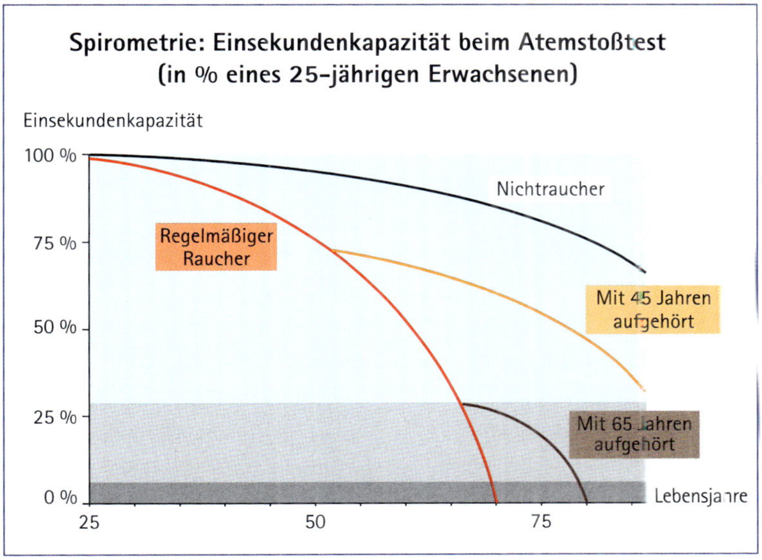

Zusammenhang zwischen Rauchen und Einsekundenkapazität

13.2.4 Therapie

Als Grundlage für die weitere Therapie gilt es, unverzüglich die Gefährdung durch Schadstoffe zu verringern. Die Patienten sollten das Rauchen einstellen bzw. andere Schadstoffe, z. B. am Arbeitsplatz, meiden.

Da die Entwicklung einer COPD das gesamte Lungengewebe betrifft, scheiden lokale Therapiemaßnahmen aus.

lokal: örtlich begrenzt

Die medikamentöse Therapie richtet sich darauf, Atemwegsinfekte frühzeitig und umfassend zu bekämpfen, zumeist mit Antibiotika. Einige Wirkstoffe lassen sich als feinste Tröpfchen über Dosier-Aerosole, sogenannte Sprays, verabreichen. Sie lindern die Verkrampfung der Bronchialmuskulatur und ermöglichen ein höheres Atemzugvolumen.

Mithilfe der Physiotherapie erlernen die Patienten atemerleichternde Techniken, um Atemnot im Rahmen ihrer Möglichkeiten zu lindern, und effektiv abzuhusten.

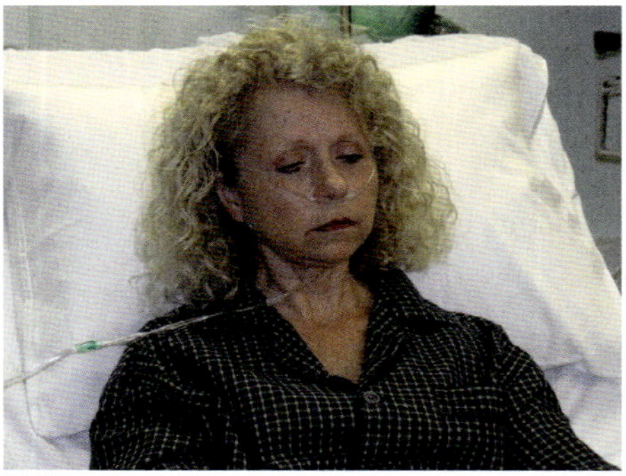

Patientin mit Sauerstoff-Insufflation

Reicht die Sauerstoffversorgung des Körpers auf Dauer nicht mehr aus, so ist eine Langzeittherapie mit Sauerstoff erforderlich. Dazu erhalten Patienten für ihr häusliches Umfeld die entsprechende Ausstattung.

Letztlich kann die Therapie den Jahre andauernden Verlauf der COPD nur verlangsamen und versuchen, ihre Folgen und Komplikationen bis hin zum Herzstillstand hinauszuzögern.

13.3 Menschen mit COPD

13.3.1 Epidemiologie

Lungenemphysem-COPD Selbsthilfegruppe SHG

Rund 6,8 Mio. Menschen leiden bundesweit derzeit an COPD – bei einer den Experten zufolge hohen Dunkelziffer.

Aufgrund der Angaben zu den Symptomen – Husten und Auswurf über mindestens drei Monate der letzten zwei Jahre – liegt eine chronische Bronchitis bereits bei etwa 20 % der Erwachsenen vor.

In etwa 90 % liegt die Ursache für COPD im Rauchen begründet. Da mehr Männer als Frauen rauchen, überwiegt noch die Zahl der männlichen COPD-Patienten. Weil jedoch immer mehr Frauen rauchen, wird sich die Differenz in den nächsten Jahren verringern.

Mortalität: Sterblichkeit, Sterblichkeitsrate, s. S. 93 f.

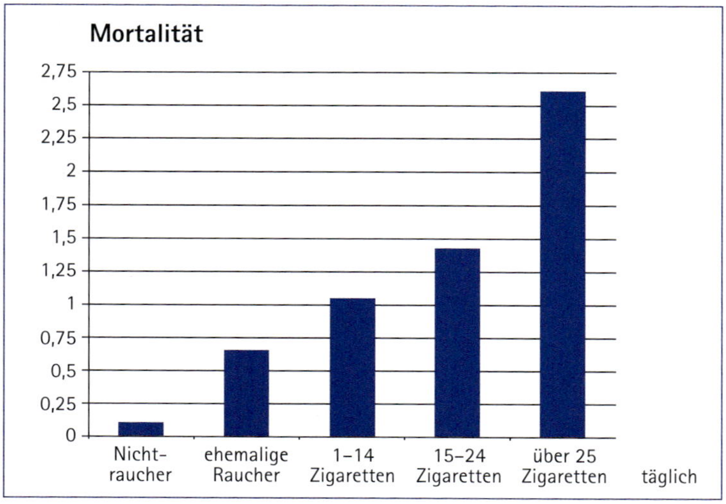

Einfluss des Rauchens auf die Mortalität durch Chronisch obstruktive Lungenerkrankungen (Todesfälle pro 1 000 Männer pro Jahr)

Nach WHO-Prognosen wird die COPD im Jahr 2020 weltweit die dritthäufigste Todesursache sein.

13.3.2 Lebenssituation von Menschen mit COPD

Den Verlauf einer COPD im Alltag eines Patienten skizziert folgende Zeichnung:

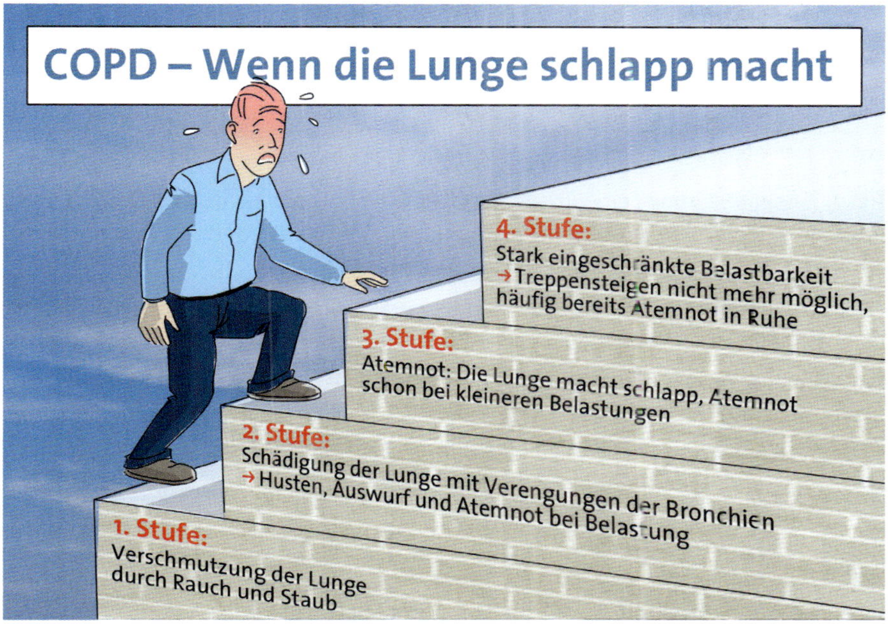
COPD – Wenn die Lunge schlapp macht
4. Stufe:
Stark eingeschränkte Belastbarkeit
→ Treppensteigen nicht mehr möglich, häufig bereits Atemnot in Ruhe
3. Stufe:
Atemnot: Die Lunge macht schlapp, Atemnot schon bei kleineren Belastungen
2. Stufe:
Schädigung der Lunge mit Verengungen der Bronchien
→ Husten, Auswurf und Atemnot bei Belastung
1. Stufe:
Verschmutzung der Lunge durch Rauch und Staub

Im Anfangsstadium der COPD nehmen die Patienten ihre Beschwerden kaum ernst. Sie belächeln ihre Symptome und stellen sie mit dem Begriff „Raucherhusten" als geradezu nichtig dar. Erst bei deutlichen Beeinträchtigungen und damit in einem fortgeschrittenen Stadium suchen die Patienten professionelle Hilfe auf.

Angesichts der hohen Erkrankungszahlen entwickelten Fachleute auch für die Erkrankung COPD Disease-Management-Programme (s. S. 137 ff.), an denen Betroffene sich freiwillig beteiligen können.

Die sich verringernde Belastbarkeit der Patienten führt zu einer Einschränkung ihrer alltäglichen Aktivitäten, z. B. der Berufstätigkeit, den Freizeitaktivitäten, aber auch des Familienlebens. Dies beeinträchtigt die insgesamt empfundene Lebensqualität deutlich, so dass beispielsweise auch die Ernährungssituation darunter leidet.

Gewichtsverlust bei COPD-Patienten verkürzt die Lebenszeit

Unter- und Mangelernährung sind bei COPD keine Seltenheit. Denn die Patienten sind einem Teufelskreis aus erhöhtem Energiebedarf und verminderter Energiezufuhr ausgesetzt. Mit der Abnahme von Körpergewicht und Muskelmasse sinken Lebensqualität und Lebenserwartung. Deshalb sollten bei der Behandlung von COPD-Patienten auch ernährungsmedizinische Aspekte berücksichtigt werden.

Während Untergewicht in der Normalbevölkerung eher eine Rarität ist, sieht das bei COPD-Patienten anders aus: Etwa jeder Vierte ist untergewichtig. Problematisch ist für viele dieser Patienten vor allem der Mangel an Muskelmasse. […]

Mehr Krankenhausaufenthalte, geringere Lebenserwartung

Die Konsequenzen sind erheblich, denn Körpergewicht und Muskelmasse beeinflussen die Lebenserwartung. Das zeigte die Kopenhagen City Heart Study (CCHS) an 2 132 Patienten. Bei schlechter Lungenfunktion (COPD-Stadien III und IV) und niedrigem Körpergewicht (BMI < 20 kg/m²) stieg die Mortalität auf das Vierfache im Vergleich zu Patienten, die zwar dieselbe Lungenfunktion aufwiesen, aber mehr Gewicht auf die Waage brachten (BMI ≧ 25 kg/m²) [...].

www.pneumo-news.de

Um Atemnot zu vermeiden, müssen Patienten ihre körperliche Belastung reduzieren, ohne sie jedoch völlig einzuschränken. Eine sorgfältige Dosierung der Bewegungsaktivitäten erhält den Anteil der Muskelmasse aufrecht.

Auftretende Atemwegsinfekte bringen unweigerlich eine Verstärkung der Atemnot mit sich. Patienten erleben dann nicht selten Erstickungsangst und Lebensbedrohung.

Viele Angehörige empfinden die Jahre andauernde Erkrankung mit dauernden Atemgeräuschen, akuten Erstickungsanfällen, nachlassender Lebensfreude, häufigen Krankenhausaufenthalten ihnen nahestehender Menschen und die Sorge um sie als belastend.

13.4 Prävention

Da sich 90 % aller COPD-Erkrankungen auf das Rauchen zurückführen lassen, liegt die entscheidende Prävention in der Vermeidung des Rauchens. Zahlreiche Initiativen tragen dazu bei, sowohl die Nichtraucher vor den Gefahren des Passivrauchens zu schützen wie auch die Raucher beim Ausstieg aus ihrer Sucht zu unterstützen.

Nicht selten rechtfertigen langjährige Raucher ihren Nikotinkonsum damit, bei derart langer Gewohnheit ändere sich das Erkrankungsrisiko nicht mehr. Dieser Einstellung widersprechen physiologische Untersuchungen jedoch erheblich.

Was im Körper nach der letzten Zigarette passiert

Gute Nachricht: Ihr Körper kann sich auch nach jahrelangem Rauchen regenerieren. Aber das wird ein Weilchen dauern.

Nach 20 Minuten
Ihr Blutdruck erreicht einen Wert nahe dem vor der letzten Zigarette, die Durchblutung verbessert sich, Ihre Körpertemperatur normalisiert sich.

Nach 8 Stunden
Der Kohlenstoffmonoxidspiegel im Blut sinkt wieder auf ein normales Niveau.

Nach 24 Stunden
Das Herzinfarkt-Risiko sinkt.

Nach 48 Stunden
Geruchs- und Geschmacksrezeptoren regenerieren sich. Gerüche und Düfte werden wieder besser wahrgenommen, auch der Geschmackssinn verbessert sich.

Ab 2 Wochen
Ihr Blutkreislauf stabilisiert sich, die Lungenfunktion erhöht sich um rund 30 Prozent.

Nach 1 bis 9 Monaten
Hustenanfälle reduzieren sich, Kurzatmigkeit und Abgeschlagenheit werden vermindert. Die Flimmerhärchen der Lunge fangen an, normal zu funktionieren, und es kann ein Schleimabbau erfolgen. Die Lunge reinigt sich verstärkt, die Infektionsgefahr sinkt.

Nach einem Jahr
Ihr Risiko einer Koronaren Herzkrankheit ist nur noch halb so hoch wie das Risiko eines Rauchers.

Koronare Herzkrankheit – KHK: s. S. 245 ff.

Nach 5 Jahren
Langsam sinkt ihr Schlaganfall-Risiko.

Nach 10 Jahren
Krebs an Mund, Luft- und Speiseröhre droht Ihnen nur noch halb so stark wie einem Raucher.

Nach 15 Jahren
Das Risiko einer Koronar-Insuffizienz ist wieder auf dem Niveau eines Nichtrauchers.

American Cancer Society unter www.stern.de

Koronar-Insuffizienz: unzureichende Durchblutung der Herzkranzgefäße

Der menschliche Körper belohnt den Verzicht auf die schädlichen Substanzen in Zigaretten also vergleichsweise rasch und deutlich messbar.

Zusammenfassung: Chronisch obstruktive Lungenerkrankung – COPD

Über das Atmungssystem gelangt die sauerstoffreiche Umgebungsluft zu den Lungenbläschen. Durch deren dünne Wand dringt der Sauerstoff ins Blut des umgebenden Kapillargeflechts. Umgekehrt gibt das Blut das Kohlenstoffdioxid als Endprodukt zahlreicher Stoffwechselvorgänge an die Atemluft ab.

Das Atemsystem besteht aus mehreren Anteilen. Die Nasenhöhle wird von Knorpeln und Anteilen des knöchernen Schädels begrenzt. Die Nasenhöhle besitzt Verbindungen zu den Nasennebenhöhlen, dem Mittelohr und indirekt auch zu den Tränendrüsen. Im Rachen kreuzen sich Speise- und Luftweg; der Kehldeckel des Kehlkopfes verschließt beim Schlucken den Luftweg. Außerdem dient er der Stimmbildung. Bewegliche Knorpel sorgen für eine unterschiedliche Spannung der Stimmlippen sowie Öffnung der Stimmritze. Die Luftröhre besteht aus hufeisenförmigen Knorpelspangen. Eine elastische Membran zwischen den Enden ermöglicht die Veränderung der lichten Weite. Die Luftröhre teilt sich zunächst in zwei Hauptbronchien für den rechten und den linken Lungenflügel auf. Im Lauf der weiteren Verzweigung nimmt der Knorpelanteil ab und wird durch schleimhautüberzogene Muskelfasern ersetzt. Das Ende des Bronchialbaums bilden die traubenförmigen dünnwandigen Alveolen, die von einem dichten Kapillarnetz umsponnen sind.

Das Brustfell besteht aus zwei dünnen Blättern, das Lungenfell überzieht das Lungengewebe, das Rippenfell haftet dem Brustkorb an. Zwischen beiden Blättern besteht ein geringer Unterdruck zur Aufrechterhaltung der Lunge bei der Ausatmung. Außerdem ermöglicht dieser Unterdruck, dass die Lunge den Atembewegungen des Thorax passiv folgt. Zahlreiche Atemhilfsmuskeln unterstützen die Atembewegungen.

Das Atemminutenvolumen eines Erwachsenen liegt bei etwa 7,5 l, verteilt auf ungefähr 15 Atemzüge. Sowohl die Frequenz als auch das Atemzugvolumen lässt sich den Anforderungen entsprechend steigern, gegebenenfalls sogar bis zu 4,0 l je Atemzug.

Das Atemzentrum im verlängerten Mark des Gehirns steuert die Atembewegungen; bis zu einem gewissen Grad lässt sich die Atmung auch willentlich beeinflussen.

Um Informationen über die Leistungsfähigkeit des Atmungssystems zu gewinnen, werden die Blutgase, die Atemvolumina, die Schleimhäute und mögliche Strukturveränderungen untersucht.

Die Bezeichnung Chronic obstructive pulmonary disease (COPD) umfasst verschiedene, durch ähnliche Symptome gekennzeichnete chronische Lungenerkrankungen, z. B. die chronische Bronchitis und das Lungenemphysem.

Eine erhöhte Schleimproduktion durch Schadstoffe beeinträchtigt die Flimmerhärchen der Schleimhaut. Die Reinigungsfunktion lässt nach. Der in die unteren Lungenabschnitte versackende Schleim erschwert den Gasaustausch an der Blut-Luft-Schranke. Die Verkrampfung der Bronchialmuskulatur erhöht den Widerstand bei der Ausatmung. Teile der Alveolarscheidewände werden abgebaut, die Atemfläche verkleinert sich. Oft entsteht eine Überblähung der Lunge, ein Lungenemphysem. Damit entwickelt sich bei den Betroffenen ein mehr oder minder stark ausgeprägter Sauerstoffmangel mit Luftnot und geringer körperlicher Belastbarkeit.

Die Therapie der COPD zielt auf die Verringerung der schädigenden Faktoren, die Vermeidung von Infektionen und den längstmöglichen Erhalt der Belastbarkeit für die für die Patienten normalen Alltagstätigkeiten.

Im Rahmen der Prävention gilt es, das Rauchen von vornherein zu vermeiden bzw. die Entwöhnung zu fördern. Dabei zeigen sich bereits nach kurzer Zeit messbare positive körperliche Effekte; auch können sich nikotinbedingte Veränderungen zurückbilden.

Wiederholungsfragen

1. Welches sind die Aufgaben des Atmungstrakts?
2. Welche Teile des Atmungstrakts gehören zu den oberen, welche zu den unteren Atemwegen?
3. Was versteht man unter den Nasennebenhöhlen?
4. Wie ist der Kehlkopf aufgebaut?
5. Welche Funktionen erfüllt er, und wie erfüllt er sie?
6. Wie ist die Luftröhre aufgebaut?
7. Wie verändert sich der Aufbau des Bronchialbaums?
8. Wodurch erfolgt die Reinigung der Atemwege?

9 Welches Konstruktionsprinzip verhindert das Zusammenfallen der Lunge bei der Ausatmung?

10 Wie funktioniert der Gasaustausch in den Alveolen?

11 Welche Muskeln beteiligen sich an den Atembewegungen?

12 Welches sind häufig angewendete Untersuchungsmöglichkeiten der Lunge? Beschreiben Sie sie.

13 Welche Bevölkerungsgruppen sind von der COPD betroffen?

14 Wie verändert sich die Bronchialschleimhaut bei der COPD, mit welchen Folgen innerhalb des Atmungstrakts?

15 Welche Auswirkungen hat die COPD für den Alltag der Betroffenen?

16 Welche körperlichen Veränderungen lassen sich in unterschiedlichen Zeitabständen nach dem Verzicht aufs Rauchen beobachten?

17 Warum lohnt sich jederzeit der Verzicht aufs Rauchen?

Internet

www.atemwegsliga.de	Deutsche Atemwegsliga, Deutsche Gesellschaft für Pneumologie
www.bzga.de	Bundeszentrale für gesundheitliche Aufklärung
www.copd.versorgungsleitlinien.de	Bundesärztekammer, Kassenärztliche Bundesvereinigung, Arbeitsgemeinschaft der Wissenschaftlichen Medizinischen Fachgesellschaften
www.gesundheitsinformation.de	Stiftung für Qualität und Wirtschaftlichkeit im Gesundheitswesen
www.gkv.info	AOK-Bundesverband, BKK Bundesverband, IKK e. V., Spitzenverband der landwirtschaftlichen Sozialversicherung, Knappschaft, Verband der Ersatzkassen e. V.
www.justbesmokefree.de/home/das-programm-zum-rauchstopp	
www.loq.de	ginko Stiftung für Prävention Landeskoordinierungsstelle Suchtvorbeugung NRW
www.lungenemphysem-copd.de	Patientenorganisation Lungenemphysem-COPD Deutschland
www.patienten-information.de/mdb/downloads/kip/aezq-version-kip-richtig-inhalieren-bei-asthma-und-copd.pdf	Ärztliches Zentrum für Qualität (AZQ)
www.rauch-frei.info/de	Bundeszentrale für gesundheitliche Aufklärung

Verknüpfende Aufgaben

1 Lesen Sie den Auszug aus einem Interview mit der 65-jährigen Katharina.

a) Sammeln Sie die aktuellen Symptome der COPD.

b) Identifizieren Sie die Ressourcen der COPD-Patientin.

c) Verfahren Sie in derselben Weise mit dem gesamten Interview, Quelle s. u.

Mein persönliches Leben hat sich durch die COPD sehr verändert. Jetzt bin ich sauerstoffabhängig. Für immer, wie man so sagt. Ich hänge mit meiner Krankheit an der Leine und daran wird sich nichts mehr ändern. Mein Sauerstoffmann kommt einmal in der Woche zum Auffüllen des Sauerstoffvorrates. Mit dem tragbaren Sauerstoffgerät kann ich mich vier Stunden außerhalb des Hauses bewegen. Dann muss ich es wieder auffüllen. Ich habe ein größeres Gerät in der Wohnung. Für diesen Sommer habe ich einen Tank für mein Auto gemietet. Damit kann ich dann ein wenig länger unterwegs sein.

Gestern war ja so schönes Wetter. Da bin ich raus und lange in der Stadt gewesen, bis der Tank leer war. Als der Tank dann leer war, habe ich doch ein wenig Angst bekommen. Sauerstoff brauche ich vor allem bei Belastungen, und Gehen ist die größte Belastung für mich. Radfahren kann unter Umständen für mich sogar weniger belastend sein.

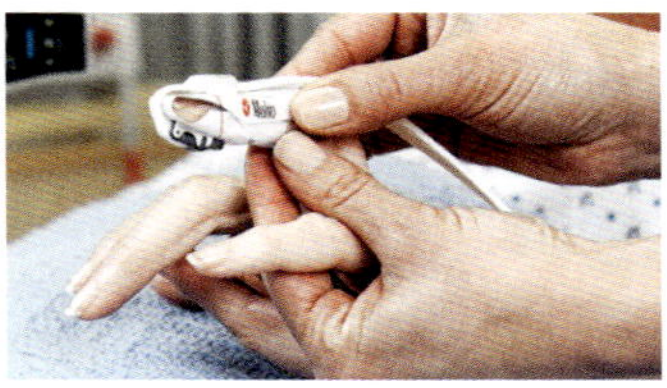

Mit dem Pulsoximeter kann ich die Sauerstoffsättigung im Blut messen. Wenn sie zu niedrig ist, dann merke ich das. Ich habe keine Kraft und fange an, nach Luft zu japsen und zu keuchen. Ich merke dann auch, dass ich nicht mehr so gut denken kann und auch die Schließmuskeln funktionieren nicht mehr so gut. Ich hab dann das Gefühl, dass ich meine Körperfunktionen nicht mehr richtig beherrsche.

Andere merken das vielleicht sogar eher als man selber. Dass ich beispielsweise immer hustete, das habe ich selber gar nicht so wahrgenommen. Anderen ist das aufgefallen und ich wurde darauf angesprochen. Es dauerte bei mir sehr lange, bis ich die Einsicht hatte. Man kann das gut verdrängen. Es gibt viele andere Erklärungen für sich: Man ist müde, man ist abgeschlagen, man hat Raucherhusten. Deshalb wird ja oft nicht erkannt, wie viele diese Erkrankung haben. Bei mir war es ja auch so, dass ich körperlich sehr fit war, fitter als viele andere. Ich habe immer gedacht, dass ich ja alles kann und auch noch fitter als die anderen bin. Ich habe es einfach verdrängt.

Eigentlich dreht sich sehr viel um die Erkrankung. Das ganze Leben dreht sich darum. Ich habe jetzt eine Putzfrau. Sie kommt alle 14 Tage. Ich kann so schwere Dinge wie Teppichsaugen nicht mehr. Das ist mir zu anstrengend. Ich lasse mir da helfen und muss mich aber erst daran gewöhnen. Ich muss mich auch dran gewöhnen, dass man mir ansieht, dass ich nicht mehr gesund bin, zum Beispiel wenn mir die Verkäuferin im Supermarkt die Tasche einräumen möchte. Aber ich gehe trotzdem raus und sperre mich nicht ein. Also ich schaffe noch sehr viel, weil ich mich bemühe in Bewegung zu bleiben. Ich hoffe, dass ich das noch sehr lange kann.

Ohne Medikamente könnte ich gar nicht leben. Am Morgen nehme ich ein Medikament zur Erweiterung der Bronchien. Das inhaliere ich. Dann nehme ich noch etwas zum Schleimlösen. Ich nehme täglich zweimal inhalatives Kortison. (...)

Aber solche Atemnotanfälle kenne ich trotzdem. Beispielsweise hatte ich einmal nachts im Bett das Gefühl, dass ich den Notarzt rufen muss. Ich bekam keine Luft und konnte nicht mehr liegen, ich habe da gesessen und mein Herz raste. Atemnot ist schon was Grauenhaftes.

Bei mir trat die Atemnot besonders oft auf, wenn ich mich aufgeregt habe, besonders als ich noch gearbeitet habe. Dann blieb mir einfach die Luft weg. Manchmal regen mich auch Sachen auf, von denen wusste ich vorher gar nicht, dass ich mich darüber aufrege. Irgendetwas läuft nicht so, wie es laufen sollte und dann verdrängt man dieses negative Gefühl und dann macht sich das mit Atemnot Platz.

Ich habe viele Jahre geraucht. Aber ich war immer fitter als die anderen, die nicht geraucht haben. Ich habe mir gedacht, dass es nicht gut ist, aber schaden wird es mir bestimmt auch nicht. Als ich immer schlechter Luft bekam, habe ich mit dem Rauchen aufgehört. Und dann brauchte ich künstlichen Sauerstoff. Ich rauche jetzt ungefähr ein halbes Jahr nicht mehr. Es ist furchtbar schwer aufzuhören, ich komme immer noch hin und wieder in Verführungssituationen. Wenn ich Verlangen nach einer Zigarette habe, dann versuche ich, etwas zu essen, aber ich habe oft keinen Appetit. Manchmal mache ich auch ein wenig Gymnastik und bewege mich. Das hilft dann erstmal, die Situation zu überstehen. Es ist sehr schwierig für mich. Irgendwie wird es immer ein Problem für mich bleiben. (...)

www.gesundheitsinformation.de/erfahrungsbericht-zum-thema-copd-katharina

2 Bilden Sie Arbeitsgruppen und informieren Sie sich bei verschiedenen Krankenkassen über den Umfang der Disease-Management-Programme für Patienten mit COPD und ihre Nutzung.

3 Informieren Sie sich über Selbsthilfegruppen und Bewegungsangebote für Menschen mit chronischen Lungenerkrankungen in Ihrer Region.

4 Tragen Sie die Namen von Internetseiten zusammen, mit denen Patienten sich über ihre COPD-Erkrankung informieren können. Recherchieren Sie die Betreiber der Internetangebote. Überlegen Sie, aus welchen Beweggründen die Betreiber ein Internetportal für Patienten und Angehörige finanzieren. Diskutieren Sie Vor- und Nachteile, die sich aus unterschiedlicher Urheberschaft für die Patienten ergeben können.

5 Sammeln Sie verschiedene Angebote zum Nichtrauchertraining.
Analysieren Sie sie bezüglich
a) Zielgruppe,
b) Dauer,
c) Inhalte,
d) Kosten,
e) Wirksamkeit (wenn möglich).
Untersuchen Sie, ob die einzelnen Angebote eher der Prävention oder der Gesundheitsförderung zuzuordnen sind.

6 Für viele Raucher begann ihre Nikotinsucht im Jugendalter.

a) Diskutieren Sie, warum gerade Jugendliche besonders empfänglich für die Reize des Rauchens zu sein scheinen. Betrachten Sie in diesem Zusammenhang auch die Besonderheiten des Jugendalters gegenüber dem Erwachsenenalter.

b) Sie arbeiten im Gesundheitsamt und möchten ein Nichtrauchertraining für Jugendliche in Ihrem Dorf, Ihrem Stadtteil oder Ihrer Stadt entwickeln und durchführen. Entwerfen Sie ein solches Angebot.

c) Sie arbeiten in der Schülervertretung Ihrer Schule mit. Gemeinsam mit dem Gesundheitsbeauftragten möchten Sie ein Nichtrauchertraining für die Schülerinnen und Schüler Ihrer Schule durchführen. Entwerfen Sie ein solches Angebot.

7 Recherchieren Sie die Präventionsangebote der Bundeszentrale für gesundheitliche Aufklärung zum Thema „Förderung des Nichtrauchens bei Jugendlichen". Beurteilen Sie die Maßnahmen und Angebote im Hinblick auf ihre Akzeptanz bei Jugendlichen. Entwerfen Sie Alternativen bzw. Verbesserungsvorschläge.

8 a) Ginko, die Stiftung für Prävention der Landeskoordinierungsstelle Suchtvorbeugung NRW betreibt das Projekt „Leben ohne Qualm", loq.

Informieren Sie sich unter www.loq.de über das Angebot und beurteilen sie es im Hinblick auf seine Akzeptanz bei Jugendlichen.

b) Auf dem Portal www.justbesmokefree.de/home/das-programm-zum-rauchstopp bieten die Deutsche Angestellten Krankenkasse und die Deutsche Krebshilfe – vor allem für Jugendliche - Unterstützung auf dem Weg zum Nichtrauchen an.

Informieren Sie sich über das Angebot und beurteilen sie es im Hinblick auf seine Akzeptanz bei Jugendlichen.

Vergleichen Sie beide Angebote anhand von zuvor vereinbarten Kriterien.

9 In Australien gelten seit einiger Zeit die weltweit strengsten Bestimmungen für den Verkauf von Zigaretten.

a) Informieren Sie sich über diese Bestimmungen.

b) Beurteilen Sie den möglichen Erfolg dieser Regeln.

c) Diskutieren Sie, inwieweit diese Regeln auch in Deutschland gelten sollten.

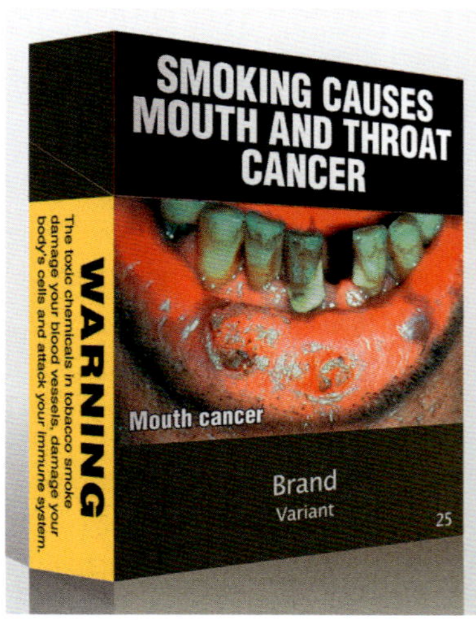

14 Diabetes mellitus

Unter dem Krankheitsbild Diabetes mellitus versteht man eine durch Insulinmangel oder verringerte Insulinempfindlichkeit verursachte dauerhafte Störung des Glukosestoffwechsels. Je nach Ursache des erhöhten Blutzuckerspiegels unterscheiden sich zwei Verlaufsformen, der Diabetes mellitus Typ I und der Diabetes mellitus Typ II.

14.1 Anatomie und Physiologie des Hormonsystems

Anatomie: Wissenschaft vom Aufbau des Organismus

Physiologie: Wissenschaft von den biologischen, chemischen, physikalischen Vorgängen im Organismus

14.1.1 Hormonsystem

Funktion

Hormone sind chemische Botenstoffe, mit deren Hilfe der Körper die Stoffwechselvorgänge in verschiedenen Organen steuert. Dazu zählen

- Wachstum,
- Entwicklung der Fortpflanzungsfähigkeit,
- Schwangerschaft und Geburt
- Reaktion in Stresssituationen,
- Beeinflussung von Gefühlen,

und anderes mehr.

Das Hormonsystem ist eines der beiden körpereigenen Regulations- und Steuerungssysteme; ihm steht das Nervensystem gegenüber. Während das Nervensystem Informationen wesentlich schneller übermitteln kann, wirken die über das Hormonsystem weitergeleiteten Informationen nachhaltiger und sehr zielspezifisch.

Hormondrüsen

Die meisten Hormone werden in speziellen Hormondrüsen, z. B. dem Hypothalamus, der Hypophyse, der Schilddrüse, der Bauchspeicheldrüse, den Nebennieren, den Hoden, den Eierstöcken u. a., gebildet und über den Zwischenzellraum ins Blut transportiert.

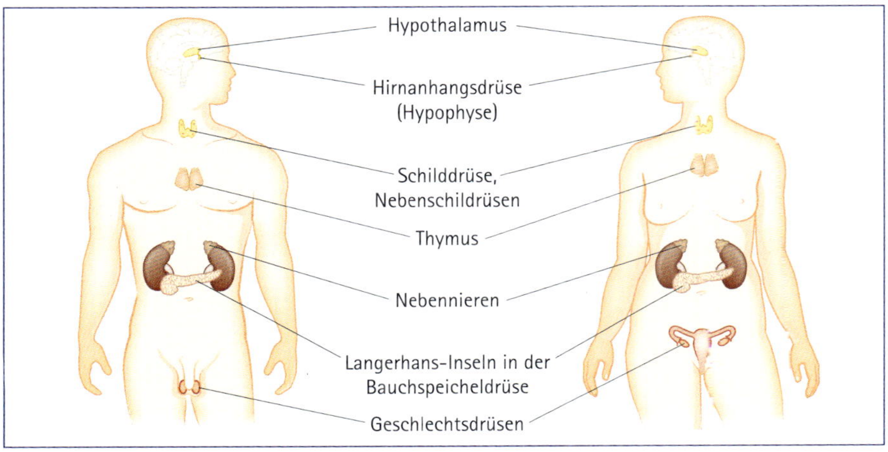

Hormondrüsen im männlichen und weiblichen Körper

Diejenigen Drüsen, die ihre Produkte über das Kapillarsystem ins Blut abgeben, heißen endokrine Drüsen. Das medizinische Teilgebiet, welches sich mit entsprechenden Erkrankungen beschäftigt, heißt Endokrinologie. Im Gegensatz zu den endokrinen Drüsen geben die exokrinen Drüsen ihr Sekret an die Oberfläche von Haut bzw. Schleimhaut ab. Exokrine Drüsen sind Schweißdrüsen, Speicheldrüsen, Talgdrüsen, Brustdrüsen und die Verdauungsdrüsen, z. B. die Leber und die Bauchspeicheldrüse. Letztere besitzt somit eine endokrine wie auch eine exokrine Funktion.

Gewebshormone

Nicht nur endokrine Drüsen bilden Hormone. Einige Hormone werden auch in anderen Körpergeweben gebildet. Hier spricht man von endokrinem Gewebe. Zu diesen Gewebshormonen gehören beispielsweise Histamin, welches bei allergischen Reaktionen ausgeschüttet wird, und Leptin, das im Fettgewebe gebildet wird und das Hungergefühl hemmt sowie Energiereserven aus dem Körperfett freisetzt.

Wirkungsweise der Hormone

Die in die Blutkapillaren ausgeschütteten Hormone verteilen sich rasch im gesamten Körper.

Da jedes Hormon bestimmte Wirkungen hervorruft, z. B. die Milchbildung, entfaltet es jede Wirkung nur an bestimmten Zielzellen, die Milchbildung also in der Brustdrüse. Spezifische Rezeptoren an der Oberfläche der Zielzellen ermöglichen, dass sich die jeweiligen Hormonmoleküle dort anlagern und die entsprechende Stoffwechselaktivität der Zelle beeinflussen. Da die Hormone wie ein Schlüssel in das Schloss auf der Zelloberfläche passen, heißt dieses Funktionsprinzip Schlüssel-Schloss-Prinzip.

Rezeptor: Empfänger, Messfühler

Eine Zelle kann Rezeptoren für verschiedene Hormone besitzen; gleichzeitig kann ein und dasselbe Hormon in verschiedenen Organen bzw. Zielzellen durchaus unterschiedliche Reaktionen auslösen. So fördert das Stresshormon Adrenalin die Durchblutung der für die Körperbewegung verantwortlichen Muskulatur, während es die Durchblutung der Muskulatur des Verdauungstraktes vermindert.

Steuerung der Hormonsekretion

fungieren: arbeiten, wirken

peripher: außerhalb des Zentrums, am Rand gelegen

Die Hormonsekretion wird überwiegend durch ein hierarchisches System von Hormondrüsen gesteuert. Als oberster Regler fungiert der Hypothalamus, ein Anteil des Zwischenhirns. Hier laufen Informationen aus dem Körper, z. B. Körpertemperatur, Zusammensetzung des Blutes, und der Außenwelt, z. B. Sinneseindrücke über Umgebungsbedingungen, zusammen. Entsprechend der jeweiligen Situation schüttet der Hypothalamus spezielle Hormone aus, die einen weiteren Regler, die Hypophyse, beeinflussen. Diese wiederum gibt diesen Informationen gemäß eigene Hormone ab. Sie wirken auf periphere Hormondrüsen, z. B. die Schilddrüse oder die Nebennieren, welche dann mit ihren jeweiligen Hormonen die Stoffwechselaktivität einzelner Organe steuern. Diese Stoffwechselaktivität registrieren Messfühler im Zwischenhirn, woraufhin der Hypothalamus seine Aktivität ggf. verändert und der aktuellen Situation anpasst. Dieses Steuerungsprinzip heißt Regelkreis. Es findet sich auch bei technischen Abläufen, z. B. bei der Regulation der Zimmertemperatur durch Raumthermostate.

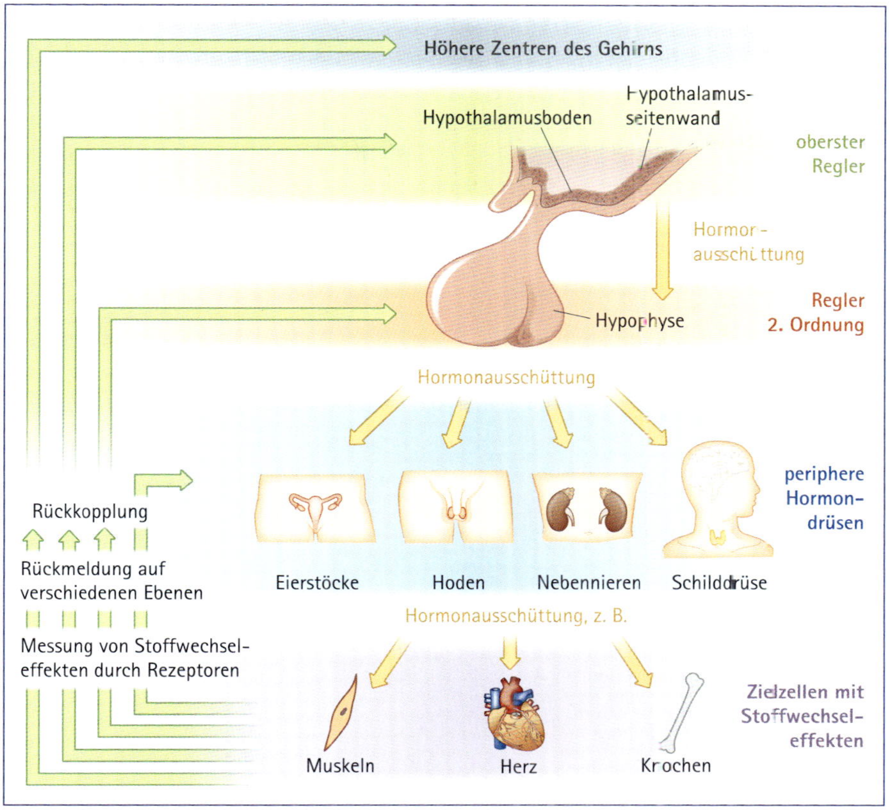

Hierarchie der Hormondrüsen

Andere Hormondrüsen sind in kein mehrstufiges Hierarchiesystem eingebunden. Ihre Steuerung erfolgt unmittelbar durch die von ihnen ausgelösten Stoffwechseleffekte. Bei einem Anstieg des Blutzuckerspiegels schüttet die Bauchspeicheldrüse das Hormon Insulin aus. Es sorgt dafür, dass der im Blut in Form von Glukose gelöste Zucker in die umgebenden Zellen eindringen kann. Dadurch sinkt der Blutzuckerspiegel. Messfühler in der Bauchspeicheldrüse messen dies und reduzieren die Aktivität der Bauchspeicheldrüse, die Ausschüttung von Insulin (s. S. 296). Das Hormon reguliert seine Ausschüttung gleichermaßen selbst, infolge einer erhöhten Aktivität hemmt es die Ausschüttung und umgekehrt. Dieses Prinzip wird auch als negative Rückkopplung bezeichnet.

Erkrankungen des Hormonsystems können auf zwei unterschiedlichen Ebenen ablaufen:

- Entweder sind die hormonbildenden Zellen beeinträchtigt oder zerstört, sodass die Hormonproduktion nachlässt,
- oder es handelt sich um Störungen bei der Regulation der Hormonausschüttung, z. B. weil
  - Rezeptoren unzureichend funktionieren oder nicht in ausreichender Zahl vorhanden sind oder
  - hormonbildende Zellen entartet sind und sich der Steuerung von außer entziehen.

Diagnostik

Die Diagnostik orientiert sich zunächst an den Symptomen der Stoffwechselstörungen, z. B. Wachstumsstörungen, Zyklusunregelmäßigkeiten, ungewollte Kinderlosigkeit. Bei gezieltem Verdacht lässt sich die Hormonkonzentration im Blut bestimmen. Außerdem werden die hormonproduzierenden Organe ggf. auch übergeordneter Hierarchieebenen auf ihre Funktionstüchtigkeit untersucht. Dazu kommen je nach Organ verschiedene apparative Verfahren zum Einsatz, z. B. Sonografie oder Computertomografie.

apparativ: unter Einsatz medizinischer Geräte

14.1.2 Bauchspeicheldrüse

Die Bauchspeicheldrüse, das Pankreas, liegt im hinteren rechten Oberbauch und ragt in den C-förmigen Zwölffingerdarm hinein. Sie ist 15–20 cm lang und wiegt 80–120 g. Sie besitzt eine exokrine und eine endokrine Funktion.

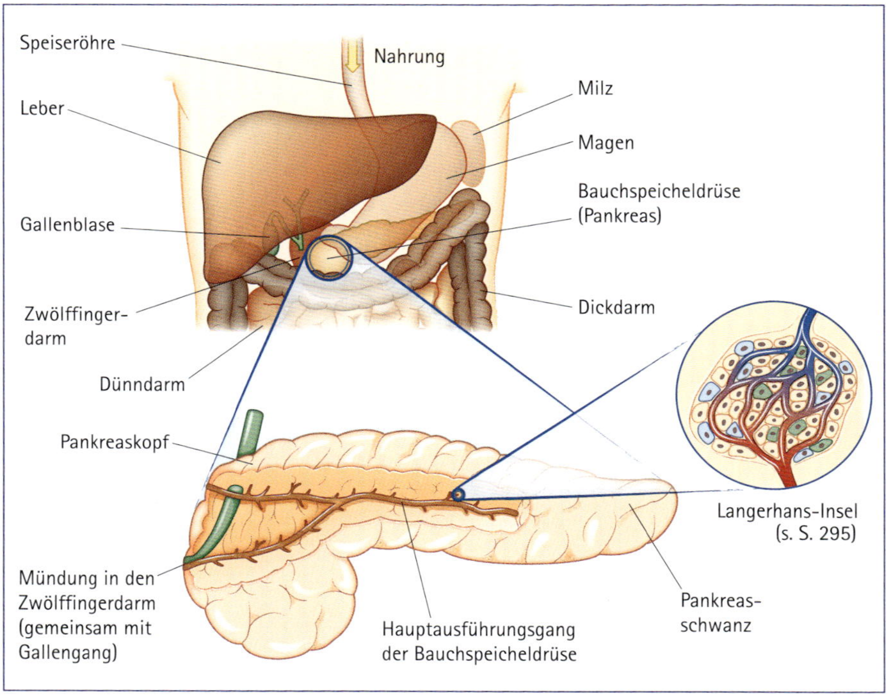

Lage der Bauchspeicheldrüse im Verdauungstrakt

resorbieren: aufnehmen, aufsaugen

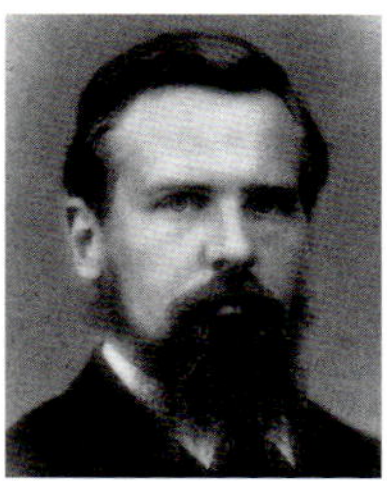

LANGERHANS, PAUL (1847–1888): Pathologe

Pathologie: Teilgebiet der Medizin, welches sich mit der Entstehung von Krankheiten und ihren Grundlagen beschäftigt

Die exokrinen Zellen bilden den Pankreassaft, der sich über verschiedene Drüsenläppchen im Hauptausführungsgang der Bauchspeicheldrüse sammelt. Er mündet gemeinsam mit dem Gallengang in den Zwölffingerdarm. Über den Tag verteilt, schüttet die Bauchspeicheldrüse etwa 1 500 ml Pankreassaft aus. Er übernimmt wichtige Funktionen bei der Aufspaltung von Eiweißen, aber auch von Fetten und Kohlenhydraten im Nahrungsbrei, bevor diese durch die Dünndarmschleimhaut ins Blut resorbiert werden.

In das exokrine Drüsengewebe des Pankreas sind Zellinseln mit endokriner Funktion eingestreut. Sie heißen nach einem bedeutenden Pathologen Langerhans-Inseln und weisen drei unterschiedliche Zellarten auf.

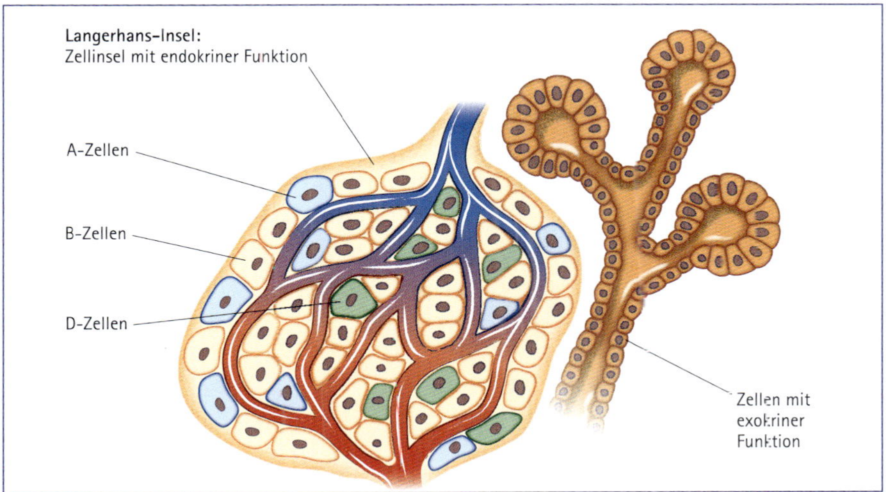

Langerhans-Insel mit verschiedenen hormonproduzierenden Zellen

- Die A-Zellen bilden das Hormon Glukagon.
- Die B-Zellen stellen das Hormon Insulin her.
- Die D-Zellen produzieren das für verschiedene Verdauungs- und Wachstumsvorgänge wichtige Hormon Somatostatin.

Mit ihrer endokrinen Funktion beteiligt sich die Bauchspeicheldrüse maßgeblich am Glukosestoffwechsel des Menschen.

14.1.3 Blutzuckerregulation

Wirkung von Insulin

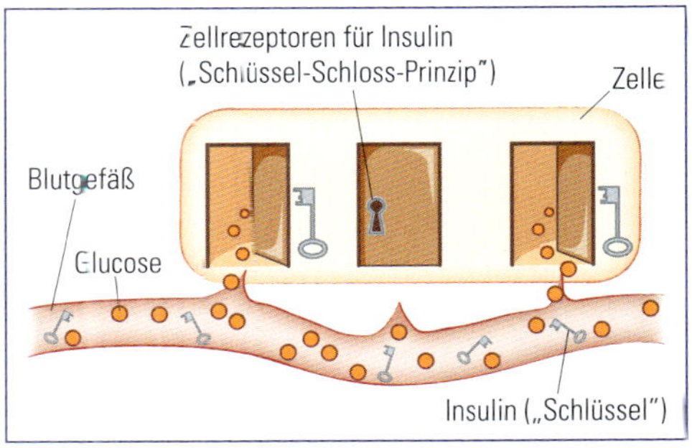

Der Großteil der dem Körper mit der Nahrung zugeführten Kohlenhydrate wird durch Verdauungsenzyme zu Glukose aufgespalten und durch die Dünndarmschleimhaut ins Blut resorbiert. Je nach Nahrungszusammensetzung sowie Umfang und Dauer der Verdauungsleistung steigt damit der Blutzuckerspiegel rasch oder verzögert an. Damit die Körperzellen die Glukose als Energieträger für ihre Stoffwechseltätigkeit nutzen können, ist Insulin erforderlich, welches den Einstrom der Glukosemoleküle in die Zellen fördert. Darüber hinaus steigert Insulin die Verbrennung der Glukose innerhalb der Zellen zur Energiegewinnung. Bei einem erhöhten Blutzuckerspiegel schüttet die Bauchspeicheldrüse Insulin aus. Es ermöglicht, dass der im Blut in Form von Glukose gelöste Zucker in Zellen des umliegenden Gewebes eindringen kann. Das zu diesem Zeitpunkt noch im Blutgefäßsystem vorhandene Insulin verlangt gleichsam nach weiterer Glukose und fördert auf diese Weise den – weiteren – Heißhunger, nicht selten auf Süßes. Auch dies gilt als Risikofaktor für Übergewicht.

Die über den tatsächlichen Energiebedarf hinaus aufgenommenen Kohlenhydrate werden nach ihrer Aufspaltung in Glukosemoleküle in der Leber zu Glykogen, der körpereigenen Speicherform von Kohlenhydraten, umgebaut. Die Glykogenspeicher umfassen etwa 300–500 g und damit etwa knapp die Energiemenge, die ein Mensch bei geringer körperlicher Aktivität in 24 Stunden benötigt. Sind die Glykogenspeicher bereits gefüllt, so baut die Leber die überschüssige Glukose in einem aufwändigeren Verfahren zu Depotfett um. Beide Umbauprozesse werden ebenfalls durch Insulin beeinflusst.

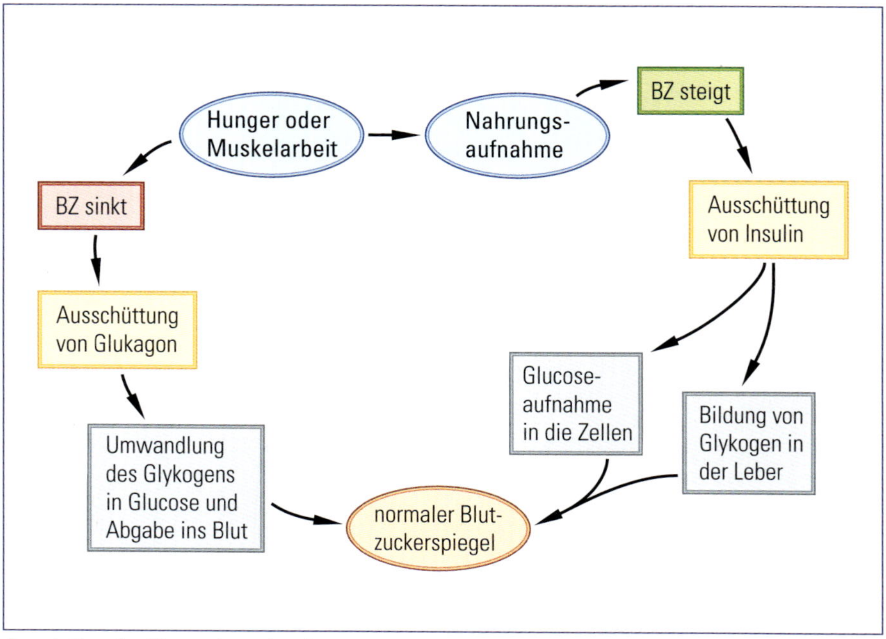

Regulation des Blutzuckerspiegels

Wirkung von Glukagon

Glukagon wirkt als Gegenspieler des Insulins. Bei einer geringen Glukosekonzentration des Blutes, z. B. im Hungerzustand oder bei erhöhtem Energiebedarf des Körpers z. B. durch Krankheit oder beim Sport, schütten die A-Zellen des Pankreas Glukagon aus. Es veranlasst die Leber zunächst, das gespeicherte Glykogen wieder in Glukose umzuwandeln und damit den Blutzuckerspiegel zu erhöhen. Im Bedarfsfall fördert Glukagon auch den Umbau von Aminosäuren und Depotfett zu Glukose.

Neben Glukagon sorgen auch das Nebennierenrindenhormon Cortisol, das Stresshormon Adrenalin und das Wachstumshormon für eine Erhöhung des Blutzuckerspiegels.

Steuerung des Blutzuckerspiegels

Damit die verschiedenen Stoffwechselvorgänge im Körper bestmöglich ablaufen können, ist eine Blutzuckerkonzentration von nüchtern 60–100 mg/dl Blut erforderlich. In der gesamten Blutmenge eines Erwachsenen von 5–6 l sind also etwa 5–6 g Zucker gelöst. Zum Vergleich: Ein Stück Würfelzucker wiegt 2,5 g.

Unterhalb von 60 mg Glukose/dl Blut liegt eine Unterzuckerung (Hypoglykämie) vor, oberhalb von 140 mg/dl eine Überzuckerung (Hyperglykämie). Oberhalb einer Konzentration von 180 mg/dl schafft es die Niere nicht mehr, die in den Primärharn abgepresste Glukose ins Blut zurückzuführen; die Glukose lässt sich mithilfe einfacher Teststäbchen im Urin nachweisen.

Sinkt der Blutzuckergehalt ab, so ist die Energieversorgung des Gehirns, welches auf Glukose angewiesen ist, gefährdet. Die Bauchspeicheldrüse setzt Glukagon frei, und die Leber mobilisiert Glykogen, um den Blutzuckerspiegel in den Normbereich zu bringen.

Ein erheblicher und dauerhafter Anstieg der Blutzuckerkonzentration führt kurzfristig über eine Veränderung von pH-Wert, Atmung und Ausscheidung zu einer Entgleisung sämtlicher Stoffwechselvorgänge und damit zum Koma. Daher schüttet das Pankreas bei einem erhöhten Blutzuckerspiegel Insulin aus. Mit der Verwertung der Glukose in den Zellen wie auch dem Umbau der Glukose in verschiedene Speicherformen sinkt der Blutzuckergehalt ab.

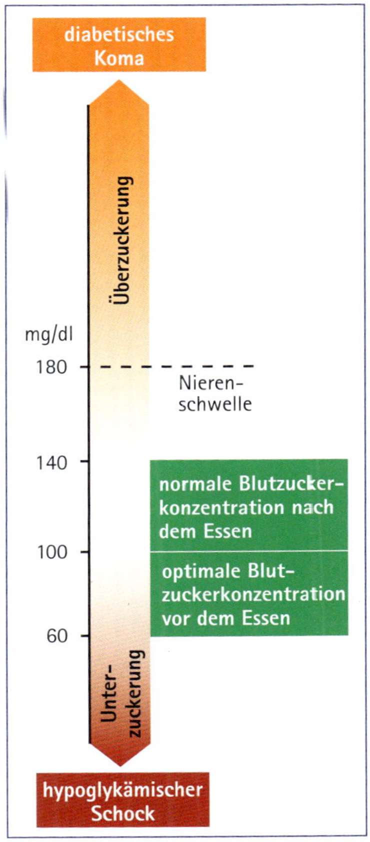

Blutzuckerspiegel

14.2 Krankheitsbild des Diabetes mellitus

Diabetes mellitus bedeutet „honigsüßer Durchfluss" und leitet sich von frühen Diagnosemethoden ab. Bei einem Blutzuckerspiegel von mehr als 180 mg/dl vermag die Niere die in den Primärharn abgepresste Glukose nicht zurückzuhalten, Zucker wird mit dem Harn ausgeschieden, der Urin schmeckt süß.

14.2.1 Diabetes mellitus Typ I

Verbreitung

Derzeit sind in Deutschland etwa 300 000 Menschen von Diabetes mellitus Typ I betroffen. Die Krankheit entwickelt sich meistens im Kindes- oder Jugendalter, gelegentlich auch im frühen Erwachsenenalter. Daher verbreitete sich zunächst der Name „Jugendlicher Diabetes mellitus".

Verlauf

Durch eine Fehlsteuerung des Immunsystems zerstört der Körper seine eigenen B-Zellen. Daher wird der Diabetes mellitus Typ I auch den Autoimmunerkrankungen zugeordnet. Als Ursache kommen eine genetisch bedingte Empfänglichkeit für derartige Vorgänge sowie heftige Stresssituationen, z. B. schwere Infektionen oder Operationen, in Betracht. In deren Folge schreitet die Zerstörung der B-Zellen in der Bauch-

Autoimmunerkrankung: Fehlsteuerung des Immunsystems mit Abwehrreaktionen gegen körpereigenes Gewebe speicheldrüse fort. Dies geschieht zunächst unerkannt. Wenn die ersten Symptome auftreten, sind bereits 80–90 % der B-Zellen zerstört. Es kommt zu einem absoluten Insulinmangel, der die lebenslange Gabe von Insulin erfordert.

Nach dem ersten Auftreten entwickeln sich die Symptome innerhalb von Tagen und Wochen zum Vollbild des Diabetes mellitus Typ I.

Die erhöhte Zuckerausscheidung führt zu vermehrtem Wasserlassen, der Flüssigkeitsverlust zeigt sich in ausgetrockneter Haut und Schleimhaut; die Patienten versuchen, ihn durch vermehrtes Trinken auszugleichen. Die Patienten entwickeln zudem großen Hunger, nehmen aber kaum an Gewicht zu und bleiben eher schlank oder sogar mager.

Der Körper versucht, Energie aus Fettsäuren zu gewinnen. Dies führt zu zunehmenden Stoffwechselstörungen und schließlich zu einer völligen Entgleisung aller Stoffwechselvorgänge. Übelkeit, Leistungsschwäche und Bewusstseinsstörungen münden letztlich in ein Koma.

Diagnostik

Neben den klinischen Symptomen sichern Untersuchungen des Blutzuckergehaltes im Blut und im Urin die Diagnose Diabetes mellitus Typ I ab.

Therapieziele

Die Therapie für die Typ-I-Diabetiker zielt darauf ab, die lebenslang erforderliche Insulingabe so zu dosieren und damit den Blutzuckerwert so einzustellen, dass er in allen Lebenssituationen möglichst nahe an den Normalwerten eines gesunden Menschen liegt. Darüber hinaus sollte die Therapie so gestaltet sein, dass sie ein hohes Maß an Freiheit bei der Lebensgestaltung, z. B. Tagesablauf, Beruf, Hobbys, ermöglicht.

14.2.2 Diabetes mellitus Typ II

Verbreitung

Die Zahl der in Deutschland an Diabetes mellitus Typ II erkrankten Menschen wird auf etwa 6,7 Mio. geschätzt. Darüber hinaus vermutet man eine hohe Dunkelziffer von noch symptomlos Erkrankten.

In früheren Zeiten trat der Diabetes mellitus Typ II vorwiegend im letzten Lebensdrittel eines Menschen auf; daher trug er zunächst auch im Gegensatz zum Diabetes mellitus Typ I den Namen „Altersdiabetes“. Diese Bezeichnung erweist sich jedoch inzwischen als überholt. Eine deutsche Untersuchung mit übergewichtigen Kindern und Jugendlichen zeigte, dass bereits bei Kindern der Glukosestoffwechsel im Sinne eines Diabetes mellitus Typ II oder einer Vorstufe davon beeinträchtigt sein kann.

Verlauf

Resistenz: Widerstandsfähigkeit, Unempfindlichkeit

Beim Diabetes mellitus Typ II funktionieren die B-Zellen der Bauchspeicheldrüse zunächst einwandfrei. Allerdings verringert sich die Insulinempfindlichkeit der Körperzellen, es entwickelt sich eine Insulinresistenz. Dazu scheinen Bewegungsmangel und Adipositas beizutragen, ein möglicher genetischer Einfluss wird diskutiert. Das Insulin vermag nicht die erforderliche Menge Glukose in die Zellen einzuschleusen.

Der Blutzuckerspiegel steigt an, und eine vorübergehende Mehrproduktion an Insulin kann den Mangel vorläufig ausgleichen. Nach einer Weile, im Laufe von Jahren, erschöpft die Bauchspeicheldrüse, und die Insulinproduktion lässt nach; es kommt zu einem relativen Insulinmangel.

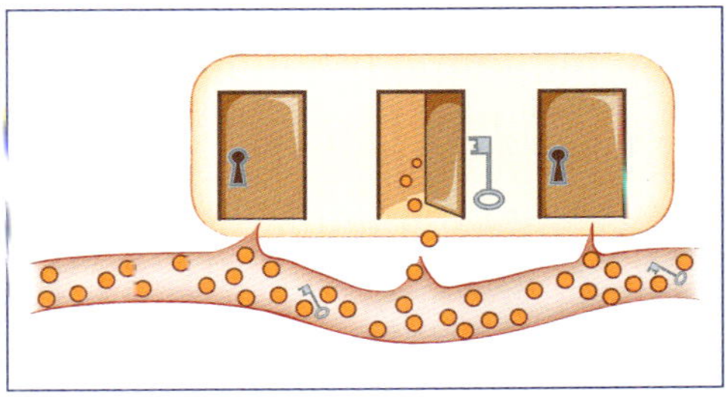

Die Symptome entwickeln sich schleichend. Patienten beobachten vermehrt Harnwegsinfekte oder Pilzinfektionen, schlecht heilende Wunden, Juckreiz und allgemeine Leistungsschwäche.

Diagnostik

Auch zur Diagnostik des Diabetes mellitus Typ II reichen in aller Regel die klinische Untersuchung sowie Glukosebestimmungen im Blut und im Urin aus. Wegen der eher allgemeinen, unspezifischen Symptome bestätigt sich die Diagnose nur selten auf einen gezielten Verdacht hin, sondern fällt eher zufällig bei einer Routineuntersuchung auf.

Therapieziele

Auch Typ-II-Diabetiker sollten ihren Blutzuckerspiegel immer im Normbereich halten. Allerdings stehen ihnen im Gegensatz zu Typ-I-Diabetikern dazu mehr und unterschiedliche Maßnahmen zu Verfügung.

Bewegung: Zunächst einmal verringert eine Reduzierung des erhöhten Körpergewichts die Beschwerden deutlich. Oft genügen das Erreichen und Einhalten des Normalgewichts, um den Blutzuckerspiegel zunächst dauerhaft zu stabilisieren. Darüber hinaus fällt auf, dass regelmäßige körperliche Aktivität die Insulinresistenz der Körperzellen aufhalten und teilweise auch verringern kann.

Ernährung: Für die Ernährung sollten Typ-II-Diabetiker im Frühstadium die Empfehlungen berücksichtigen, die auch für gesunde Menschen gelten. Diabetiker sollten ihre Nahrung in mehreren kleineren Mahlzeiten zu sich nehmen und den Genuss zuckerhaltiger Speisen deutlich einschränken. Auf zuckerhaltige Getränke sollten Diabetiker verzichten.

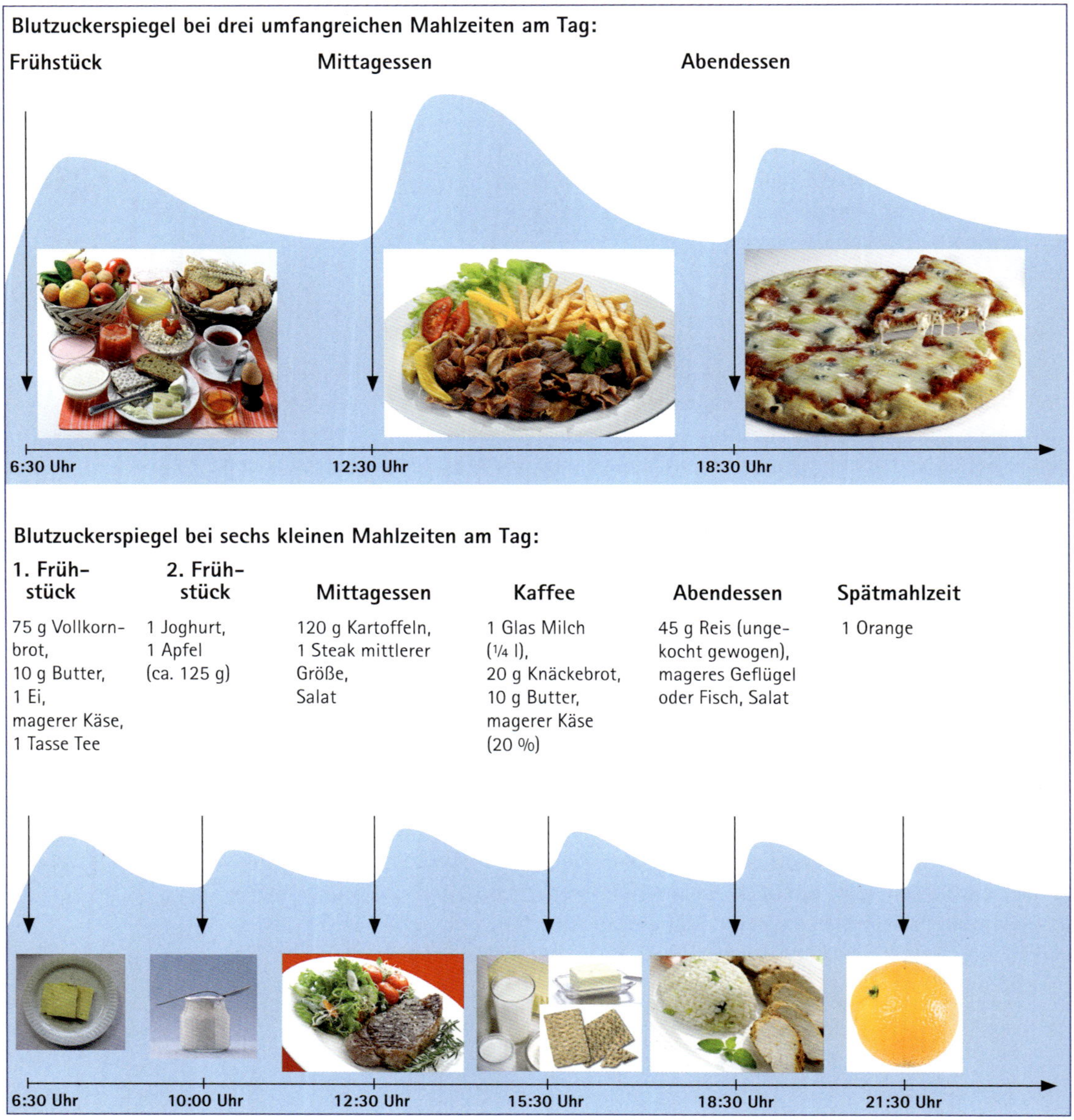

Schwankungen des Blutzuckerspiegels bei verschiedenen Ernährungsgewohnheiten

Entsprechend über den Tag verteilte Mahlzeiten gewährleisten, dass der Blutzuckerspiegel nur mäßig schwankt und damit die Bauchspeicheldrüse keinen extremen Anforderungen ausgesetzt ist. Dazu sind keine speziellen Lebensmittel für Diabetiker erforderlich, sodass der Gesetzgeber die Diätverordnung entsprechend änderte.

**Aus für Diabetiker-Lebensmittel:
„Ich hatte sogar das Gefühl, mir etwas Gutes zu tun"**

Zu teuer, überflüssig, möglicherweise sogar schädlich: Schokolade, Marmelade, Bier und viele andere Produkte speziell für Diabetiker verschwinden nun aus den Regalen. Der Bundesrat hatte das Aus für die Lebensmittel beschlossen. Rund jeder zweite Diabetiker hat sie gekauft.

(..) Vor zwei Jahren hat der Bundesrat die seit 1982 gültige Diätverordnung geändert und den Herstellern eine Übergangsfrist bis Oktober 2012 eingeräumt.

Zuckeraustausch-Stoffe schaden sogar

Josefa Rüscher (71) ist froh, dass mit der Diabetiker-Kost endlich Schluss ist. Die Kölnerin hat seit über 20 Jahren Diabetes. Bis vor einigen Jahren leitete die Rentnerin eine Selbsthilfegruppe. „Natürlich"kaufte sie früher das angepriesene Gebäck, die Marmelade, die Kekse und Co. „Ich hatte sogar das Gefühl, mir etwas Gutes zu tun."So wie sie haben viele die Kennzeichnung als Empfehlung verstanden. „Die Produkte suggerierten geradezu, dass sie besonders geeignet sind für Diabetiker", sagt Michael Roden, Leiter des Deutschen Zentrums für Diabetesforschung (DZD) in Düsseldorf.

Tatsächlich haben sich die Diabetiker damit keinen Gefallen getan, wie Ernährungsexperten Jahre später feststellten: Denn bei diesen speziellen Lebensmitteln wird Zucker ersetzt durch Austauschstoffe wie Fruktose (Fruchtzucker), die keine Vorteile bringen. Fruktose wird sogar verdächtigt, mehr Lust aufs Essen zu machen. Zu viel davon kann Verdauungsbeschwerden verursachen. Außerdem enthalten die Spezial-Produkte in vielen Fällen mehr Fett und Kalorien. Gerade für Diabetiker des Typs 2 ist das problematisch, denn sie haben besonders mit Übergewicht zu kämpfen.

„Heute gelten für Diabetiker die gleichen Empfehlungen für eine ausgewogene, gesunde Ernährung wie für die Allgemeinbevölkerung", sagt Margarete Besemann, Ernährungsexpertin bei der Verbraucherzentrale NRW in Düsseldorf. In kleinen Mengen darf Zucker verzehrt werden. Über Ernährung und Bewegung können Menschen mit Diabetes ihren Zustand positiv beeinflussen und womöglich Folgeerkrankungen wie Herzinfarkt vorbeugen.

Gutes Geschäft mit Diabetiker-Kost

„Das Spezial-Sortiment in den Supermärkten ist in den vergangenen zwei Jahren deutlich geschrumpft", sagt Ernährungsexpertin Besemann. Das hätten Stichproben der Verbraucherzentrale NRW ergeben. Schätzungen zufolge hat rund jeder zweite der sechs Millionen Diabetiker in Deutschland früher solche Spezial-Waren gekauft. Ein gutes Geschäft für die Nahrungsmittelindustrie. Nach Angaben des Diätverbandes in Bonn, in dem 60 Hersteller organisiert sind, wurde damit noch vor vier Jahren ein Umsatz von 138 Millionen Euro gemacht. Hinzu kamen zuckerarme Getränke, deren Umsatz bei weiteren rund 380 Millionen Euro lag. Und auch künftig geht es in diesem Bereich nicht gegen Null: Denn das Verbot gilt nur für die Kennzeichnung der Diabetiker-Kost, nicht aber für die Produkte an sich. Diese dürfen mit einer veränderten Verpackung oder einer kleinen Änderung der Rezeptur etwa bei Schokolade weiterhin hergestellt und verkauft werden.

„Ein paar Unbelehrbare gibt es immer"

Für Josefa Rüscher ist das eigentlich Irreführung. Sie weiß jedoch, worauf sie bei ihrer Ernährung achten muss. Bereits vor sechs, sieben Jahren hat sie wieder auf gewöhnliche Lebensmittel umgeschwenkt. Deshalb musste sie zunächst wieder verstärkt auf ihren Insulinbedarf achten. Die Rentnerin hatte bei ihren regelmäßigen Ernährungsschulungen, für die ihre Krankenkasse aufkommt, gehört, dass das Spezialsortiment überflüssig ist. Jetzt spart sie sogar etwas Geld. Denn viele der Süßigkeiten und Konserven sind teurer als vergleichbare „normale"Produkte. Auch ihre Bekannten wissen Bescheid und bringen längst keine Diabetiker-Pralinen mehr mit. Doch Josefa Rüscher kennt auch Zuckerkranke, die immer noch fleißig die Spezialnahrung kaufen. Dafür hat sie wenig Verständnis: „Ein paar Unbelehrbare gibt es immer."

Ernährungsberatung regelmäßig auffrischen

Nach Beobachtungen des Deutschen Zentrums für Diabetesforschung (DZD) sind ältere Diabetiker die größte Käufergruppe. „Das sind häufig Diabetiker vom Typ 2. Dieser Typ ist jedoch häufig schlechter geschult als die Typ-1-Diabetiker", sagt Michael Roden vom DZD.

Wer jahrelang auf etwas vertraut hat, das als gut galt, und sich umstellen soll, ist womöglich verunsichert. Diesen Betroffenen raten Experten zu einer Ernährungsberatung. „Die sollte ohnehin regelmäßig aufgefrischt werden", so Roden. „Denn gewöhnlich vergisst die Hälfte der Teilnehmer das Gelernte nach zwei Jahren wieder."

Westdeutscher Rundfunk Köln unter www1.wdr.de

Medikamente: Lässt sich der Blutzuckerspiegel durch die Veränderung der Bewegungs- und Ernährungsgewohnheiten nicht innerhalb des Normbereiches halten, so stehen für den Typ-II-Diabetiker verschiedene Medikamente, meist in Tablettenform, zur Verfügung. Diese oralen Antidiabetika versuchen auf unterschiedliche Weise das Fortschreiten der Erkrankung zu verzögern:

oral, hier: durch den Mund zuzuführen

- Sulfonylharnstoffe regen die B-Zellen der Bauchspeicheldrüse zur verstärkten Freisetzung von Insulin an.
- Biguanide erhöhen die Empfindlichkeit der Körperzellen gegenüber Insulin und steigern die Resorption von Glukose in die Körperzellen.
- Glukose-Resorptionsverzögerer bzw. Alpha-Glukosidase-Hemmer hemmen die Kohlenhydrataufnahme im Darm, dadurch steigt der Blutzuckerspiegel nach den Mahlzeiten weniger stark an.

Nach einigen Jahren versiegt auch im Verlauf des Diabetes mellitus Typ II die körpereigene Insulinproduktion. Damit müssen auch diese Patienten ihrem Körper Insulin von außen zuführen.

14.2.3 Komplikationen

Eine deutliche Abweichung der Blutzuckerwerte vom Normbereich kann sich bei den Betroffenen sowohl kurz- als auch langfristig auswirken; es gibt Früh- und Spätkomplikationen von Blutzuckerschwankungen.

Frühkomplikationen

Der Glukosestoffwechsel des Menschen wird von vielen Faktoren beeinflusst. Dazu zählen nicht nur Ernährung und Bewegung, sondern auch seelische und körperliche Belastungssituationen, Stress, Infektions- und andere Krankheiten, Medikamente, Zyklusschwankungen, Schwangerschaft, Schichtarbeit, Alkoholkonsum und anderes mehr.

Hypoglykämischer Schock: Von einer Hypoglykämie spricht man bei einem Blutzuckerwert von weniger als 50 mg/dl. Nicht selten verspüren die Betroffenen nur geringen Appetit, essen weniger, nehmen aber trotzdem die verordnete Menge Antidiabetika oder Insulin zu sich.

Ein hypoglykämischer Schock entwickelt sich rasch, oft innerhalb von Minuten. Die Betroffenen verspüren Heißhunger, werden blass, unruhig und zittrig, es bildet sich kalter, kleinperliger Schweiß auf der Stirn. Es entwickeln sich Bewusstseinseinschränkungen, die einem Schlaganfall ähneln; auch Krampfanfälle können auftreten. Im schlimmsten Fall kommt es zu Bewusstlosigkeit mit lebensbedrohlichen Atem- und Kreislaufstörungen.

Hyperglykämisches Koma: Das hyperglykämische Koma oder auch diabetische Koma entwickelt sich langsam über Tage hin. Dabei können durchaus Blutzuckerwerte von über 500 mg/dl auftreten. Als Ursachen fallen eine falsche Insulindosierung auf, aber auch ein erhöhter Insulinbedarf, z. B. durch Infekte.

Die Stoffwechselvorgänge im Körper entgleisen allmählich. Patienten verspüren zunächst Übelkeit bis zum Erbrechen, vermehrtes Wasserlassen, einen hohen Puls und einen niedrigen Blutdruck, später Bewusstseinsstörungen, die ebenfalls zum lebensbedrohlichen Koma führen können.

Spätfolgen

Für die an Diabetes mellitus beider Typen erkrankten Menschen bedeutet ein schlecht eingestellter Stoffwechsel nicht nur die Gefahr akuter Komplikationen, sondern auch zusätzliche Beschwerden durch Langzeitfolgen.

Ein erhöhter Blutzuckerspiegel schädigt auf Dauer die Blutgefäße, vor allem die Gefäßwände der großen und kleinen Arterien. Es entwickelt sich eine Arteriosklerose, die Gefäßwände verhärten sich und verlieren an Elastizität. Auch die kapillären Gefäßwände verdicken sich und erschweren damit den Stoffaustausch zwischen Blut und umliegenden Zellen. Damit sinkt die Funktionsfähigkeit des betroffenen Gewebes.

Da diese Veränderungen alle Blutgefäße betreffen, wirken sich die diabetischen Spätfolgen auf nahezu alle Organe aus. Charakteristische Schwerpunkte der diabetischen Angiopathie sind die Schädigungen an Nervenzellen, Gehirn, Herz, Füßen, Netzhaut und Nieren.

Angiopathie: Gefäßerkrankung

- **Nervenzellen:** Die feinen sensiblen Nervenfasern werden schlecht mit Sauerstoff und Nährstoffen versorgt, dies wird als diabetische Neuropathie bezeichnet. Damit leiten die Nervenzellen Druck-, Schmerz- und Temperaturreize nur ungenügend oder gar nicht zum Gehirn weiter. Die Betroffenen leiden unter Empfindungsstörungen oder Missempfindungen, z. B. Taubheits- oder Kribbelgefühle auf der Haut.

Neuropathie: Schädigung der Nervenenden mit Schmerzen und/oder Empfindungsstörungen

- **Füße:** Auch der Stoffaustausch in der Haut ist beeinträchtigt. Dies wirkt sich in besonderer Weise an den Füßen aus. Durchblutungsstörungen und Druckstellen in Schuhen führen zu Wunden, welche schwer oder gar nicht heilen. Bleibt die Therapie mit durchblutungsfördernden Medikamenten aus, muss im schlimmsten Fall ein Zeh, ein Fuß oder ein Bein amputiert werden.
- **Gehirn:** Durch die Arteriosklerose in den Arterien des Gehirns erleiden Diabetiker häufiger einen Schlaganfall.
- **Herz:** Die Arteriosklerose verengt auch die Koronararterien; die Wahrscheinlichkeit eines Herzinfarktes steigt. Die diabetische Neuropathie beeinträchtigt das Schmerzempfinden; der Infarkt verläuft „stumm“, die Betroffenen merken den Infarkt nicht unbedingt, sie begeben sich nicht in Behandlung, und einige versterben an den Komplikationen.
- **Netzhaut:** Die Gefäßschädigungen wirken sich auch auf die Kapillaren der Netzhaut im Auge aus. Anfängliche Sehstörungen führen nicht selten zur Erblindung eines Diabetikers.
- **Nieren:** In den Nieren verursachen die Gefäßschädigungen eine Verminderung der Filtrationsfähigkeit der Niere und einen Anstieg giftiger Substanzen im Blut. Um den Körper von diesen Stoffen zu befreien, ist eine Dialysebehandlung erforderlich (s. S. 122). Mehrmals wöchentlich wird das Blut über mehrere Stunden durch einen Filter gepumpt und gereinigt.

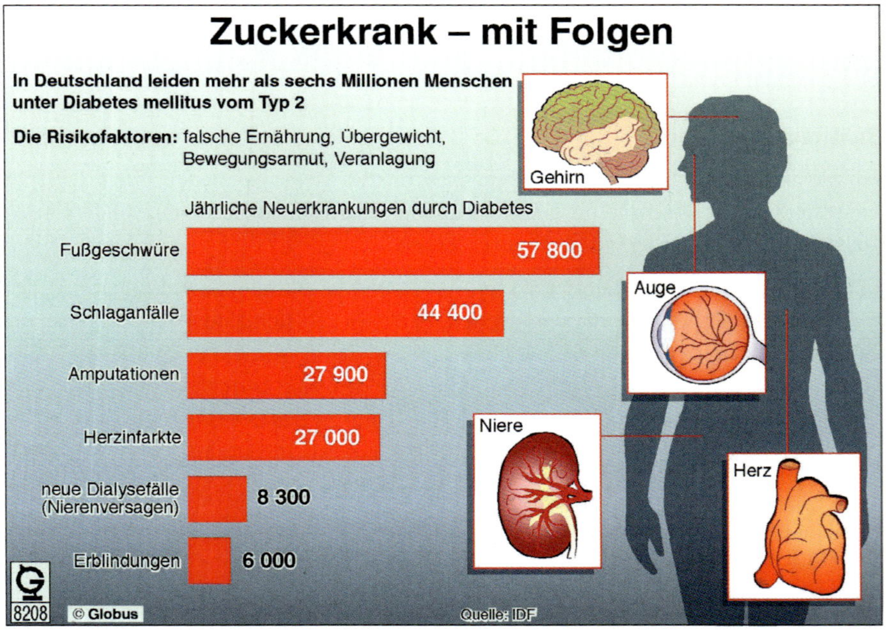

Folgeerkrankungen von Diabetikern

Die Entwicklung dieser Gefäßschäden kann nicht unterbunden, wohl aber hinausgezögert werden. Maßgeblich auf den Verlauf dieser Komplikationen wirkt sich die Einstellung des Blutzuckerspiegels aus. Bei einem schlecht eingestellten Diabetiker fallen bereits 5–10 Jahre nach der Diagnose die ersten Spätfolgen auf. Mit einer guten, straffen Einstellung lassen sich die Spätkomplikationen um viele Jahre hinauszögern.

Zur Überwachung der mittelfristigen Blutzuckereinstellung eignet sich die Untersuchung eines speziellen Anteils des Blutfarbstoffs Hämoglobin. Ein Teil der im Blut befindlichen Glukose lagert sich an bestimmte Moleküle des Hämoglobins an. Die Menge dieses zuckerhaltigen Hämoglobins gibt Aufschluss über die durchschnittlichen Blutzuckerwerte der vergangenen 6–8 Wochen. Dieser HbA1c-Wert wird bei Diabetikern routinemäßig überprüft und sollte bei einer guten Stoffwechseleinstellung die Zahl von 7 % bezogen auf die Gesamtmenge des Hämoglobins nicht übersteigen.

14.2.4 Insulintherapie

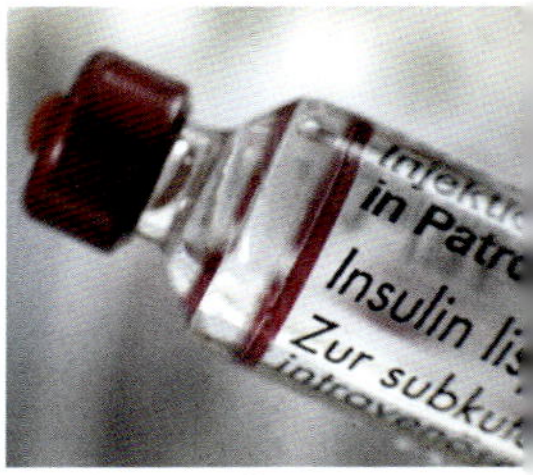

Insulinampulle

Die Verdauungsenzyme zerstören die chemische Struktur verschiedener Hormone, darunter auch das Insulin, und machen sie damit unwirksam. Daher muss das Insulin dem Organismus unter Umgehung des Verdauungstraktes zugeführt werden. Es wird in Ampullen angeboten und zumeist in das Unterhautfettgewebe gespritzt. Dies geschieht mit Einwegspritzen oder Insulinpens. Sie sehen Kugelschreibern ähnlich und enthalten eine spezielle Insulinampulle. Mit einer entsprechenden Vorrichtung lässt sich die jeweils benötigte Insulindosis einstellen und dann injizieren. Das Aufziehen des Insulins aus der Ampulle entfällt damit. Die Pharmaindustrie erforscht seit einiger Zeit alternative Darreichungsformen, z. B. Insulinpflaster wie auch inhalierbares Insulin.

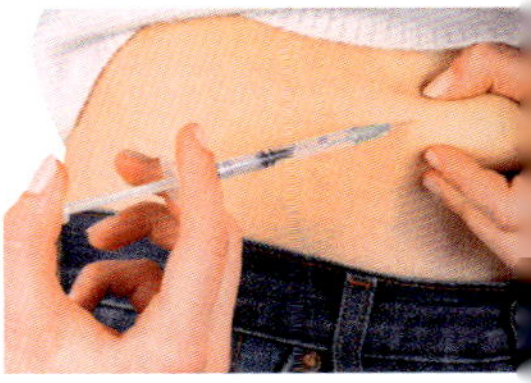

Subkutane Injektion

Insulinarten

Für die Insulintherapie eines Diabetikers stehen verschiedene Insulinarten und damit verschiedene Behandlungsmöglichkeiten zur Verfügung.

- **Normalinsulin, „Altinsulin":** Die Wirkung des Normalinsulins setzt nach etwa 30 Minuten ein und hält 3–4 Stunden an.
- **Verzögerungsinsulin, Depotinsulin, Basalinsulin, Intermediärinsulin:** Verzögerungsinsulin wirkt je nach Präparat erst nach 60–90 Minuten und dann bis zu 12 Stunden, einige Präparate wirken auch länger.
- **Mischinsuline:** Normalinsulin und Verzögerungsinsulin werden in unterschiedlichem Verhältnis gemischt und angeboten. Als Mischinsuline lassen sie sich so einsetzen, dass die jeweilige Kombination von Wirkungseintritt und Wirkungsdauer einen annähernd gleichbleibenden Blutzuckerspiegel ermöglicht.

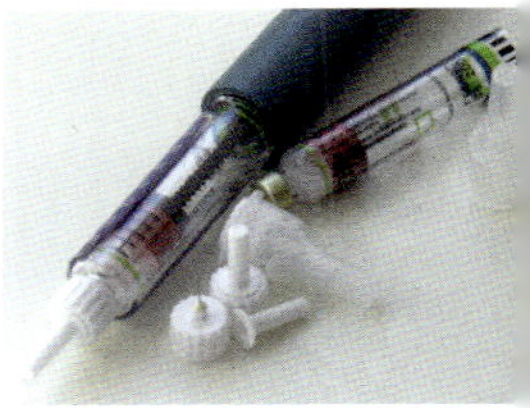

Insulinpen

Therapieschemata

Das Ziel der Diabetestherapie besteht darin, den Blutzuckerspiegel in allen Lebenslagen möglichst konstant im Normbereich zu halten. Dabei sollen die Betroffenen ihren Alltag so flexibel wie möglich bzw. wie von ihnen gewünscht gestalten können. Um diese Ziele zu erreichen, bewährten sich verschiedene Therapieschemata mit jeweils eigenen Vor- und Nachteilen. Unter Berücksichtigung der individuellen Situation wählen die Betroffenen in Absprache mit den sie betreuenden Fachkräften ein Therapieschema aus und lassen sich darin anleiten.

- **Konventionelle Insulintherapie**

konventionell: herkömmlich

Vor dem Frühstück und ggf. auch vor dem Abendessen erhält der Diabetiker eine bestimmte und täglich gleiche Dosis Mischinsulin mit einem Anteil Normalinsulin und einem Anteil Verzögerungsinsulin.

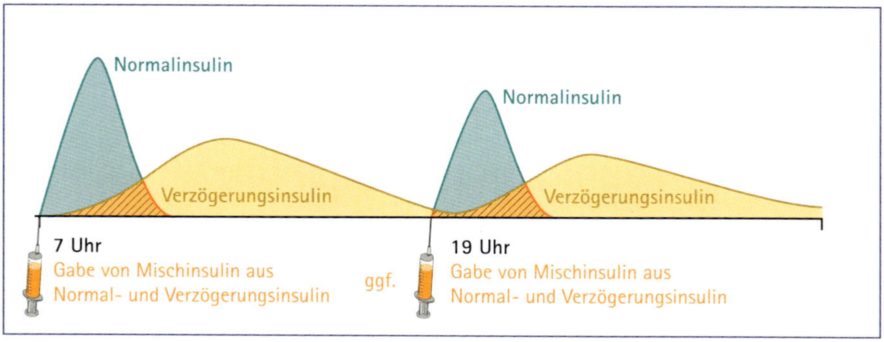

Insulingabe und -wirkung bei der konventionellen Insulintherapie

Der Vorteil liegt in der geringen Zahl der Injektionen. Allerdings müssen die Nahrungszufuhr wie auch die körperlichen Aktivitäten an den Wirkungseintritt und die Wirkungsdauer des Insulins angepasst werden. Dieses Therapieschema eignet sich für Menschen, die sich das Insulin nicht selbst injizieren, daher auf die Unterstützung anderer angewiesen und bereit sind, einen sehr regelmäßigen Tagesablauf einzuhalten.

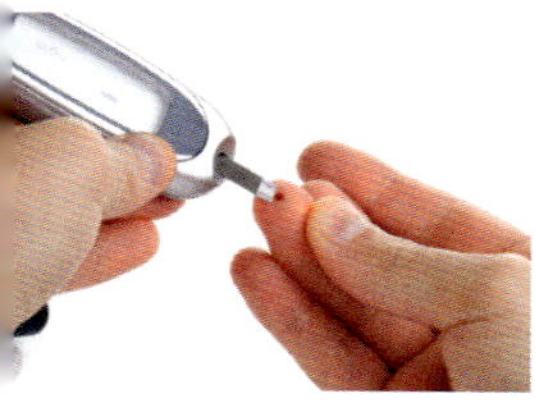

Blutzuckerkontrolle

Intensivierte konventionelle Insulintherapie

Morgens und abends injiziert sich der Diabetiker eine feste Menge Verzögerungsinsulin, gleichsam als Basis. Vor den Mahlzeiten und ggf. öfter misst er seinen Blutzuckerspiegel. In Abhängigkeit vom aktuellen Wert und der beabsichtigten Menge und Zusammensetzung der Nahrung spritzt er sich eine berechnete Menge Normalinsulin; diese Einzeldosis nennt man Bolus.

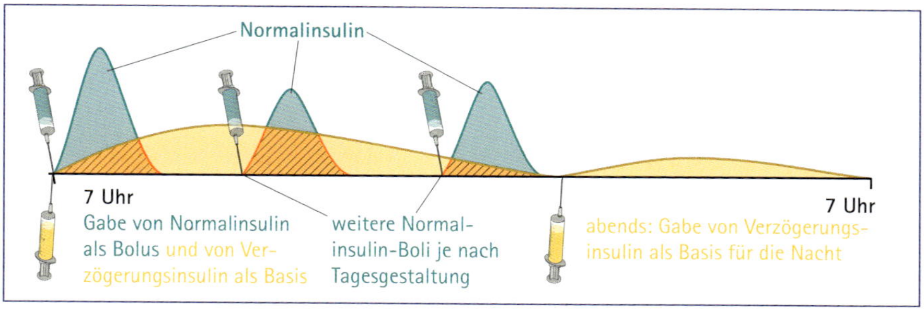

Insulingabe und -wirkung bei der intensivierten konventionellen Insulintherapie

Dieses Therapieschema ermöglicht dem Betroffenen eine flexible Tages- und Nahrungsgestaltung. Allerdings erfordert es häufige Blutzuckerkontrollen und mehrere Insulininjektionen täglich. Der Anwender sollte seinen Körper gut kennen und erste Symptome einer Hypo- oder Hyperglykämie erkennen können. Darüber hinaus setzt dieses Schema die Bereitschaft und Fähigkeit voraus, den Kohlenhydratgehalt verschiedener Nahrungsmittel abzuschätzen und die Insulindosis jeweils aktuell, auch bezüglich anderer Einflussgrößen, zu ermitteln.

Insulinpumpentherapie

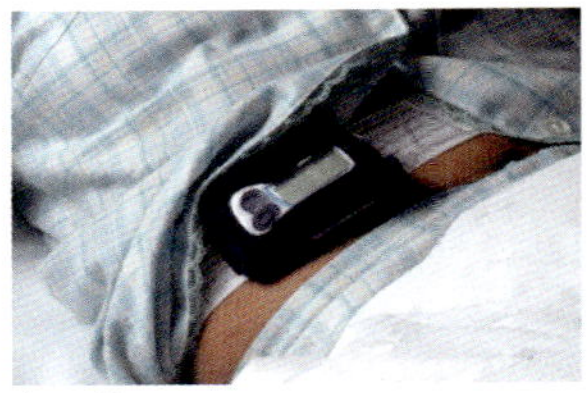

Insulinpumpe

Eine Insulinpumpe ist etwa so groß wie ein Handy und enthält eine Ampulle mit Normalinsulin. Ein Katheter verbindet die Ampulle mit einer kurzen Kanüle, die auf der Haut des Patienten festgeklebt ist. Die Kanülenspitze ragt ins Unterhautfettgewebe.

An der Insulinpumpe lässt sich eine Basalrate einstellen, diese Menge Normalinsulin erhält der Patient kontinuierlich über den Tag hinweg. Auch bei diesem Schema liefern verschiedene Blutzuckerkontrollen die Grundlage für weitere Insulingaben. Sie erfordern allerdings keinen gesonderten Einstich, sondern können als Bolusgabe an der Insulinpumpe eingestellt und anschließend verabreicht werden.

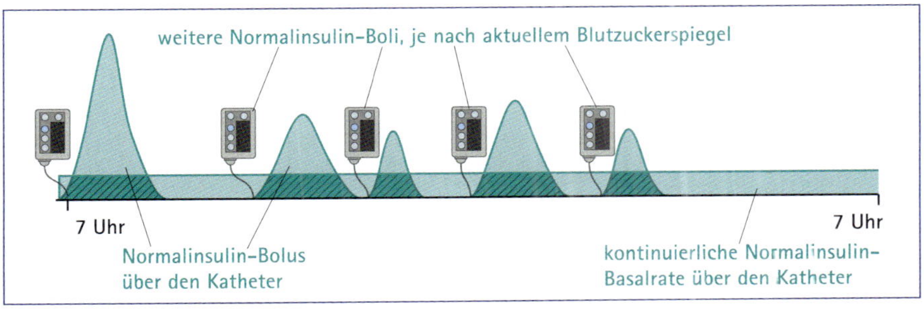

Insulingabe und -wirkung bei der Insulinpumpentherapie

Die Vor- und Nachteile entsprechen denen der intensivierten konventionellen Insulintherapie. Die geringere Anzahl der Injektionen wiegt nach Meinung vieler Anwender die ständige Anwesenheit der Pumpe auf. Die Anzahl der Einstiche zur Blutzuckermessung lässt sich durch die Insulinpumpe allerdings nicht reduzieren. Derzeit versucht man Insulinpumpen zu entwickeln, die gleichzeitig auch den Blutzuckerwert messen und dann automatisch die Insulingabe steuern.

14.3 Menschen mit Diabetes mellitus

14.3.1 Epidemiologie

Da in Deutschland die Erkrankungsfälle an Diabetes mellitus nicht gezählt werden, lässt sich die Prävalenz (s. S. 91 f.) nur schätzen. Die Zahl der Diabetiker in Deutschland insgesamt wird auf mehr als 7 Mio. beziffert, davon entfallen 95 % auf den Diabetes mellitus Typ II und nur 5 % auf den Diabetes mellitus Typ I.

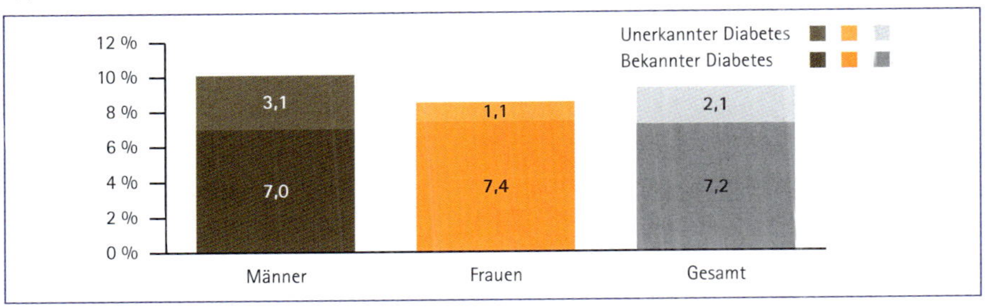

Prävalenz bekannter und unerkannter Diabetes mellitus

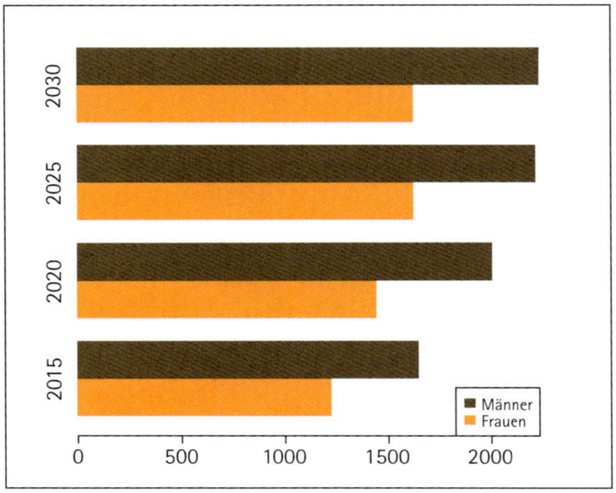

Prognose: Personen mit Diabetes (55–74 Jahre)

Die Anzahl der Diabetiker wird voraussichtlich auch weiterhin ansteigen. Neuen Schätzungen des Deutschen Diabetes Zentrums zufolge werden 2030 insgesamt 3,9 Mio. Personen in der Altersgruppe der 55 bis 74-Jährigen an Diabetes mellitus Typ II erkrankt sein (Männer: 2,3 Mio., Frauen: 1,6 Mio.) Dafür sprechen nicht nur Studien z. B. der WHO, des Robert-Koch-Instituts oder des Deutschen Diabetes-Zentrums sondern auch Wirtschaftsdaten.

Im Gegensatz zu seltenen Krankheiten ermöglichen weitverbreitete Krankheiten erfolgreich forschenden Pharmaunternehmen größere finanzielle Gewinne. Die Aussicht darauf lässt eine Vermögensberatungsfirma bereits für die Geldanlage im „Milliardenmarkt Diabetes" werben.

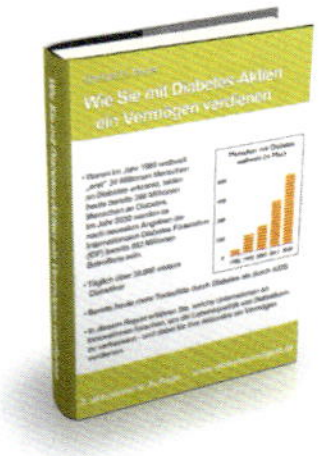

Jedes Jahr mehr Diabetiker

Diabetes ist der Megamarkt des 21. Jahrhunderts. Nachdem im Jahr 1985 weltweit „erst" 30 Millionen Menschen an Diabetes erkrankt waren, leiden derzeit laut Schätzungen der Internationalen Diabetes Föderation (IDF) 366 Millionen Menschen an Diabetes. Bis zum Jahr 2030 werden es nach Hochrechnung der IDF bereits 552 Millionen Betroffene sein.

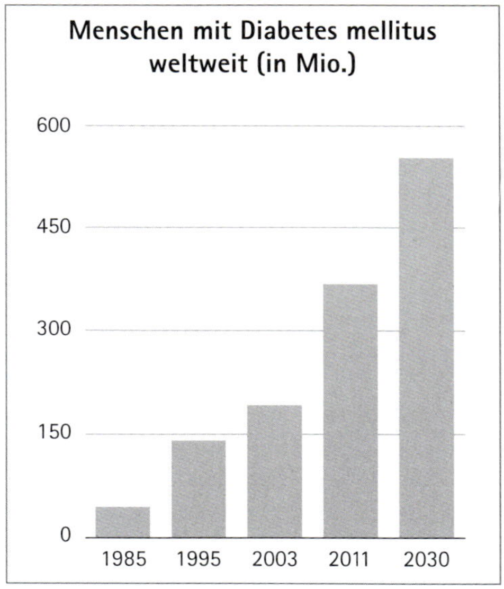

Immer mehr Diabetiker nutzen die Chance und holen sich über Direkt-Investments in Diabetes-Aktien das Geld zurück, das ihre Krankheit sie kostet. Und auch immer mehr andere Anleger haben erkannt, welches Potential in den Unternehmen steckt, die das Leben für Diabetiker leichter machen. Diese Unternehmen zählen nicht nur aktuell zu den Gewinnern an der Börse; sie werden ihre Spitzenpositionen in Zukunft sogar noch ausbauen können!

Diabetes & Geld unter www.diabetesundgeld.de

14.3.2 Lebenssituation von Menschen mit Diabetes mellitus

Die Diagnose Diabetes mellitus bedeutet für die meisten Betroffenen deutliche Veränderungen ihrer Lebensführung.

Beim Diabetes mellitus Typ I erlernen nicht nur die Betroffenen, sondern zumeist auch ihre Eltern die Blutzuckermessung, die Insulindosierung und -injektion, die Berechnung von Nahrungsmitteln und das Früherkennen von Komplikationen. Zudem müssen Familien erproben und sich darauf verständigen, inwieweit sich das gesamte Familienleben der Krankheit unterordnet, z. B. bei den Mahlzeiten, bei der Freizeitgestaltung usw.

Für Typ-II-Diabetiker erfordert die Diagnose nicht sofort die Insulinabhängigkeit. Gleichwohl fällt es vielen Patienten schwer, lieb gewordene Gewohnheiten gegen eine vollwertige Ernährung mit einem geringeren Energiegehalt sowie mehr und intensivere Bewegungsaktivitäten einzutauschen. In Abhängigkeit von den eigenen Ressourcen gelingt dies unterschiedlich gut.

Lauber-Methode: Diabetes als Chance

Wie ein roter Faden zieht sich der „Zucker"durch das Leben von Hans Lauber: Großvater und Vater litten an Diabetes. Schon in jungen Jahren hatte Lauber nach dem Frühstück Schwächeanfälle. Doch erst 1999 brach die Krankheit aus. Hans Lauber war mittlerweile Marketing-Direktor [...]. Zwölf-Stunden-Arbeitstage, Meetings auch am Wochenende, jede Menge Partys, kaum Bewegung – ein Lebensstil, der Laubers Blutzuckerwerte völlig aus dem Gleichgewicht brachte. Diagnose: Diabetes Typ II. Lauber zog die Notbremse: Er kündigte seinen Job, machte sich als Medienberater selbstständig. Und er startete ein radikales Rundum-Programm mit gleich drei Wunderwaffen gegen Diabetes: Messen, Essen und Laufen.

Dank seiner Methode hat sich Hans Lauber zu einem „Vorzeige-Diabetiker" entwickelt. Heute kommt er ohne Tabletten und Insulin aus, hält problemlos sein Idealgewicht, treibt viel Sport, und um seine Glukose- und Cholesterinwerte beneiden ihn sogar seine Ärzte.

nach: FOCUS Online unter www.focus.de

Eine große Herausforderung für Diabetiker sowohl vom Typ I als auch vom Typ II stellt die dauerhafte Motivation dar, Verantwortung zu übernehmen und an der Therapie mitzuarbeiten. Unregelmäßige Kontrollen wie auch eine gewisse Gleichgültigkeit bei der Blutzuckereinstellung zeigen nicht unmittelbar unangenehme Folgen, sodass sich auch hier nicht selten Nachlässigkeit einschleicht. Treten die Konsequenzen der schlechten Stoffwechseleinstellung dann Jahre später als Spätkomplikationen auf, lassen sich die Fehler der Vergangenheit nicht mehr rückgängig machen.

Unter Berücksichtigung ihrer persönlichen Ressourcen wählen die Betroffenen gemeinsam mit den sie betreuenden Fachkräften ihr Insulinbehandlungsschema aus. So wenden ältere Patienten nicht selten die konventionelle Insulintherapie an, da viele von ihnen ohnehin einen gleichmäßigen Lebensrhythmus schätzen. Auch erscheinen die Spätfolgen einer weniger straffen Stoffwechselführung kaum bedrohlich, da alte Patienten sie ohnehin selten erleben werden. Im Hinblick auf ihre weitere Lebenserwartung sollten vor allem jüngere Menschen intensiv auf eine gute Blutzuckereinstellung achten.

Neben die Sorge für Ernährung, Bewegung, Blutzuckerkontrollen und Insulintherapie treten Maßnahmen zur Vermeidung bzw. Früherkennung von Komplikationen. So müssen Diabetiker in besonderer Weise ihre Füße pflegen und beobachten, um Wunden zu vermeiden bzw. rechtzeitig zu entdecken (s. S. 303).

Kleidung

- Socken und Strümpfe nur aus kochfester Baumwolle oder Wolle, täglich wechseln

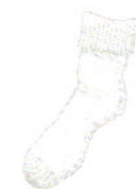

- helle Socken und Strümpfe verwenden, um ggf. blutende Verletzungen besser zu erkennen
- Schuhformen, -material (weiches Leder) und -größen so wählen, dass keine Druckstellen entstehen

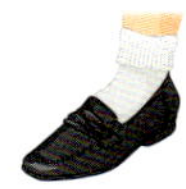

- bei kalten Füßen nachts Wollsocken oder Bettschuhe tragen, keine Wärmflasche oder Heizkissen verwenden

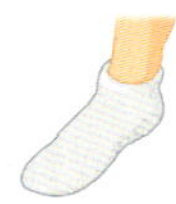

Fußpflege

- Füße trocken halten, Schweiß aufsaugende Kleidung verwenden
- Kontrolle der Füße auf Veränderungen oder Verletzungen, z. B. auch mithilfe eines Bodenspiegels

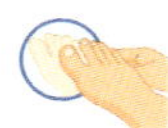

- beim Abtrocknen nach dem Füßewaschen auch die Zwischenräume der Zehen nicht vergessen, vorsichtiges Abtupfen ist besser als kräftiges Reiben

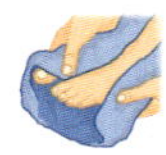

- Fußnägel regelmäßig kürzen, nur bis zum Zehenrand, am besten und sichersten mit der Nagelfeile
- Hornhaut mit Bimsstein entfernen, nicht mit Hornhauthobel oder anderen scharfen Gegenständen oder chemischen Mitteln

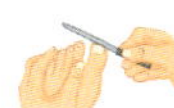
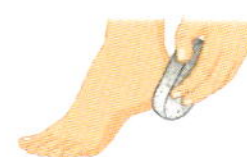

- evtl. medizinische Fußpflege nutzen

Pflege der Füße bei Diabetikern

Um die Motivation zur verantwortungsvollen Beteiligung an der Therapie, die Compliance (s. S. 143), aufrechtzuerhalten, bieten Krankenversicherungen die telefonische Betreuung durch Fachkräfte und Disease-Management-Programme an (s. S. 137 ff.). Sie schließen nicht nur die hausärztlichen Kontrollen, sondern auch Früherkennungsuntersuchungen der Netzhaut- und Nierenfunktion ein. Aufenthalte in Diabeteskliniken ermöglichen Patienten, ihre Kenntnisse, Fähigkeiten und Fertigkeiten im Umgang mit ihrer Erkrankung zu erweitern und zu vertiefen. Auch die Beteiligung an Selbsthilfegruppen empfinden viele Patienten als unterstützend.

Gleichwohl bleibt das Risiko von Komplikationen, z. B. bei älteren Menschen oder Kindern, durch eine falsche Insulindosierung, Stoffwechselveränderungen bei Krankheiten, Urlaubsreisen mit Zeitverschiebung, einen wechselnden Tagesablauf, Unachtsamkeit usw. bestehen.

14.4 Prävention

Fachleute führen die Entwicklung des Diabetes mellitus Typ II maßgeblich auf die zunehmende Verbreitung von Übergewicht zurück. Daran sind sowohl Bewegungsmangel als auch Ernährungsfehler beteiligt. Inwiefern körperliche Aktivität die sich verringernde Insulinresistenz der Körperzellen aufzuhalten vermag wird derzeit erforscht.

Übergewicht entsteht durch ein Missverhältnis zwischen Energiezufuhr und Energieverbrauch.

Ursache für das Entstehen von Übergewicht und Fettsucht ist ein Ungleichgewicht zwischen Energieaufnahme und -verbrauch zugunsten der Aufnahme. Wird ein Jahr täglich 2 % Energie zu viel zugeführt, so bedeutet dieses einen Anbau von 2,5 kg Fettgewebe im Jahr. Diese 2 % entsprechen bei einem 8-jährigen Kind etwa 1–2 Stücken Schokolade täglich über den Bedarf hinaus gegessen. Erste Berechnungen gehen von gegenwärtig 210 Neuerkrankungen von Kindern mit Typ-II-Diabetes pro Jahr in Deutschland aus.

Deutsche Diabetes-Union unter www.diabetes-deutschland.de

Ein wesentlicher Schwerpunkt bei der Prävention des Diabetes mellitus Typ II liegt also im Erreichen und Erhalten des Normalgewichts durch angemessene Ernährung und Bewegung, sowohl im Berufsleben als auch beim Freizeitverhalten. Exemplarisch betrachtet der folgende Abschnitt die Ernährungsaspekte des Risikofaktors Übergewicht.

14.4.1 Energiebedarf

Der Energiebedarf eines Menschen setzt sich aus dem Grundumsatz und dem Arbeits- oder Leistungsumsatz zusammen.

Grundumsatz

Der Grundumsatz ist diejenige Energiemenge, die ein leicht bekleideter Mensch bei völliger körperlicher Ruhe in einem Raum mit 20 °C Zimmertemperatur zur Aufrechterhaltung seiner Körperfunktionen benötigt. Von dieser Energiemenge benötigen das Gehirn allein 25 %, die Skelettmuskeln 20 % und das Herz 6 %; der Rest entfällt auf die übrigen Organe.

Die Höhe des Grundumsatzes hängt von verschiedenen Faktoren ab:

- Männer haben einen höhern Muskelanteil und damit einen höheren Grundumsatz als Frauen.
- Nervöse Menschen haben einen höheren Grundumsatz als ruhige, träge Menschen.
- Junge Menschen haben einen höheren Grundumsatz als alte Menschen, da viele Stoffwechselvorgänge im Alter sich verlangsamen.
- Zudem wirken sich die Hormonsituation, Krankheiten, Medikamente, Klima- und andere Lebensbedingungen auf den Grundumsatz aus.

1 kcal (Kilokalorie) ≙ ca. 4 kJ (Kilojoule): Maßeinheit für die Energiemenge

Wegen der verschiedenen Einflussfaktoren lässt sich die Höhe des Grundumsatzes schwer allgemeingültig beziffern. Als Faustregel für den Grundumsatz eines 25-jährigen Erwachsenen gilt etwa 1 kcal je kg Körpergewicht je Stunde.

Für einzelne Personengruppen liegt der Grundumsatz in folgender Höhe:

Grundumsatz				
	Körpergewicht (kg)		Grundumsatz (Tag)	
Alter	**m**	**w**	**m**	**w**
15–19 Jahre	67	58	7 600 kJ/1 820 kcal	6 100 kJ/1 460 kcal
19–25 Jahre	74	60	7 600 kJ/1 820 kcal	5 800 kJ/1 390 kcal
25–51 Jahre	74	59	7 300 kJ/1 740 kcal	5 600 kJ/1 340 kcal
51–65 Jahre	72	57	6 600 kJ/1 580 kcal	5 300 kJ/1 270 kcal
65 Jahre und älter	68	55	5 900 kJ/1 410 kcal	4 900 kJ/1 170 kcal

Durchschnittliche Höhe des Grundumsatzes nach: D-A-CH Referenzwerte für die Nährstoffzufuhr. Wissenschaftliche Gesellschaften für Ernährung in Deutschland, Österreich und der Schweiz, also auch Deutsche Gesellschaft für Ernährung www.dge.de

Leistungsumsatz

Für jede Leistung, die der Mensch über die Aufrechterhaltung seiner unmittelbaren Lebensfunktionen hinaus vollbringt, benötigt er weitere Energie. Diese zusätzliche Energie entspricht dem Leistungs- oder Arbeitsumsatz. Der Leistungsumsatz wird vorwiegend durch die Muskeltätigkeit bestimmt, aber auch eine intensive Gehirntätigkeit durch angestrengtes Denken erfordert – wenn auch in deutlich geringerem Maß als körperliche Tätigkeit – einen erhöhten Energieumsatz.

Die Höhe des Leistungsumsatzes orientiert sich an der Berufstätigkeit und dem Freizeitverhalten. Bei der Berufstätigkeit unterscheidet man leichte, mittelschwere, schwere und schwerste Tätigkeiten.

Leistungsumsatz: Berufsbeispiele für unterschiedliche Tätigkeiten			
leichte	**mittelschwere**	**schwere**	**schwerste**
Büroangestellter	Maler	Maurer	Hochofenarbeiter
Hausmann	Gärtner	Leistungssportler	Hochleistungssportler
Lehrer	Verkäufer	Masseur	Waldarbeiter
Pkw-Fahrer	Autoschlosser	Dachdecker	Stahlarbeiter

Als Faustregel gilt, dass der Leistungsumsatz bei leichter Tätigkeit gut ein Drittel des Grundumsatzes beträgt und bei mittelschwerer Tätigkeit etwa zwei Drittel. Bei schwerer Tätigkeit ist der Leistungsumsatz so hoch wie der Grundumsatz.

Wie gering die Energiemengen sind, die durch verschiedene eine Stunde lang ausgeführte Tätigkeiten verbraucht werden, zeigt die folgende Tabelle (Angaben für weibliche Person, 20 Jahre alt, 170 cm groß, 70 kg Körpergewicht):

Fernsehen (liegend)	280 kJ/ 67 kcal	Spazieren gehen	991 kJ/237 kcal
Karten spielen	422 kJ/101 kcal	Rad fahren (langsam)	1 133 kJ/271 kcal
Auto fahren	564 kJ/135 kcal	Treppen steigen (mit Last)	2 023 kJ/484 kcal
Aufräumen	849 kJ/203 kcal		

Gesamtumsatz

Der Energie-Gesamtumsatz setzt sich aus der Summe von Grund- und Leistungsumsatz zusammen. Die folgende Tabelle gibt einen Überblick über die durchschnittliche Höhe des täglichen gesamten Energiebedarfs.

Gesamtumsatz		
Alter	**männlich**	**weiblich**
15 bis unter 19 Jahre	13 000 kJ/3 100 kcal	10 400 kJ/2 500 kcal
19 bis unter 25 Jahre	12 500 kJ/3 000 kcal	10 000 kJ/2 400 kcal
25 bis unter 51 Jahre	12 100 kJ/2 900 kcal	9 600 kJ/2 300 kcal
51 bis unter 65 Jahre	10 400 kJ/2 500 kcal	8 400 kJ/2 000 kcal
über 65 Jahre	9 600 kJ/2 300 kcal	7 500 kJ/1 800 kcal

Gesamtenergiebedarf körperlich leicht arbeitender Menschen nach: D-A-CH Referenzwerte für die Nährstoffzufuhr. Wissenschaftliche Gesellschaften für Ernährung in Deutschland, Österreich und der Schweiz, also auch Deutsche Gesellschaft für Ernährung, www.dge.de

Die Werte gelten für Personen, die eine körperlich leichte berufliche Tätigkeit ausüben. Für andere Berufsgruppen sind folgende Zuschläge erforderlich:

- Mittelschwerarbeiter: ca. 2 500 kJ/600 kcal
- Schwerarbeiter: ca. 5 000 kJ/1 200 kcal
- Schwerstarbeiter: ca. 6 700 kJ/1 600 kcal

14.4.2 Energiezufuhr

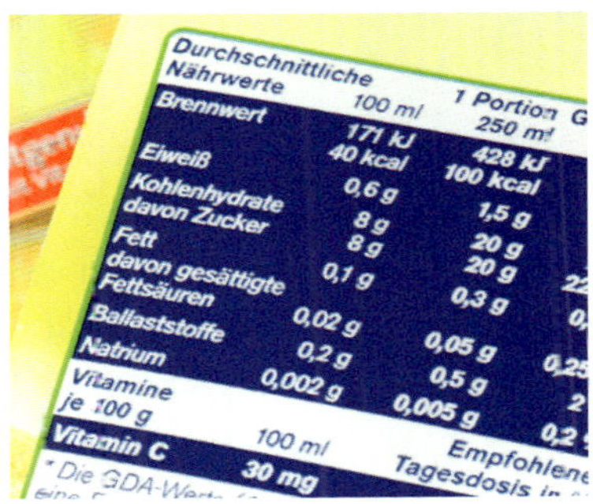

Nährwertkennzeichnung

Der Energiegehalt verschiedener Lebensmittel und Produkte lässt sich Nährwerttabellen entnehmen.

Seit 2007 sind die Hersteller industriell gefertigter Ernährungsprodukte verpflichtet, den Energiegehalt auf der Verpackung deutlich erkennbar zu nennen. Allerdings ist die Bezugsgröße nicht vorgeschrieben; der Energiegehalt bezieht sich möglicherweise auf 100 g oder auf eine Portionsgröße von 40 g, 30 g oder andere.

Außerdem ist der jeweilige Anteil der wichtigsten Energieträger – Fett, Kohlenhydrate, Eiweiß – vermerkt.

- Fett ist der größte Energielieferant; ein Gramm enthält 39 kJ/9,3 kcal verwertbare Energie;
- Kohlenhydrate, also auch Zucker, enthalten pro Gramm 17 kJ/4,1 kcal;
- Proteine, Eiweiß, enthalten ebenfalls 17 kJ/4,1 kcal verwertbare Energie je Gramm.

Die in überschüssiger Menge zugeführte Energie baut der Körper zu Glykogen um und speichert dies in der Leber und zu einem geringen Teil in den Muskeln. Die darüber hinaus vorhandenen Energieträger werden zu Depotfett umgewandelt und ins Unterhautfettgewebe eingelagert. Besteht ein dauerhaftes Ungleichgewicht zwischen einer höheren Energiezufuhr und einem geringeren Energiebedarf, so steigt das Körpergewicht an.

14.4.3 Body-Mass-Index

Unter dem Normalgewicht versteht man das Körpergewicht, welches die geringsten gesundheitlichen Risiken birgt. Um die Werte für die unterschiedlichen Menschen zu berechnen, übernahm man eine von amerikanischen Lebensversicherungen eingeführte Berechnungsmethode.

Die Lebensversicherer überprüften für die Festsetzung ihrer Versicherungsprämien, bei welchem Körpergewicht der Versicherungsfall – also die Zahlungspflicht der Versicherung – selten bzw. spät und bei welchem Körpergewicht er häufig bzw. früh eintrat. Die Ergebnisse lagen nahe an einer mathematischen Formel, in die Körpergröße und Körpergewicht eingehen. Sie gilt für Menschen mit normaler Körpergröße.

Diese Formel für den sogenannten Body-Mass-Index BMI ist inzwischen weltweit verbreitet.

$$\text{BMI} = \frac{\text{Körpergewicht (kg)}}{\text{Körpergröße in m zum Quadrat (m}^2\text{)}}$$

Für die Einteilung in verschiedene Gewichtskategorien gelten für den BMI folgende Grenzwerte:

Adipositas: Fettleibigkeit

Einteilung in Gewichtskategorien	
Kategorie	**BMI (kg/m^2)**
Untergewicht	< 18,5
Normalgewicht	18,5–24,9
Übergewicht	25–29,9
Adipositas	> 30

Gewichtsklassen nach Body-Mass-Index (BMI)

Abhängig vom jeweiligen Lebensalter weichen die Bereiche für den BMI-Normalwert geringfügig voneinander ab.

BMI-Normalwert abhängig vom Lebensalter	
Lebensalter (Jahre)	**BMI-Normalwert (kg/m^2)**
19–24	19–24
25–34	20–25
35–44	21–26
45–54	22–27
55–64	23–28
> 64	24–29

Altersabhängiger BMI für das Normalgewicht

14.4.4 Ernährungsregeln

Über die Qualität des Ernährungsverhaltens entscheidet nicht allein die Menge der zugeführten Energie. Auch die Zusammensetzung der Mahlzeiten spielt eine große Rolle. Um eine angemessene Zufuhr der verschiedenen Substanzen über die Nahrung zu gewährleisten, entwarf die Deutsche Gesellschaft für Ernährung zehn Regeln zur Ernährung und empfiehlt, sie im Alltag zu beachten.

Auf diese Weise lässt sich der Risikofaktor Übergewicht vermeiden und der Krankheit Diabetes mellitus Typ II vorbeugen.

Vollwertig essen und trinken nach den 10 Regeln der DGE

1. Vielseitig essen
2. Reichlich Getreideprodukte – und Kartoffeln
3. Gemüse und Obst – Nimm „5" am Tag ...
4. Täglich Milch und Milchprodukte; ein- bis zweimal in der Woche Fisch; Fleisch, Wurstwaren sowie Eier in Maßen
5. Wenig Fett und fettreiche Lebensmittel
6. Zucker und Salz in Maßen
7. Reichlich Flüssigkeit
8. Schmackhaft und schonend zubereiten
9. Nehmen Sie sich Zeit, genießen Sie Ihr Essen
10. Achten Sie auf Ihr Gewicht und bleiben Sie in Bewegung

Deutsche Gesellschaft für Ernährung e. V. unter www.dge.de

Aufgabe

Recherchieren Sie im Internet, welche Erläuterungen die DGE zu den kurz gefassten zehn Regeln zur vollwertigen Ernährung gibt.

Zusammenfassung: Diabetes mellitus

Hormone sind chemische Botenstoffe, die verschiedenste Stoffwechselvorgänge im Körper regulieren. Sie werden in Hormondrüsen produziert, in die Blutkapillaren ausgeschüttet und verteilen sich rasch im gesamten Körper. Ihre Oberfläche funktioniert wie ein Schlüssel, der zu spezifischen Rezeptoren auf der Oberfläche bestimmter Körperzellen passt. Hier lagern sich die Hormone an oder dringen in die Zellen ein und verändern damit die Stoffwechselaktivität ihrer Zielzellen. Hormone können an einem oder mehreren Organen wirken; ebenso besitzen verschiedene Organzellen Rezeptoren für eines oder mehrere Hormone.

Die Ausschüttung der Hormone erfolgt teilweise über ein hierarchisches System, an dessen Spitze der Hypothalamus mit Verbindung zum Nervensystem steht. Andere Hormondrüsen, z. B. die Bauchspeicheldrüse, regeln ihre Aktivität durch die unmittelbaren Auswirkungen auf den Stoffwechsel mithilfe negativer Rückkopplung selbst.

Mit ihrem endokrinen Anteil, den Langerhans-Inselzellen, bildet die Bauchspeicheldrüse die Hormone Glukagon, Insulin und Somatostatin. Insulin und Glukagon beeinflussen den Glukosestoffwechsel.

Steigt der Blutzucker nach der Nahrungsaufnahme an, so ermöglicht das Insulin, dass die Glukose in die Zellen einströmen und dort in Energie umgewandelt werden kann. Damit sinkt der Blutzuckerspiegel, und die Insulinproduktion verringert sich. Überschüssige Energie speichert der Körper ebenfalls unter Nutzung von Insulin als Glykogen in Leber und Muskeln und darüber hinaus als Fettgewebe. Im Hungerzustand setzt die Bauchspeicheldrüse Glukagon frei. Es sorgt für den Umbau des Glykogens zu Glukose und erhöht damit die Glukosekonzentration im Blut.

Der Diabetes mellitus Typ I tritt vorwiegend bei Kindern und Jugendlichen auf. Hier werden durch eine Fehlsteuerung des Immunsystems die insulinbildenden Zellen zerstört. Die Insulinproduktion versiegt. Die Betroffenen müssen lebenslang Insulin zuführen. Der Diabetes mellitus Typ II beginnt meistens in der zweiten Lebenshälfte; in neuerer Zeit fallen jedoch bereits erkrankte Kinder und junge Menschen auf. Durch Übergewicht und Bewegungsmangel begünstigt, entwickelt sich an der Oberfläche der Körperzellen allmählich eine Insulinresistenz. Der Organismus versucht zunächst, dies durch eine Mehrproduktion an Insulin auszugleichen. In deren Folge erschöpft die Bauchspeicheldrüse, die Insulinproduktion lässt nach, im Spätstadium müssen auch Typ-II-Diabetiker Insulin spritzen. Zunächst liegt der Therapieschwerpunkt hier auf der Förderung der Bewegung, einer verbesserten Ernährung ohne spezielle Diabetiker-Lebensmittel und ggf. oralen Antidiabetika.

Für die Insulintherapie stehen verschiedene Insuline und Therapieschemata zur Verfügung. Das Ziel für jeden Patienten ist eine Blutzuckereinstellung nahe am Normalwert, und zwar in möglichst allen Lebenssituationen. Auf diese Weise lassen sich Frühkomplikationen vermeiden und Spätkomplikationen hinauszögern. Die gefäßschädigende Wirkung von Stoffwechselschwankungen betrifft in besonderer Weise das Gehirn, die Netzhaut, das Herz, die Nieren, die Nervenzellen und die unteren Extremitäten.

Die dauerhafte Motivation der Patienten zur engagierten Mitarbeit an der Therapie wirkt sich entscheidend auf den Verlauf der Diabeteserkrankung aus. Diese Motivation zu fördern, ist eine wichtige Aufgabe bei der Versorgung der Diabetiker.

Als ein Risikofaktor für die Entstehung von Diabetes mellitus Typ II gilt Übergewicht. Dabei handelt es sich um ein Bilanzproblem zwischen Energiezufuhr und Energiebedarf. Der Energiebedarf setzt sich aus dem Grundumsatz und dem Leistungsumsatz zusammen. Der Grundumsatz umfasst die Energiemenge, die der Körper zur Aufrechterhaltung aller Vorgänge im Ruhezustand benötigt. Die für Muskelarbeit erforderliche Energie wird dem Leistungsumsatz zugeordnet. Die Höhe des täglichen Energiebedarfs hängt auch von individuellen Faktoren wie Alter, Geschlecht, Stimmungslage, Hormonstatus ab.

Zur Bewertung des Körpergewichts im Hinblick auf Gesundheitsrisiken dient für Erwachsene der Body-Mass-Index.

Wiederholungsfragen

1 Was sind Hormone, und welche Funktionen übernehmen sie im Körper?

2 Wie reguliert der Körper den Blutzuckerspiegel? Fertigen Sie ein Diagramm an.

3 Wie trägt zuckerreiche Ernährung zur Entwicklung von Übergewicht bei?

4 Was bedeuten die Begriffe Glukose, Glukagon und Glykogen?

5 Welche Unterschiede bestehen zwischen dem Diabetes mellitus Typ I und dem Diabetes mellitus Typ II? Stellen Sie diese Unterschiede in einer Tabelle einander gegenüber.

6 Was versteht man unter einer Hypoglykämie, was unter einer Hyperglykämie? Erklären Sie, wie es dazu kommt.

7 Welche Spätfolgen ruft die Erkrankung Diabetes mellitus hervor?

8 Welche Therapieschemata stehen für die Insulintherapie zur Verfügung? Welche Vor- und Nachteile bieten sie?

9 Welche Veränderungen bringt die Diagnose Diabetes mellitus für die Betroffenen und ihre Familien mit sich?

10 Wie werden sich die Zahlen der Diabeteserkrankten zukünftig entwickeln? Warum?

11 Woraus setzt sich der Energiebedarf eines Menschen zusammen, und wovon hängt er ab?

12 Was sagt der Body-Mass-Index eines Menschen aus?

Internet

http://kn-adipositas.de/knadipositas/default.aspx	Kompetenznetz Adipositas, Technische Universität München
www.ddz.uni-duesseldorf.de	Deutsches Diabetes-Zentrum
www.dge.de	Deutsche Gesellschaft für Ernährung
www.diabetes-deutschland.de	Informationsdienst des Deutschen Diabetes-Zentrums der Heinrich-Heine-Universität Düsseldorf
www.deutsche-diabetes-gesellschaft.de	Deutsche Diabetes Gesellschaft
www.diabetikerbund.de	Interessenvereinigung der Diabetiker
www.ernaehrung.de	Deutsches Ernährungsberatungs- und Informationsnetz Freudenstadt
www.gkv.info	AOK-Bundesverband, BKK Bundesverband, IKK e. V., Spitzenverband der landwirtschaftlichen Sozialversicherung, Knappschaft, Verband der Ersatzkassen e. V.

www.iges.de	Institut für Gesundheits- und Sozialforschung
www.mri.bund.de	Max Rubner-Institut, Bundesforschungsinstitut für Ernährung und Lebensmittel
www.was-esse-ich.de	Nationale Verzehrstudie II (2007) nach Bundesministerium für Ernährung, Landwirtschaft und Verbraucherschutz

Verknüpfende Aufgaben

1 Informieren Sie sich über den Wirkungseintritt, die Wirkungsdauer und die Nebenwirkungen der verschiedenen oralen Antidiabetika.

2 Ihr Nachbar, Herr Klein, ist Typ-II-Diabetiker und weiß, dass Sie einen Bildungsgang mit gesundheitlichem Schwerpunkt besuchen. Während eines Gespräches über den Gartenzaun hinweg klagt er darüber, dass der örtliche Supermarkt keinerlei Diabetiker-Produkte mehr führt. Sie erklären Ihm die Hintergründe sowie die Chancen und Pflichten, die sich daraus für Ihn ergeben.
Bereiten Sie mit Ihrem Partner ein Rollenspiel vor.

3 Informieren Sie sich unter www.medizin.uni-tuebingen.de/Presse_Aktuell/Pressemeldungen/2012_07_04-p-53618.html über den Aufbau und die Durchführung der Diabetes-Präventionsstudie der Universität Tübingen und präsentieren Sie die aktuellen Ergebnisse.

4 Das Deutsche Diabetes-Zentrum der Universität Düsseldorf, DDZ, führt verschiedene Studien zum Diabetes mellitus durch. Recherchieren Sie, z. B. unter www.ddzhome-dev.uni-duesseldorf.de arbeitsteilig den Forschungsstand und die Ergebnisse der

- Deutschen Diabetes-Studie
- FFAIR-Studie
- FLAME-Studie
- Kompetenznetz-Studie
- DDIET-Studie
- VERIFY-Studie.

5 Betrachten Sie Hans Laubers Umgang mit seiner Erkrankung Diabetes mellitus Typ II (s. S. 299).

a) Ermitteln Sie seine Ressourcen und beschreiben Sie, wie er sie für den Umgang mit seiner Erkrankung nutzt.

b) Stellen Sie weitere mögliche Ressourcen von Diabetikern in anderen Lebenssituationen zusammen.

c) Überlegen Sie, mit welchen Möglichkeiten die Gesellschaft, die Fachleute, die Familie und Freunde die Ressourcen von Diabetikern jeweils fördern können.

6 Fallbeispiel Daniel Becker:

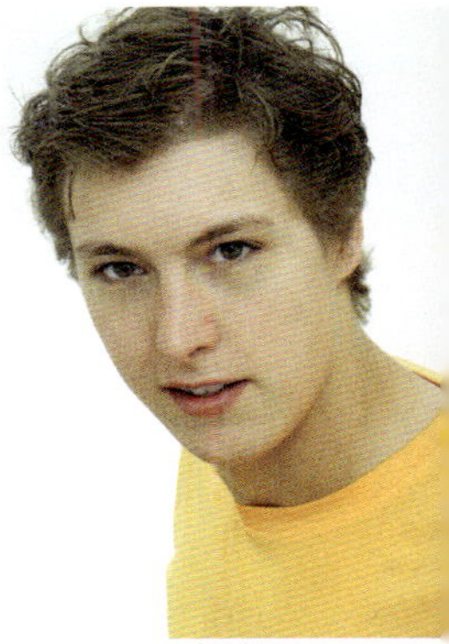

Daniel Becker ist 14 Jahre alt und besucht erfolgreich die 8. Klasse der Gesamtschule. Er hat ein gutes Verhältnis zu seinen Eltern und seinen zwei Schwestern. In seiner Freizeit spielt er Handball und stärkt sich anschließend gern mit selbst gebackener Pizza seiner Mutter.

Seit wenigen Wochen klagt Daniel über vermehrtes Wasserlassen, allgemeine Schwäche und Abgeschlagenheit. Vor einigen Tagen wurde der Verdacht auf Diabetes mellitus Typ I bestätigt.

Daniel ist traurig und verunsichert über diese Diagnose. Er hofft stark auf eine Heilung, denn er befürchtet anderenfalls eine völlige Zerstörung seiner Zukunftspläne und deutliche Beeinträchtigung seines Alltags. Auf Anraten seines Hausarztes sucht er gemeinsam mit seiner Mutter den vereinbarten Beratungstermin in der Diabetes-Ambulanz der Kinderklinik auf. Beide erhoffen sich Informationen und Orientierung für den Umgang mit Daniels Krankheit.

a) Recherchieren Sie die Aufgaben und die Arbeitsschwerpunkte einer Diabetes-Ambulanz in einer Kinderklinik.

b) Stellen Sie das Vorgehen der Fachleute in der Diabetes-Ambulanz nach dem Konzept der Salutogenese (s. S. 56 ff.) dar. Überlegen Sie, auf welche Weise das Kohärenzgefühl Daniels gestärkt werden könnte. Entwerfen Sie konkrete Strategien, das Gefühl von Verstehbarkeit, Handhabbarkeit und Sinnhaftigkeit zu festigen.

7 Das erste nationale Gesundheitsziel (s. S. 208) lautet „Diabetes mellitus Typ II: Erkrankungsrisiko senken, Erkrankte früh erkennen und behandeln". Überprüfen Sie den aktuellen Stand der Umsetzung.

8 Disease-Management-Programme für Diabetiker:

a) Recherchieren Sie die aktuellen Angebote und Pflichten für Diabetiker, die am Disease-Management-Programm teilnehmen.

b) Erkundigen Sie sich bei Ihrer Krankenkasse nach der Teilnahmequote an den DMP für Diabetes-mellitus-Typ-I- und Diabetes-mellitus-Typ-II-Erkrankte. Fragen Sie auch nach Motiven der Versicherten für bzw. gegen die Beteiligung daran.

c) Informieren Sie sich in aktuellen Evaluationsberichten, z. B. der KORA-Studie oder auf den Internetseiten einiger Krankenkassen, und überprüfen Sie die Aussagen. Stellen Sie Fakten zusammen, welche die verbesserte Behandlungsqualität dokumentieren.

9 Recherchieren Sie die zehn Regeln zur Ernährung der DGE.

a) Überlegen Sie, welche Regeln Sie selbst einhalten und bei welchen Regeln Ihnen das schwerfällt. Suchen Sie Ursachen dafür. Finden Sie Maßnahmen, die es Ihnen erleichtern (würden), diese Regeln zu beachten.

b) Informieren Sie sich in der Nationalen Verzehrstudie II oder im jährlich herausgegebenen Ernährungsbericht der DGE über die Ernährungssituation in Deutschland. Beschreiben Sie die Trends.

10 Gelegentlich wird der Verdacht geäußert, „gesunde Ernährung" sei teurer als die Ernährung mit Fertigprodukten. Überprüfen Sie diese Vermutung, indem Sie die Kosten jeweils für vier Personen von

a) einem Fast-Food-Menü,

b) einem Fertiggericht,

c) einem selbst gekochten Gemüseeintopf

ermitteln und miteinander vergleichen. Beschränken Sie sich auf die Materialkosten.

11 **Studie zeigt fehlendes Problembewusstsein bei Eltern übergewichtiger Kinder**

„Mein Kind ist doch nicht dick" oder „Das ist doch nur Babyspeck" sind Sätze, die häufig von Eltern mit übergewichtigen oder gar fettleibigen (adipösen) Kindern zu hören sind. Nach einer aktuellen Studie zur Teilnahme von Familien an einem Präventionsprogramm gegen Fettleibigkeit bei Kindern werden Eltern erst dann aktiv, wenn ihr Nachwuchs bereits adipös ist. Kindliches Übergewicht wird meist noch nicht als Problem erkannt. Die Studie ist ein Kooperationsprojekt des Integrierten Forschungs- und Behandlungszentrums (IFB) AdipositasErkrankungen, des Kinderärztenetzwerks CrescNet und der Kinder- und Jugendmedizin am Universitätsklinikum Leipzig.

Untersucht wurden das Familienumfeld und die Beweggründe der Eltern für oder gegen eine Teilnahme im Präventionsprogramm. Dies ist konzipiert für übergewichtige oder adipöse Kinder zwischen 4 und 17 Jahren. Darin beraten speziell geschulte Präventionsmanager (Psychologen und Ernährungswissenschaftler) die Familien telefonisch zu gesunder Ernährung und Bewegung und gehen auf individuelle Probleme ein.

Der Anteil „nur" übergewichtiger Kinder mit einem Body-Mass-Index (BMI) zwischen der 90. und 97. Perzentile war mit 62 Prozent in der Gruppe der nicht teilnehmenden Familien deutlich höher als bei den teilnehmenden (41 Prozent). Die Zahl der bereits adipösen Kinder (BMI über 97. Perzentile) lag bei den Teilnehmerfamilien bei rund 59 und bei den Nicht-Teilnehmern bei 38 Prozent. Diese Zahlen zeigen, dass das Präventionsprogramm zu spät wahrgenommen wird. Die Leiterin der Untersuchungen, Dr. Susann Blüher, erläutert: „Familien, deren Kinder „nur" übergewichtig sind, haben offenbar weniger Problembewusstsein als Eltern von bereits adipösen Kindern. Da das Programm aber als Adipositas-Präventionsprojekt gedacht war, wollten wir eigentlich gerade die Familien erreichen, deren Kinder übergewichtig sind, um einer übermäßigen Gewichtszunahme und somit einer Adipositas vorzubeugen." Auffällig war außerdem, dass Familien mit übergewichtigen Töchtern häufiger und früher am Programm teilnahmen als solche mit Söhnen. So waren die teilnehmenden Mädchen im Mittel 8,8 Jahre und die Jungen bereits 10,4 Jahre alt.

Die hauptsächlich angeführten Gründe, warum Familien nicht an dem Präventionsprogramm teilnehmen wollten, waren die Überzeugung, dass man bereits gesund genug lebe oder das eigene Kind nicht übergewichtig sei. Genannt wurden außerdem Zeitmangel, die Teilnahme an anderen Programmen und die zu hohen Kosten eines gesünderen Lebensstils. Die Vorstellung bereits gesund zu essen, stand häufig im Widerspruch zu den Angaben zur Ernährung. So fiel gerade bei diesen Familien häufiger das Frühstück aus und die Mahlzeiten waren unregelmäßig. Gründe für die Teilnahme waren eine bereits vorliegende Adipositas beim Kind und auch die Einsicht der Eltern, dass sie gegen ihr eigenes Übergewicht angehen müssen.

Die wichtigste Erkenntnis aus der Studie sei deshalb „Präventionsprogramme zu entwickeln, die die Betroffenen auch wirklich erreichen. In den Familien muss erst ein Bewusstsein für die negativen Folgen von Übergewicht geschaffen werden", so die Leiterin der IFB-Nachwuchsforschungsgruppe „Prävention von Adipositas", Dr. Blüher. Solche Programme sind wichtiger denn je, da rund 80 Prozent der übergewichtigen Kinder auch als Erwachsene dick bleiben. Immer häufiger treten außerdem schon bei Kindern und Jugendlichen Erkrankungen wie Diabetes, orthopädische und Herz-Kreislaufbeschwerden auf, die mit starkem Übergewicht zusammen hängen.

Die Beratung im Adipositas-Präventionsprogramm erfolgt telefonisch, sodass Familien unabhängig vom Wohnort dieses niedrigschwellige Angebot nutzen können. (...)

idw – Informationsdienst Wissenschaft e. V. unter www.idw-online.de

a) Fassen Sie die Ergebnisse der Studie und die Ergebnisse bezüglich eines Präventionsangebots mit eigenen Worten zusammen.

b) Informieren Sie sich über gesundheitsfördernde Angebote für übergewichtige Kinder/Jugendliche/Erwachsene in Ihrem Wohnort. Stellen Sie sie im Unterricht vor.

c) Entwerfen Sie in Kleingruppen ein Angebot zur Ernährungsumstellung und Bewegungsförderung für eine von Ihnen gewählte Zielgruppe im Hinblick auf Alter, Geschlecht o. ä.

d) Überlegen Sie, inwiefern ein gesundheitsförderndes Angebot für übergewichtige Schülerinnen und Schüler möglich bzw. sinnvoll ist. Entwerfen Sie – möglichst konkret – ein mögliches klassenübergreifendes Angebot.

12 Ernährungsverhalten und Schichtzugehörigkeit?

Ernährung ist in den letzten 30 Jahren immer stärker zu einem von Schicht zu Schicht unterschiedlichen Phänomen geworden. Die gebildete Mittelschicht isst bio oder mediterran, die sozial benachteiligten Schichten dagegen fettreich und ungesund. Soziologen erklären das über den neuen sozialen Wert des Körpers. Nachdem Kleidung heute nicht mehr als Statussymbol funktioniert (jeder kann heute für wenig Geld schick aussehen), ist Schlankheit ein rares Gut geworden, das einen gehobenen Status signalisiert. Und damit ist Ernährung auch zu einem Instrument geworden, bei dem es längst nicht mehr nur um Sättigung und Geschmack geht, sondern auch um soziale Signale: Seht her, ich bin ein Gewinner – ich bin fit, schlank und gesund.

Schäffler, Arne (Hrsg.): Gesundheit heute. 2007, S. 223

a) Geben Sie die Aussagen des Textes mit eigenen Worten wieder.

b) Überprüfen Sie die dargestellte Entwicklung aus Ihrem Blickwinkel. Beobachten Sie auch die Darstellung Prominenter in den Medien.

13 Eine minderwertige oder falsche Ernährung zieht oft erhebliche Gesundheitsrisiken nach sich.

a) Stellen Sie Gründe zusammen, die Menschen zu einem riskanten Ernährungsverhalten motivieren. Nutzen Sie dabei auch das Health-Belief-Modell (s. S. 64 ff.).

Beschreiben Sie verhaltens- und verhältnispräventive Maßnahmen für ernährungsbedingte Gesundheitsrisiken in Ihrer Region, im Fernsehen, im Internet, und diskutieren Sie ihre mögliche Wirkung.

b) Entwerfen Sie weitere Maßnahmen, mit denen Menschen die ernährungsbedingten Gesundheitsrisiken verringern können.

15 HIV und AIDS

Eine Infektion mit dem HI-Virus schädigt das Immunsystem und verläuft in verschiedenen Stadien. Unter dem Krankheitsbild AIDS versteht man das letzte Stadium, welches durch charakteristische Symptome und schwere Beeinträchtigungen gekennzeichnet ist.

HIV: human immunodeficiency virus

AIDS: acquired immune deficiency syndrome

Anatomie: Wissenschaft vom Aufbau des Organismus

Physiologie: Wissenschaft von den biologischen, chemischen, physikalischen Vorgängen im Organismus

15.1 Anatomie und Physiologie des Immunsystems

In der unmittelbaren Umgebung des Menschen kommen zahlreiche Mikroorganismen vor, die Krankheiten auslösen können. Trotzdem bilden diese Krankheiten eher die Ausnahme; in der Regel bleiben die Menschen gesund.

Verschiedene Mechanismen schützen den Organismus vor dem Eindringen von Krankheitserregern und ihrer Vermehrung im Körper. Sie werden als Abwehrsystem oder Immunsystem bezeichnet. Außerdem verfügt das Abwehrsystem über die Fähigkeit, bestimmte Veränderungen körpereigener Zellen, z. B. die Entartung einiger Krebszellen, zu erkennen und diese Zellen dann zu vernichten.

Das Abwehrsystem lässt sich grob in die unspezifische und die spezifische Abwehr unterteilen. Unspezifische und spezifische Abwehr unterscheiden sich bezüglich der Passgenauigkeit auf den Erreger und damit der Treffsicherheit sowie dem Wirkungseintritt.

- Die unspezifische Immunabwehr richtet sich allgemein gegen aufgrund ihrer Oberflächenbeschaffenheit als fremd erkannte Substanzen. Ihre Wirkung setzt rasch ein.
- Die spezifische Immunabwehr bekämpft gezielt ganz bestimmte Erreger, indem sie nach dem Kontakt beispielsweise Antikörper speziell gegen diese Erregerart produziert (s. S. 166). Daher setzt diese Wirkung später ein. Auch besitzt sie eine Gedächtnisfunktion für bereits bekämpfte Erreger sowie wirksame Antikörper.

15.1.1 Unspezifische Immunabwehr

Die unspezifische Immunabwehr ist bereits bei der Geburt voll ausgeprägt. Im weiteren Sinn zählen auch die äußeren Schutzbarrieren zu der unspezifischen Immunabwehr, da auch sie sich nicht gegen spezielle Erreger, sondern gegen Fremdkörper aller Art richten.

Äußere Schutzbarrieren

Bereits beim Versuch, in den menschlichen Körper einzudringen, stoßen Krankheitserreger auf äußere Schutzbarrieren. Sie verhindern auf mechanische oder biochemische Weise, dass Krankheitserreger in den Körper gelangen, sich dort vermehren und eine schädigende Wirkung entfalten können.

So tötet das in der Tränenflüssigkeit und im Speichel enthaltene Enzym Lysozym Bakterien ab; daher erweist sich das Lecken von Wunden als durchaus sinnvoll. Die Salzsäure im Magensaft vernichtet viele mit der Nahrung aufgenommene Mikroorganismen. Das alkalische Milieu im Zwölffingerdarm fördert nicht nur die enzymatische Verdauungstätigkeit, sondern vernichtet sogenannte säurefeste Bakterien. Flimmerhärchen (s. S. 272) und Schleim der Atemwege filtern und binden eingeatmete Mikroorganismen. Das saure Milieu auf der Haut, in der Scheide und im Urin verhindert ein Vordringen der Krankheitserreger. Zudem spült der Urin die Blase und die Harnröhre. Auch die Besiedelung mit nützlichen Bakterien, z. B. in der Scheide und im Dickdarm, verhindert eine Ansiedelung schädlicher Mikroorganismen. Außerdem produzieren die zur Normalflora zählenden Bakterien in der Scheide Milchsäure, die eindringende Erreger zerstören kann.

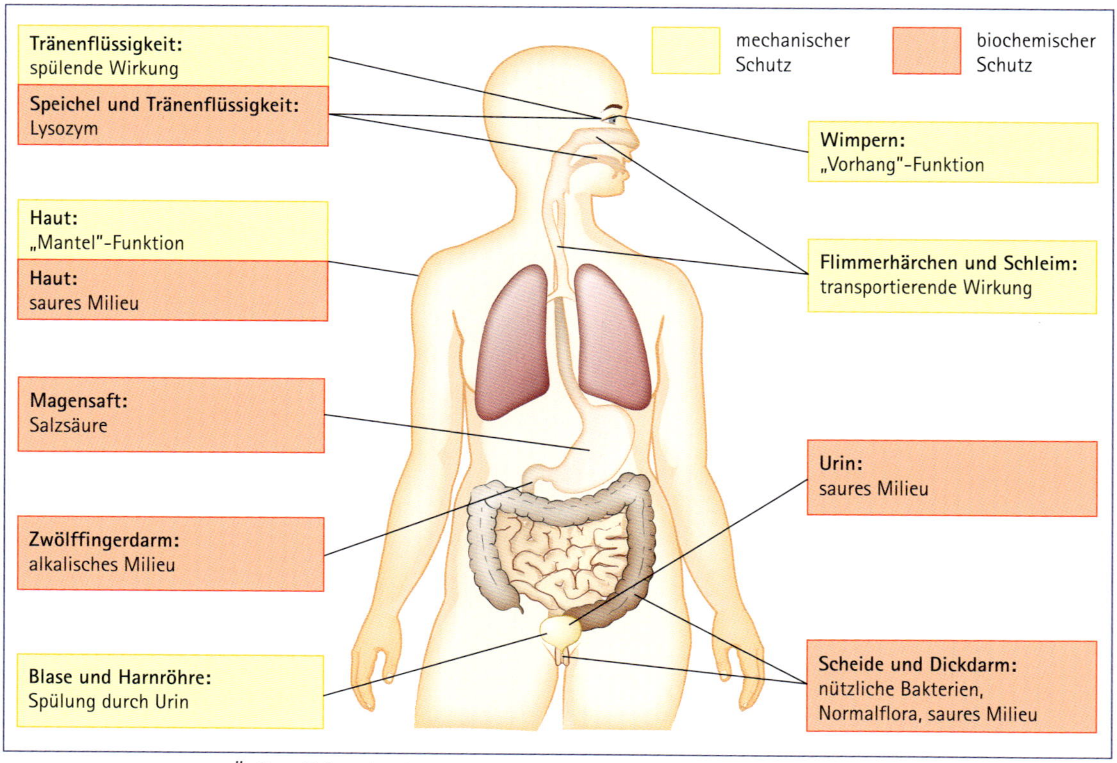

Äußere Schutzbarrieren

Schutz durch Abwehrzellen und Komplementfaktoren

Im engeren Sinn zählen zur unspezifischen Immunabwehr diejenigen Substanzen und Vorgänge, die Fremdkörper unschädlich machen und beseitigen, nachdem sie in den Organismus eingedrungen sind. Dies geschieht vorwiegend durch die Aktivität spezialisierter Abwehrzellen, nämlich einiger Gruppen der Leukozyten: der Monozyten und einer Untergruppe der Granulozyten. Sie befinden sich im Gewebe und im Blut und betätigen sich als Fresszellen, sogenannte Phagozyten.

Leukozyten: weiße Blutkörperchen; Leukozyten lassen sich unterteilen in Granulozyten, Lymphozyten und Monozyten

Anhand des Oberflächenmusters, der Antigene auf der Zelloberfläche, identifizieren die Phagozyten eingedrungene Fremdkörper, umfließen sie, schließen sie ein und verdauen sie mithilfe ihrer Enzyme. Monozyten können sich zu Makrophagen entwickeln. Sie besitzen die Fähigkeit, die fremden Antigene in ihre Zellmembran einzubauen. Auf diese Weise präsentieren sie die Oberflächenantigene der Erreger auf ihrer eigenen Oberfläche. Damit aktivieren die Makrophagen weitere Zellen des Immunsystems.

Makrophagen: große Fresszellen

In einem Milliliter Blut befinden sich 4 000 bis 10 000 Leukozyten, sie bestehen etwa zu 60 % aus Granulozyten, zu 5 % aus Monozyten und zu 35 % aus Lymphozyten. Ein Granulozyt kann bis zu 100 Mikroorganismen phagozytieren – „fressen" –, bevor er selbst zugrunde geht und von den Monozyten abgebaut wird.

Einige der im Körper zirkulierenden Plasmaproteine zählen zum sogenannten Komplementsystem der unspezifischen Immunabwehr. Bei diesem ergänzenden System handelt es sich um körpereigene inaktive Enzyme, die im Blut zirkulieren und sich gegenseitig aktivieren. Sie markieren Fremdkörper und locken auf diese Weise Phagozyten und weitere Komplementfaktoren an, welche dann die Oberfläche der Fremdzelle auflösen und damit zugrunde gehen lassen.

Plasmaproteine: Bluteiweiße

15.1.2 Spezifische Immunabwehr

Das spezifische Abwehrsystem ist bei der Geburt noch nicht ausgeprägt, sondern wird im Laufe der ersten Lebensjahre erworben. Es weist zwei Besonderheiten auf: die Treffsicherheit und die Gedächtnisfunktion. Die spezifische Immunabwehr erkennt besondere Merkmale im Oberflächenmuster von Fremdkörpern, kann speziell darauf reagieren und diese Reaktionsweise jederzeit binnen kurzer Zeit wieder aktivieren. Ein zweiter Kontakt mit dem Krankheitserreger bleibt dann zumeist folgenlos. Dieses immunologische Gedächtnis ermöglicht, dass Menschen bestimmte Krankheiten nur einmal in ihrem Leben bekommen und anschließend immun dagegen sind.

Thymus – auch Bries genannt: immunologisches Organ, liegt über dem Herzbeutel und bildet sich nach der Pubertät zurück

Die spezifische Abwehr wird vorwiegend durch die Lymphozyten geleistet. Auch sie bestehen aus verschiedenen Untergruppen. Damit Lymphozyten verschiedene Antigene erkennen können, reifen sie zuvor im Thymus oder im Knochenmark aus. Nach dem Ort dieser Reifung heißen sie B-Lymphozyten und T-Lymphozyten. Lymphozyten können Erreger auf unterschiedliche Weise vernichten.

B-Lymphozyten: B = Abkürzung für bone marrow, engl. Knochenmark, im Knochenmark ausgereifte Lymphozyten

T-Lymphozyten: T = Thymus, im Thymus ausgereifte Lymphozyten

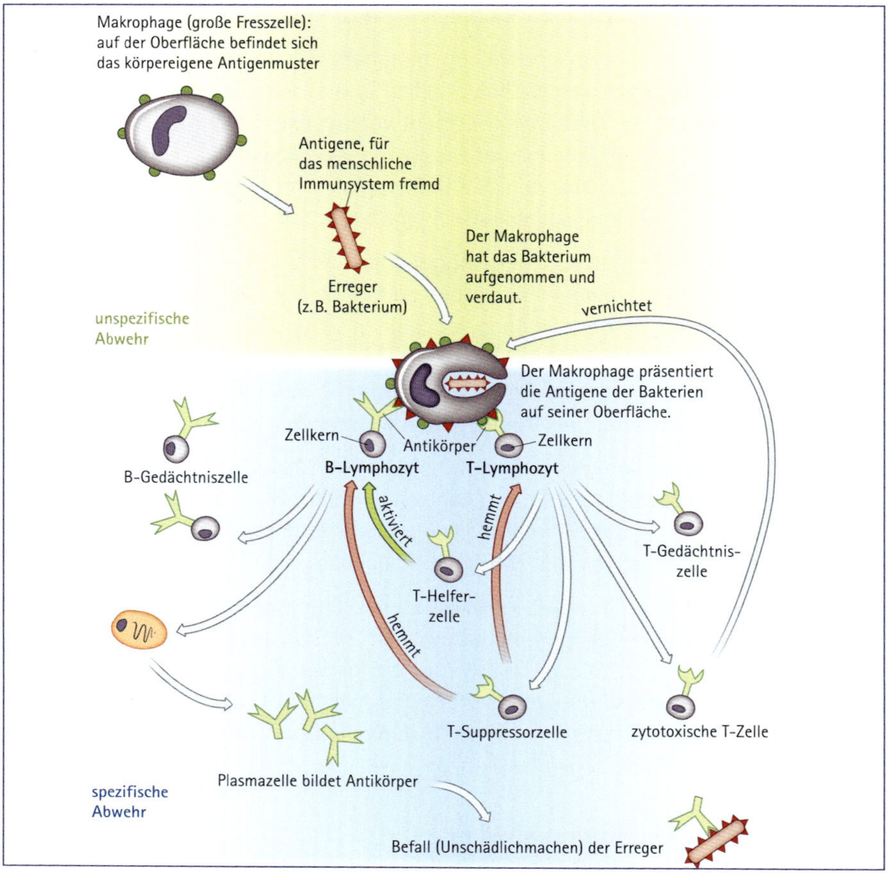

Zusammenspiel bei der Immunabwehr

Phagozytose: Auflösung und Unschädlichmachen eines Erregers durch Einverleiben

Auf der Oberfläche der B-Lymphozyten befinden sich Antikörper. Erkennen solche Antikörper mithilfe des Schlüssel-Schloss-Prinzips (s. S. 275) ein passendes Antigen, z. B. auf der Oberfläche eines Krankheitserregers oder auf der Oberfläche eines Makrophagen, der nach der Phagozytose das Antigen dieses Erregers auf seiner Oberfläche präsentiert, so entwickeln sich die B-Lymphozyten innerhalb von etwa fünf Tagen zu Plasmazellen. Diese können pro Sekunde über tausend Antikörper freisetzen. Einige B-Lymphozyten entwickeln sich zu sogenannten Gedächtniszellen. Bei einem erneuten Kontakt mit dem Antigen ermöglichen sie eine schnellere und stärkere Antikörperbildung.

Gleichzeitig erkennen auch die T-Lymphozyten die antigenpräsentierenden Makrophagen. Nach ihrem Kontakt differenzieren sie sich zu unterschiedlichen Zelltypen aus:

zytotoxisch: zellschädigend

- Die T-Helferzellen aktivieren die B-Lymphozyten zusätzlich und beschleunigen die Antikörperproduktion.
- Die zytotoxischen T-Zellen vernichten körpereigene Zellen, die bereits von den Erregern befallen sind. Sie können auch tumorartig veränderte Körperzellen und Zellen transplantierter Organe bekämpfen.

- Die T-Suppressorzellen überwachen den Erfolg der Immunabwehr und reduzieren zu gegebener Zeit die Aktivität des Immunsystems.
- Die T-Gedächtniszellen speichern das fremde Antigenmuster, um bei einem erneuten Auftreten die befallenen Zellen rasch und damit effektiv bekämpfen zu können.

15.1.3 Zusammenfassende Systematik der Immunabwehr

Je nachdem, wo sich die Abwehrstoffe befinden, unterscheidet man zwischen der humoralen und der zellulären Immunabwehr. Befindet sie sich in Körperflüssigkeiten, so gehört sie zur humoralen Abwehr; wird sie von Zellen übernommen, so gehört sie zur zellulären Abwehr.

Immunabwehr		
Abwehrsystem	**humoral (durch Körperflüssigkeiten wahrgenommen)**	**zellulär (durch Zellen wahrgenommen)**
unspezifisch	■ Lysozym ■ Komplementfaktoren	■ Makrophagen (Monozyten) ■ Granulozyten
spezifisch	■ Antikörper	■ T-Helferzellen ■ zytotoxische T-Zellen ■ T-Suppressorzellen ■ Gedächtniszellen

15.1.4 Verlauf einer Infektionskrankheit

Infektionskrankheiten verlaufen in charakteristischen Phasen:

- Invasionsphase
- Inkubationsphase
- Krankheitsausbruch
- Überwindungsphase
- Immunität

Invasionsphase – Ansteckung

Grundlage einer Infektionskrankheit ist eine Infektionsquelle, ein Reservoir mit vielen Krankheitserregern. Von diesem Reservoir können die Krankheitserreger auf unterschiedlichen Übertragungswegen zum Menschen gelangen. Die Art des Übertragungsweges hängt von der Empfindlichkeit des Erregers und seinen Lebensbedingungen ab. Es gibt u. a. die

Reservoir: Speicher, Behälter

- **Kontaktinfektion:** Erreger werden durch bloßen Hautkontakt übertragen, z. B. Pilzinfektionen der Haut;
- **orale Infektion:** Erreger werden mittels befallener Nahrungsmittel übertragen, z. B. Salmonellose;

- **Schmierinfektion:** Erreger werden – oft bei Kindern – mit den Händen verteilt und anschließend über den Mund wieder aufgenommen, dazu zählt auch die fäkal-orale Übertragung bei Magen-Darm-Infekten;
- **Tröpfcheninfektion:** Erreger werden mit dem Speichel beim Niesen oder Sprechen übertragen, z. B. Windpocken;
- **sexuelle Übertragung:** Erreger werden durch intensiven Kontakt mit stark resorbierender Schleimhaut oder kleinsten Verletzungen der Schleimhaut übertragen, z. B. Gonorrhoe;
- **parenterale Übertragung:** Erreger werden unter Umgehung des Magen-Darm-Traktes übertragen, z. B. bei Injektionen und Infusionen; auch die Übertragung durch tierische Zwischenwirte, z. B. bei der Malaria, zählt dazu;
- **diaplazentare Übertragung:** Erreger werden während der Schwangerschaft über die Plazenta an das Kind übertragen, z. B. Röteln.

fäkal-oral: über den Stuhl ausgeschieden und über den Mund aufgenommen

resorbieren: aufnehmen, aufsaugen

Gonorrhoe – Tripper: sexuell übertragbare Gonokokken-Infektion

Plazenta – Mutterkuchen: Gewebe zur Versorgung des Ungeborenen

Krankheitserreger gelangen auf unterschiedlichen Wegen zum Menschen und durch verschiedene Eintrittspforten in ihn hinein. Dazu zählen in erster Linie Verletzungen der Haut oder Schleimhaut und Schleimhäute verschiedener Körperöffnungen.

Inkubationsphase – Ansteckungszeit

Die Krankheitserreger vermehren sich am Anfang explosionsartig. Der infizierte Mensch hat zunächst keine Beschwerden, kann aber bei entsprechender Keimzahl im Körper durchaus bereits andere Menschen infizieren. Die Dauer der Inkubation unterscheidet sich charakteristisch zwischen den verschiedenen Erregern. Sie kann von wenigen Tagen, z. B. bei Windpocken, bis zu mehreren Jahren, z. B. bei Lepra, reichen.

Phase des Krankheitsausbruchs

Je nach Erregerart zeigt der infizierte Mensch charakteristische Symptome. Sie können mäßige, z. B. Hautausschlag und Juckreiz, aber auch lebensbedrohliche Beschwerden verursachen.

Überwindungsphase

Der Organismus bekämpft mithilfe seines Immunsystems die Krankheitserreger. Dabei steigt die Körpertemperatur an, sowohl als Folge erhöhter Stoffwechselaktivität im Zuge der Immunabwehr als auch, um auf diese Weise die Lebensbedingungen für die Erreger zu verschlechtern. Fieber tritt auf. Können die Erreger nicht aus dem Körper entfernt werden, so stirbt der Mensch, oder die Erreger überdauern in einer Kapsel oder einem Organ. Bei einem geschwächten Immunsystem können sie sich dann wieder vermehren, und die Krankheit bricht erneut aus.

Phase der Immunität

Im besten Fall bildet der erkrankte Organismus spezifische Antikörper gegen die Krankheitserreger. In den Gedächtniszellen speichert er das Antigenmuster der Erreger sowie den Bauplan der Antikörper und ruft diese Informationen bei erneutem Erregerkontakt wieder ab. Die Erreger werden gleich nach ihrem Eindringen bekämpft. Der Mensch ist gegenüber dieser Erregerart immun und vor dieser Krankheit geschützt.

Einige Krankheitserreger, z. B. die einen Schnupfen verursachenden Rhinoviren, verändern ihre Oberfläche jedoch innerhalb kurzer Zeit, sodass keine Immunität möglich ist.

15.1.5 Untersuchungsmöglichkeiten

Wenn Krankheitserreger in den Körper eingedrungen sind, zeigt der Körper neben charakteristischen Krankheitszeichen, die durch die jeweiligen Krankheitserreger hervorgerufen werden, z. B. Ausschlag, auch allgemeine Symptome einer Infektion als Zeichen einer erhöhten Aktivität des Immunsystems. Dazu zählen Fieber, Abgeschlagenheit, geschwollene Lymphknoten, eine erhöhte Herz- und Atemfrequenz sowie bei einer örtlich begrenzten Infektion Schmerzen und eine lokale Rötung, Überwärmung und Schwellung.

lokal: örtlich begrenzt

Darüber hinaus lassen sich das Immunsystem und seine Funktionstüchtigkeit über das Blut untersuchen. Das Blutbild analysiert die zellulären Bestandteile des Blutes; bei einer Infektion steigt die Zahl der Leukozyten und ihrer Zellgruppen deutlich an. Ebenso ist die Konzentration bestimmter Proteine im Serum erhöht. Im weiteren Verlauf lassen sich auch Antikörper gegen die Erreger finden. Sie zählen zur Gruppe der Immunglobuline.

Serum: flüssige Blutbestandteile

Bei einigen bakteriellen Infektionen kann man die Erreger oder Teile davon als Antigene direkt nachweisen, indem man eine Blutkultur anlegt. Dazu wird das Blut in eine Nährlösung gegeben, die den Erregern gute Wachstumsbedingungen bietet. Sind bei der anschließenden Untersuchung Erreger nachweisbar, lassen sie sich bestimmen und auf ihre Anfälligkeit gegenüber verschiedenen Medikamenten testen.

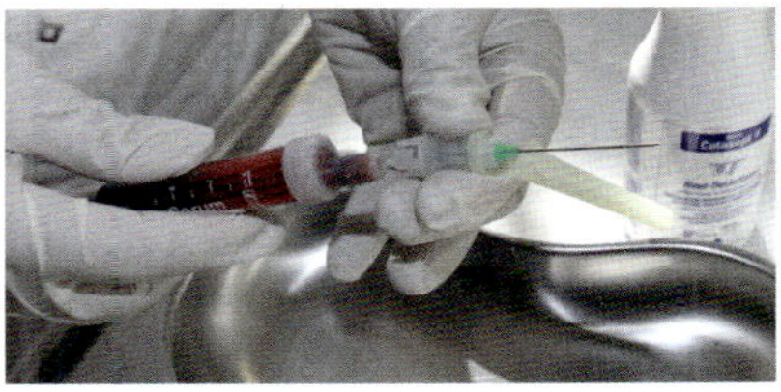

Monovette mit Blut

Bei einer örtlich begrenzten Infektion lassen sich die Erreger auch mithilfe eines Abstriches gewinnen und analysieren. Dazu fährt man mit einem sterilen Watteträger über den infizierten Bereich und streicht ihn auf einem Nährboden aus. Die Erreger vermehren sich auf diesem Nährboden und lassen sich anschließend genau bestimmen.

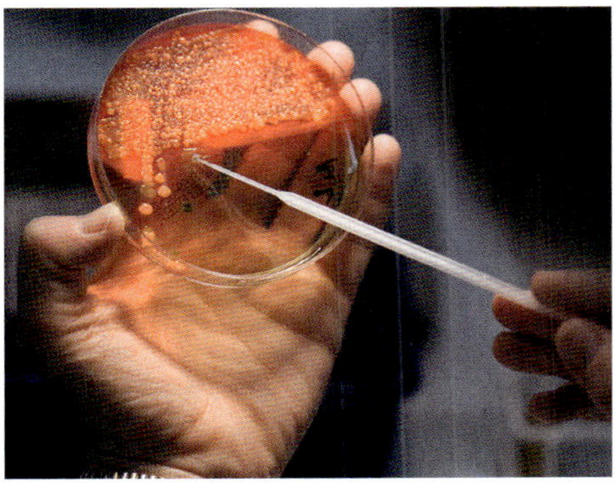

Ausstrich von Probenmaterial auf einem Nährboden

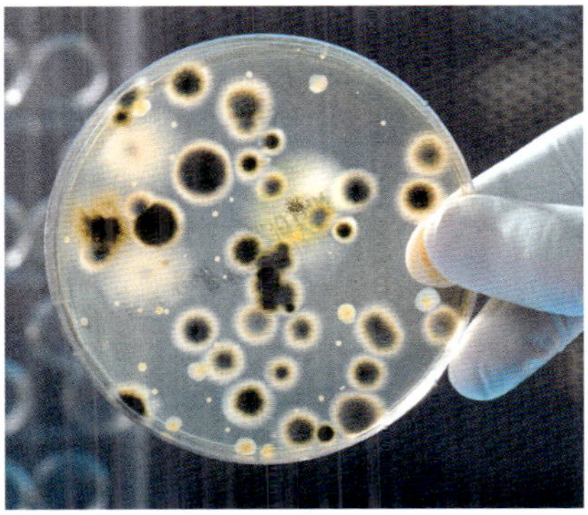

Nährboden mit Befund

Auf ähnliche Weise lassen sich auch Körperflüssigkeiten und Ausscheidungen untersuchen.

15.2 Krankheitsbild AIDS

Dem Krankheitsbild AIDS liegt eine Infektion mit dem HI-Virus, auch human immunodeficiency virus, humanes Immundefizienz-Virus oder menschliches Immunschwäche-Virus, zugrunde.

15.2.1 Verlauf einer HIV-Infektion

Virusinfektion

Viren gehören nicht zu den eigenständigen Lebewesen, weil sie neben anderen Eigenschaften nicht wie selbstständig lebensfähige Zellen aufgebaut sind. Sie sind kleiner als 1/10 000 mm und mit dem Lichtmikroskop nicht mehr zu erkennen.

Viren bestehen aus ihrer Erbinformation – der Nukleinsäure –, die von einem Eiweißmantel – dem Kapsid – umgeben ist. Einige Viren besitzen um das Kapsid herum eine Hülle mit nach außen ragenden Eiweißverbindungen, sogenannten Spikes, die das Erkennen und Anhaften an den Zielzellen erleichtern. Diese Viren heißen auch umhüllte Viren – im Gegensatz zu den nackten Viren ohne Hülle und Spikes.

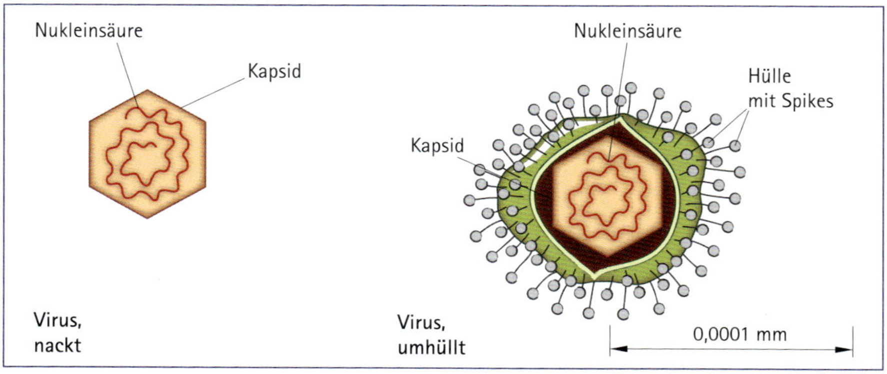

Aufbau eines Virus

Da Viren keinen eigenen Stoffwechsel besitzen, benötigen sie Wirtszellen, um sich zu vermehren. Jede Virusart befällt virustypische Wirtszellen: Hepatitisviren können sich nur von Leberzellen, Warzenviren nur von Hautzellen und Polioviren nur von Nervenzellen vermehren lassen.

Polioviren: Erreger der Kinderlähmung, Poliomyelitis

Die Viren erkennen mithilfe ihres Kapsids oder der Spikes auf ihrer Hülle die Oberfläche ihrer Wirtszelle und dringen ein. Das Kapsid zerfällt, und die Wirtszelle präsentiert diese Bruchstücke als Antigene auf ihrer Oberfläche. Innerhalb der Zelle gelangt die Virus-RNA zum Zellkern und verändert den Stoffwechsel der Wirtszelle so, dass die Zelle nur noch Viren in großer Zahl produziert. Bei der anschließenden Freisetzung der Viren geht die Wirtszelle zugrunde. Die freigesetzten Viren wiederum befallen und zerstören weitere, bis dahin noch intakte Körperzellen.

RNA: Ribonukleinsäure, vielfach Träger der viralen Erbinformationen

Der Körper kann die abgestorbenen Zellen nicht immer gleichwertig ersetzen, sodass eine Funktionsminderung des vom Virusbefall betroffenen Organs bis hin zum allmählichen Funktionsausfall folgen kann.

Nicht alle Viren vermehren sich rasant in ihren Wirtszellen. Die Virus-RNA kann durchaus mit minimaler oder ohne Veränderung des Zellstoffwechsels in ihrer Wirtszelle verbleiben. Das Immunsystem kann den Virusbefall nicht bekämpfen, da die Wirtszelle die Kapsidproteine der latenten Viren nicht auf ihrer Oberfläche präsentieren kann. Die latenten Viren entfalten ihre schädigende Wirkung erst nach unbestimmter Zeit oder bei einer Schwächung des Immunsystems. Andere Viren überdauern nach der Erstinfektion im menschlichen Körper. Erst bei besonderen Belastungen des Organismus, z. B. durch starkes Sonnenlicht, Fieber, Stress, vermehren sie sich wieder und verursachen dann typische Beschwerden; dies gilt z. B. für Herpesviren.

latent: versteckt, verborgen

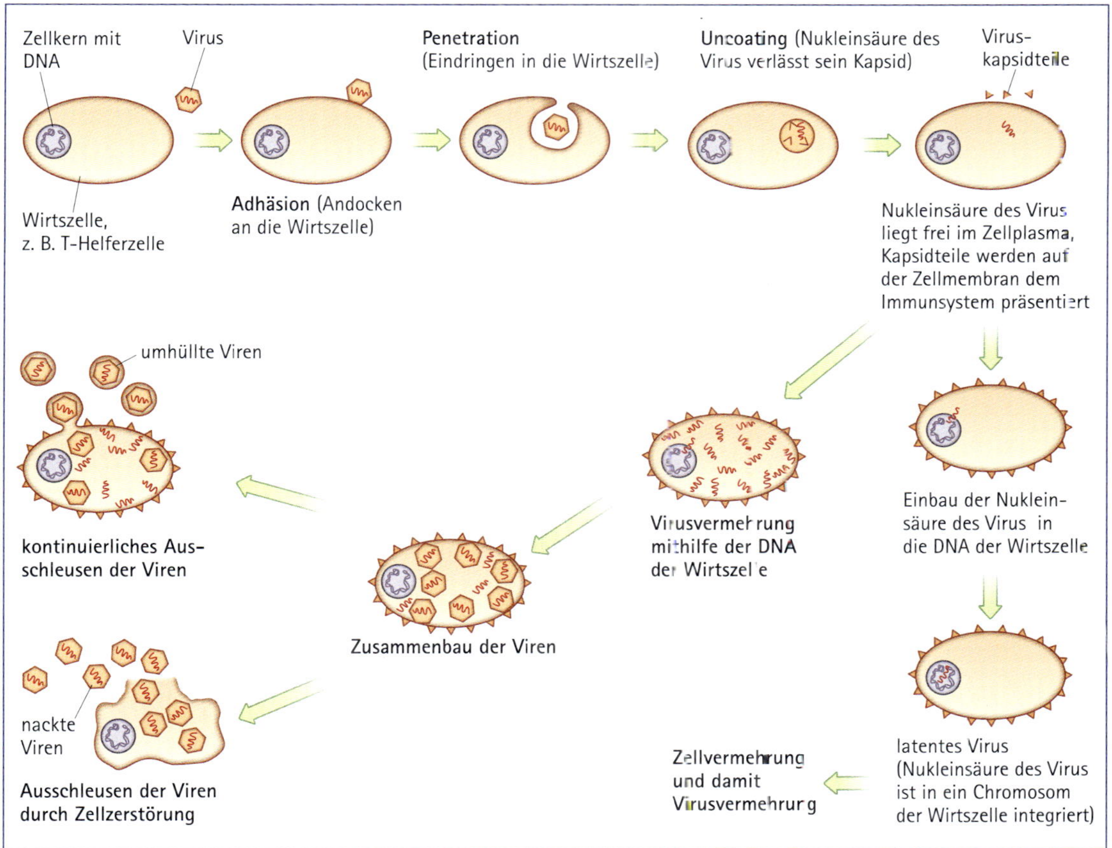

Virusvermehrung

Viren können ihre Kapsidproteine schnell ändern. Sie erkennen ihre Wirtszellen weiterhin, allerdings erscheinen sie dem Organismus fremd, so dass das Immunsystem zur Bekämpfung längere Zeit benötigt.

Die Bekämpfung von Viren mithilfe von Medikamenten erweist sich als schwierig. Da sie sich – anders als Bakterien – in den menschlichen Zellen vermehren, lassen sie sich schlecht angreifen, ohne die Wirtszellen zu schädigen. Die derzeit verfügbaren Medikamente, die Virostatika, ermöglichen es nur, die Virusvermehrung in verschiedenen Stadien zu verhindern und damit die Anzahl zu begrenzen, nicht aber die Viren direkt zu vernichten.

Human Immunodeficiency Virus HIV

Das HI-Virus wurde 1983 von den französischen Forschern Luc Montagnier und Françoise Barré-Sinoussi erstmals wissenschaftlich beschrieben. Sie erhielten dafür im Jahr 2008 den Nobelpreis für Medizin.

Das HI-Virus gehört zur Gruppe der Retroviren. Diese beinhalten zusätzlich zu ihrer Ribonukleinsäure RNA ein besonderes Enzym mit dem Namen Reverse Transkriptase. Mithilfe dieses Enzyms kann ein Retrovirus in seiner Wirtszelle aus der einsträngigen Virus-RNA doppelsträngige DNA herstellen. Nach einer HIV-Infektion baut sich die viruserzeugte DNA in die T-Helferzelle ein und ersetzt die ursprüngliche DNA der T-Helferzelle. Diese neue DNA-Konfiguration veranlasst die Wirtszelle, massenweise neue Viren zu erzeugen. Dabei wird die T-Helferzelle vernichtet.

DNA: Desoxyribonukleinsäure, Träger der Erbinformationen, liegt in Form von Chromosomen in jedem Zellkern vor

Das HI-Virus ist bei infizierten Menschen in unterschiedlichen Konzentrationen in allen Körperflüssigkeiten vorhanden. Es wird von Gesunden durch den Kontakt mit den Sekreten infizierter Menschen aufgenommen. Als Eintrittspforte dienen zumeist kleine, mit dem bloßen Auge kaum erkennbare Verletzungen der Schleimhäute. Auch durch den Kontakt stark virushaltiger Körperflüssigkeiten mit den Schleimhäuten des Mundes, der Geschlechtsorgane oder des Enddarmes kann HIV übertragen werden.

Im Blut und im Sperma liegt eine hohe Konzentration von HI-Viren vor, daher bilden das gemeinsame Benutzen von Injektionsnadeln unter Drogenabhängigen und Geschlechtsverkehr ohne Kondome die Hauptübertragungswege.

Die Konzentration von HIV in Tränen, Schweiß, Speichel und Urin ist deutlich geringer und reicht nach aktuellem Kenntnisstand für eine Infektion nicht aus, ebenso wenig wie Insektenstiche oder Tröpfchen, z. B. beim Niesen oder Husten. Eine Infektion findet bei alltäglichen Sozialkontakten wie Händeschütteln oder Umarmungen nicht statt.

Die Infektion eines ungeborenen Kindes einer HIV-positiven Mutter während der Schwangerschaft und beim Stillen ist möglich. Das Risiko einer Infektion im Zusammenhang mit der Geburt lässt sich durch einen Kaiserschnitt und den Verzicht aufs Stillen deutlich senken.

Virusvermehrung

Das HI-Virus vermehrt sich mithilfe der T-Helferzellen, die es dadurch gleichzeitig zerstört. Eine HIV-Infektion verläuft in vier Phasen:

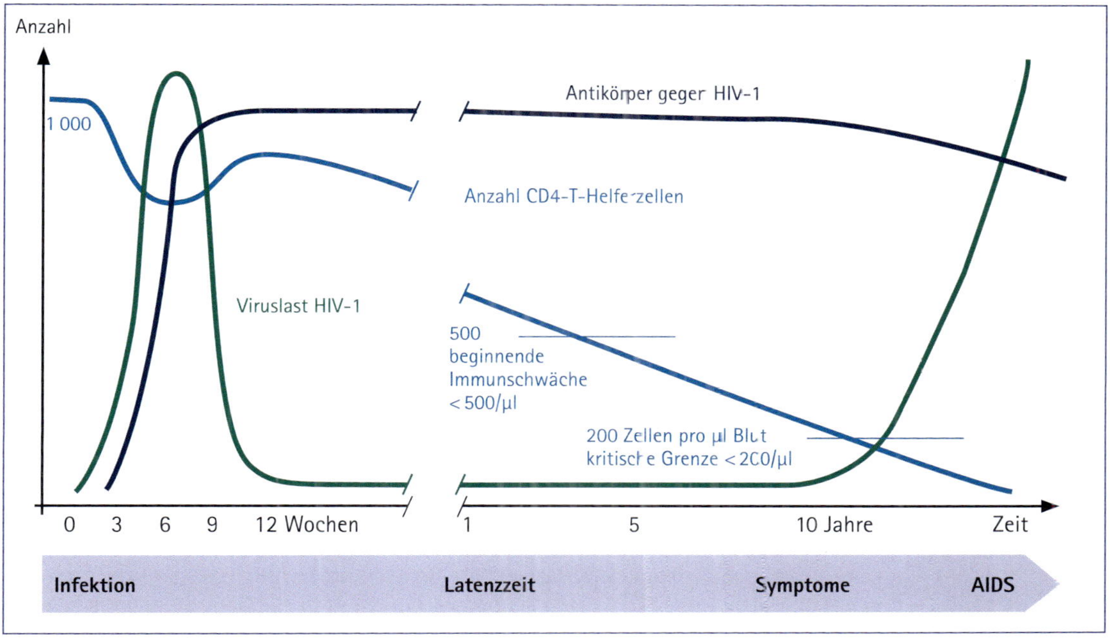

Verlauf einer HIV-Infektion

Unmittelbar nach der Infektion kommt es wie bei anderen Infektionskrankheiten auch zu einer explosionsartigen Vermehrung der Viren, in deren Folge die Zahl der T-Helferzellen zunächst sinkt. Bei einer HIV-Infektion dauert diese akute Phase etwa zwei bis sechs Wochen. Bereits zu diesem Zeitpunkt ist die Konzentration der Viren in den Körperflüssigkeiten so hoch, dass ein infizierter Mensch die HI-Viren an bis dahin gesunde Menschen weitergeben kann.

Der Organismus versucht zunächst erfolgreich, den Mangel an T-Helferzellen auszugleichen und damit die Funktionstüchtigkeit seines Immunsystems aufrechtzuerhalten, indem er viele neue T-Helferzellen produziert. Gleichzeitig produziert er Antikörper, die sich drei Monate nach der Infektion sicher im Blut nachweisen lassen. Allerdings erweisen sich diese Antikörper auf Dauer als wenig wirksam im Kampf gegen die HI-Viren, so dass die Viren nicht vollständig vernichtet werden können.

Es folgt eine weitgehend beschwerdefreie Phase, die sogenannte Latenzzeit. Sie kann bis zu zehn Jahre, in Einzelfällen auch länger, anhalten.

In der dritten Phase, der symptomatischen Phase, fällt die Anzahl der T-Helferzellen deutlich ab. Die Betroffenen sind anfällig für Infektionen, die von Menschen mit einem gesunden Immunsystem vergleichsweise rasch abgewehrt werden, z. B. Pilzinfektionen im Genitalbereich, Magen-Darm-Infekte. Zudem fällt die Schwellung fast aller Lymphknoten auf.

1 µl: 1 Mikroliter = 1/1 000 Milliliter = 1 mm^3

Die vierte Phase entspricht dem Vollbild der Krankheit AIDS. Die Anzahl der T-Helferzellen liegt unter 200 pro µl; gesunde Menschen verfügen über mindestens 1 000 pro µl. Es liegen sogenannte AIDS-definierende Erkrankungen vor: besondere Tumore und Infektionen, die nur im Zusammenhang mit AIDS auftreten. Dazu zählen bestimmte Formen der Lungenentzündung, Geschwüre an Haut und Schleimhäuten, der entzündliche Befall des zentralen Nervensystems mit psychischen Veränderungen und Demenz, bösartige Tumore der Lymphknoten und der Haut.

Opportunität: Gelegenheit

Mit Auszehrung und weiterer Abnahme der T-Helferzellen stirbt der Betroffene schließlich an sogenannten opportunistischen Infektionen. Das sind Infektionen, deren Erreger die Gelegenheit des schwachen Immunsystems nutzen, um ihre schädigende Wirkung zu entfalten. Bei einem intakten Immunsystem würde der Organismus sie ohne Weiteres abwehren, oder sie würden harmlos abklingen. Eine HIV-Infektion verläuft aus diesen Gründen tödlich.

15.2.2 Symptome

Wenige Tage bis Wochen nach der Infektion zeigen sich bei einigen Betroffenen allgemeine Krankheitssymptome wie Fieber, Halsentzündung und Lymphknotenschwellung. Nicht selten deuten sie diese Beschwerden als harmlosen grippalen Infekt und verfolgen ihn nicht weiter. Während der Latenzzeit verläuft die HIV-Infektion als symptomfreies Intervall. Irgendwann fallen bei den Betroffenen Lymphknotenschwellungen auf, möglicherweise auch eine allgemeine Anfälligkeit für Infektionen. Es entwickelt sich Fieber und eine zunehmende körperliche Schwäche. Beim Vollbild AIDS schließlich zeigen sich besondere bösartige Tumore, psychische und neurologische Beeinträchtigungen, da das HI-Virus auch Haut- und Nervenzellen verändert, sowie opportunistische Infektionen. Charakteristisch für das Krankheitsbild AIDS ist eine Pneumozystose, eine Lungenentzündung mit dem Parasiten Pneumocystis, einem weitverbreiteten Schlauchpilz, der im Lungengewebe vieler gesunder Säugetiere vorkommt. Bei AIDS-Patienten lässt sich die Unterart Pneumocystis jirovecii nachweisen, wogegen die Spezies Pneumocystis carinii, die man früher für ursächlich hielt, nur bei Ratten auftritt.

Folgen einer HIV-Infektion

betroffenes Organ	Erkrankung
Gehirn	Demenz, Tumore, HIV-Enzephalopathie (Vergesslichkeit, Konzentrationsstörungen, Gangstörungen), Infektionen durch Pilze, Viren
Haut	Infektionen, Tumore (Karposi-Sarkom), Warzen 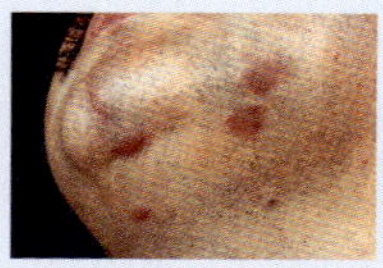
Mundhöhle, Rachen	Infektionen durch Pilze 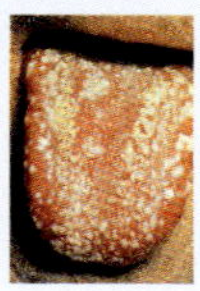

Folgen einer HIV-Infektion	
betroffenes Organ	**Erkrankung**
Lunge	Infektionen durch Pneumocystis jirovecii, Pilze, Bakterien, Viren
Darm	Infektionen durch Salmonellen, Viren, Hefepilze
Zusätzliche Folgen durch die HIV-Therapie	
Blut	Blutungsneigung und Sauerstoffmangel bzw. Atemnot durch Verminderung der Thrombozyten sowie der Erythrozyten als Folge der medikamentösen HIV-Therapie

15.2.3 Diagnostik

Wie auch bei anderen Krankheiten ermöglicht eine frühe Diagnose einer HIV-Infektion, den Krankheitsverlauf durch therapeutisches Eingreifen zu verlangsamen. Bei den sogenannten HIV-Tests handelt es sich fachlich um Antikörper-Suchtests. Sie werden kostenlos bzw. gegen eine geringe Gebühr und anonym von vielen Gesundheitsämtern und Beratungsstellen angeboten. Wenn keine Antikörper gefunden werden, erhält der Untersuchte dieses Ergebnis. Konnten hingegen Antikörper nachgewiesen werden, wird ein aufwändigerer Bestätigungstest durchgeführt, um ein falsch positives Ergebnis auszuschließen. Eine zuverlässige Aussage ergibt sich allerdings nur, wenn der Test drei Monate nach der letzten Risikosituation durchgeführt wird.

Eine HIV-Infektion ist nicht namentlich meldepflichtig: Das Testergebnis HIV-positiv wird vom untersuchenden Arzt an das örtliche Gesundheitsamt und von dort an das Robert Koch-Institut übermittelt. Dort erfolgt eine epidemiologische Auswertung der Daten.

Bestätigt sich die Diagnose einer HIV-Infektion, werden weitere Untersuchungen durchgeführt, um die aktuelle Leistungsfähigkeit des Immunsystems und damit das Fortschreiten der Krankheit abzuschätzen. Außerdem gilt es, Komplikationen, z. B. lokale Infektionen, frühzeitig zu erkennen und Risiken zu erfassen, die sich aus akuten Infekten oder aus dem Lebenswandel der Betroffenen ergeben.

15.2.4 Therapie

Ein Heilmittel gegen HIV gibt es nicht, wenngleich die Lebenserwartung und die Lebensqualität von Menschen mit HIV und AIDS in den letzten Jahren deutlich verbessert werden konnte.

HIV-positive Menschen erhalten Medikamente, die die Vermehrung der Viren verlangsamen. Einige Zeit nach Beginn der medikamentösen Therapie entstehen im Körper vieler Patienten leicht veränderte Stämme des HI-Virus, sogenannte Mutanten, die gegen ein zuvor noch wirksames Medikament resistent sind und sich nun ungebremst vermehren können. Um die Bildung solcher Resistenzen möglichst zu verhindern, erhalten Patienten meist von vornherein eine Kombination von zwei, drei oder mehr verschiedenen Medikamenten, eine sogenannte Kombinationstherapie.

Mutation: dauerhafte Veränderung des Erbguts, oft spontan oder durch äußere Einflüsse hervorgerufen

resistent: widerstandsfähig, unempfindlich

Die Wirkung der HIV-Therapie besteht darin, dass die Menge der Viren im Blut, die Viruslast, gesenkt wird. Dazu versucht man, an verschiedenen Stellen den Stoffwechsel zwischen Virus und Wirtszelle zu stören, z. B.:

- beim Anhaften an die Zellwand der T-Helferzelle,
- beim Eindringen des Virus in die T-Helferzelle,
- beim Umschreiben der Virus-RNA in DNA,
- bei der Synthese neuer Viruspartikel.

Synthese: Aufbau, Zusammenfügen

Im günstigsten Fall lässt sich HIV im Blut gar nicht mehr nachweisen; allerdings bleibt das HI-Virus auch dann noch in verschiedenen Organen und im Blut präsent und vermehrt sich – wenn auch nur langsam. Gleichzeitig nimmt die Zahl der T-Helferzellen oft wieder zu, das Immunsystem erholt sich also etwas.

Um dieses Ziel zu erreichen, müssen die HIV-Medikamente jedoch nach sehr strengen Regeln eingenommen werden. Voraussetzung für eine optimale Wirksamkeit ist, dass die HIV-Behandlung von Anfang an individuell geplant und auf den einzelnen Patienten abgestimmt wird. So sollte die medizinische Behandlung von Menschen mit HIV stets in den dafür besonders qualifizierten HIV-Schwerpunktpraxen oder HIV-Ambulanzen erfolgen.

Neuropathie: Schädigung der Nervenenden mit Schmerzen und/oder Empfindungsstörungen

Die Nebenwirkungen der HIV- bzw. AIDS-Therapie können sehr vielfältig sein und variieren je nach Medikament und behandeltem Menschen. Nebenwirkungen wie Durchfall und Kopfschmerzen gehen meist nach einigen Wochen zurück und lassen sich gut behandeln. Problematischer sind die Langzeitnebenwirkungen wie Neuropathien in den Armen und Beinen oder die für viele HIV-Patienten besonders belastenden Störungen des Fettstoffwechsels und der Fettzusammensetzung des Körpers. Hierbei kommt es zum Schwund von Unterhautfettgewebe im Gesicht, an den Armen und Beinen sowie zur Anlagerung von Fettgewebe am Bauch und im Nacken. Zudem lassen sich Blutungsneigung sowie Sauerstoffmangel und geringe Leistungsfähigkeit durch die Verminderung der Thrombozyten und Erythrozyten beobachten. Die Medikamente können auch zu dauerhaften Organschädigungen, z. B. Leberversagen, führen.

Die Erforschung neuer Medikamente legt die Schwerpunkte einerseits auf die Senkung der Viruslast, aber auch auf die Anregung des Immunsystems, um die HI-Viren aus eigener Kraft effektiver zu bekämpfen. Es scheint aber unwahrscheinlich, dass man in absehbarer Zeit die HI-Viren vollständig aus dem Körper entfernen und die Krankheit damit heilen kann. Auch die Versuche, einen zuverlässigen Impfstoff gegen eine HIV-Infektion zu entwickeln, verliefen bislang ohne den gewünschten Erfolg.

15.3 Menschen mit HIV

15.3.1 Epidemiologie

Im Vergleich mit der weltweiten Verbreitung von HIV bzw. AIDS fällt die Prävalenz in Mitteleuropa gering aus. Vor allem im südlichen Afrika nimmt AIDS die Form einer Epidemie mit schwerwiegenden wirtschaftlichen und sozialen Folgen an.

- Es erkranken und sterben erwerbstätige Menschen, d es beeinflusst die Wirtschaftskraft der betroffenen Länder.
- Es erkranken und sterben Menschen der Elterngeneration einer Gesellschaft und lassen viele Kinder als AIDS-Waisen zurück. Sie müssen entweder selbst füreinander sorgen oder werden von ihren Großeltern aufgenommen, deren Gesundheitszustand deutlich schlechter als der der heutigen Großeltern-Generation in Deutschland ist.

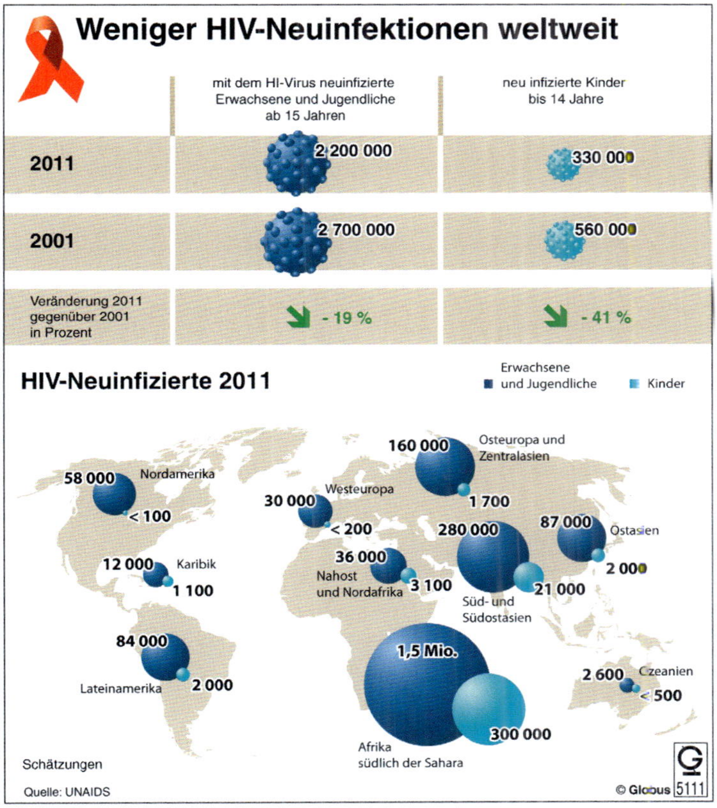

Da sich die Krankheit AIDS von Mensch zu Mensch überträgt und in mindestens zwei WHO-Regionen, die etwa den Kontinenten entsprechen, verbreitet ist erfüllt sie die WHO-Kriterien einer Pandemie.

Pandemie: länder- und kontinentübergreifende Ausbreitung einer Krankheit, im engeren Sinne einer Infektionskrankheit

In Deutschland bilden Männer mit 80 % die größere Gruppe der HIV-positiven Menschen. Als Hochrisikogruppen gelten homosexuelle Männer und Nutzer von intravenös anzuwendenden Drogen. Doch auch das Infektionsrisiko bei heterosexuellen Kontakten ist nicht zu unterschätzen; etwa 20 % aller HIV-Infektionen sind nach Schätzungen des Robert Koch-Instituts darauf zurückzuführen. Ein weiteres Risiko besteht bei sexuellen Kontakten während eines Auslandaufenthaltes in Regionen mit hoher HIV-Prävalenz bzw. mit Menschen, die aus diesen Regionen kommen und sich in Deutschland aufhalten.

Das Risiko einer Mutter-Kind-Übertragung kann in Deutschland als außerordentlich gering eingeschätzt werden.

Hämophilie: „Bluterkrankheit", stark herabgesetzte Gerinnungsfähigkeit des Blutes

Transmission: Übertragung

HIV/AIDS in Deutschland – Eckdaten	
Menschen, die Ende 2012 mit HIV/AIDS leben	**~ 78 000**
Männer:	~ 63 000
Frauen:	~ 15 000
darunter Kinder	~ 200
Verteilung nach Infektionsrisiko	
Männer, die Sex mit Männern haben	~ 51 000
Personen, die sich über heterosexuelle Kontakte infiziert haben	~ 17 000
Personen aus sog. Hochprävalenzregionen [1)]	~ 9 600
Personen, die Drogen intravenös spritzen	~ 8 400
Hämophile und Bluttransfusionsempfänger [2)]	~ 450
Mutter-Kind-Transmission [3)]	~ 420
Zahl der HIV-Neuinfektionen in Deutschland im Jahr 2012:	**~ 3 400**
Männer:	~ 3 000
Frauen:	~ 410
darunter Kinder	< 10
Infektionswege (geschätzt)	
Männer, die Sex mit Männern haben	~ 250 %
Heterosexuelle Kontakte	~ 630 %
Personen, die Drogen intravenös spritzen	~ 210 %
Mutter-Kind-Transmission	< 10 %
Neue AIDS-Erkrankungen im Jahr 2012	**~ 820**
Männer:	~ 720
Frauen	~ 110
Kinder	< 10
Todesfälle bei HIV-Infizierten im Jahr 2012	**~ 550**
Gesamtzahl der HIV-Infizierten seit Beginn der Epidemie	**~ 94 000**
Geschätzte Zahl der HIV-Infizierten unter antiretroviraler Therapie Ende 2012	**~ 50 000**
Gesamtzahl der Todesfälle bei HIV-Infizierten seit Beginn der Epidemie	**~ 27 000**

nach: Robert Koch-Institut: Epidemiologische Kurzinformation unter RKI, Stand 2012

Betrachtet man die epidemiologischen Daten seit dem Auftreten von HIV, so fällt auf, dass die HIV-Infektionsrate in den 80er-Jahren zunächst bis zu 7 500 Neuinfektionen jährlich steil anstieg und bis zu den 90er-Jahren auf etwa 2 000 jährlich abfiel. Auf diesem Niveau hielt sie sich. Allerdings lässt sich seit 2003 ein Anstieg auf etwa 3 000 Neuinfektionen jährlich beobachten. Fachleute vermuten, dass viele Menschen

1) Personen, die aus sog. Hochprävalenzregionen stammen, haben sich überwiegend in ihren Herkunftsländern und dort über heterosexuelle Kontakte mit HIV infiziert. Die Abschätzung der Größe dieser Personengruppe und ihre Aufteilung auf die Bundesländer ist mit der höchsten Unsicherheit behaftet, da zu wenig Angaben darüber verfügbar sind, wie hoch der Anteil der Personen aus dieser Gruppe ist, die nach ihrer HIV-Diagnose dauerhaft in Deutschland bleiben.

2) Infektion erfolgte über kontaminierte Blutkonserven und Gerinnungsfaktorenkonzentrate überwiegend in der Zeit vor 1986.

3) Kinder, die vor, während oder nach ihrer Geburt die HIV-Infektion über ihre Mutter erworben haben.

angesichts der Fortschritte bei der medikamentösen Therapie die Bedrohlichkeit einer HIV-Infektion als nur noch gering einschätzen.

Die AIDS-Inzidenz liegt aktuell bei etwa 800 Diagnosen jährlich.

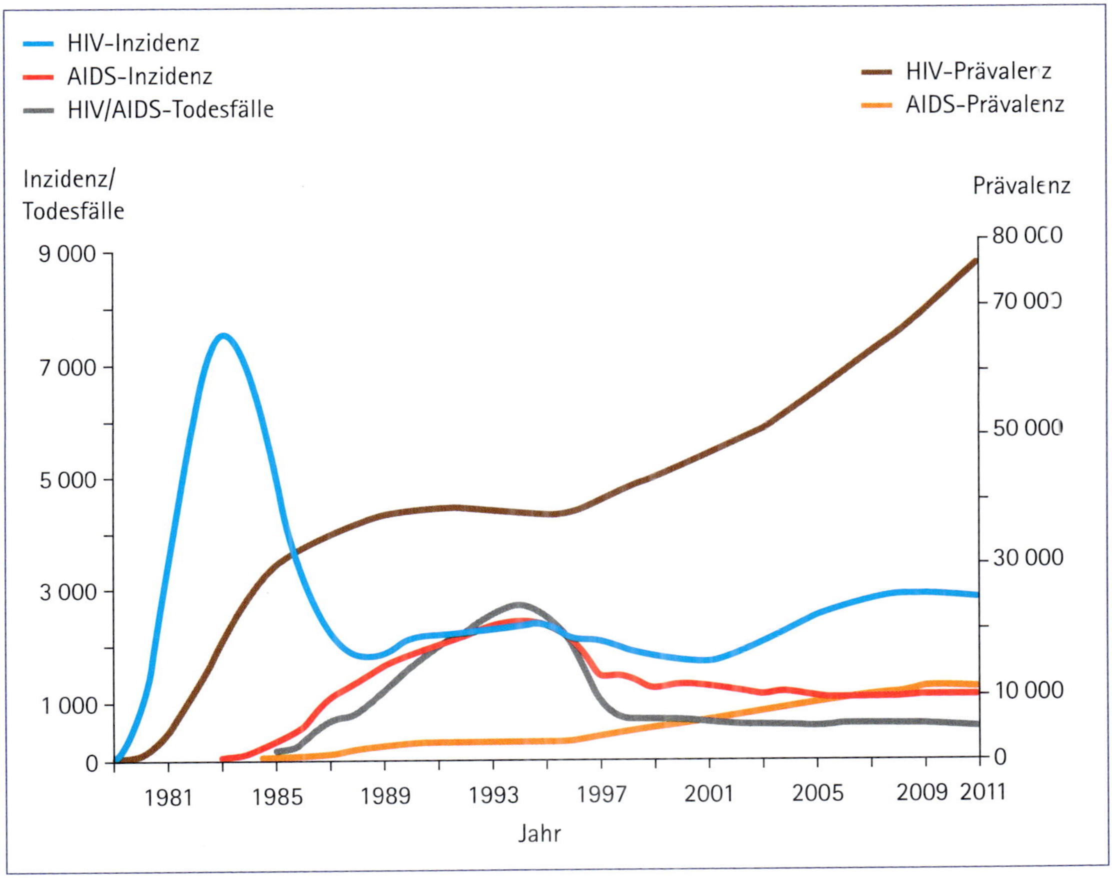

Verbreitung von HIV und AIDS in Deutschland nach Robert Koch-Institut unter www.rki.de

15.3.2 Lebenssituation von Menschen mit HIV

Da die sozialen und gesellschaftlichen Bedingungen, unter denen HIV-positive Menschen leben, sehr weit gefächert sind, führt die Diagnose „HIV-positiv" zu unterschiedlichen Folgen, z. B. in einer Liebesbeziehung, im Familienleben, am Arbeitsplatz.

Die HIV-infizierten Menschen müssen sich damit auseinandersetzen, von einer tödlichen Krankheit betroffen zu sein und daran vergleichsweise jung zu sterben. Das soziale Umfeld reagiert zunächst verunsichert, möglicherweise ablehnend. Beim Geschlechtsverkehr ist „Safer Sex", also die Benutzung eines Kondoms, unverzichtbar.

Die Therapie erfordert eine hohe Disziplin: Mehrere Tabletten täglich müssen zum korrekten Zeitpunkt eingenommen werden. Bei manchen Patienten führen starke Nebenwirkungen dazu, dass sie die Therapie abbrechen oder gemeinsam mit ihrem Arzt völlig umstellen müssen. Die Angst vor den Nebenwirkungen der Therapie kann auch dazu führen, dass einige Patienten ihre Medikamente nicht regelmäßig einnehmen, sodass deren Wirksamkeit gefährdet ist.

In jedem Fall aber bedeutet eine HIV-Diagnose einen gewaltigen Einschnitt in das Alltagsleben der Betroffenen. Unterstützung für HIV-positive und AIDS-kranke Menschen sowie ihre Angehörigen bieten zahlreiche Beratungsstellen und Selbsthilfegruppen, die sich vor allem in größeren Städten befinden. Gemeinsam mit der Deutschen AIDS-Stiftung und der Deutschen AIDS-Hilfe beteiligt sich die Bundeszentrale für gesundheitliche Aufklärung am jährlich stattfindenden Welt-AIDS-Tag am 1. Dezember.

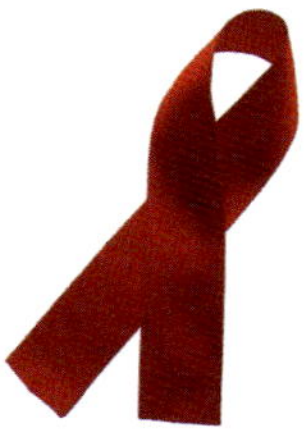

Täglich AIDS-Tote in Deutschland

Über den Irrglauben, an AIDS sterbe in Deutschland niemand mehr, schüttelt Christian Träder nur den Kopf. „Wer das glaubt, der sollte mal in unsere Klinik kommen", sagt der stellvertretende Leiter der Infektiologie am Auguste-Viktoria-Krankenhaus in Berlin. Der Mediziner erlebt nicht nur jeden Tag, wie stark die Immunschwäche-Krankheit nach wie vor die Lebensqualität der Betroffenen einschränkt. Er muss auch immer wieder mitansehen, wie Patienten an AIDS sterben. [...]

Infektiologie: Lehre der Infektionskrankheiten

Medikamente einfacher einzunehmen

Einen großen Fortschritt sieht Träder darin, dass die Mittel inzwischen wesentlich einfacher einzunehmen seien. Noch vor wenigen Jahren mussten die Tabletten mehrmals täglich und unter Beachtung extrem detaillierter Vorschriften genommen werden. „Diese komplizierten Regeln waren kaum einzuhalten", erzählt der Experte. Doch auch heute noch müssen viele Patienten bis zu acht Tabletten zweimal täglich nehmen. Um das Therapieziel zu erreichen, den Virus unter der Nachweisgrenze zu halten, sollten die Medikamente pünktlich eingenommen werden. „Das schaffen viele Patienten nicht", sagt Träder und erklärt, dass jede Pille Durchfall, Übelkeit oder Kopfschmerzen verursachen kann. Wegen der massiven Beschwerden scheuen manche Patienten die Medikamente.

resistent: widerstandsfähig, unempfindlich, hier: gegen Medikamente

Gefahr durch resistente Viren

Die Folgen einer versäumten Einnahme aber können verheerend sein: „Diejenigen Viren, die gut mit dem Präparat zurechtkommen, können sich vermehren", erklärt Träder. „Es bilden sich Resistenzen, und dann ist eine neue Medikamenten-Kombination nötig." Die Kombinations-Möglichkeiten aber sind begrenzt. [...]

Arzneimittel-Wechsel

Neben den Resistenzen können auch die Nebenwirkungen einen Wechsel des Arzneimittel-Cocktails nötig machen. Unter dem Zwang, möglichst schnell neue wirksame Medikamente auf den Markt zu bringen, werden Träder zufolge auch giftige Substanzen für die Therapie zugelassen, die mitunter sogar für den Tod von Patienten mitverantwortlich sind. Ein Beispiel sei die Lebererkrankung ESLD (Endstage-Liver-Disease), eine Folge einer chronischen Hepatitis B oder C in Verbindung mit bestimmten AIDS-Medikamenten wie etwa Nevirapin.

Infizierten droht Armut

Eine häufige Nebenwirkung der Therapie ist die sogenannte Lipodystrophie. Dabei wird Fettgewebe aus der Unterhaut etwa an Armen, Beinen und Wangen abgebaut, umgekehrt wachsen Fettpolster an Bauch, Hals sowie bei Frauen im Brustbereich. Laut Jens Ahrens von der Berliner AIDS-Hilfe leiden die Betroffenen extrem unter dieser Fettumlagerung, die die Patienten nicht nur optisch entstellt, sondern auch zu Atembeschwerden führen können. Ahrens betont eine weitere Folge einer Infektion. Nach wie vor wird mit der Diagnose „HIV-positiv" oftmals ein Teufelskreis angeschoben: Da die Betroffenen in der Regel so jung sind, dass sie nur geringe Rentenansprüche haben, sind sie – arbeitsunfähig geworden – finanziell auf staatliche Hilfe angewiesen. Zugleich verursacht die Infektion aber hohe Zusatzkosten. Etwa für eine gesunde ausgewogene Ernährung mit Vitaminen und Spurenelementen, die für HIV-Infizierte noch wichtiger ist als für gesunde Menschen, oder für die Kosten der Behandlung einer Lipodystrophie, die die Krankenkassen in der Regel nicht übernehmen. Nicht selten rutschen die Menschen nach Ahrens' Erfahrung in Armut und werden sozial ausgegrenzt: „Auch heute bedeutet AIDS eine extreme Einschränkung der Lebensqualität."

nach: Westdeutscher Rundfunk unter www.wdr.de

Über die unmittelbaren Veränderungen durch eine HIV-Diagnose hinaus ergeben sich auch langfristige Herausforderungen für die Versorgungsangebote der Gesellschaft, denn mit der steigenden Lebenserwartung wächst auch der Pflegebedarf der Patienten.

HIV im Alter

Moderne Medikamente helfen HIV-Infizierten zwar dabei, mit ihrer Krankheit zu leben und alt zu werden. Die Pflegeangebote für Betroffene reichen jedoch kaum aus. [...] Neben der wachsenden Ausbreitung der Erkrankung sieht man sich bei zuständigen Stellen noch mit einem neuen Problem konfrontiert: der bislang nur unzureichenden Pflegesituation älterer HIV-positiver Menschen.

Mit der Einführung der sogenannten Kombinationstherapie vor zwölf Jahren hat sich die Lebenserwartung von HIV-Patienten deutlich verlängert. Durch diesen gleichzeitigen Einsatz mehrerer antiretroviraler Medikamente wird zwar keine Heilung erzielt, ein Ausbruch der AIDS-Erkrankung jedoch deutlich verzögert, wie Ulrich Kastenbaum, Arzt in einer Münchener HIV-Schwerpunktpraxis, bestätigt: „Dank dieser Therapie kann die Lebenserwartung der Betroffenen der eines gesunden Menschen angenähert werden."

antiretroviral: wirksam gegen eine Virengruppe mit spezieller Vermehrungstechnik über die RNA, s. S. 330

Während die Kombinationstherapie jüngeren Menschen meist ein nahezu normales Leben ermöglicht, haben ältere Patienten und diejenigen, die bereits länger therapiert werden, in der Regel mit Begleiterkrankungen und Nebenwirkungen wie Depressionen, Gelenkbeschwerden und Lebererkrankungen zu kämpfen. Auch über ein vermehrtes Auftreten von Osteoporose und Nierenerkrankungen wird berichtet. [...]

Osteoporose: chronische Erkrankung der Knochen mit Schwund des Knochengewebes, s. S. 363

Die Therapie-Erfolge führen nun zu einer stetig wachsenden Zahl HIV-positiver Menschen mit Pflegebedarf, insbesondere solcher, die älter als 50 sind. Diese fielen aber häufig durchs Raster: „Derzeit müssen in Deutschland etwa zwei Millionen Menschen gepflegt werden. Etwa die Hälfte davon wird in Familien betreut, weitere 500 000 ambulant in ihren Wohnungen. Für HIV-Kranke sind diese Wege meist nicht gangbar", sagt Volker Mertens, Sprecher der Deutschen AIDS-Stiftung. Oft fehle die familiäre Anbindung, sodass eine Versorgung durch das primäre soziale Netzwerk nicht möglich sei.

prekär: schwierig, problematisch

Auch ambulante Pflege komme in vielen Fällen nicht infrage. Häufig könnten Betroffene wegen der Erkrankung nicht mehr arbeiten und lebten deshalb in prekären Wohnsituationen, die eine Versorgung in der eigenen Wohnung nicht möglich machen. „Viele sind sowohl gesundheitlich als auch psychosozial so bedürftig, dass sie einfach nicht mehr allein leben können", berichtet Mertens.

Selbst die Versorgung in einem Pflegeheim sei oft schwierig: „Das sind in der Regel ja Seniorenzentren. AIDS-Kranke müssen zum Teil schon ab einem Alter zwischen 40 und 50 gepflegt werden. Da gibt es massive Integrationsprobleme mit den anderen Bewohnern, zumal viele Erkrankte homosexuell sind oder Drogen konsumieren", sagt Mertens. [...]

Bereits heute besteht ein großer Bedarf an speziellen Pflegeangeboten für HIV-Patienten. Alles deutet jedoch darauf hin, dass sich diese Situation in den kommenden Jahren noch verschärfen wird, wie Mertens sagt: „Momentan gibt es bereits bei mehreren Tausend Betroffenen einen Pflegebedarf. In fünf bis zehn Jahren wird es sich aber bereits um Zehntausende handeln, und diese Zahlen beschreiben nur die untere Grenze eines Trends."

nach: Zeit online (Mölleken, Jan) unter www.zeit.de

15.4 Prävention

15.4.1 Bevölkerungsweite Aufklärungsmaßnahmen

Zur Organisation von Maßnahmen, die bundesweit alle Bevölkerungsgruppen erreichen, ist die Umsetzungskraft einer staatlichen Einrichtung erforderlich, z. B. die der Bundeszentrale für gesundheitliche Aufklärung (BZgA).

Um die Rate der HIV-Neuinfektionen zu senken, informiert die BZgA die Bevölkerung seit 1987 über die Gefahren von HIV und AIDS und die Möglichkeiten, sich davor zu schützen.

GIB AIDS KEINE CHANCE

Die BZgA bietet gedrucktes Informationsmaterial für verschiedene Altersgruppen zum Versand an, lässt Spots fürs Fernseh- und Kinoprogramm erstellen und gibt unter dem Motto „Gib AIDS keine Chance" alljährlich zum Welt-AIDS-Tag am 1. Dezember eine neue Plakat- und Anzeigenserie heraus. Die Motive entstehen oft nicht in einer Werbeagentur, sondern werden unter anderem von Kunst- und Design-Studenten entworfen.

Ein Jahr, nachdem die „Gib-AIDS-keine-Chance"-Initiative 1986 gegründet wurde, ging man noch sehr behutsam mit dem Thema HIV und AIDS um und schaltete Anzeigen wie diese in Tageszeitungen und Zeitschriften:

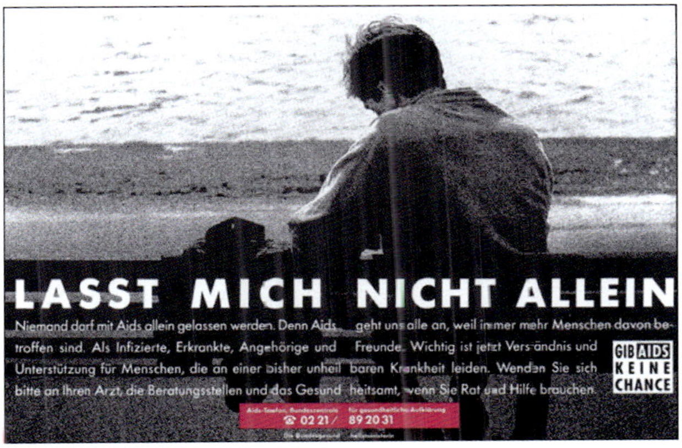
LASST MICH NICHT ALLEIN
Niemand darf mit Aids allein gelassen werden. Denn Aids geht uns alle an, weil immer mehr Menschen davon betroffen sind. Als Infizierte, Erkrankte, Angehörige und Freunde. Wichtig ist jetzt Verständnis und Unterstützung für Menschen, die an einer bisher unheilbaren Krankheit leiden. Wenden Sie sich bitte an Ihren Arzt, die Beratungsstellen und das Gesundheitsamt, wenn Sie Rat und Hilfe brauchen.
GIB AIDS KEINE CHANCE
☎ 02 21 / 89 20 31

Im Jahr 1993 zeigten die Plakate und Anzeigen zum ersten Mal echte Kondome, eine damals sehr ungewöhnliche Maßnahme, denn bis dahin waren die Präservative in den Kampagnen ausschließlich gezeichnet oder angedeutet worden.

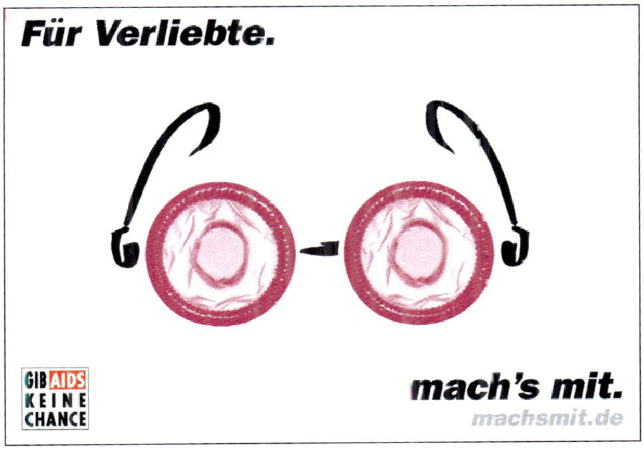
Für Verliebte.
GIB AIDS KEINE CHANCE
mach's mit.
machsmit.de

Nicht nur die Abbildungen, auch die Texte der Anzeigen und Plakate wurden frecher.

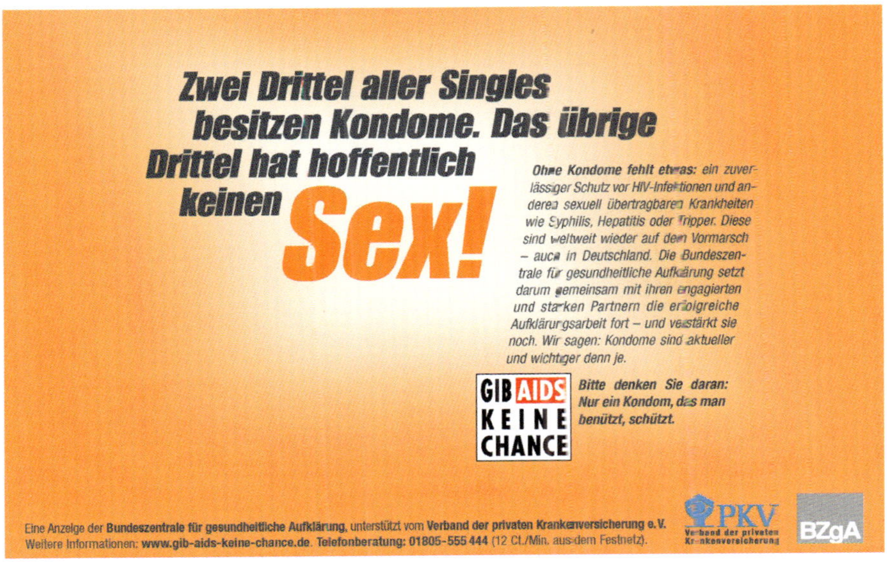
Zwei Drittel aller Singles besitzen Kondome. Das übrige Drittel hat hoffentlich keinen Sex!
Ohne Kondome fehlt etwas: ein zuverlässiger Schutz vor HIV-Infektionen und anderen sexuell übertragbaren Krankheiten wie Syphilis, Hepatitis oder Tripper. Diese sind weltweit wieder auf dem Vormarsch – auch in Deutschland. Die Bundeszentrale für gesundheitliche Aufklärung setzt darum gemeinsam mit ihren engagierten und starken Partnern die erfolgreiche Aufklärungsarbeit fort – und verstärkt sie noch. Wir sagen: Kondome sind aktueller und wichtiger denn je.
GIB AIDS KEINE CHANCE
Bitte denken Sie daran: Nur ein Kondom, das man benützt, schützt.
Eine Anzeige der Bundeszentrale für gesundheitliche Aufklärung, unterstützt vom Verband der privaten Krankenversicherung e.V.
Weitere Informationen: www.gib-aids-keine-chance.de. Telefonberatung: 01805-555 444 (12 Ct./Min. aus dem Festnetz).
PKV Verband der privaten Krankenversicherung
BZgA

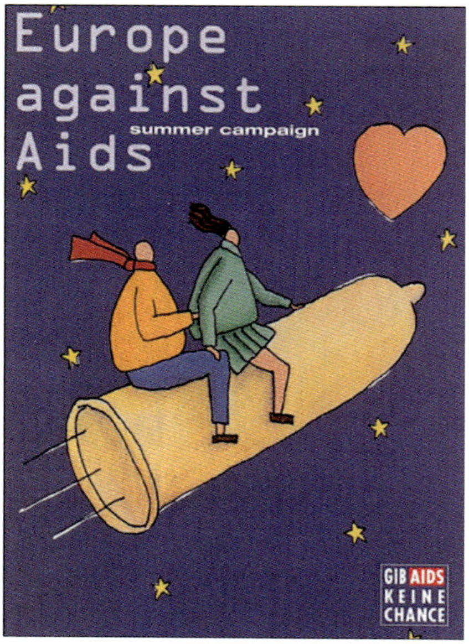
Europe against Aids
summer campaign
GIB AIDS KEINE CHANCE

Im Jahr 1996 gingen europaweit diese Plakate und Postkarten mit dem gleichen Motiv in den Druck. Auch Reisende sollten sich beim Geschlechtsverkehr vor einer HIV-Infektion und anderen Geschlechtskrankheiten schützen.

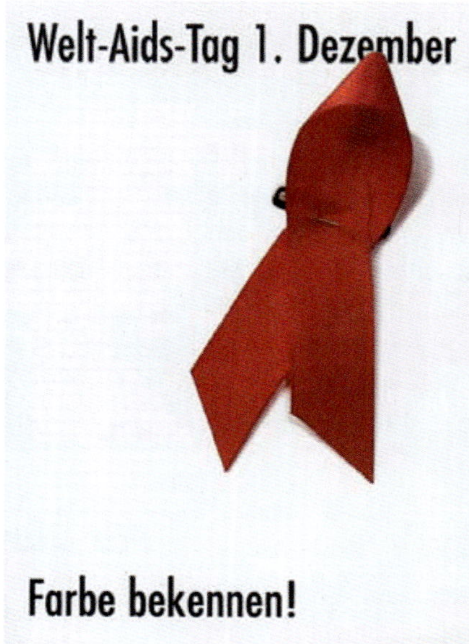
Welt-Aids-Tag 1. Dezember
Farbe bekennen!

Seit 1991 gilt die rote Schleife als Symbol für Solidarität mit den Betroffenen. 1997 bildete sie das Motiv auf dem Plakat zum Welt-AIDS-Tag.

Viel Aufmerksamkeit erhielt die Gemüseserie der „Mach's mit"-Kampagne aus dem Jahr 2006.

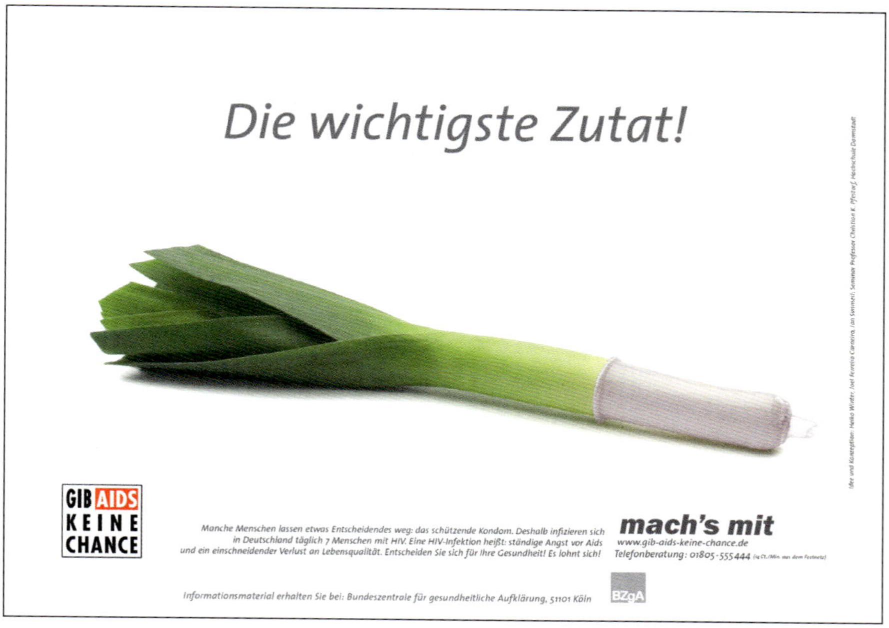
Die wichtigste Zutat!
GIB AIDS KEINE CHANCE
Manche Menschen lassen etwas Entscheidendes weg: das schützende Kondom. Deshalb infizieren sich in Deutschland täglich 7 Menschen mit HIV. Eine HIV-Infektion heißt: ständige Angst vor Aids und ein einschneidender Verlust an Lebensqualität. Entscheiden Sie sich für Ihre Gesundheit! Es lohnt sich!
mach's mit
www.gib-aids-keine-chance.de
Telefonberatung: 01805-555444
Informationsmaterial erhalten Sie bei: Bundeszentrale für gesundheitliche Aufklärung, 51101 Köln
BZgA

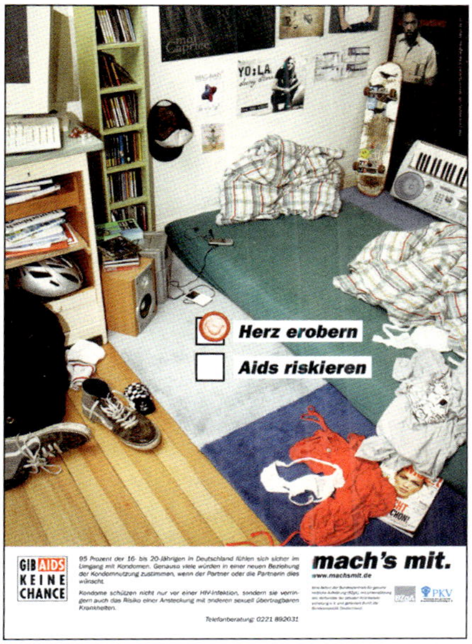
Herz erobern
Aids riskieren
GIB AIDS KEINE CHANCE
95 Prozent der 16- bis 20-Jährigen in Deutschland fühlen sich sicher im Umgang mit Kondomen. Genauso viele würden in einer neuen Beziehung der Kondomnutzung zustimmen, wenn der Partner oder die Partnerin dies wünscht.
Kondome schützen nicht nur vor einer HIV-Infektion, sondern sie verringern auch das Risiko einer Ansteckung mit anderen sexuell übertragbaren Krankheiten.
Telefonberatung: 0221 892031
mach's mit.
www.machsmit.de
PKV

Im Jahr 2009 zeigte die Plakatserie unter dem Titel „Liebesorte“ verschiedene Örtlichkeiten, an denen Menschen Sex haben.

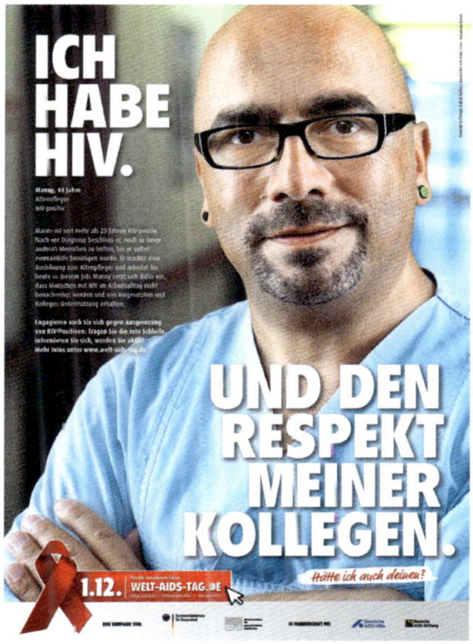
ICH HABE HIV.
UND DEN RESPEKT MEINER KOLLEGEN.
1.12.
WELT-AIDS-TAG.DE

Im Jahr 2012 trug die Kampagne den Titel „Positiv zusammen leben!“ Sie warb für Toleranz und Solidarität und sollte dazu beitragen, die Diskriminierung von HIV-positiven Menschen abzubauen.

Die Kampagne des Jahres 2013 steht unter dem Motto „mach's mit – Wissen & Kondom“. Dafür schrieb die Bundeszentrale für gesundheitliche Aufklärung einen Wettbewerb zur Gestaltung kurzer Gespräche nach folgendem Beispiel für ihre Postkartenserie aus.

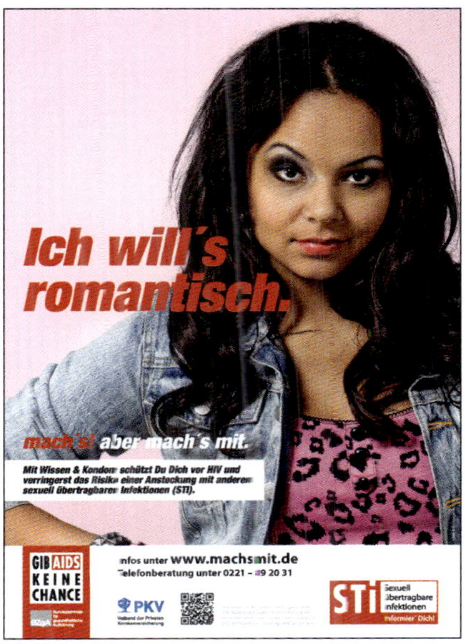
Ich will's romantisch.
mach's! aber mach's mit.
Mit Wissen & Kondom schützt Du Dich vor HIV und verringerst das Risiko einer Ansteckung mit anderen sexuell übertragbaren Infektionen (STI).
GIB AIDS KEINE CHANCE
Infos unter www.machsmit.de
Telefonberatung unter 0221 – 89 20 31
PKV
STI Sexuell übertragbare Infektionen
Informier' Dich!

Die BZgA überprüft seit 1987 regelmäßig die Wirksamkeit ihrer Kampagnen. Unter dem Titel „AIDS im öffentlichen Bewusstsein“ untersucht sie alljährlich Wissen, Einstellungen und Verhaltensweisen zum Schutz vor HIV in der Bevölkerung. So wird unter anderem erfragt,

- wie sich die Wahrnehmung von HIV und AIDS im Bewusstsein der Bevölkerung entwickelt,
- inwiefern HIV und AIDS als gesundheitliche Bedrohungen wahrgenommen werden,
- ob und in welcher Weise die Bevölkerung die Aufklärungskampagnen kennt und die Informationsmöglichkeiten nutzt,
- über welches Wissen bezüglich HIV und AIDS die Menschen verfügen,
- inwieweit besonders Menschen mit riskantem Sexualverhalten sich durch die Benutzung von Kondomen vor einer HIV-Infektion schützen.

Dabei zeigt sich, dass zu Beginn der Studie zwei Drittel der über 16-jährigen Bevölkerung AIDS für eine der gefährlichsten Krankheiten hielten. Diese Einschätzung nimmt seit den 90er-Jahren kontinuierlich ab; im Jahr 2011 ordneten gerade 13 % AIDS den gefährlichsten Krankheiten zu.

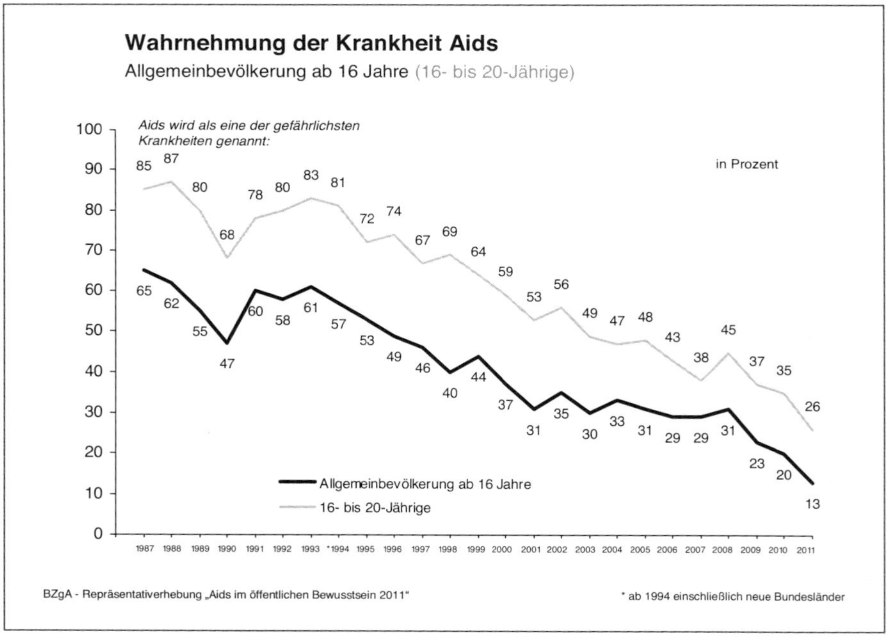

Wahrnehmung der Krankheit AIDS
nach: Bundeszentrale für gesundheitliche Aufklärung unter www.bzga.de

Insgesamt erreichte die Aufklärungskampagne mit mindestens einem Medium – Plakat, Zeitungsanzeige, Fernseh- oder Kinospot – seit dem Jahr 2000 zwischen 97 und 98 % der 16- bis 44-jährigen Bevölkerung. Die Nutzung von Broschüren zur Information über HIV und AIDS liegt seit mehreren Jahren bei etwa 20 Prozent.

Auch über die Übertragungswege zeigt sich nahezu die gesamte Bevölkerung richtig informiert; bezüglich risikoloser Kontakte antworten 90 % der Befragten korrekt.

Der Besitz bzw. die Verfügbarkeit von Kondomen ist die Voraussetzung für die Bereitschaft, sich damit gegen eine HIV-Infektion zu schützen. 83 % der 16- bis 20-jährigen

Jugendlichen tragen Kondome bei sich oder haben welche zu Hause. Seit die Frage 1989 erstmalig gestellt wurde, lässt sich eine deutliche Steigerung dieser Werte – sowohl bei Männern als auch bei Frauen – feststellen.

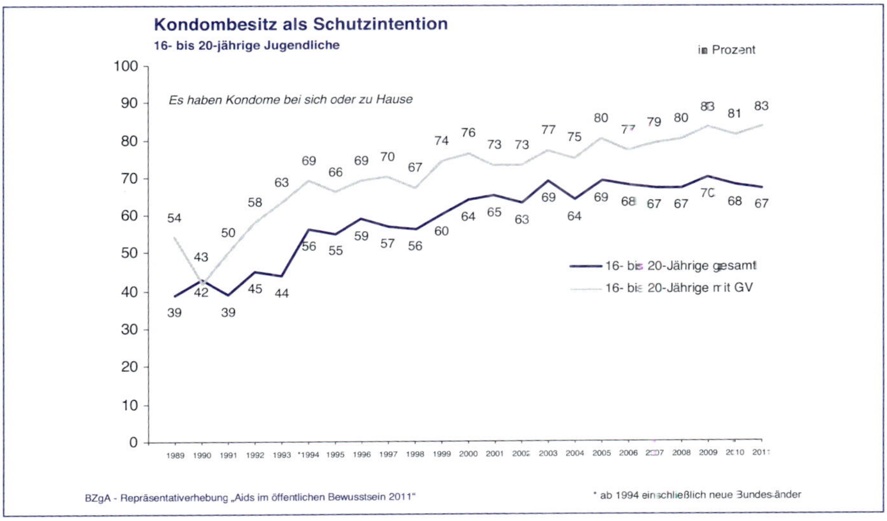

Kondombesitz als Zeichen für die Bereitschaft, sich gegen HIV zu schützen nach: Bundeszentrale für gesundheitliche Aufklärung unter www.bzga.de

Ebenso bestätigt eine steigende Zahl von Befragten, dass sie zu Beginn neuer sexueller Beziehungen Kondome auch tatsächlich benutzt.

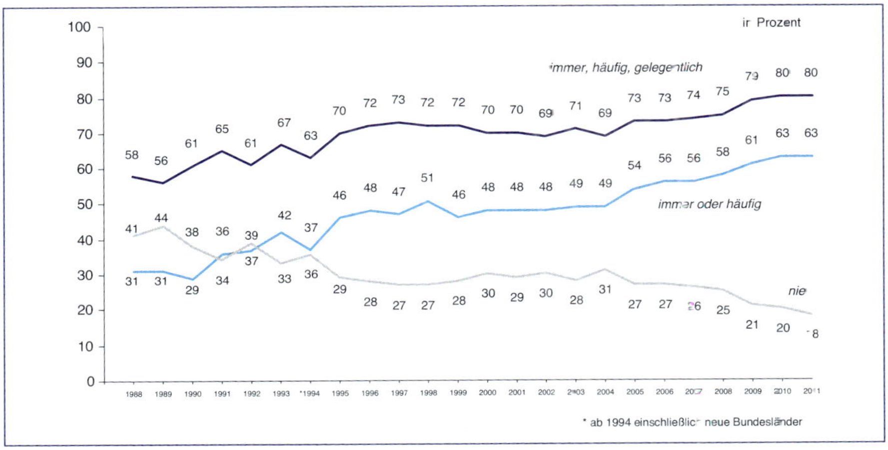

Kondomverwendung von alleinlebenden unter 16- bis 44-Jährigen mit Sexualkontakten im letzten Jahr, nach: Bundeszentrale für gesundheitliche Aufklärung unter www.bzga.de

Trotz dieser positiven Zahlen stagniert die Zahl der Neuinfektionen (s. S. 338).

15.4.2 Aufklärungsmaßnahmen für ausgewählte Zielgruppen

Neben allgemeinen Informationskampagnen zur HIV-Vermeidung erweisen sich örtlich begrenzte und an speziellen Zielgruppen orientierte Maßnahmen als sinnvoll. So verknüpft beispielsweise eine gemeinsame Initiative verschiedener Träger im Schwarzwald die HIV-Prävention mit allgemeinen Maßnahmen der Gesundheitsförderung und bietet sie gezielt für Menschen aus Osteuropa an.

Modellprojekt GEMO: Ein Kooperationsprojekt zur Gesundheitsförderung und AIDS/HIV-Prävention für Menschen aus Osteuropa

Das Modellprojekt „Gesundheitsförderung und HIV/AIDS-Prävention für Menschen aus Osteuropa“ (GEMO) ist eine Kooperation des DRK-Landesverbandes Badisches Rotes Kreuz mit der AIDS-Hilfe Freiburg e.V., der Katholischen Fachhochschule Freiburg und den DRK-Kreisverbänden Emmendingen, Freiburg, Konstanz und Waldshut.

Mit einer Laufzeit von zwei Jahren wird das Projekt vom Bundesministerium für Gesundheit gefördert. Das Ziel des Projekts ist, spezielle Methoden zu entwickeln und zu erproben, welche die allgemeine gesundheitliche Versorgung der Zielgruppe verbessern sollen. Mit dem Schwerpunkt auf HIV/AIDS-Prävention möchte das Projekt aufklären und Zugangswege zur Vorsorge und zur Behandlung eröffnen.

- Allgemeine Gesundheitsvorsorge, Stärkung des Gesundheitsbewusstseins und Verbesserung der Kenntnisse über eine gesunde Lebensführung [...]
- Zusammenarbeit und Vernetzung der öffentlichen Gesundheitsdienste, Beratungsstellen, Migrationsfachdienste und anderer wichtiger Stellen für die Gesundheitsförderung von Menschen mit Migrationshintergrund [...]
- Gesundheitskurse, Informationsveranstaltungen und Aktionstage zur Gesundheit für Familien, Kinder, Jugendliche und Erwachsene
- Muttersprachliches Training zu speziellen Krankheitsfragen für Ehrenamtliche mit Migrationhintergrund, die aktiv in der Aufklärungsarbeit eingesetzt werden sollen [...]

Modellprojekt GEMO (Mölbert, Angelika) unter www.drk-freiburg.de

An vielen anderen Orten engagieren sich zahlreiche Organisationen mit kreativen Ideen für die Prävention weiterer HIV-Neuinfektionen bei ganz unterschiedlichen Zielgruppen.

Zusammenfassung: HIV und AIDS

Der menschliche Organismus schützt sich mit verschiedenen Strategien gegen das Eindringen krank machender Mikroorganismen sowie deren Vermehrung. Die äußeren Schutzbarrieren wehren Erreger auf physikalische oder chemische Weise ab. Die unspezifische Abwehr, vorwiegend durch Granulozyten und Monozyten, erkennt unterschiedliche Fremdkörper anhand ihres Oberflächenmusters. Im Zuge der Phagozytose umfließen und verschlingen sie diese Fremdkörper. Die spezifische Immunabwehr richtet sich speziell gegen ganz bestimmte Erreger. Dazu veranlassen die T-Lymphozyten die Bildung von Antikörpern, von Gedächtniszellen sowie von Zellen zur Vernichtung bereits befallener Körperzellen. Je nachdem, ob die Abwehrfunktion von Körperzellen oder Körperflüssigkeiten übernommen wird, unterscheidet man zwischen zellulärer und humoraler Immunabwehr.

Die klinische Untersuchung eines Patienten liefert den Hinweis auf eine Infektion. Der Betroffene hat Fieber, fühlt sich abgeschlagen und müde. Bei einer örtlich begrenzten Infektion zeigen sich dort Rötung, Schwellung, Überwärmung und Schmerzen bei gleichzeitiger Funktionsminderung. Die der Infektion zugrunde liegenden Erreger lassen sich durch eine mikrobiologische Untersuchung des Blutes oder anderer Körperflüssigkeiten feststellen oder indirekt über vorhandene Antikörper nachweisen.

Viren entfalten ihre schädigende Wirkung, indem sie sich in jeweils speziellen Zellarten einnisten und mit ihrer Hilfe vermehren. Dabei richten sie diese Zellen zugrunde. Das HI-Virus befällt die T-Lymphozyten, die im Immunsystem den Alarm auslösen. In den verschiedenen Körperflüssigkeiten ist das HI-Virus in unterschiedlichen Konzentrationen enthalten und dringt vorwiegend über Sperma, Scheidensekret oder Blut durch Kontakt mit Schleimhäuten oder kleine Verletzungen in den Organismus ein.

Auf eine kurze Phase explosionsartiger Vermehrung folgt eine symptomfreie Latenzzeit von unbestimmter Dauer. Letztlich zerstört das HI-Virus die T-Helferzellen und macht damit die Betroffenen anfällig für vielfältige Krankheitserreger. Mit dem Auftreten erster typischer, AIDS-definierender Symptome gelten die Patienten nicht mehr nur als HIV-positiv, sondern sie sind vom Krankheitsbild AIDS betroffen. Sie versterben an opportunistischen Infektionen oder nahezu ausschließlich bei HIV-positiven Menschen vorkommenden Krebserkrankungen.

Verschiedene Medikamente ermöglichen eine Verlängerung der Latenzzeit und erhöhen die Lebenserwartung und vielfach auch die Lebensqualität der HIV-positiven Menschen. Allerdings haben sie erhebliche Nebenwirkungen und müssen sehr diszipliniert eingenommen werden.

Im weltweiten Vergleich fallen die jährlichen Neuinfektionen in Deutschland mit etwa 3 000 eher gering aus; allerdings lässt sich in der Vergangenheit ein leichter Anstieg beobachten. Als besondere Risikogruppe gelten homosexuelle Männer.

Für die Betroffenen kann sich das Testergebnis „HIV-positiv" erheblich auf ihren Alltag auswirken, auch in sozialer und finanzieller Hinsicht. Durch den verzögerten Verlauf der AIDS-Erkrankung steigt mittelfristig die Zahl pflegebedürftiger AIDS-Kranker im mittleren Lebensalter.

Die Bundeszentrale für gesundheitliche Aufklärung engagiert sich seit den 80er-Jahren in hohem Maße für die Aufklärung und Prävention in der Bevölkerung. Dazu gehören die Beteiligung am Welt-AIDS-Tag, jährlich wechselnde Plakatkampagnen, vielfältiges Informationsmaterial für verschiedene Zielgruppen, Kinospots und vieles andere mehr. Alljährlich überprüft die BZgA den Bekanntheitsgrad ihrer Aktionen sowie die Einstellung in der Bevölkerung gegenüber einer HIV-Infektion. Dabei zeigt sich ein sehr großer Anteil der Bevölkerung sehr gut informiert über HIV und seine Übertragungswege. Gleichzeitig fällt eine wachsende Unbekümmertheit gegenüber einer HIV-Infektion auf.

In überschaubaren Bereichen, z. B. Städten und Gemeinden, setzen sich zahlreiche unterschiedliche Träger für die HIV-Prävention ein – oft verbunden mit Angeboten zur allgemeinen Gesundheitsförderung.

Wiederholungsfragen

1 Welche äußeren Schutzbarrieren bewahren den menschlichen Organismus vor dem Eindringen von Krankheitserregern?

2 Worin unterscheiden sich die unspezifische und die spezifische Immunabwehr?

3 Wie verläuft die Abwehr eines Krankheitserregers?

4 Welche Übertragungswege nutzen Krankheitserreger?

5 Wie verläuft eine Infektionskrankheit?

6 Welche Untersuchungsmöglichkeiten stehen beim Verdacht auf eine Infektionskrankheit zur Verfügung?

7 Wie vermehren sich Viren?

8 Worin besteht die Gefährlichkeit von Viren für den menschlichen Organismus?

9 Welche Übertragungswege besitzt das HI-Virus?

10 Wie verläuft eine HIV-Infektion?

11 Warum wird eine HIV-Infektion gelegentlich mit dem Brand in einem Feuerwehrhaus verglichen?

12 Worin besteht der Unterschied zwischen „HIV-positiv" und „AIDS"?

13 Welche Therapiemöglichkeiten gibt es für Patienten mit einer HIV-Infektion?

14 Wie entwickeln sich die epidemiologischen Daten für HIV und AIDS in Deutschland?

15 Welche Bevölkerungsgruppen sind besonders infektionsgefährdet?

16 Worin unterscheiden sich die epidemiologischen Zahlen zwischen Mitteleuropa und Afrika?

17 Welche Folgen bringt eine HIV-Infektion für viele Betroffene mit sich?

18 Welche Herausforderungen ergeben sich aus der epidemiologischen Entwicklung für das Gesundheitswesen?

19 Welche Maßnahmen ergreift die Bundeszentrale für gesundheitliche Aufklärung im Zusammenhang mit HIV-Infektionen?

20 Wie beeinflussen die Kenntnisse über HIV und AIDS das Verhalten in der Bevölkerung?

Internet

www.aidshilfe.de	Deutsche AIDS-Hilfe e. V.
www.bzga.de	Bundeszentrale für gesundheitliche Aufklärung
www.gib-aids-keine-chance.de	Bundeszentrale für gesundheitliche Aufklärung

www.infodienst.bzga.de	Bundeszentrale für gesundheitliche Aufklärung: aktuelle Motivserie
www.machsmit.de	Bundeszentrale für gesundheitliche Aufklärung
www.welt-aids-tag.de	Bundeszentrale für gesundheitliche Aufklärung, Deutsche AIDS-Hilfe e. V., Deutsche AIDS-Stiftung

Verknüpfende Aufgaben

1 Zahlreiche pharmazeutische Unternehmen versuchen intensiv, einen Impfstoff zur Vermeidung bzw. Medikamente zur Bekämpfung einer HIV-Infektion zu entwickeln. Von Zeit zu Zeit veröffentlichen sie ihre Erfolge in den Medien. Informieren Sie sich über den gegenwärtigen Stand der Erforschung bzw. die Zulassung derartiger Medikamente

2 Erkundigen Sie sich bei Ihrem örtlichen Gesundheitsamt, einer AIDS-Beratungsstelle und in einer Arztpraxis, wie ein HIV-Test abläuft. Nennen Sie Vor- und Nachteile für die Durchführung eines HIV-Tests in den verschiedenen Einrichtungen.

3 Informieren Sie sich über die Lebenssituation der Menschen in Afrika. Berücksichtigen Sie dabei auch die Geschlechterrollen.

Tragen Sie Ursachen für die große Verbreitung von HIV und AIDS in diesem Teil der Welt zusammen. Recherchieren Sie die Auswirkungen von HIV und AIDS auf den Alltag von Kindern und Jugendlichen, insbesondere von so genannten AIDS-Waisen, z. B. unter

www.demografische-forschung.org/archiv/defo1201.pdf
(Situation von AIDS-Waisen in Zimbabwe) oder

web9.sv3.inetrobots.com/typolight/index.php/nachrichten.html
(Situation von AIDS-Waisen in Namibia).

4 Beschreiben und erläutern Sie die Daten zur HIV- und AIDS-Prävalenz des Diagramms auf Seite 317 und nennen Sie mögliche Ursachen für diese Entwicklung.

5 Recherchieren Sie unter www.rki.de die aktuellen epidemiologischen Daten zu HIV und AIDS und vergleichen Sie sie mit der im Diagramm auf Seite 317 dargestellten Entwicklung.

6 Informieren Sie sich über Angebote für die Pflege und Versorgung HIV-positiver Menschen in Ihrer Umgebung.

7 Informieren Sie sich über innovative Angebote für die Pflege und Versorgung HIV-positiver Menschen, z. B. bei der AIDS-Hilfe unter www.aidshilfe.de.

8 Entwerfen Sie Kriterien, die ein sich an Jugendliche richtendes Plakat Ihrer Meinung nach erfüllen soll. Beurteilen Sie anhand dieser Kriterien die Plakate auf den Seiten 163 f. und 321 ff. Überlegen Sie gegebenenfalls, welche Zielgruppe außer den Jugendlichen die Plakate ansprechen möchten. Begründen Sie Ihre Einschätzung.

9 Entwerfen Sie selbst ein Anzeigenmotiv zur HIV-Prävention bei Jugendlichen. Vielleicht möchten Sie sich am Ideenwettbewerb der BZgA unter www.machsmit.de beteiligen?

10 Betrachten Sie unter www.bzga.de die Aufklärungsspots der vergangenen Jahre. Notieren Sie mögliche Vergleichskriterien und wenden Sie sie an. Überlegen Sie, welche Spots Sie persönlich ansprechen und warum. Diskutieren Sie Ihre Ergebnisse.

11 Die Nutzung von Kondomen bzw. die Bereitschaft dazu berührt tiefe Grundüberzeugungen von Sexualität. Sie können sich bei verschiedenen Menschen unterscheiden und werden nicht immer und überall deutlich geäußert. Diskutieren Sie:

a) Welche Gründe gibt es, das Thema „Kondome" in Cliquen anzusprechen – oder nicht?

b) Welche Gründe gibt es, das Thema „Kondome" in einer beginnenden Paarbeziehung anzusprechen – oder nicht?

c) Entwerfen Sie solche Gespräche, und setzen Sie sie in einem Rollenspiel um.

12 Das Projekt GEMO trägt den Begriff „Gesundheitsförderung" im Titel. Identifizieren Sie in der Projektbeschreibung auf Seite 325 f. die Elemente der Gesundheitsförderung und begründen Sie Ihre Zuordnung.

13 Informieren Sie sich über HIV-präventive Angebote für verschiedene Zielgruppen

a) im Internet,

b) in Ihrer Umgebung.

14 Trotz umfassender Aufklärungskampagnen stagniert die HIV-Inzidenz in Deutschland: Betrachten Sie diese Entwicklung vor dem Hintergrund des Health-Belief-Modells (s. S. 64 ff.) und analysieren Sie mögliche Ursachen für das gesundheitlich riskante Verhalten.

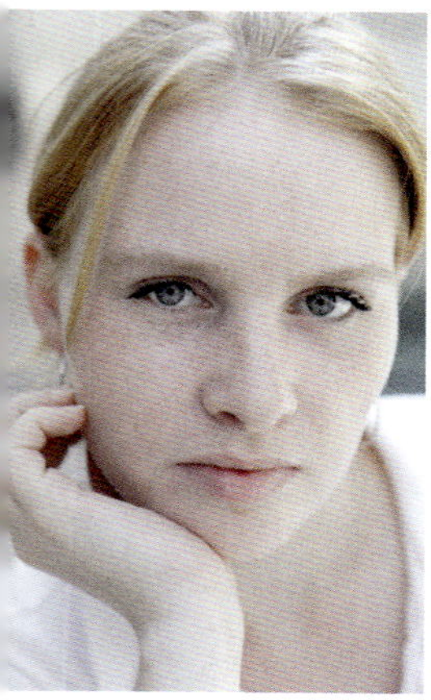

15 Fallbeispiel „Tanja Beier":

Tanja Beier, 18, besucht die Fachoberschule und möchte Logopädin werden. In den vergangenen Sommerferien verreiste sie erstmalig ohne ihre Eltern. Mit drei Freundinnen aus ihrer Handball-Mannschaft verbrachte sie zehn Tage auf Mallorca. Sie genoss Sonne, Strand, Partys, Alkohol und einen One-Night-Stand. Seit einiger Zeit fühlt sie sich abgeschlagen. Ihrer Hausärztin berichtete sie von ihren Urlaubserlebnissen und erklärte sich zu einem HIV-Test bereit. Nach der Mitteilung des positiven Testergebnisses fühlt Tanja sich wie vor den Kopf geschlagen. Inzwischen breitet sich Verzweiflung in ihr aus. Sie macht sich auf den Weg zu einem weiteren vereinbarten Gesprächstermin bei ihrer Hausärztin.

Erläutern Sie das Konzept der Salutogenese nach Antonovsky (s. S. 56 ff.) und die Möglichkeiten seiner Anwendung für Tanja Beier und ihre Situation.

16 Rückenschmerzen

Der Begriff „Rückenschmerzen" umfasst eine Reihe vielfältiger Beeinträchtigungen bzw. Funktionsstörungen des Bewegungsapparates, die größtenteils die Region der Wirbelsäule betreffen.

16.1 Anatomie und Physiologie des Bewegungsapparates

Anatomie:
Wissenschaft vom Aufbau des Organismus

Physiologie:
Wissenschaft von den biologischen, chemischen, physikalischen Vorgängen im Organismus

Der Bewegungsapparat besteht aus den Knochen, den Gelenken und den Muskeln. Er beeinflusst die äußere Gestalt eines Menschen und ermöglicht im Zusammenspiel mit dem Nervensystem die Bewegung des Körpers. Durch die Muskelaktivität produziert der Organismus Wärme; darüber hinaus speichern die Knochen Mineralien. Eine Aufgabe des roten Knochenmarks ist es, Blutzellen zu bilden (s. S 259).

16.1.1 Skelett

Das menschliche Skelett besteht aus etwa 200 Knochen. Es bildet gleichsam das Gerüst des Körpers. Damit verleiht es ihm Stabilität und schützt die Organe vor Verletzungen, z. B. Schutz des Gehirns durch den knöchernen Schädel.

Knochen

Die Grundsubstanz der Knochen besteht im Wesentlichen aus zwei Arten von Knochensubstanz:

homogen:
gleichmäßig aufgebaut, einheitlich

- kompakte Knochensubstanz, Kompakta, mit homogenem Aufbau aus dichtem Knochengewebe, sehr stabil und schwer.

  Bestünde das Skelett gänzlich aus der kompakten Knochensubstanz, so erreichte es ein Gewicht, dessen Bewegung mit dem vorhandenen Muskelsystem kaum zu leisten wäre. Daher bestehen die großen langen Knochen nicht komplett daraus. Die kompakte Knochensubstanz bildet lediglich eine Röhre um die im Knochen befindliche Markhöhle sowie die dünne Außenschicht aller Knochen.
- schwammartige Knochensubstanz, Spongiosa, aus zarten Knochenbälkchen mit Zwischenräumen aufgebaut.

  Hierbei gewährleistet die statische Anordnung der Knochenbälkchen die höchstmögliche Tragkraft bei geringstmöglichem Gewicht des Knochens.

Die Hohlräume der Knochen sind mit Knochenmark gefüllt.

- Das gelbe Knochenmark befindet sich in den Markhöhlen der Röhrenknochen, es ist fett- und eiweißreich.
- Das rote Knochenmark befindet sich zwischen den Maschen der schwammartigen Knochensubstanz. Hier differenzieren sich die Stammzellen zu den verschiedenen Blutzellen, Erythrozyten, Leukozyten und Thrombozyten, aus und gelangen von hier aus in den Blutkreislauf.

Nach Form und Bauweise werden Knochen in Röhrenknochen und kurze bzw. platte Knochen eingeteilt.

- Röhrenknochen: Zu den Röhrenknochen zählen die langen, röhrenförmigen Knochen der Extremitäten mit jeweils zum Gelenk hin verdickten Enden.
- Kurze Knochen, platte Knochen, unregelmäßige Knochen: Kurze, platte oder unregelmäßige, irreguläre Knochen haben eine dünne kompakte Außenschicht, die nach innen in die spongiöse Substanz übergeht. Beispiele sind die Hand- bzw. Fußwurzelknochen, der Schädelknochen, die Rippen, das Brustbein, das Becken. Die Wirbel und viele Knochen des Gesichtsschädels zählen zu den unregelmäßigen Knochen.

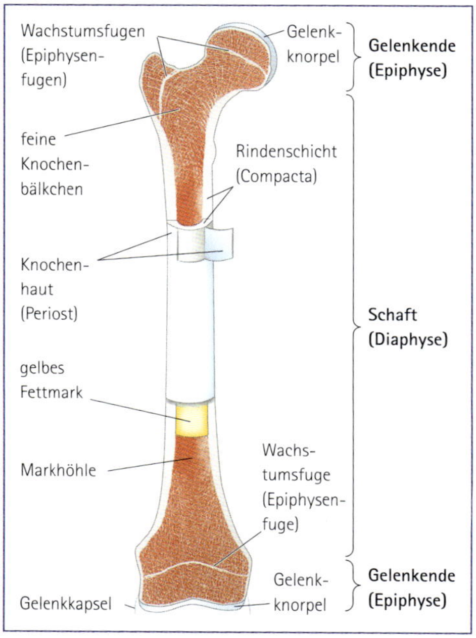

Schnitt durch einen Röhrenknochen

Alle Knochen sind von der Knochenhaut, dem Periost, überzogen. Von hier aus sprossen Nervenendigungen und feine Kapillargefäße (s. S. 245) in das Knochengewebe ein und gewährleisten die Versorgung mit Sauerstoff und Nährstoffen. Die Knochenzellen selbst unterliegen fortdauernden Umbauvorgängen. Die Osteoblasten bauen mit Hilfe von Mineralien, v. a. Kalziumphosphat und Kalziumkarbonat, die die Knochenzellen umgebende Knochengrundsubstanz auf. Sie kristallisiert und verhärtet sich und sorgt auf diese Weise für die sehr belastbare Knochenstruktur. Als Gegenspieler sind die Osteoklasten in der Lage, Knochenstrukturen aufzulösen, z. B. nach Knochenbrüchen.

Diese Umbauprozesse folgen der Belastung der Knochen. So kommt es bei starker Belastung einzelner Knochen zu vermehrtem Einbau von Knochenmaterial und einer verdickten Knochenstruktur. Bei Inaktivität verhält es sich umgekehrt; infolge der Ruhigstellung einzelner Knochen, z. B. durch einen Gipsverband, wird Knochenmaterial abgebaut.

Etwa bis zum 30. Lebensjahr baut sich mehr Knochenmasse auf als ab. In dieser Zeit nimmt die Knochenmasse des Menschen also ständig zu, bis eine individuelle maximale Knochenmasse erreicht ist. Dies geschieht zum einen durch das Wachstum in der Jugend, zum anderen durch eine Steigerung der Knochendichte. Etwa ab dem 30. Lebensjahr überwiegt auch bei gesunden Menschen jedoch der Knochenabbau: Der Körper baut dann jährlich etwa 0,5–1 Prozent der Knochenmasse wieder ab.

Die Gelenkflächen der Knochen sind von Knorpelgewebe überzogen. Es zählt wie das Knochengewebe zum Binde- und Stützgewebe: Die Zellen weisen große Zwischenzellräume auf, welche mit gewebespezifischer Zwischenzellsubstanz ausgefüllt sind. Das Knorpelgewebe lässt sich unterteilen in

- elastischen Knorpel: in der Ohrmuschel, im knorpeligen Anteil der Nasenscheidewand (s. S. 270), im Kehldeckel (s. S. 271) und den in kleinen Bronchien (s. S. 271);
- Faserknorpel: in den Bandscheiben (s. S. 359), der Schambeinfuge, der vorderen Verbindung beider Beckenknochen, und den Menisken (s. S. 355);
- Gelenkknorpel, hyaliner Knorpel: auf allen Gelenkflächen der Knochen.

hyalin: durchscheinend, glasig, klar oder transparent

Der bläulich-weißlich schimmernde Gelenkknorpel erscheint spiegelglatt und ist nicht mit dem Blutgefäßsystem verbunden (s. S. 245). Aufgrund der hohen Druckelastizität eignet er sich hervorragend, um Stöße, z. B. durch Sprünge, abzufangen.

Gelenke

Die Bewegungen des Skeletts erfolgen an den Verbindungsstellen der Knochen: den Gelenken. Hier stehen zwei glatte, mehr oder weniger komplementäre Gelenkflächen zumeist zweier Knochen einander gegenüber. Daraus ergeben sich unterschiedliche Gelenkformen mit entsprechenden Bewegungsachsen. Das Kugelgelenk, z. B. Schulter- oder Hüftgelenk, ermöglicht die Bewegung in allen drei Dimensionen, das Scharniergelenk, z. B. das Ellenbogengelenk oder die Mittel- und Endgelenke der Finger bewegen im Beugen und Strecken um eine Achse.

komplementär: ergänzend, hier: die Gelenkflächen ergänzen einander, z. B. Gelenkkopf und Gelenkpfanne

Eine straffe Gelenkkapsel stabilisiert beide Gelenkenden. Sie verhindert das Auseinanderdriften der Knochenenden, das so genannte „Auskugeln" eines Gelenks. Die innere Schicht der Gelenkkapsel bildet die Synovialmembran; sie beinhaltet Nerven, Blutgefäße. Sie bildet die Gelenkschmiere, Synovia, und sondert sie in den Gelenkspalt, den schmalen Zwischenraum zwischen den Knorpelflächen, ab. Auf diese Weise erhöht sie die Gleitfähigkeit der Gelenkflächen und ernährt den Gelenkknorpel durch Diffusion. Das heißt, durch das Konzentrationsgefälle dringen Stoffe aus der Synovia in den Gelenkknorpel ein.

Kongruenz: Übereinstimmung; hier: die Gelenkflächen passen in Größe und Form an- bzw. aufeinander

Bei einigen besonders beanspruchten Gelenken, v. a. im Knie- und Sprunggelenk, verstärken besondere Gewebsstränge, die Bänder, die Stabilität des Gelenks von außen.

Einige Gelenke verfügen über weitere Hilfseinrichtungen:

- Zwischenscheiben von kreis- oder sichelförmiger Gestalt aus Knorpelgewebe gleichen in einigen Gelenken die geringe Kongruenz der beteiligten Gelenkenden aus, z. B. die Menisken im Kniegelenk.
- Schleimbeutel verringern den Reibungswiderstand, der bei der Bewegung an druckbelasteten Stellen entsteht, indem sie den Druck verteilen und die Gleitfähigkeit erhöhen, z. B. im Ellenbogengelenk.

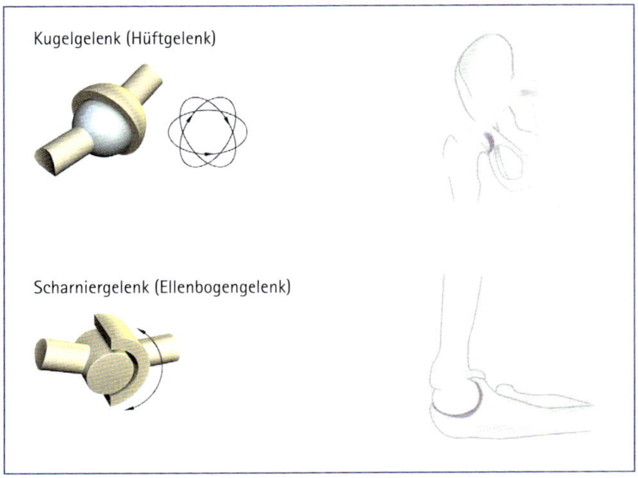

Unterschiedliche Gelenkformen, z. B. Kugelgelenk (Hüfte) und Scharniergelenk (Ellenbogen)

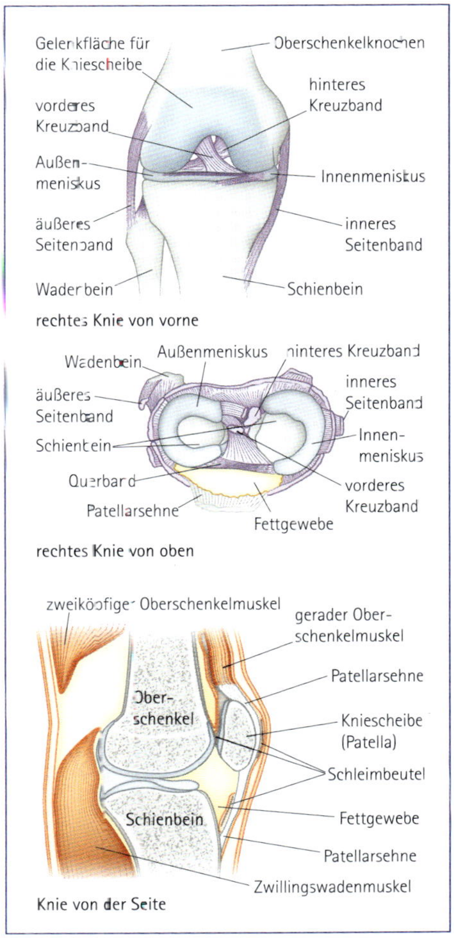

Gelenk mit Hilfseinrichtungen und Muskelansatz, z. B. das Kniegelenk

16.1.2 Muskulatur

Das Muskelgewebe lässt sich in drei Grundtypen einteilen:

- das quergestreifte Muskelgewebe; es bildet die Skelettmuskulatur und lässt sich willentlich steuern;
- das glatte Muskelgewebe, es bildet die Eingeweidemuskulatur und lässt sich willentlich nicht steuern;
- das Herzmuskelgewebe; es bildet die Herzmuskelschicht, das Myokard (s. S. 251). Es besitzt die Fähigkeit der eigenständigen Erregungsbildung und gewährleistet damit die Autonomie des Herzmuskels (s. S. 253).

Die Skelettmuskeln bestehen aus einzelnen Muskelfasern von bis zu 15 cm Länge und 0,1 mm Durchmesser. Diese Muskelfasern sind

- erregbar – sie reagieren auf Reize von Nervenzellen,
- kontraktil – sie können sich zusammenziehen und damit verkürzen und verdicken,
- dehnbar – sie lassen sich in die Länge ziehen,
- elastisch – nach einer Dehnung oder Kontraktion nehmen sie ihre ursprüngliche Form an.

Einzelne Muskelfasern lagern sich zu Muskelfaserbündeln zusammen. Diese wiederum werden von einer straffen bindegewebigen Muskelhülle, der Muskelfaszie, umgeben. Bei den meisten Muskeln verjüngen sich die Enden dieses Muskelbauches zu Sehnen. Sie sind unterschiedlich lang und an den gelenknahen Enden der benachbarten Knochen befestigt. Zum Schutz und zur Förderung der Gleitfähigkeit sind einige Sehnen von Sehnenscheiden umhüllt.

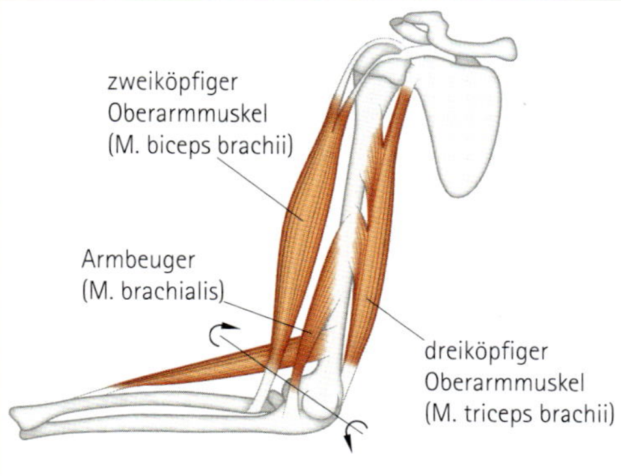

	Beugung	Streckung
zweiköpfiger Armmuskel	Agonist	Antagonist
Armbeuger	Synergist	Antagonist
dreiköpfiger Armmuskel	Antagonist	Agonist

Muskelbewegung: Wirkung von Agonist-Antagonist am Beispiel des Oberarms

Beim Zusammenziehen, der Kontraktion, eines Muskels verkürzen und verdicken sich die Muskelfasern und damit der gesamte Muskel. Der auf diese Weise entstehende Zug auf die Sehne bewegt den anhängenden Knochen.

Den Reiz zur Kontraktion erhalten die Muskelzellen von motorischen Nervenzellen. An einer speziellen Übertragungsstelle, der motorischen Endplatte, schüttet die Nervenzelle einen spezifischen chemischen Transmitter, z. B. Azetylcholin, aus. Dieser chemische Botenstoff veranlasst einzelne Elemente der Muskelzelle dazu, sich ineinander zu schieben und damit die Muskelzelle zu verkürzen. Damit verändert sich die elektrische Spannung in der Muskelzelle – wenn auch nur in geringem Rahmen, aber mit Hilfe eines Elektromyogramms, EMG (s. S. 361), durchaus messbar.

Gleichzeitig wird derjenige Muskel, der die gegenläufige Bewegung ausführen kann, gedehnt. Dies ermöglicht eine flüssige und abgestufte Bewegung. Bei der Beugung im Ellenbogengelenk zum Anheben eines Gegenstands kontrahiert sich der Beuger – Musculus biceps brachii, kurz

Bizeps – an der Vorderseite des Oberarms, gleichzeitig wird der Streckmuskel – M. triceps brachii, kurz Trizeps – an der Rückseite des Oberarms gedehnt. Das Absetzen des Gegenstands erfolgt in gegensätzlicher Weise. Der M. triceps brachii kontrahiert sich, während der M. biceps brachii gedehnt wird.

Zu jeder Bewegung gibt auch eine Gegenbewegung; die ausführenden Muskeln wirken als Spieler, Agonisten, und Gegenspieler, Antagonisten. Eine spezielle Bewegung wird selten von nur einem einzelnen Muskel ausgeführt, vielmehr sind es Muskelgruppen, die eine gleichgerichtete Aktivität ausführen. Solche gemeinsam wirkenden Muskelgruppen heißen auch Synergisten.

Synergie:
Zusammenarbeit, wechselseitige Förderung verschiedener Beteiligter

Auch im Ruhezustand eines Muskels sind einige Muskelfasern angespannt, wodurch der so genannte Ruhetonus entsteht. Er ist auch im Schlaf vorhanden, nicht jedoch bei Bewusstlosigkeit.

Neben den motorischen Nervenfasern durchziehen auch sensible Nervenfasern und ein dichtes Netz von Blutgefäßen die Muskeln. Dieses Netz ermöglicht, dass bei maximaler Anstrengung die Durchblutung, und damit die Versorgung der Muskeln mit Sauerstoff und Nährstoffen, um das Zehnfache gegenüber dem Ruhezustand gesteigert werden kann.

motorisch:
die Bewegung betreffend

sensibel:
empfindungsfähig, die Sensibilität betreffend

Bei fortdauernder Muskelaktivität, z. B. durch gezieltes Training, werden die Muskelfasern und damit die Muskeln dicker, durch eine Vermehrung der Kapillargefäße besser durchblutet und damit leistungsfähiger. Dagegen verringern sich im Rahmen der normalen Alterungsprozesse, durch Immobilität oder Inaktivität die Muskelfasern.

16.1.3 Wirbelsäule

Die Wirbelsäule hält den menschlichen Körper aufrecht. Sie misst je nach Körpergröße zwischen 65 und 75 cm und ermöglicht die Bewegung des Körpers in alle Richtungen. Darüber hinaus schützt sie das in ihrem Innern verlaufende Rückenmark.

Die Beweglichkeit der Wirbelsäule beruht auf den verschiedenen Wirbelknochen, die jeweils nach demselben Bauprinzip aufgebaut sind und in fünf Abschnitte eingeteilt werden:

- die Halswirbelsäule, HWS, mit sieben Halswirbeln,
- die Brustwirbelsäule, BWS, mit zwölf Brustwirbeln,
- die Lendenwirbelsäule, LWS, mit fünf Lendenwirbeln,
- das Kreuzbein aus fünf zusammengewachsenen Kreuzbeinwirbeln,
- das Steißbein.

Jeder Wirbelkörper ist nahezu rund und trägt das Gewicht. Alle Wirbelkörper liegen wie Knochenscheiben aufeinander gestapelt und sorgen so für die Form der Wirbelsäule. An der hinteren Seite des Wirbelkörpers setzt ein knöcherner Bogen, der Wirbelbogen, an. Er umschließt das Wirbelloch. Auf diese Weise entsteht über die ganze Wirbelsäule hinweg der Wirbelkanal. In ihm verläuft das Rückenmark vom Hinterhaupt bis etwa

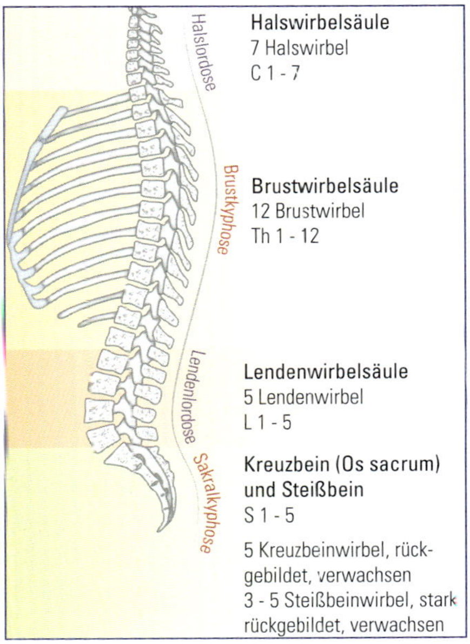

Gliederung der Wirbelsäule

zur Höhe des 2. Lendenwirbelkörpers. Vom Wirbelbogen gehen mehrere knöcherne Fortsätze aus:

- An den durch die Haut tastbaren Dornfortsätzen wie auch an den Querfortsätzen setzt die Rückenmuskulatur an, also die Muskeln zur Beugung, Streckung, Drehung und Seitwärtsneigung der Wirbelsäule. Die Dornfortsätze sind nach unten geneigt und liegen dachziegelartig übereinander. Im Bereich der Brustwirbelsäule sind die Querfortsätze mit den Rippen gelenkig verbunden.
- Die jeweils paarigen oberen und unteren Gelenkfortsätze ermöglichen die gelenkige Verbindung der Wirbel miteinander. Der untere Gelenkfortsatz des oberen Wirbels und der obere Gelenkfortsatz des unteren Wirbels bilden einen Zwischenraum, das Zwischenwirbelloch. Durch diese Zwischenwirbellöcher treten die Spinalnerven aus dem Rückenmark aus, um den Körper motorisch und sensibel zu versorgen. Die Spinalnerven leiten Bewegungssignale des Gehirns über das Rückenmark an die Muskeln des Skelettes und der Organe weiter. Zugleich übermitteln sie Berührungen, Druck, Kälte, Wärme, Schmerz und andere Empfindungen von der Haut, den Muskeln, den Gelenken und den Organen über das Rückenmark an das Gehirn.

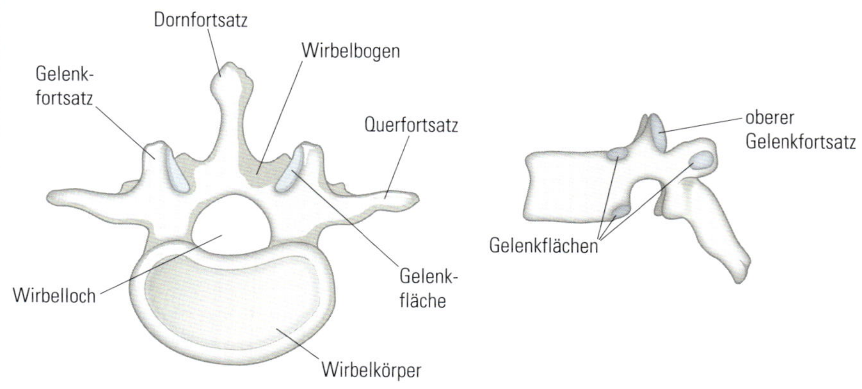

Wirbelkörper: Aufsicht und Seitenansicht

- Auch bei der Wirbelsäule wirken Bänder stabilisierend. Gleichzeitig gewährleisten sie eine gewisse Beweglichkeit. Je ein vorderes und hinteres Längsband verläuft über die ganze Länge der Wirbelsäule. Das vordere Längsband ist mit den Wirbelkörpern verwachsen und verspannt diese untereinander. Dagegen ist das hintere Längsband mit den Bandscheiben verwachsen und überspringt die Wirbelkörper. Da die Spannung dieser Bänder von der Höhe der Bandscheiben abhängt, bewirkt die Höhenabnahme eines Zwischenwirbelraums eine Entspannung besonders des hinteren Längsbandes. Dadurch werden rasch weitere Segmente destabilisiert. Weitere Bänder verbinden die Wirbelbögen wie auch die Dornfortsätze untereinander.

Die Wirbelsäule weist – von der Seite betrachtet – charakteristische Krümmungen auf. Die Hals- und Lendenwirbelsäule sind nach vorn geschwungen und bilden eine Lordose. Die Brustwirbelsäule und das Kreuzbein sind nach hinten geschwungen und bilden eine Kyphose. Diese Krümmungen erhöhen die Belastbarkeit der Wirbelsäule. Sie erleichtern es, die Balance zu halten, fangen beim Gehen, Laufen und Springen Erschütterungen ab und schützen die Wirbelkörper vor Brüchen.

Dazu tragen auch die Bandscheiben bei. Es handelt sich um 23 Scheiben, bestehend aus einem Faserknorpelring, der einen flüssigkeitsgefüllten, geleeartigen Kern umschließt. Die Bandscheiben ermöglichen rotierende und seitliche Bewegungen der Wirbelsäule und dienen zugleich als Stoßdämpfer bei Sprüngen oder Stößen. Wenn die Bandscheiben belastet werden, verlieren sie Flüssigkeit und werden dünner; bei Entlastung nehmen sie wieder Flüssigkeit auf und werden dicker. Da ein Mensch seine Wirbelsäule in der Regel tagsüber belastet und nachts entlastet, verändert sich seine Körpergröße. Pro Tag wird ein erwachsener Mensch wegen des Flüssigkeitsverlustes durch Belastung um etwa 1,5 bis 2 cm kleiner.

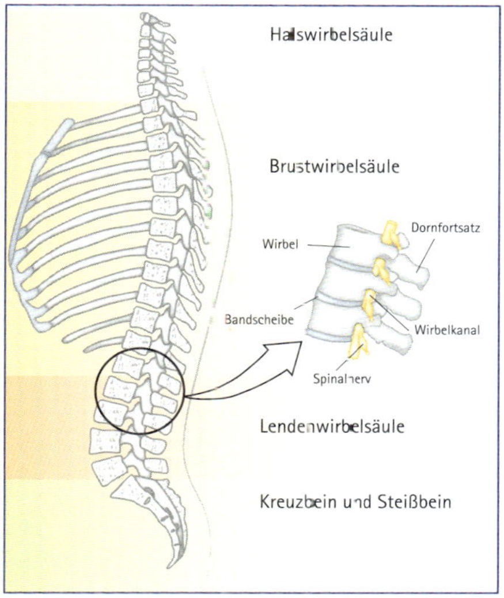

Wirbelsäulenausschnitt mit Spinalnerven: Seitenansicht

Ähnlich wie bei den Wirbeln nimmt auch bei den Bandscheiben (s. S. 364) nach unten das zu tragende Gewicht zu; daher werden beide von oben nach unten größer.

16.1.4 Untersuchungsmöglichkeiten

Die Untersuchung des Bewegungsapparates beginnt mit der Befragung des Patienten nach seinen Beschwerden und der klinischen Untersuchung; hier stehen die Beweglichkeit und der Bewegungsradius der Gelenke im Vordergrund. Darüber hinaus stehen verschiedene apparative Verfahren zur Verfügung.

Röntgenuntersuchung

Röntgenstrahlen durchdringen die Gewebe unterschiedlich stark, was auf einem Röntgenbild als unterschiedliche Schwärzung sichtbar wird. Knochen fangen fast die ganze Röntgenstrahlung auf; sie sind daher als gestochen scharfe weiße oder graue Konturen auf dem Röntgenfilm zu erkennen. Deshalb zählen Röntgenaufnahmen zu den Routineuntersuchungen des Skeletts.

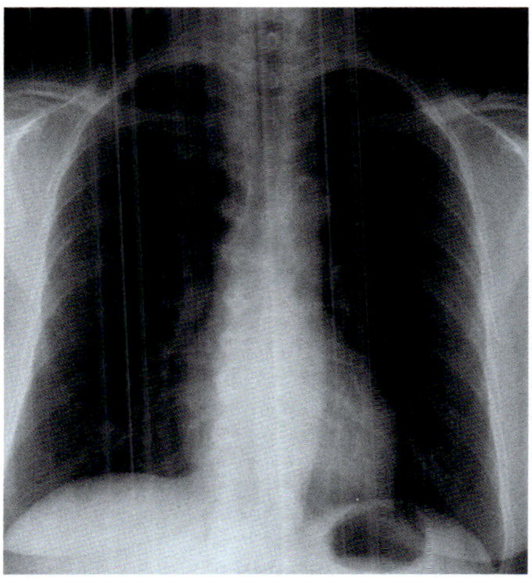
Röntgenaufnahme des Thorax zeigt unterschiedliche Durchlässigkeit von Knochen- und Lungengewebe für Röntgenstrahlen

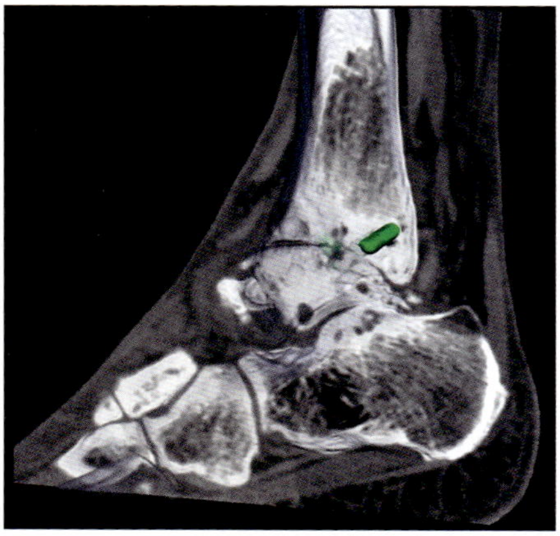

Computertomografiebild eines Fußes

Computertomographie

Die Computertomographie, CT, ermöglicht genauere Röntgenaufnahmen des Körpers. Die Röntgenstrahlung wird hierbei aus unterschiedlichen Richtungen und in verschiedenen Schichten durch den Körper geleitet. Aus diesen vielen Informationen berechnet der Computer ein mehrdimensionales Schnittbild der jeweiligen Körperregion.

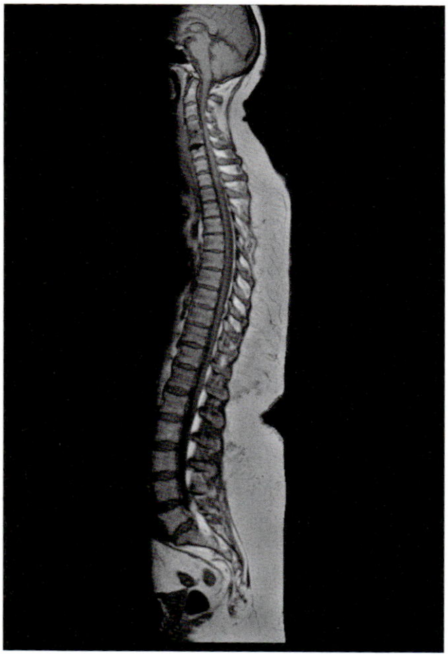

MRT-Aufnahme der Wirbelsäule

Kernspintomographie, Magnetresonanztomographie

Auch bei einer Kernspintomographie werden detaillierte Schnittaufnahmen des Körpers erstellt. Dabei werden Magnetfelder genutzt; das Verfahren heißt daher auch Magnetresonanztomographie, MRT. Der Kernspintomograph misst die Aktivität in den Wasserstoffatomen des Körpers. Die gemessenen Signale werden in Bildinformationen umgewandelt und auf einem Computer als zwei- oder dreidimensionale Abbildungen von Knochen, Gelenken und Weichteilen dargestellt. Aufgrund ihres hohen Wassergehalts lassen sich Weichteile wie Muskeln, Bänder oder Gelenkknorpel in der Kernspintomographie besonders gut darstellen.

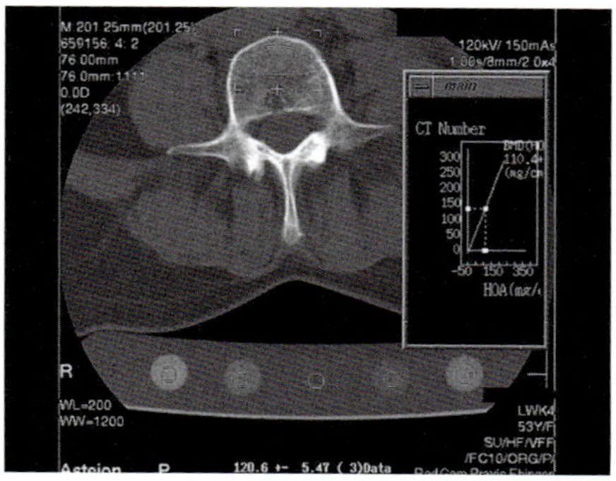

Untersuchungsbefund Knochendichtemessung

Knochendichtemessung, Osteodensitometrie

Bei einer Knochendichtemessung wird der Mineralsalzgehalt der Knochen mit Hilfe einer bestimmten Anwendung von Röntgenstrahlen bestimmt. Diese Ergebnisse liefern Durchstrahlungswerte, welche Aufschluss über die Bruchfestigkeit des Knochens und damit das Risiko, eine Fraktur zu erleiden, liefern. Die Knochendichtemessung kann mit unterschiedlichen radiologisch-technischen Verfahren, z. B. einer speziellen Computertomographie durchgeführt werden.

Knochenszintigraphie

Eine Knochenszintigraphie, eine Skelettszintigraphie, liefert eine bildliche Darstellung des Stoffwechsels in den Knochen. Dazu wird zunächst eine schwach radioaktive Substanz in eine Vene injiziert. Diese Substanz sammelt sich vornehmlich im Knochenstoffwechsel an und lässt sich mit einer speziellen Kamera messen.

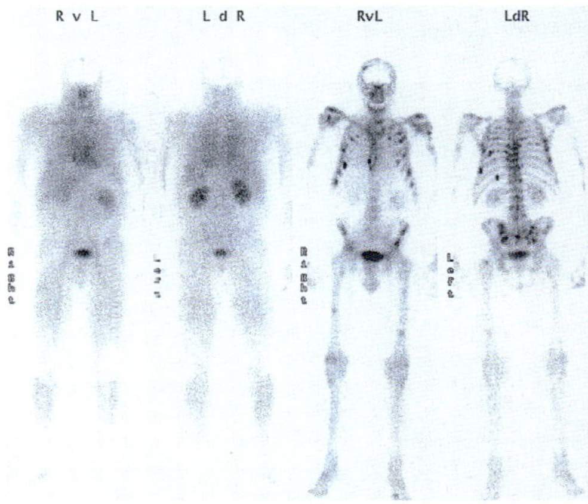

Untersuchungsbefund Knochenszintigrafie: metastasierendes Prostatakarzinom

Knochenbiopsie und Knochenmarkbiopsie

Bei der Knochenbiopsie wird mit einer feinen Nadel etwas Gewebe aus dem Knochen oder dem Knochenmark, oft aus dem Beckenknochen entnommen, um bestimmte krankhafte Veränderungen festzustellen.

Blutuntersuchungen

Um bestimmte Knochenkrankheiten festzustellen, werden auch Blutwerte, z. B. die Höhe des Kalziumspiegels, ermittelt. Weitere Blutwerte können Hinweise auf Entzündungen, Tumore oder Stoffwechselerkrankungen liefern.

Gelenkspiegelung, Arthroskopie

Bei einer Gelenkspiegelung wird ein feines Endoskop in die Gelenkhöhle, z. B. des Kniegelenks, eingeführt. Eine Kamera ermöglicht die Betrachtung aller am Gelenk beteiligten Strukturen. Bei Bedarf lassen sich mit speziellen Werkzeugen auch therapeutische Eingriffe, z. B. am Knorpel oder an einem Meniskus, vornehmen.

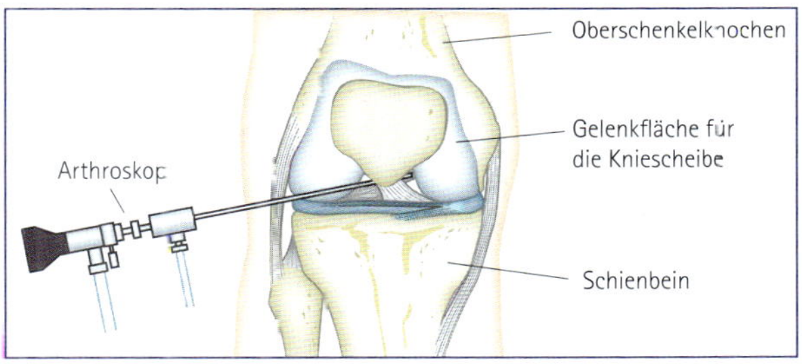

Arthroskopie des Kniegelenks

Muskelbiopsie

Auch Muskelgewebe kann zur genaueren Untersuchung mit Hilfe einer feinen Nadel entnommen und untersucht werden.

Elektromyographie, EMG

Die Elektromyographie, EMG, ist ein technisches Untersuchungsverfahren, bei dem die natürliche elektrische Aktivität eines Muskels gemessen wird. Sie gibt Hinweise darauf, ob der Muskel selbst erkrankt ist, oder ob der Nerv, der diesen Muskel mit Information versorgt, nicht angemessen funktioniert. Beim so genannten Nadel-EMG wird eine hauchdünne Nadel-Elektrode direkt in den Muskel des Patienten gestochen. Über Verstärker lässt sich die Aktivität einzelner Muskelfasern im Inneren eines Muskels ableiten. Ein Computer speichert die gemessenen Spannungsschwankungen und stellt sie grafisch dar.

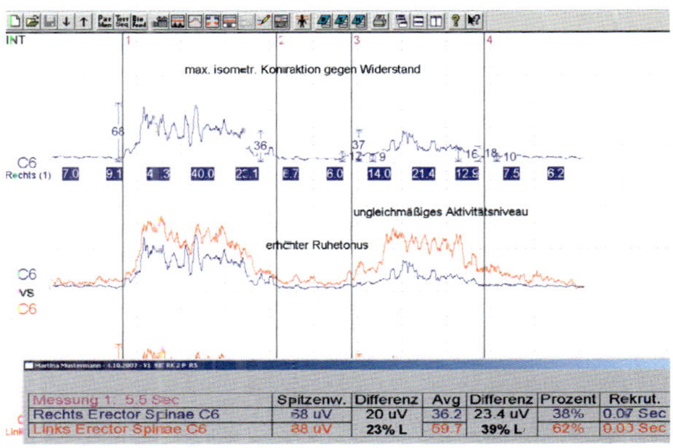

Untersuchungsbefund EMG

neurologisch: das Nervensystem betreffend

Neurologische Verfahren

Beeinträchtigungen des Bewegungsapparats können auch auf Störungen bei der Übertragung der Nervenimpulse zurückzuführen sein. Bei entsprechendem Verdacht gelangen neurologische Untersuchungsmethoden zum Einsatz.

16.2 Krankheitsbild der Rückenschmerzen

16.2.1 Verlauf der Rückenschmerzen

Rückenschmerzen können aufgrund körperlicher, das heißt organischer, und psychosomatischer Ursachen sowie durch Fehlhaltungen und Fehlbelastungen der Wirbelsäule entstehen.

Die Ursache des Rückenschmerzes zu finden, ist in vielen Fällen schwierig. Zum einen wird der Rücken von vielen Nerven versorgt, zum anderen können im Laufe des Lebens Verschleißerscheinungen auftreten, beispielsweise in den Wirbelgelenken.

Neben Verletzungen können verschiedene andere Ursachen Erkrankungen mit Rückenschmerzen hervorrufen.

Arthrose: chronische, nicht entzündliche Erkrankung des Skelettsystems mit Abnahme des Gelenkknorpels

Morbus Bechterew: chronische, entzündliche rheumatische Erkrankung

Borreliose: bakteriell übertragene Infektionskrankheit (va. durch Zecken und Läuse)

Ursache	Erkrankung
Abnutzung/Degeneration	Arthrose (s. u.) Osteoporose (s. u.) Veränderungen der Wirbelsäule im Bereich Lendenwirbel/Kreuzbein Einengung des Rückenmarkkanals im Bereich Lendenwirbel/Kreuzbein Versteifung der Brust- und Lendenwirbelsäule, z. B. bei Morbus Bechterew
Fehlhaltung und Fehlbelastung	Muskelverspannung (s. u.), Bandscheibenvorfall (s. u.)
Mechanische Ursache	Eingeklemmter Spinalnerv
Entzündung	Erkrankungen aus dem rheumatischen Formenkreis (s. u.) Erkrankung des Nervensystems im Verlauf einer Borreliose Entzündung der Wirbelkörper, Spondylitis
Tumore	gutartiger oder bösartiger Tumor des Rückenmarks Tochtergeschwülste, Metastasen, in der Wirbelsäule durch Krebserkrankungen anderer Organe
Psychosomatische Ursache (s. u.)	vielfältige Erscheinungsformen

Arthrose

Bei einer Arthrose sind zumeist Teile des Gelenks geschädigt, vor allem der Gelenkknorpel. Durch alterungsbedingte Veränderungen oder übermäßige Belastung verändert sich die Knorpelschicht. Sie wird dünner und verliert ihre glatte Oberfläche, der Gelenkspalt wird schmaler. Es können sich Knorpelstückchen lösen, die in den Gelenkspalt wandern und die Muskeln irritieren. Dies führt zu Schmerzen und Bewegungseinschränkungen im Gelenk. Wenn der Knorpel die bewegungsbedingten Erschütterungen nicht mehr ausreichend abfedern kann, werden andere Teile des Gelenks und auch die Muskeln bei Bewegungen stärker beansprucht.

Arthron: griech. Gelenk

Der Knorpel selbst ist nicht schmerzempfindlich, wohl aber die Muskeln und das Gewebe in den Gelenken und um die Gelenke herum. Bei einer starken Abnutzung des Knorpels reiben die Knochen direkt aufeinander, dies verstärkt die bereits vorhandenen Schmerzen.

Mit zunehmendem Alter steigt das Risiko für die Entwicklung bzw. Verstärkung einer Arthrose. Ein weiterer Risikofaktor ist starkes Übergewicht, Adipositas (s. S. 125).

Mangelnde Bewegung führt zudem dazu, dass die Muskeln schwächer und andere Teile des Gelenks steifer werden. Wenn die das Gelenk umgebenden Muskeln erschlaffen, entsteht damit ein weiterer Risikofaktor für das Fortschreiten der Arthrose.

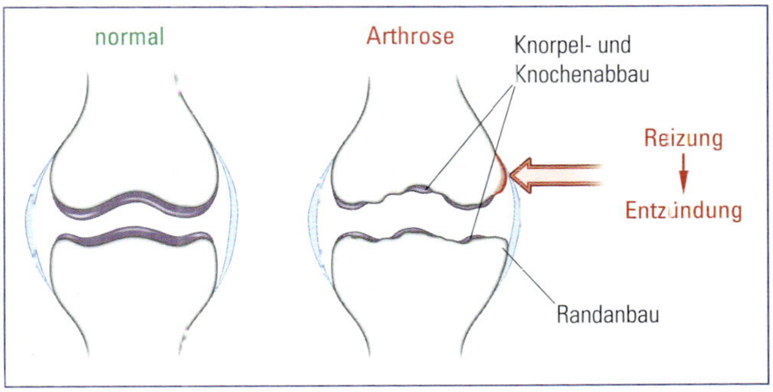

Vergleich eines gesunden und arthrotischen Gelenks

Osteoporose

Bei der Osteoporose, dem so genannten Knochenschwund, nimmt die Knochenmasse allmählich ab. Der Knochenstoffwechsel ist gestört, so dass sich der natürliche Knochenabbau verstärkt. Diese Abnahme geht über die natürlichen Schwankungen im Rahmen der Umbauprozesse und das Überwiegen der Abbauprozesse im Alter hinaus (s. S. 115). Das Skelett ist zunehmend instabil und porös, und das Risiko für Knochenbrüche erhöht sich. Osteoporose kann das gesamte Skelett oder nur einzelne Knochen betreffen.

Als Ursachen einer Osteoporose gelten

- Alterungsvorgänge im Knochenstoffwechsel;
- Veränderungen des Östrogen-Stoffwechsels bei Frauen in den Wechseljahren: Das Hormon Östrogen fördert die Kalziumeinlagerung in die Knochengrundsubstanz und wird in den Wechseljahren und nach der Menopause in geringerer Menge ausgeschüttet.

Menopause: letzte Mentruationsblutung einer Frau; Gegenteil: Menarche

Darüber hinaus kann eine Osteoporose begünstigt werden durch

- andere Erkrankungen, z. B. Schilddrüsenüberfunktion, rheumatische Erkrankungen;
- dauerhafte Medikamenteneinnahme, z. B. Kortisonpräparate, oder
- Folgen übermäßigen Alkohol- oder Nikotinkonsums.

Rheumatische Erkrankungen

Die häufigste Form einer rheumatischen Erkrankung ist die rheumatoide Arthritis, eine Autoimmunerkrankung. Hier ist die körpereigene Abwehr des Immunsystems fehlgesteuert. Sie greift die eigenen Gelenke mit den verschiedenen Geweben, vor allem den Gelenkknorpel, an und zerstört diese. Die Ursachen der rheumatoiden Arthritis sind noch nicht vollständig geklärt.

Die rheumatoide Arthritis ist die häufigste entzündliche rheumatische Erkrankung. In Deutschland sind etwa 0,5 bis 1 Prozent der Bevölkerung von dieser Rheuma-Form betroffen; Frauen häufiger als Männer. Die rheumatoide Arthritis kann in jedem Lebensalter auftreten und ist somit keine typische Alterskrankheit. Meistens nimmt die rheumatoide Arthritis einen chronischen Verlauf bis hin zur Gelenkzerstörung.

Muskelverspannung

Muskelschmerzen treten oft im Rahmen einer Muskelverspannung auf: Hierbei ist der Muskeltonus erhöht; der Muskel ist verkürzt und fühlt sich hart an. Die betroffenen Muskeln beziehungsweise Muskelgruppen sind als schmerzhafte Knötchen oder Wulst zu tasten und lassen sich nicht vollständig wegmassieren. Häufige Ursachen für Muskelverspannungen sind:

- Fehlhaltungen, Fehlbelastung und Bewegungsmangel: Fehlhaltung und Fehlbelastung der Wirbelsäule durch zu viel oder falsches Sitzen vor dem Computer oder im Auto und zu wenig Bewegung können ebenfalls zu Muskelverspannungen führen. Unbewusst neigen Betroffene dazu, die auftretenden Schmerzen auszugleichen, indem sie bestimmte Muskeln anspannen. Dies verursacht weitere Fehlhaltungen, die zu weiteren Rückenschmerzen führen. Es entsteht ein Teufelskreis, der die Stabilität der Wirbelsäule beeinträchtigen und einen Bandscheibenvorfall (s. u.) zur Folge haben kann.
- schwache Muskulatur und ein Ungleichgewicht zwischen verschiedenen Muskelgruppen, z. B. Bauch- und Rückenmuskulatur,
- falsche Bewegungen,
- ungenügendes Auf- und Abwärmen beim Sport,
- Stress.

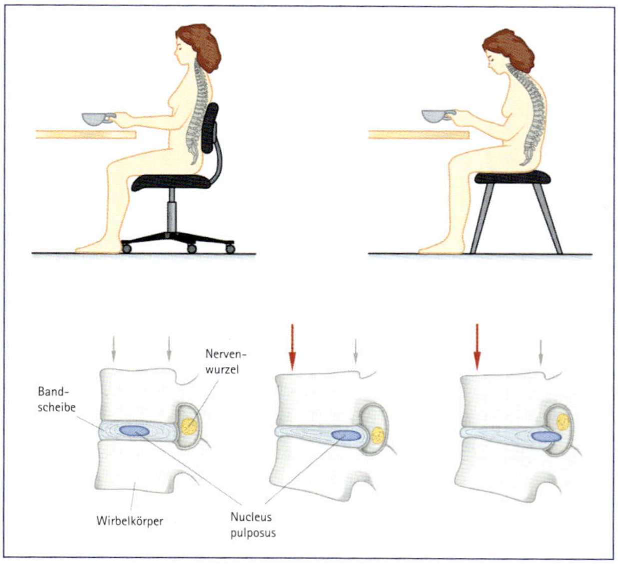

Person mit korrekt belasteter und intakter Bandscheibe, Person mit fehlbelasteter und beeinträchtigter Bandscheibe

Bandscheibenvorfall

Die Rückenschmerzen werden dabei zunächst vom hinteren Längsband der Wirbelsäule verursacht, welches sich über die Rückseite der Wirbelkörper entlang der Körperachse spannt. Eine dauerhafte unphysiologische Belastung, zumeist starkes Beugen der Wirbelsäule, schädigt den Faserknorpelring der Bandscheibe. Er wird porös oder verliert an Stabilität, so dass der Kern sich nach außen ausdehnen kann.

Tritt der geleeartige Kern, Nucleus pulposus, durch den gerissenen Faserring nach hinten aus, kann er dadurch die Nervenwurzel eines Spinalnervs reizen. Dies verursacht innerhalb des Nervengewebes komplexe Veränderungen. Dazu gehören Durchblutungsstörungen, chronische Entzündungen, Nervenschwellungen sowie die Ausschüttung bestimmter Proteine, die beim Aufbau der Rückenschmerzen als Botenstoffe wirken. Im schlimmsten Fall kommt es bei den Betroffenen zu Missempfindungen, Taubheitsgefühl oder Lähmungen der Körperzonen, die von diesem Spinalnerven innerviert werden.

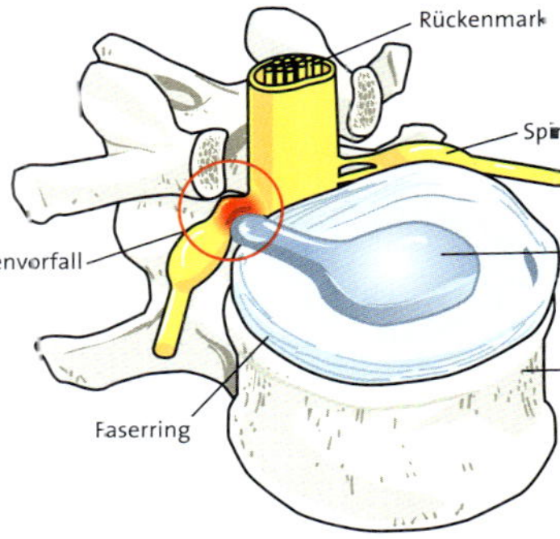

Psychosomatische Ursachen

Psychosomatische Erkrankungen sind Ausdruck seelischer Befindlichkeiten, Probleme oder Krankheiten, die sich in körperlichen Beschwerden zeigen. Dasselbe gilt auch andersherum: Körperliche Beschwerden können ihrerseits psychische Probleme verursachen.

Ein Teil des Nervensystems verknüpft seelische und körperliche Vorgänge. Angst- oder Stresssituationen erhöhen beispielsweise den Herzschlag und steigern die Durchblutung. Dauert die Stressbelastung sehr lange an, können psychosomatische Störungen auftreten. Äußern sich diese in dauerhaften Schmerzen, so wird wiederum eine Stresssituation geschaffen und ein Teufelskreis entsteht. Rückenschmerzen mit psychosomatischen Ursachen treten vor allem im Bereich der Lendenwirbelsäule auf (s. S. 357). Während Schmerzen für den Körper Stress bedeuten, löst umgekehrt Stress bei Rückenschmerzpatienten wiederum Schmerzen aus.

16.2.2 Symptome

Rückenschmerzen sind ein vielgestaltiges Krankheitszeichen. Sie können vielfältige Unterschiede aufweisen, z. B. im Hinblick auf die

- Stärke,
- Intensität,
- Lokalisation,
- begünstigenden Situationen,
- Beeinflussbarkeit.

Deren präzise Kenntnis bildet eine Grundlage der Diagnose.

16.2.3 Diagnostik

Zur genauen Erfassung der Symptome äußert der Patient seine Beschwerden in einem ausführlichen Anamnesegespräch. Genaue Informationen über den Schmerzort, die Schmerzqualität, die Schmerzverstärkung und erfolgreiche Maßnahmen der Schmerzlinderung tragen dazu bei, die zugrunde liegende Ursache zu erkennen. Über die Befragung hinaus erweist sich das Ausfüllen eines Patientenfragebogens als hilfreich.

Anamnese: Vorgeschichte einer Krankheit

Seit wann ungefähr sind Sie Patient bei uns? Jahr ______

Geschlecht ☐ männlich ☐ weiblich

Alter ☐ bis 30 ☐ bis 55 ☐ über 55

Schmerzort	trifft zu	Schmerzqualität	trifft zu	Schmerzverstärkung	trifft zu	Schmerzlinderung	trifft zu
ein- oder beidseitig	☐	dumpf	☐	Lagewechsel	☐	Bewegung	☐
Rücken	☐	tiefsitzend	☐	lange eintönige Haltungen	☐	Liegen	☐
Gesäß	☐	örtlich nicht einzuordnen	☐	Sitzen	☐	Stufenbett	☐
Hinterseite der Oberschenkel	☐	Ausstrahlung möglich	☐	Stehen	☐	Vorbeugung des Oberkörpers	☐
in der Leiste	☐	Anlaufschwierigkeiten morgens	☐	im Liegen beim nächtlichen Umdrehen	☐	Wärmeanwendung	☐
Unterschenkel und Fuß	☐	stechend	☐	besonders ungünstige Bewegungen	☐	…	
Ausstrahlung ins Bein	☐	ziehend	☐	Taubheitsgefühl und Muskelschwäche nach kurzer Gehstrecke	☐		
Schmerzen im Bein stärker als im Rücken	☐	mit Empfindungsstörungen verbunden	☐	…			
uneinheitlich	☐	tageszeitabhängige Schwankungen	☐				
…		uneinheitlich	☐				
		…					

Beispiel eines Patientenfragebogens zu seinen Rückenschmerzen

Gelegentlich werden Patienten vom Arzt gebeten, ihre Schmerzen in Form eines Schmerztagebuches zu dokumentieren.

Aus all diesen Informationen und der körperlichen Untersuchung zieht der Arzt bzw. die Ärztin Rückschlüsse auf mögliche Ursachen des Schmerzes und leitet anschließend ggf. geeignete apparative Verfahren (s. S. 359 ff.) zur Absicherung der Diagnose ein.

16.2.4 Therapie

Bei Rückenschmerzen richtet sich die Therapie nach den Ursachen und dem Ausmaß der Beschwerden. Grundsätzlich lassen sich Rückenschmerzen mit folgenden Methoden behandeln:

Entlastung

Man kann einige Rückenschmerzformen mit Ruhigstellung behandeln. Um irritierte Nerven zu entlasten, kann eine Lagerung im Stufenbett zur Ruhigstellung notwendig sein. Im Bereich der Halswirbelsäule hilft das Anlegen einer stabilisierenden Halskrawatte.

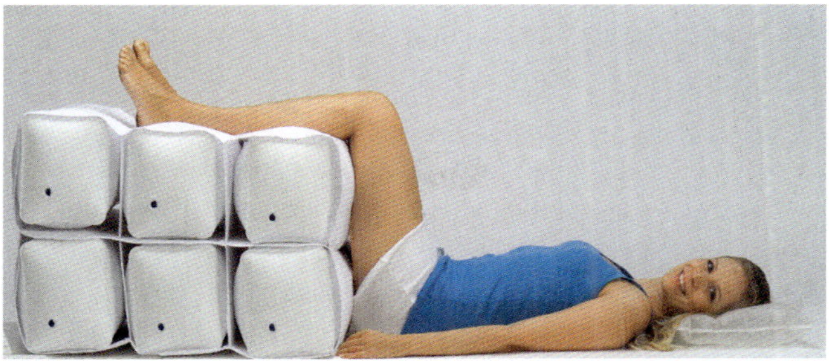

Stufenbett

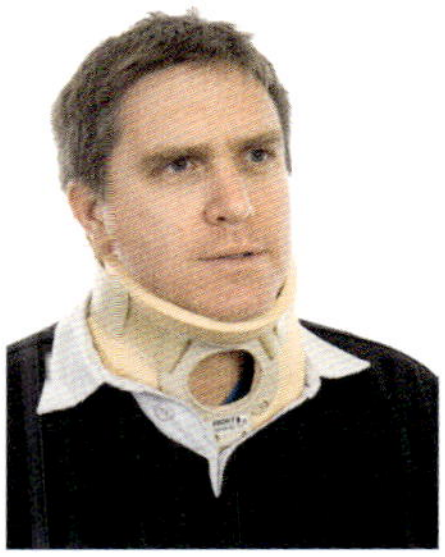

Cervikalstütze

Wärme

Wärme lindert in vielen Fällen die Rückenschmerzen; dies gilt insbesondere bei leichten Rückenschmerzen oder Schmerzen aufgrund von Verspannungen. Möglichkeiten der Wärmeanwendung sind

- Bäder mit Kräuterzusätzen: Bei bereits angewärmter Muskulatur sind in der Badewanne leichte Dehn- und Streckübungen zu empfehlen.
- Sauna: Saunagänge entspannen und lockern die Muskulatur.
- Wärmepackungen: Fango, Paraffin und Moorschlamm u. a.
- Warme Auflagen: Wärmflaschen, Heizkissen und Wärmestrahler sind beliebte Hausmittel.
- Wärmepflaster: Wärmepflaster regen die Durchblutung an und fördern dadurch die Therapie der Rückenschmerzen.

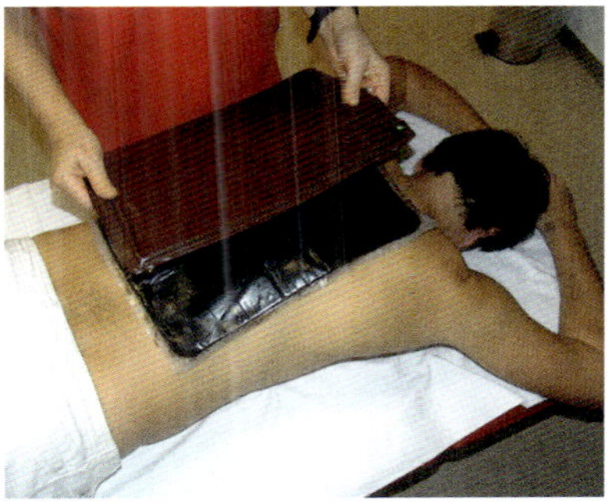

Wärmeanwendung

Massage

Eine Massage kann die Muskulatur entspannen und zur Linderung der Rückenschmerzen beitragen. Ätherische Öle und Wärmeanwendung unterstützen den Effekt der Massage.

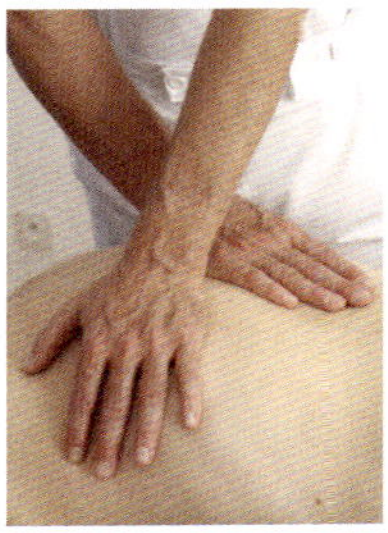

Massage

Medikamente

Als Schmerzmittel setzt man bei Rückenschmerzen u. a. Rheumamittel ohne oder auch mit Kortison ein. Sie lindern die Rückenschmerzen und hemmen die Entzündung.

Als effektiv bei der Behandlung akuter und chronischer Rückenschmerzen erwies sich das Spritzen von Schmerzmitteln unter computertomographischer Überwachung. Die Schmerzmittel wirken direkt an der Injektionsstelle. Diese Schmerzmittel wie auch Kortison werden wegen ihrer möglichen Nebenwirkungen nur über eine begrenzte Zeit verabreicht.

Schmerzmittel können bei stressbedingten Rückenschmerzen akut die Schmerzen lindern, allerdings beheben sie nicht die eigentliche Ursache.

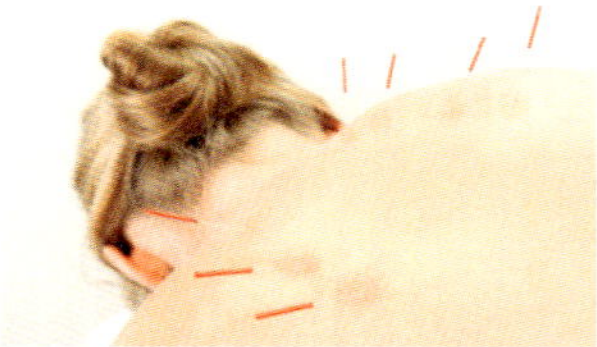

Akupunktur

Akupunktur

Eine besondere Stellung bei der Behandlung von Rückenschmerzen nimmt die Akupunktur ein. Sie ist ein Teilgebiet der traditionellen chinesischen Medizin.

Grundlage der Akupunktur bildet die Vorstellung, dass die Lebensenergie auf bestimmten Bahnen, den Meridianen, durch den Körper kreist. Ist dieser Energiefluss gestört, entstehen Beeinträchtigungen und Krankheiten. Mit dünnen Nadeln, eingestochen in spezielle Akupunkturpunkte, lässt sich die Störung des Energieflusses ausgleichen bzw. aufheben.

Physiotherapie, Krankengymnastik

Physiotherapeutische Maßnahmen sollen vor allem die Rückenmuskulatur und ihren Gegenspieler, die Bauchmuskulatur stärken. Kräftige Rücken- und Bauchmuskeln tragen dazu bei, den Halteapparat der Wirbelsäule zu entlasten und Verspannungen und damit Rückenschmerzen entgegenzuwirken.

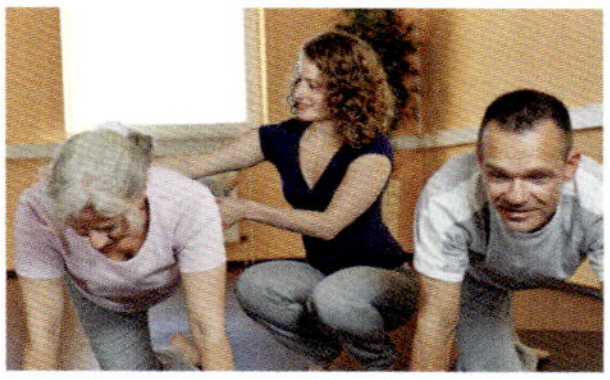

Rückenschule

Rückenschule

Das unter dem Namen „Rückenschule" bekannt gewordene Kursangebot vieler Krankenkassen, Physiotherapie-Praxen, Fitness-Studios und Sportvereine umfasst ein Trainingsprogramm für rückengerechte Bewegung im Alltag. Hier üben die Teilnehmer unter Anleitung, alltägliche Bewegungen auf eine Weise auszuführen, dass die Muskulatur gestärkt und die Rückengesundheit gefördert wird. Dazu zählen beispielsweise Übungen zum richtigen Stehen, Sitzen, Heben und Tragen im Alltag.

Die wichtigsten Tipps der Rückenschule

- Nehmen Sie beim Stehen und Sitzen häufig und bewusst die aufrechte Haltung mit leicht nach vorn gekipptem Becken ein. In dieser Position wird die Wirbelsäule in ihrer natürlichen Doppel-S-Krümmung gehalten und kaum belastet.
- Richten Sie Ihren Brustkorb häufiger nach vorne und oben auf.
- Strecken Sie Ihren Hinterkopf nach hinten oben.
- Spannen Sie Ihre Schulterblätter bei Ihren Armbewegungen nach hinten unten in Richtung Kreuzbein.
- Wechseln Sie Ihre Haltung beim Sitzen oder Stehen so oft wie möglich.
- Legen Sie während der Arbeit im Sitzen häufig kleine Bewegungspausen ein.
- Heben und tragen Sie Lasten nah am Körper.
- Nutzen Sie beim Anheben oder Bücken die Kraft der Beine, um den Rücken zu entlasten.
- Bücken Sie sich mit gespreizten Beinen und geradem Rücken, beugen Sie Ihre Knie- und Hüftgelenke.

Techniker Krankenkasse unter www.tk.de

Entspannung

Sportliche Betätigung im Wechsel mit Entspannungsverfahren erwies sich als erfolgreich in der Therapie von Rückenschmerzen. Speziell Sportarten, welche die Wirbelsäule entlasten und den Kreislauf gleichmäßig anregen, eignen sich sehr gut, um Rückenschmerzen zu lindern oder ihnen vorzubeugen. Hierzu zählen Rückenschwimmen, sanftes Joggen und Walking oder längere Spaziergänge.

Operation

Nur bei wenigen Formen von Rückenschmerzen ist eine Operation erforderlich; sie wird zumeist zur Korrektur eines Bandscheibenvorfalls in Erwägung gezogen.

16.3 Menschen mit Rückenschmerzen

16.3.1 Epidemiologie

Etwa 95 Prozent der Rückenschmerzen sind so genannte unspezifische Beschwerden. Das heißt, dass keine Spinalnerven beteiligt sind und andere körperliche Erkrankungen ausgeschlossen werden konnten. Vier bis fünf Prozent werden durch eine Reizung oder Schädigung von Wurzeln der Spinalnerven verursacht. Und weniger als ein Prozent sind durch schwerwiegende Erkrankungen wie zum Beispiel Rheuma, Infektionen oder Tumore bedingt.

Rückenschmerzen gehören neben Kopfschmerzen zu den häufigsten Schmerzproblemen. Da sie oft chronisch verlaufen, erfordern sie medizinische und soziale Leistungen in großem Umfang und verursachen gesamtgesellschaftlich hohe direkte und indirekte Krankheitskosten (s. S. 164). So verursachen Erkrankungen des Muskel- und Skelettsystems mehr als ein Viertel aller Arbeitsunfähigkeitstage bei den pflichtversicherten Mitgliedern der Gesetzlichen Krankenversicherung.

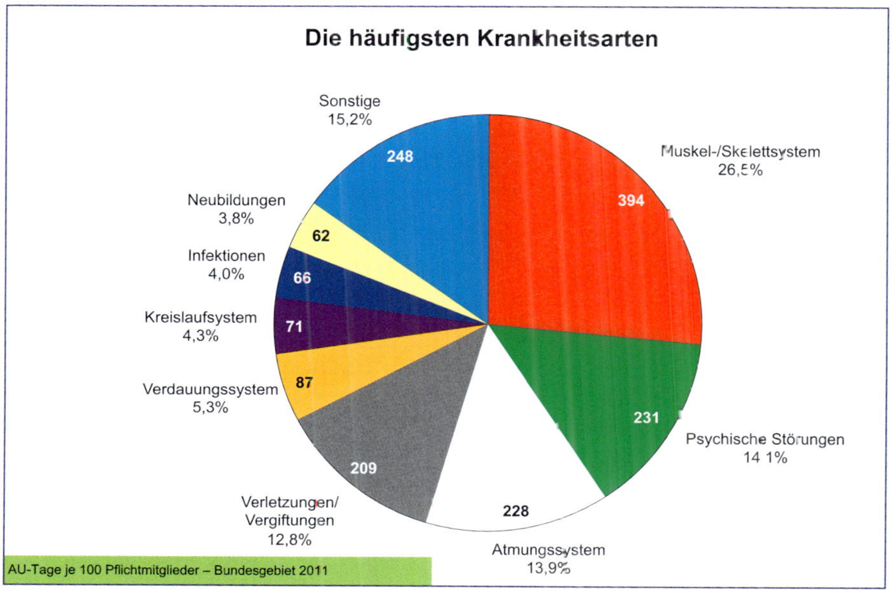

Die häufigsten Ursachen für attestierte Arbeitsunfähigkeit

Darüber hinaus zeigen epidemiologische Erhebungen des Robert-Koch-Instituts (RKI), dass die Zahl der von Rückenschmerzen betroffenen Menschen ansteigt.

Prävalenz:
Häufigkeit einer Krankheit/eines Symptoms in einer Bevölkerung zu einem best. Zeitpunkt, s. S. 91

GEDA 2009:
Survey „Gesundheit in Deutschland", durchgeführt 2009, S. 79

Survey:
Überblick, Erhebung von Daten, s. S. 99

Ergebnisse aus RKI Studien

In einer großen telefonischen Befragung (GEDA 2009) werden lang anhaltende Rückenschmerzen von knapp einem Viertel der befragten Frauen und einem Sechstel der Männer angegeben. Mit zunehmendem Alter steigt die Prävalenz der Rückenschmerzen von 14,5 % bei Frauen der untersten Altersgruppe der 18- bis 29-Jährigen auf 34,6 % an, bei den Männern ist ein Anstieg von 7,7 % auf 23,4 % zu verzeichnen. Frauen der unteren Bildungsschicht geben deutlich häufiger Rückenschmerzen an (30,8 %) als Frauen der oberen Bildungsschicht (16,9 %). Bei Männern zeigt sich ein derartiger Bildungseffekt nicht.

Im telefonischen Gesundheitssurvey 2002/2003 (GSTel03) berichteten 57 % der Männer und 66 % der Frauen über Rückenschmerzen (unabhängig von Dauer und Stärke) in den letzten 12 Monaten; 22 % der Frauen und 15 % der Männer gaben chronischen Rückenschmerzen an, d. h. Rückenschmerzen, die drei Monate und länger anhaltend waren und (fast) täglich auftraten

Robert-Koch-Institut unter www.rki.de

16.3.2 Lebenssituation von Menschen mit Rückenschmerzen

Chronische Rückenschmerzen schränken die Lebensqualität der Betroffenen erheblich ein, da die Beschwerden meist allgegenwärtig sind und nahezu alle Alltagsaktivitäten beeinträchtigen. Damit wachsen bei einigen Patienten die Erwartungen an erkennbaren Aufwand für die Diagnose und Therapie der Rückenschmerzen.

Mehrkosten und unnötige Operationen bei Kreuzschmerz vermeiden

Nichtspezifische Rückenschmerzen bessern sich in den meisten Fällen ohne eine Operation, andere Eingriffe oder eine Physiotherapie. Schmerzmittel und die Ermutigung, in Bewegung zu bleiben, sind in der kürzlich publizierten „Nationalen Versorgungs-Leitlinie Kreuzschmerz" die wichtigsten Behandlungsempfehlungen im akuten Stadium. Röntgen oder andere bildgebende Verfahren sind nur erforderlich, wenn Hinweise auf eine ernsthafte Erkrankung vorliegen. Dies betont die Deutsche Gesellschaft für Rheumatologie (DGRh) im Vorfeld ihres Jahreskongresses (...)

„Die meisten Patienten mit Rückenschmerzen erwarten von uns, dass sie geröntgt werden", berichtet Professor Dr. med. Elisabeth Märker-Hermann von der HSK Dr. Horst Schmidt Kliniken GmbH in Wiesbaden. Bei der Mehrheit der Erwachsenen ab dem mittleren Alter findet sich Verschleiß an Bandscheiben und Wirbeln. Die gleichen Veränderungen liegen aber auch bei vielen Menschen ohne Kreuzschmerzen vor. „Verschleißerscheinungen und Kreuzschmerz müssen also nicht unweigerlich zusammenhängen", betont Märker-Hermann.

Röntgen und andere bildgebende Verfahren wie die Magnetresonanztomografie (MRT) verursachen bei der Volkskrankheit Rückenschmerz nicht nur erhebliche Mehrkosten, sie können auch unnötige Operationen veranlassen, warnt die Expertin. Sie verweist auf eine vergleichende Studie, in der nach Röntgen oder MRT 5,2 Prozent der Patienten operiert wurden. Beim Verzicht auf die Untersuchungen waren es nur 2,1 Prozent. „Die Behandlungsergebnisse nach zwölf Monaten waren aber in beiden Gruppen gleich", so Märker-Hermann im Vorfeld des DGRh-Kongresses.

„Wir raten den Ärzten deshalb, zunächst auf Röntgen oder MRT zu verzichten und die Arbeitsdiagnose des nichtspezifischen Rückenschmerzes weiter zu verfolgen", so die Mitautorin der Leitlinie. Voraussetzung hierfür sei jedoch, dass sich eine ernste Erkrankung ausschließen lässt (...)

www.idw-online.de

Auch eine psychosomatische Verknüpfung bei Rückenschmerzen wird diskutiert. Dabei geht es um den Zusammenhang, möglicherweise die Wechselwirkung, zwischen dem seelischen Erleben der Schmerzen und den körperlich feststellbaren Funktionseinschränkungen. Heraus können sich dann Folgen für die Therapie ergeben.

Deutscher Schmerzkongress 2011:
Placeboeffekt beeinflusst das Schmerz- und Bewegungsverhalten

Rückenschmerzpatienten geben nach der Anwendung einer wirkstofffreien Tinktur ihr schmerzbedingtes Vermeidungsverhalten auf und bewegen sich gesünder: Neue Studien und Erkenntnisse zum Placeboeffekt beschäftigen die Forscher beim Deutschen Schmerzkongress 2011 in Mannheim (5.–8.10.2011, Congress Center Rosengarten). Eine DFG-Forschergruppe, die den faszinierenden Effekt untersucht, stellt beim Kongress ihre Projekte vor.

DFG: Deutsche Forschungsgemeinschaft

Die Gruppe befasst sich nicht nur mit den Grundlagen des Effekts, sondern auch mit seinem ungeliebten Bruder, dem Noceboeffekt. Dieser lässt negative Erwartungen an ein Medikament Wirklichkeit werden. Außerdem diskutieren sie, wie sich Placebowirkungen sinnvoll in den klinischen Alltag integrieren lassen.

Schonverhalten macht den Schmerz noch schlimmer

Es gibt bisher nur wenige Studien, die den schmerzlindernden Placeboeffekt auch auf der Ebene des beobachtbaren Verhaltens untersuchen. Für die Bewertung einer Schmerzlinderung ist das jedoch sehr wichtig: Patienten mit chronischen Rückenschmerzen zum Beispiel neigen stark zu einem Schonverhalten und vermeiden körperliche Bewegung. Auf Dauer macht das den Schmerz nicht besser, sondern verschlimmert ihn sogar. „Ziel der Behandlung ist daher auch eine Steigerung der körperlichen Funktionskapazität", erklärt Dr. Regine Klinger von der Psychotherapeutischen Hochschulambulanz Verhaltenstherapie, der Universität Hamburg.

Wirkstofffrei, aber wirksam

Die Forscher fragten sich: Lässt sich durch ein Placebopräparat die körperliche Funktionskapazität von Rückenschmerzpatienten steigern? Sie untersuchten 48 Patienten mit chronischen Rückenschmerzen mehrfach vor und nach der Anwendung einer wirkstofffreien Tinktur bei der Verrichtung von Alltagsaktivitäten. Die Tinktur wurde für die Patienten unterschiedlich deklariert, z. B. als „Opioidtinktur mit schmerzlindernder und bewegungssteigernder Wirkung" oder als „Placebotinktur". Die Wirkung der Tinktur wurde mit Schmerzreizen getestet, die bei einer der Studiengruppen für diese unwissentlich reduziert wurden, so dass die Patienten lernten: Die Tinktur wirkt.

Placeboeffekt ergänzt pharmakologische Wirkung

Die unabhängigen Beobachter stellten fest, dass die neutrale Tinktur durch die Erwartung und den Lerneffekt das Schmerz- und Vermeidungsverhalten deutlich verringerte. Die Forscher befassen sich nun damit, wie man solche wünschenswerten Placeboeffekte sinnvoll in den klinischen Alltag integrieren kann und wie sich damit die rein pharmakologische Wirksamkeit eines Schmerzmittels ergänzen lässt. Außerdem erforschen sie den ungeliebten Bruder des Placeboeffekts, den Noceboeffekt. Er sorgt dafür, dass sich negative Erwartungen eines Patienten tatsächlich negativ auswirken, zum Beispiel in Form von unerwünschten Nebenwirkungen.

Robert-Koch-Institut unter www.rki.de

16.4 Prävention

Rückenschmerzen beeinträchtigen die Gesundheit und damit die Leistungsfähigkeit vieler erwerbstätiger Menschen, wozu auch die Arbeitsbedingungen beitragen können. Daher nahm der Gesetzgeber die Leistungen zur Gesundheitsförderung in Betrieben als Pflichtleistung der gesetzlichen Krankenversicherung in das Sozialgesetzbuch V auf (s. S. 202). Auf diese Weise erfährt die betriebliche Gesundheitsförderung zunehmende Verbreitung. Zahlreiche Kooperationen zwischen Betrieb, Krankenversicherung und ggf. externen Anbietern, z. B. Physiotherapeuten, zielen auf eine Verbesserung der Rückengesundheit. In diesem Zusammenhang werden beispielsweise folgende Maßnahmen eingesetzt:

- Arbeitsplatzanalysen und ergonomische Arbeitsplatzgestaltung,
- Kurse zum rückengerechten Arbeiten im Rahmen einer Rückenschule,
- Entspannungsübungen für einen gezielten Wechsel zwischen Anspannung und Entspannung.

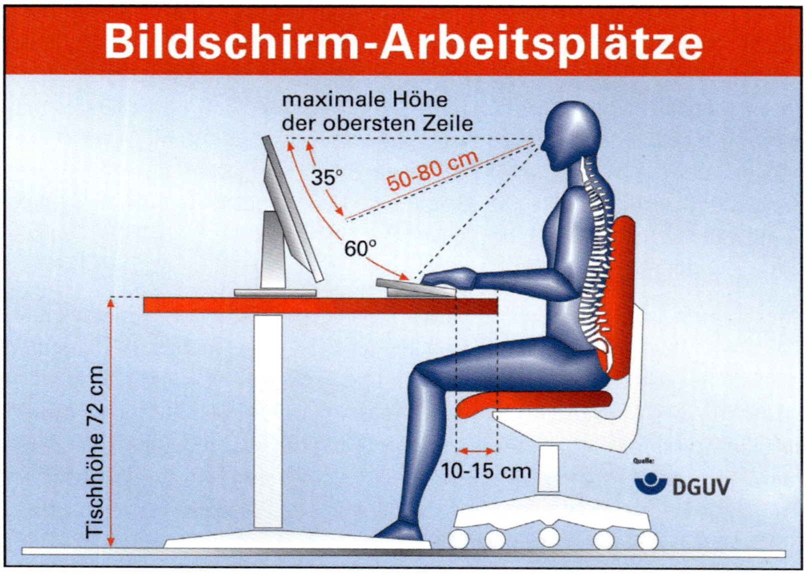

Empfehlung zur Arbeitsplatzgestaltung

Beispiel: „Arbeitsplatzbezogene Rückenschule"

Unternehmen: Maschinenbau

Zielgruppe: Mitarbeiter des Bereiches Stahlbau/Schweißerei

Laufzeit: Impuls Sommer 2007, Umsetzungsschwerpunkt 2008

Im Rahmen des Projektes „Arbeitsplatzbezogene Rückenschule" wurden insgesamt 80 Mitarbeiter des Bereiches Stahlbau/Schweißerei durch Physiotherapeuten am eigenen Arbeitsplatz geschult. In Kleingruppen von je 4 Mitarbeitern (gleiche bzw. ähnliche Arbeitsplätze) wurden gezielt Hinweise und Verhaltensregeln zum richtigen Heben und Tragen unter Berücksichtigung der konkreten Arbeitsbedingungen und individuellen Dispositionen gegeben. Zusätzlich wurde der Mitarbeiter motiviert, seine Rückenmuskulatur gezielt zu trainieren. Hierzu werden noch laufend regelmäßig Rückenschulkurse im Betrieb angeboten.

Robert-Koch-Institut unter www.rki.de

Beispiel: „Interventionsstrategie zur Reduktion von Rückenschmerzen an Bildschirmarbeitsplätzen"

Unternehmen: Druckindustrie

Zielgruppe: Mitarbeiter/-innen an Bildschirmarbeitsplätzen

Laufzeit: 08/2007 bis 03/2008

Wie beschreiben Sie Ihr Projekt?

Das Projekt kombiniert verschiedene gesundheitsfördernde Interventionsmaßnahmen bei minimalem Eingriff in den Arbeitsablauf mittels der Durchführung eines aktiven Trainingsprogramms zur Stärkung der Rückenmuskulatur. Nach einer Analyse der Arbeitsunfähigkeitsdaten wurde der Gesundheitszustand der Mitarbeiter/-innen mit dem SF-36 Fragebogen ermittelt und das Trainingsprogramm gestartet. Dieses lindert bereits bestehende Rückenleiden und beugt zukünftigen Rückenschmerzen mit Hilfe von speziellen Geräten zur Stärkung des Rückens vor. Der zeitliche Umfang beträgt ca. 3–5 Minuten pro Einheit zzgl. der Wegezeiten, 2–3mal pro Woche. Flankiert wurde das Training durch Schulungen zum Thema Rückenschmerz, medizinischen sowie physiologischen Informationen und Informationen zur ergonomischen Arbeitsplatzkonfiguration. Anhand einer Checkliste wurden die Arbeitsplätze individuell nach ergonomischen Grundsätzen analysiert und eingerichtet. Durch weitere Befragungen im 1:1-Kontakt während der Trainingsphase und mittels des SF-36 wurde der Gesundheitszustand der Mitarbeiter/-innen nach der Durchführung des Projekts und der Erfolg des Projektes ermittelt.

SF-36 Fragebogen: ein Fragebogen zur Einschätzung des eigenen Gesundheitszustands

Wo haben Sie Präventionsbedarf?

Mit Hilfe des Projekts sollen die Rückenschmerzen der Mitarbeiter und Mitarbeiterinnen sowie die damit verbundenen Personalausfallkosten reduziert werden. Des Weiteren sollen die gesundheitlichen Ressourcen der Mitarbeiter und Mitarbeiterinnen gestärkt werden. Die positive Gesundheitsentwicklung der Teilnehmer ist in nahezu allen Ebenen körperlicher Gesundheit zu erkennen.

Was sind die Leistungen des Unternehmens?

Das Unternehmen hat das Projekt in finanzieller sowie personeller Hinsicht unterstützt und demzufolge den Mitarbeitern die Teilnahme an den Trainingsmaßnahmen und die ergonomische Anpassung der Arbeitsplätze ermöglicht sowie die Beschaffung der Trainingsgeräte übernommen.

www.bmg.bund.de

Neben langfristigen Veranstaltungen in den Betrieben bieten einige Berufsgenossenschaften in loser Folge Einzelveranstaltungen zur Sensibilisierung bzw. Auffrischung von Elementen betrieblicher Gesundheitsförderung an.

Ausflugsziel für Pflegende: DASA-Sonderausstellung „Back to Balance" in Dortmund zeigt, was den Rücken in der Pflege gesund hält

Rückenbeschwerden gehören zu den häufigsten berufsbedingten Gesundheitsproblemen von Pflegekräften. Oft werden sie auf das Bewegen von Patienten oder Heimbewohnern sowie das Heben und Tragen von Lasten zurückgeführt. Aufs Kreuz gehen aber auch ungünstige Körperhaltungen. Wie schnell man im Pflegealltag in solche hineinrutscht und wie man sie vermeiden kann, lässt sich ab dem 18. November 2012 in der DASA-Schau „Back to Balance" in Dortmund selbst ausprobieren.

Die Berufsgenossenschaft für Gesundheitsdienst und Wohlfahrtspflege (BGW) widmet als Kooperationspartner der DASA Arbeitswelt Ausstellung der Pflege einen eigenen Ausstellungsbereich innerhalb der rund 300 Quadratmeter großen Sonderausstellung. Unter dem Motto „Hilfe für Helfende" macht sie das rückengerechte Arbeiten von Pflegenden in Kliniken, Heimen und häuslicher Umgebung zum Thema. An einem Pflegebett können die Besucherinnen und Besucher beispielsweise computerunterstützt testen, wann sie bei verschiedenen Pflegetätigkeiten ihren Oberkörper zu stark vorbeugen und welchen Einfluss die Betthöhe darauf hat. In einem Forschungsprojekt hatte die BGW mit einem ähnlichen Messsystem herausgefunden, dass Krankenpflegekräfte pro Frühschicht durchschnittlich fast eineinhalb Stunden mit vorgebeugtem Oberkörper arbeiten, Altenpflegekräfte sogar rund zwei Stunden. Durch das richtige Einstellen des Betts lassen sich diese Fehlhaltungen erheblich reduzieren

Insgesamt gliedert sich die interaktiv angelegte Sonderausstellung „Back to Balance" in sieben Bereiche: Neben der Rückengesundheit in ausgewählten Berufsfeldern thematisiert sie das komplexe Zusammenspiel von Wirbeln, Muskeln und Nerven und zeigt, was dem Rücken in der Freizeit schadet – und was ihm gut tut.

www.bgw-online.de

Zusammenfassung: Rückenschmerzen

Der Bewegungsapparat besteht aus dem Skelett- und Muskelsystem. Er beeinflusst die Gestalt des Körpers, ermöglicht seine Bewegung und produziert dabei Wärme. Darüber hinaus schützt das Skelett die inneren Organe und beherbergt das die Blutzellen bildende Knochenmark.

Die Knochengrundsubstanz ist in den Schäften der Röhrenknochen kompakt, zu den Gelenkenden hin wie auch hin den kurzen, platten und unregelmäßigen Knochen schwammartig angeordnet. Dieses Prinzip sorgt für die maximale Stabilität bei geringstmöglichem Gewicht des Knochens. Osteoblasten und Osteoklasten bauen die Knochengrundsubstanz belastungsabhängig um; Auf- und Abbauprozesse stehen zunächst im Gleichgewicht, mit zunehmendem Alter überwiegt jedoch der geringfügige Abbau von Knochengrundsubstanz.

Die schmerzempfindliche Knochenhaut überzieht die Knochen; an den Gelenkflächen bildet hyaliner Knorpel die äußere Schicht. Die Elastizität und die spiegelnd glatte Oberfläche ermöglicht eine reibungsfreie Bewegung der nicht mit dem Blutgefäßsystem verbundenen Knorpelflächen. Die Gelenkenden werden von der zweischichtigen Gelenkkapsel umschlossen, deren innere Schicht die Gelenkschmiere absondert. Sie erhöht die Gleitfähigkeit der Gelenkflächen und versorgt das Knorpelgewebe mit Nährstoffen. Je nach Gestalt der Knochenenden und Belastung erhöhen verschiedene Hilfseinrichtungen, z. B. Bänder oder Menisken, die Funktionstüchtigkeit eines Gelenks.

Die Skelettmuskulatur gehört zum willentlich steuerbaren quergestreiften Muskelgewebe. Muskelfasern sind dehnbar und elastisch und kontrahieren sich auf Reize von Nervenzellen, die mittels Transmittersubstanzen an den motorischen Endplatten vom Nervensystem auf das Muskelgewebe übertragen werden. Durch eine Sehne ist ein Muskel über ein Gelenk hinweg an einem Knochen befestigt und ermöglicht durch Kontraktion die Bewegung. Gleichzeitig erhöht sich die Muskelspannung im Antagonisten, damit eine flüssige Bewegung stattfindet und sich nach ausgeführter Bewegung das Gelenk wieder seine Ausgangsstellung erreichen kann. Synergisten beteiligen sich gemeinsam an der Ausführung einer Bewegung. Der jeweiligen Belastung entsprechend vollziehen sich Stoffwechsel, Auf- und Abbau von Muskelgewebe.

Die Wirbelsäule besteht neben Kreuz- und Steißbein aus 24 einzelnen Wirbeln mit demselben Bauprinzip. Sie umschließen und schützen damit das Rückenmark und sind untereinander durch Gelenke, Bänder und Muskeln verbunden. Zwischen den Wirbelkörpern befinden sich Bandscheiben zum Abfedern von Erschütterungen.

Bei Erkrankungen des Bewegungsapparates dienen neben der Anamnese und der körperlichen Untersuchung verschiedene apparative Verfahren, vor allem Röntgenaufnahmen, zur Beurteilung von Knochen und Gelenken.

Unter Rückenschmerzen versteht man Beschwerden vornehmlich im Bereich der Wirbelsäule, die sich auf ein vielfältiges Bündel von Ursachen zurückführen lassen. Sie können in der Funktionstüchtigkeit der Gelenke, der Beschaffenheit der Knochengrundsubstanz oder der Bandscheiben begründet sein aber auch durch Fehlhaltungen oder Autoimmunerkrankungen begründet sein. Auch psychosomatische Zusammenhänge werden diskutiert.

Die Therapie versucht, die Ursache zu beseitigen. Da diese nicht immer eindeutig zu identifizieren ist, erweisen sich symptomatisch orientierte Maßnahmen als erfolgreich, z. B. Entlastung, Wärme, Massage, Physiotherapie, Training der Rückenmuskulatur. Mit Akupunktur oder Medikamenten kommen auch systemische Maßnahmen zum Einsatz.

systemisch:
alle Elemente des Ganzen, hier: des Körpers, berücksichtigend

Wegen der großen Zahl der Betroffenen verursachen Rückenschmerzen einen deutlichen Anstieg bei den direkten und indirekten Krankheitskosten. Daher kommt der Prävention von Rückenschmerzen eine hohe Bedeutung zu. Vielfach entstehen sie durch Fehlhaltungen und Fehlbelastungen am Arbeitsplatz, daher zielt ein großer Teil präventiver Maßnahmen auf die Unterstützung rückengerechten Verhaltens im Rahmen der betrieblichen Gesundheitsförderung.

Wiederholungsfragen

1 Welche Aufgaben übernimmt der Bewegungsapparat?

2 Wie ist ein Knochen aufgebaut?

3 Welche Funktion erfüllt das Knochenmark?

4 Wie verlaufen die Umbauprozesse im Knochenstoffwechsel, und wodurch werden sie beeinflusst?

5 Wie ist ein Gelenk aufgebaut, und welche Hilfseinrichtungen unterstützen die Funktion?

6 Welche Arten von Muskelgewebe sind im Körper vorhanden, und welche Besonderheiten charakterisieren sie?

7 Was versteht man unter Agonisten und Antagonisten?

8 Wovon hängt der Stoffwechsel des Muskelgewebes ab?

9 Welches sind die Abschnitte der Wirbelsäule?

10 Welches Bauprinzip weist ein Wirbel auf?

11 Was ist eine Bandscheibe?

12 Welche apparativen Verfahren werden bei Störungen des Bewegungsapparates zur Diagnostik eingesetzt?

13 Welche Krankheitsbilder weisen als Symptom Rückenschmerzen auf?

14 Was versteht man unter „unspezifischen Rückenschmerzen"?

15 Wie verlaufen
- Arthrose,
- Osteoporose
- Muskelverspannungen?

16 Welcher Zusammenhang zwischen Stress und Rückenschmerzen wird diskutiert?

17 Welchen Zweck erfüllt ein Schmerztagebuch?

18 Welche therapeutischen Maßnahmen stehen zur Therapie von Rückenschmerzen zur Verfügung?

19 Welche Maßnahmen umfasst die so genannte Rückenschule?

20 Welche Bedeutung haben Rückenschmerzen bei den direkten und indirekten Krankheitskosten?

21 Wie kann die betriebliche Gesundheitsförderung im Zusammenhang mit Rückenschmerzen eingesetzt werden?

Internet

www.bgw-online.de	Berufsgenossenschaft für Gesundheitsdienst und Wohlfahrtspflege
www.bkk.de	Bundesverband der Betriebskrankenkassen
www.bmg.bund.de	Bundesministerium für Gesundheit
www.dnbgf.de	Deutsches Netzwerk für betriebliche Gesundheitsförderung
www.gesundheitsinformation.de	Stiftung für Qualität und Wirtschaftlichkeit im Gesundheitswesen
www.tk.de	Techniker Krankenkasse
www.versorgungsleitlinien.de/patienten/kreuzschmerzinfo	Bundesärztekammer, Kassenärztliche Bundesvereinigung, Arbeitsgemeinschaft der Wissenschaftlichen Medizinischen Fachgesellschaften

Verknüpfende Aufgaben

1. Das folgende Poster zeigt verschiedene Übungen der Rückenschule http://www.tk.de/tk/gesunder-ruecken/rueckenschule-und-tipps/trainingsposter-rueckentraining/20942. Bereiten Sie in arbeitsteiliger Partnerarbeit je eine der Übungen vor und führen Sie sie reihum im Unterricht mit Ihrer Klasse durch.
2. Stellen Sie fest, welche Angebote zu Rückenschule in Ihrer Region genutzt werden können.
3. Analysieren Sie Ihr Bewegungsverhalten im Hinblick auf Ihre Rückengesundheit und beurteilen Sie es. Stellen Sie mögliche Ursachen dar.
4. Tragen Sie Informationen darüber zusammen, wie beständig, konsequent und andauernd Übungen zur Kräftigung der Rumpfmuskulatur durchgeführt werden. Formulieren Sie mögliche Ursachen, z. B. vor dem Hintergrund des Health-belief-Modells, s. S. 64.
5. Recherchieren Sie Informationen zu verschiedenen Entspannungstechniken gemäß einer vereinbarten Gliederung. Präsentieren Sie Ihre Ergebnisse in Ihrer Klasse.
6. Stellen Sie fest, welche Angebote zum Erlernen von Entspannungstechniken in Ihrer Region genutzt werden können.
7. Informieren Sie sich über Projekte und Maßnahmen der betrieblichen Gesundheitsförderung in Pflegeeinrichtungen.
8. Ermitteln Sie Angebote der betrieblichen Gesundheitsförderung in Ihrem Praktikumsbetrieb.

9 Beschreiben Sie Elemente der rückenschonenden Arbeitsweise, wie Sie sie in Ihrem Praktikumsbetrieb erlebten.

10 Analysieren Sie, inwiefern die in Abschnitt 16.4 beschriebenen Projekte den Kriterien der Gesundheitsförderung entsprechen.

11 Die in Abschnitt 16.3.1 erwähnte Studie des RKI beschreibt einen Zusammenhang zwischen Bildung und Rückenschmerzen. Analysieren Sie diesen vor dem Hintergrund des Modells der gesundheitlichen Ungleichheit nach MIELCK (s. S. 157).

12 Ermitteln Sie mögliche Konsequenzen, die sich aus den Untersuchungsergebnissen der DFG-Forschungsgruppe, s. Abschnitt 16.3.2, ergeben können.

13 Ermitteln Sie weitere Krankheiten bzw. Beschwerden, bei denen psychosomatische Einflüsse diskutiert werden.

14 Bei der psychosomatischen Betrachtungsweise von Krankheiten übt das persönliche Denken, Fühlen und Erleben einen Einfluss auf das Krankheitsgeschehen aus. Diskutieren Sie, inwiefern daraus weitere Verantwortung für den Betroffenen erwächst.
- Muss der Patient über seine Compliance hinaus durch eine Veränderung seines seelisch-geistigen Erlebens von Belastungen an der Linderung seiner Beschwerden mitwirken?
- Wird die gesellschaftliche Solidarität berührt, wenn die Ursache der Krankheit in das individuelle Erleben der betroffenen Person gestellt wird?

Compliance: Mitwirkung im Rahmen einer Therapie

Sachwortverzeichnis

F

G

H

I

Q

R

Bildquellenverzeichnis

AOK Mediendienst, Berlin: S. 29
Balthasar Jugendhospiz, Olpe/Biggesee: S. 20/1
BARMER GEK, Wuppertal: S. 42
Berufsgenossenschaft für Gesundheitsdienst und Wohlfahrtspflege (BGW), Hamburg: S. 165/3
Berufsverband Heilerziehungspflege in Deutschland e.V., Dazendorf: S. 34/1
BKK Bundesverband; Berlin: S. 111, 369
Boehringer, Ingelheim/Pfizer: S. 283
Bundesagentur für Arbeit, Nürnberg: S. 160/1
Bundesinnung der Hörgeräteakustiker KdöR, Mainz: S. 37/3
Bundesinnungsverband für Orthopädie-Technik, Dortmund: S. 38/1, 4
Bundesministerium für Gesundheit, Infobüro Prävention, Berlin
Lennart Andresen/www.illustratoren.de: S. 123
Bundesverband Pharmazeutisch-technischer AssistentInnen e.V., Saarbrücken: S. 36/1
Bundeszentrale für gesundheitliche Aufklärung (BZgA), Köln: S. 109/1; 173/3, 4; 174/1; 213; 214; 215; 343/2, 3; 344/3; 345/1, 2; 346; 347/1
Corbis GmbH, Düsseldorf: S. 127 (KMSS)
Ddp images, Hamburg: S. 176/1 (Sascha Schuermann); 290
Dachverband Deutscher Heilpraktikerverbände e.V. (DDH), Bonn: S. 34/2
Department of Health, London: S. 184/2
Deutsche Gesetzliche Unfallversicherung e.V: Berlin-Mitte: S. 372
Deutscher Berufsverband für Pflegeberufe – Bundesverband e.V., Berlin: S. 32/1; 33/4, 5; 40
Deutscher Berufsverband Rettungsdienst e.V., Kiel: S. 36/3
Deutscher Bundesverband für Logopädie/Jan Tepass, Frechen: S. 34/3, 5
Deutscher Ethikrat, Berlin: S. 233/3
Deutscher Hebammenverband e.V., Karlsruhe: S. 33/3
Deutscher Verband der Ergotherapeuten e.V., Karlsbad: S. 33/2
Deutscher Verband für Physiotherapie - Zentralverband der Physiotherapeuten/Krankengymnasten (ZVK) e.V., Köln: S. 36/2
Deutscher Verband Medizinischer Dokumentare e.V., Mannheim: S. 35/2
Deutscher Verkehrssicherheitsrat e.V (DVR), Bonn. S. 173/1, 2
Deutsches Grünes Kreuz e.V. (DGK), Marburg: S. 161/2; 167
Deutsches Institut für Internationale Pädagogische Forschung (DIPF) Informationszentrum (IZ)
Bildung, Geschäftsstelle Deutscher Bildungsserver, Frankfurt a.M.: S. 39/2
DIMDI, Deutsches Institut für Medizinische Dokumentation und Information, Köln: S. 91/2
dpa Picture-Alliance GmbH, Frankfurt a.M.: S. 9/2 (Jürgen Hasenkopf); 14 (infografik); 15; 16 (infografik) 19/1 (Photoshot); 23/2, 30 (Infografik); 45; 50/2, 5; 84; 85/2; 109/2(chromorange) (Lehtikuva/Hehkuva); 119 (infografik); 122/2; 129/3; 132/2; 134/2; 135/1, 2 (ZB-Funkregio Ost); 139; 141; 152 (infografik); 178 (infografik); 224/1 (infografik); 226 (infografik); 232/1; 2; 304 (infografik); 159/2, 161/3 (dpa); 98; 261 (akg-images); 231(dpa-Bildarchiv); 240 (OKAPIA, Klaus Rose); 305/1; 329/1 (KEYSTONE), 2 (dpa-Report); 334/1 (OKAPIA, Neufried); 337 (infografik)
Dr. Winkler GmbH & Co. KG, Ainring-Mitterfelden: S. 367/1
Elsevier GmbH, Urban & Fischer Verlag, München: S. 306/2, 3; 307/1
Erich Schmidt Verlag GmbH & Co., Berlin: S. 202
Fotolia Deutschland, Berlin, © www.fotolia.de: S. 9/3 (iceteastock); 18 (Dan Race); 36/4 (Walter Luger), 5 (fotobi); 50/1 (Keith Frith), 3 (Renee Jansoa), 4 (Robert Cocquyt), 6 (Monkey Business), 8 (Hans Slegers); 61; 63/1 (Barbara Winzer); 66/1 (Joy Fera); 150 (Monkey Business); 80 (Fabian Rothe); 100/1(Janet Wall); 101/2 (Janet Wall); 104/1 (Sura Nualpradid); 114 (Whynona); 121/4 (Nicolas Larento), 5 (Cooper); 132/1 (Mat Hayward); 137/1 (Thomas Aumann), 2 (Accent), 3 (nehbitzki); 159/1 (Mark Bond), 3 (Javin59); 160/2 (marog-pixsells); 165/1 (nik), 2 (binagel); 174/2 (ISO K – photography); 232/3 (Amir Koljikovic), 4 (Brigitte Bohnhorst-Simon); 233/1 (Yuri Arcurs), 2 (antikarium); 235 (bilderbox); 300/1 (Ernst Fretz), 2 (hamdi oguz), 3 (heros1973), 5 (Alession Cola), 6 (robynmac), 7 (Olivier Tuffé), 8 (moritz), 9 (Helmut Niklas), 10 (Jacek Chabraszewski), 11 (Jonas Glaubitz); 305/2 (Andrzej Tokarski), 3; 306/1 (evgenyb); 313 (Alterfalter); 319 (helix); 329/3 (Alexander Raths); 367/4 (kreativwerden); 368/1 (Tyler Olson), 2 (Robert Kneschke)

Gemeinsamer Bundesausschuss (G-BA), juristische Person des öffentlichen Rechts, Siegburg: S. 169
Gesunde Städte-Netzwerk der Bundesrepublik Deutschland, Münster: S. 216/1
Hegemann, Joanna, Hamburg : S. 8; 39/1; 47/1; 52; 54; 56/2; 59/1; 62; 83; 147; 151; 182; 199; 204; 212
Hurrelmann, Klaus, Professor of Public Health and Education, Berlin: S. 68
Intersurgical GmbH, Sankt Augustin: S. 282/1
Inselspital, Universitätsspital, Bern: S. 278
iStockphoto, Berlin: S. 192 (apomares); 200 (johnnyscriv) ; 352 (Jan Tepass); 367/2 (tap10)
Kaufmann, Johannes, Facharzt für Radiologie, Ehingen: S. 360/3
Kooi, Krishan, van der, Arnsberg: S. 128/1
Krausen, Scott, Dipl. Biol., Mönchengladbach: S. 258; 361/2
Krüper, Werner, Steinhagen: S. 20/2; 32/3; 59/2; 60; 63/2; 77; 79; 85/1; 154/1, 2
LandesSportBund Nordrhein-Westfalen e.V., Duisburg: S. 262
Marienkrankenhaus, Hamburg: S. 12
Masimo Europe Ltd., Puchheim: S. 288
medicalpicture GmbH, Köln: S. 9/1; 47/2 (Erwin Rachbauer); 121/1, 3 (Dr. J.P. Müller); 122/1; 134/1 (Wolfgang Steche); 276 (Ulrich Niehoff); 307/3
medi train Zentrum für Gesundheitssport, Sport- und Physiotherapie, Erlangen: S. 367/3
Medizinische Hochschule Hannover, Hannover: S. 260/2
Mester/CCC, Pfaffenhofen, www.c5.net: S. 75/2
Ministerium für Generationen, Familie, Frauen und Integration des Landes Nordrhein-Westfalen, Düsseldorf: S. 135/3
Nationales Diabetes Informationszentrum, Düsseldorf: S. 308/1
Panther Media GmbH, München: S. 50/7 (Sandra W.)
pixelio media GmbH, München, © www.pixelio.de: S. 184/1 (Ernst Rose)
Presse- und Informationsamt der Bundesregierung, Berlin: S. 177/1
Redaktion Diabetes & Geld Rosario Beteiligungen GmbH, Waibstadt: S. 308/2, 3
Robert Koch-Institut, Berlin: S. 216/2; 268; 307/2
Robert Koch-Institut Abteilung Epidemiologie und Gesundheitsmonitoring, Berlin: S. 113; 124
S. Fischer Verlag GmbH, Frankfurt a. M.: S. 46
Schwarzer, Ralf, Prof. Dr., Berlin: S. 66/2
Servicegesellschaft Forum Gutes Hören GmbH, München: S. 37/1
Siemens Aktiengesellschaft, München: S. 360/1 (Wen Chao Bai, Macau Univerity), 2
SinfoMed GmbH, Hürth: S. 361/3
Sozialpflegeschulen Heimerer GmbH, Döbeln: S. 33/1
St. Christopher's Hospice, London: S. 19
St. Vincentius-Kliniken gAG, Karlsruhe: S. 35/1
Universitätsklinik Heidelberg (Herr Prof. Diepgen): S. 67
Verband der Diätassistenten, Deutscher Bundesverband e.V., Krefeld: S. 32/2
Verband Deutscher Zahntechniker-Innungen, Frankfurt a. M.: S. 38/3
Verband medizinischer Fachberufe e.V., Dortmund: S. 37/4; 38/2
Verband Physikalische Therapie e.V., Hamburg: S. 34/4
Verlag Handwerk und Technik GmbH, Hamburg: S. 300/4
WHO, Genf, Schweiz: S. 51; 89/2; 185
WHO Collaborating Centre for Child and Adolescent Health Promotion, (Dr. Jens Bucksch), Bielefeld: S. 89/1
Woessner, Freimut, Berlin, www.freimut-woessner.de: S. 221
www.destatis.de: S. 31
Zentralverband der Augenoptiker, Düsseldorf: S. 37/2

Sämtliche nicht aufgeführten Illustrationen: Grafische Produktionen Neumann, Rimpar

Textquellenverzeichnis

S. 22	Bundesministerium für Gesundheit (BMG), Berlin, unter www.bmg.bund.de
S. 24 f.	ebenso
S. 29	Verfasser unbekannt, unter www.ostfriesland-handicap.de
S. 31	nach: Bundesagentur für Arbeit, Nürnberg, www.abi.de
S. 41	Sozialministerium Mecklenburg-Vorpommern, unter www.regierung-mv.de
S. 41 f.	Deutscher Berufsverband für Pflegeberufe, Berlin, unter www.familiengesundheitspflege.de
S. 42 f.	nach Deutsche Angestellten-Krankenkasse, Presse- und Öffentlichkeitsarbeit, Hamburg, www.dak.de
S. 51	Weltgesundheitsorganisation, Genf, unter www.who.int/en
S. 52	Hurrelmann, Klaus: Gesundheitssoziologie, S. 113, Juventa Verlag, 2006, Weinheim
S. 57	Antonovsky, Aaron: Salutogenese, Zur Entmystifizierung der Gesundheit, S. 92, DGVT-Verlag, 1997, Tübingen
S. 58	Antonovsky, Aaron: Gesundheitsforschung versus Krankheitsforschung, aus: Franke A. und Broda M. (Hrsg.), Psychosomatische Gesundheit, S. 12, DGVT-Verlag, 1993, Tübingen
S. 67 f.	Bundeszentrale für gesundheitliche Aufklärung, Köln, unter www.leitbegriffe.bzga.de
S. 68 f.	Hurrelmann, Klaus: Gesundheitssoziologie, S. 138/146/142, Juventa Verlag, 2006, Weinheim
S. 73	Spiegel Online, Verfasser unbekannt, unter www.spiegel.de
S. 84	GMF Vereinigung Getreide-, Markt- und Ernährungsforschung GmbH, Bonn, unter www.openpr.de
S. 86 f.	Robert-Koch-Institut, Berlin, unter www.rki.de
S. 88 f.	Beiträge zur Gesundheitsberichterstattung des Bundes, S. 47, Robert Koch-Institut, 2008, Berlin, aus: www.kiggs.de
S. 98	Roth, Eugen: Versagen der Heilkunst, Das neue Eugen Roth-Buch
S. 103	Bundeszentrale für gesundheitliche Aufklärung, Köln, unter www.kindergesundheit-info.de
S. 105 f.	Statistisches Bundesamt, Wiesbaden, unter www.gbe-bund.de
S. 107	Robert Koch-Institut, Berlin, unter www.kiggs.de
S. 108	Hauner, Hans: Deutscher Gesundheitsbericht Diabetes 2008, Deutsches Diabetes Zentrum, Düsseldorf
S. 108 f.	Bundeszentrale für gesundheitliche Aufklärung, Köln, unter www.bist-du-stärker-als-alkohol.de
S. 109	Statistisches Bundesamt, Berlin, unter www.destatis.de
S. 110 f.	Grunsky, Nina: Jugendliche schwänzen die Vorsorge beim Arzt, unter www.derwesten.de (06.06.2012)
S. 112	Deutsche Krebshilfe, Bonn, unter www.krebshilfe.de
S. 114 f.	Psychische Gesundheit bei Erwachsenen in Deutschland, Robert-Koch-Institut, Berlin, unter www.rki.de
S. 119 f.	Deutsche Gesellschaft für Allgemeinmedizin und Familienmedizin (DEGAM) e.V., Göttingen, unter www.degam.de
S. 120	Sozialgesetzbuch IX. Rehabilitation und Teilhabe behinderter Menschen, § 2, unter http://bundesrecht.juris.de
S. 128	Krishan van der Kooi: Auf spannender Zeitreise in die Zukunft Alter, Westfalenpost, 01.09.2012
S. 130	Schnurr, Eva-Maria: Wer ist noch normal, in: ZEIT WISSEN 02/2008, S. 12, Zeitverlag Gerd Bucerius GmbH & Co. KG, Hamburg
S. 132 f.	Wörpel, Thomas und Bettina, Dialyse online, Aachen, unter www.dialyse-online.de
S. 135	Westdeutsche Allgemeine Zeitung, Westdeutsche Allgemeine Zeitungsverlagsgesellschaft E. Brost & J. Funke GmbH u. Co. KG, Essen
S. 138	Bundesversicherungsamt, Bonn, unter www.Bundesversicherungsamt.de
S. 139 f.	AOK-Bundesverband, Berlin, unter www.aok-gesundheitspartner.de
S. 140	nach: Braun, Tim, Magazin Stern, Gruner + Jahr AG & Co KG, Hamburg unter www.stern.de
S. 141	Deutsche Gesellschaft für Care und Case Management e.V. Mainz, unter www.dgcc.de
S. 142	Bundesministerium der Justiz, Berlin, Sozialgesetzbuch V
S. 142	nach Heier, Magnus, Frankfurter Allgemeine Sonntagszeitung, Frankfurt a.M.
S. 161 f.	Kostka, Beate, Informationsdienst Wissenschaft e.V., Bayreuth, unter http://idw-online.de
S. 168	Krieft, Katrin, Westdeutscher Rundfunk, Köln, unter www.wdr.de
S. 176 f.	nach Magazin Stern, Gruner + Jahr AG & Co KG, Hamburg, unter www.stern.de und Bundeszentrale für gesundheitliche Aufklärung

S. 177	Bundeszentrale für politische Bildung, Bonn, unter www.bundesregierung.de
S. 183	Bundesverband der Betriebskrankenkassen, Essen, unter www. Move-europe.de
S. 185 ff.	WHO-Regionalbüro in Europa, Genf, Schweiz, unter www.euro.who.int
S. 191	Scala, Klaus und Grossmann, Ralph: Setting aus Leitbegriffe der Gesundheitsförderung, S. 205, Bundeszentrale für gesundheitliche Aufklärung (Hrsg.), 6. Auflage 2006, Köln
S. 191	Medizinischer Dienst des Spitzenverbandes Bund der Krankenkassen e.V., Essen, unter www.mds-ev.de
S. 192 f.	Bundeszentrale für gesundheitliche Aufklärung, Berlin, www.gesundheitliche-chancengleichheit.de
S. 201 f.	nach: Bund demokratischer Wissenschaftlerinnen und Wissenschaftler, unter www.bdwi.de
S. 203	Bundesministerium der Justiz, Berlin, unter www.bundesrecht.juris.de
S. 205	Medizinischer Dienst des Spitzenverbandes Bund der Krankenkassen e.V., Essen, unter www.mds-ev.de
S. 205	Bundesministerium der Justiz, Berlin, unter www.bundesrecht.juris.de
S. 206	Spitzenverband Bund der Krankenkassen: Leitfaden Prävention, unter www.gkv-spitzenverband.de
S. 207	Arbeitskreis Gesundheitsfördernde Hochschulen, Magdeburg, unter www.gesundheitsfoerdernde-hochschulen.de
S. 209	Gesellschaft für Versicherungswissenschaft und -gestaltung e.V., Köln, unter www.gesundheitsziele.de
S. 211	Bundesministerium für Gesundheit (BMG), Berlin, unter www.bmg-bund.de
S. 212	Kooperationsgemeinschaft Mammographie in der ambulanten vertragsärztlichen Versorgung GbR, Köln, unter www.mammo-programm.de
S. 214 f.	Bundeszentrale für gesundheitliche Aufklärung, Köln, unter www.bzga.de
S. 227	Bundesministerium für Arbeit und Soziales, Berlin, unter www.sozialgesetzbuch-bundessozialhilfegesetz.de
S. 228	Finanzen.de Vermittlungsgesellschaft für Verbraucherverträge AG, Berlin, unter www.krankenversicherung.net
S. 233 f.	Deutscher Ethikrat, Berlin, unter www.ethikrat.org
S. 235	Bernd, Christa, Süddeutsche Zeitung, 24.01.2009, Süddeutscher Verlag, München
S. 235 ff.	Bundesministerium für Familie, Senioren, Frauen und Jugend, Berlin, unter www.bmfsfj.de
S. 238	Deutscher Berufsverband für Pflegeberufe, Berlin, unter www.dbfk.de
S. 239	Kinderhospiz St. Nikolaus, Bad Grönenbach, unter www.kinderhospiz-allgaeu.de
S. 240 f.	Spiegel Online, Verfasser unbekannt, www.spiegel.de
S. 241 f.	Westfalenpost, Westdeutsche Allgemeine Zeitungsverlagsgesellschaft E. Brost & J. Funke GmbH & Co. KG, Essen
S. 256	Olias, Gisela: Deutsches Institut für Ernährungsforschung; Potsdam, unter www.idw-online.de
S. 262 ff.	Allgemeine Ortskrankenkasse, Berlin, unter www.aok-gesundheitspartner.de
S. 268	Jost, Sebastian, Welt online, Axel Springer AG, Berlin, unter www.welt.de
S. 268	ÄrzteZeitung, Ärzte Zeitung Verlagsgesellschaft mbH, Offenbach, unter www.aerztezeitung.de
S. 283 f.	www.pneumo-news.de, Urban & Vogel GmbH, München
S. 284 f.	American Cancer Society, Magazin Stern, Gruner + Jahr AG & Co KG, Hamburg, unter www.stern.de
S. 288 f.	Institut für Qualität und Wirtschaftlichkeit im Gesundheitswesen, Köln, unter www.gesundheitsinformation.de
S. 298 f.	Bundesministerium für Gesundheit (BMG), Berlin, unter www.bmg-bund.de
S. 301 f.	Westdeutscher Rundfunk, Köln, unter www1.wdr.de
S. 308	Rosario Beteiligungen GmbH, Waibstadt, unter www.diabetesundgeld.de
S. 309	FOCUS online, TOMORROW FOCUS Portal GmbH, München, unter www.focus.de
S. 311	Deutsche Diabetes-Union, Düsseldorf, unter www.diabetes-deutschland.de
S. 315	Deutsche Gesellschaft für Ernährung e.V., Bonn, unter www.dge.de
S. 320 f.	Huster, Susann: Studie zeigt fehlendes Problembewusstsein bei Eltern übergewichtiger Kinder, Universität Leipzig Pressestelle, 2012, unter Informationsdienst Wissenschaft e. V., www.idw-online.de
S. 321	Schäffler, Arne (Hrsg.), Gesundheit heute, S. 223, Verlagsgruppe Droemer Knaur GmbH & Co. KG, 2007, München
S. 340 f.	Westdeutscher Rundfunk, Köln, unter www.wdr.de
S. 341 f.	Mölleken, Jan, Zeit online, Zeitverlag Gerd Bucerius GmbH & Co. KG, Hamburg, unter www.zeit.de

S. 348 Mölbert, Angelika, Modellprojekt GEMO, DRK-Kreisverband Freiburg e.V., unter www.drk-freiburg.de

S. 368 Techniker Krankenkasse, Hamburg, unter www.tk.de

S. 370 Robert Koch-Institut, Berlin, unter www.rki.de

S. 370 f. Deutsche Gesellschaft zum Studium des Schmerzes e.V. (DGSS): Placebo-Effekt beeinflusst das Schmerz- und Bewegungsverhalten, 2011, unter www.idw-online.de

S. 371 f. Robert Koch-Institut, Berlin, unter www.rki.de

S. 373 Robert Koch-Institut, Berlin, unter www.rki.de

S. 373 f. Bundesministerium für Gesundheit, Bonn, unter www.bmg.bund.de

S. 374 Berufsgenossenschaft für Gesundheitsdienst und Wohlfahrtspflege (BGW), Hamburg, unter www.bgw-online.de